Common Diseases
Diagnosis
and
Treatment Practice

常见病
诊疗实践

冯晴 郭伟 杨玉梅 主编

化学工业出版社
·北京·

内容简介

随着医学技术的飞速发展，患者及家属对医疗工作要求的不断提高，临床医师在实践工作中需要根据患者的病情和各种检查结果，及时做出正确的诊断并及时进行针对性的治疗，这些都对临床医师的工作提出了新的要求。本书从临床实际出发，兼顾科学性、指导性、可操作性，充分吸收了近几年的新理论、新知识和新技术，紧密联系医院实际，结合长期行之有效的实践经验，对常见病的病因、诊断、临床表现、鉴别诊断及治疗技术等进行了总结提炼，对临床工作和教学活动有着很强的指导性、针对性。

本书内容立意新颖，通俗易懂，全面翔实，条理清晰，重点突出，科学实用，结构严谨，深入浅出，简洁实用，方便阅读，可充分体现现代医学的进步与发展。

图书在版编目（CIP）数据

常见病诊疗实践 / 冯晴，郭伟，杨玉梅主编. —北京：化学工业出版社，2023. 10
ISBN 978-7-122-44621-3

Ⅰ.①常… Ⅱ.①冯… ②郭… ③杨… Ⅲ.①常见病-诊疗
Ⅳ.①R4

中国国家版本馆 CIP 数据核字（2023）第 228263 号

责任编辑：张　蕾　　　　　　　文字编辑：何　芳
责任校对：王　静　　　　　　　装帧设计：史利平

出版发行：化学工业出版社
　　　　　（北京市东城区青年湖南街 13 号　邮政编码 100011）
印　　装：北京七彩京通数码快印有限公司
710mm×1000mm　1/16　印张 23½　字数 452 千字
2024 年 10 月北京第 1 版第 1 次印刷

购书咨询：010-64518888　　　　　售后服务：010-64518899
网　　址：http://www.cip.com.cn
凡购买本书，如有缺损质量问题，本社销售中心负责调换。

定　　价：128.00 元

编写人员名单

主　编

冯　晴　郭　伟　杨玉梅

副主编

韦福利　王灿飞　邓　宁　吕稳莲　韩敏娟　程洪锋

编　者

程洪锋　重庆医科大学附属第二医院

邓　宁　重庆医科大学附属北碚医院（重庆市九院）

冯　晴　中南大学湘雅三医院

郭　伟　重庆医科大学附属北碚医院（重庆市九院）

韩敏娟　陕西中医药大学附属医院

杭　晔　河南省洛阳正骨医院（河南省骨科医院）

林冬进　湄潭家礼医院

吕稳莲　曲靖市妇幼保健院

罗先润　武警河南总队医院

王灿飞　中南大学湘雅二医院

韦福利　菏泽医学专科学校附属医院

谢　静　贵阳市妇幼保健院

王淑娟　沧州市中心医院

杨玉梅　武汉科技大学附属天佑医院

前 言

　　急诊与危重症学是医学领域中一个十分重要的分支。随着现代医学的飞速发展和医疗救治水平的不断提高，各种急诊与危重症的诊疗技术均有了突飞猛进的发展，同时也推动了急诊与危重症专业各个领域迈向了新的高峰。急诊与危重症医务人员须具备全面的医学理论知识和丰富的临床实践经验以及灵活应对各种危急情况的应变能力，以此提高临床治疗水平。

　　全书内容以临床实用为主要特点，较为细致地阐述了各种急诊与危重症在诊断与治疗中的重点问题。本书内容全面翔实，重点突出，深入浅出，方便阅读，适合急诊与危重症医师、实习医师及医学院校在校生参考阅读。

　　由于编写经验不足，加之编写时间仓促，疏漏或不足之处恐在所难免，恳请广大读者批评指正，以期再版时予以改进提高，使之逐步完善。

编者

2024 年 5 月

目录

第一章

呼吸系统常见病

第一节 慢性阻塞性肺疾病加重

一、病因与发病机制

（一）病因

引起慢性阻塞性肺疾病（chronic obstructive pulmonary disease，COPD）的病因复杂，重要原因是吸入香烟烟雾和其他有毒颗粒，如生物燃料的烟雾导致的肺部炎症，其中吸烟是世界范围内引起 COPD 最常见的危险因素，采用生物燃料取暖和烹饪所引起的室内污染，则是发展中国家女性 COPD 的重要危险因素；遗传性 α_1-抗胰蛋白酶缺乏症是非吸烟者 COPD 的重要原因，并且增加吸烟者对 COPD 的易感性。此外，任何可能影响胚胎和幼儿肺部发育的原因，如低体重儿、呼吸道感染等，也是潜在导致 COPD 的危险因素。

导致 COPD 的常见原因是呼吸道感染，最常见的有气管、支气管感染，主要为病毒、细菌感染。部分病例急性加重的原因难以确定，一些患者表现出急性加重的易感性，每年急性加重≥2 次，被定义为频繁急性加重。环境、理化因素改变及稳定期治疗不规范等均可导致急性加重。肺炎、充血性心力衰竭、心律失常、气胸、胸腔积液和肺血栓栓塞症等的症状酷似慢阻肺急性发作，需要仔细加以鉴别。

（二）发病机制

吸烟和吸入有害气体及颗粒引起肺部炎症反应，导致了 COPD 典型的病理过程。除炎症外，氧化应激在 COPD 的发病中也起重要作用。

1. 炎症

由吸入性暴露所触发的气道以及肺泡炎症反应。肺内各个部分中性粒细胞、巨噬细胞、T 淋巴细胞（尤其是 $CD8^+$ 细胞）数增加。部分患者可能会有嗜酸粒细胞数增加，尤其在急性加重期。炎性细胞能够释放多种细胞因子和炎性介质，重要的有白三烯-4、IL-8 和 TNF-α。

2. 感染

呼吸道感染和吸入性暴露（吸烟等）协同作用，增加肺组织病变过程。感染是导致 COPD 急性加重的最常见病因。

3. 氧化应激

目前已在吸烟者和 COPD 患者的肺内、呼出气冷凝液和尿中检测出大量、不同种类的氧化应激标志物，包括过氧化氢、NO 和脂质过氧化反应产物。氧化应激通过多种途径促进 COPD 发病，氧化多种生物分子从而导致细胞功能障碍或坏死，破坏细胞外基质，使关键的抗氧化反应失活（或者激活蛋白酶）或者增强基因表达。

（三）病理生理

COPD 的生理学异常主要表现为黏液过度分泌和纤毛功能障碍、气流受限和过度充气、气体交换障碍等。

（1）黏液过度分泌和纤毛功能障碍　是 COPD 首发的生理学异常，前者是由于黏液腺肥大、分泌增加，后者是由于上皮细胞的鳞状化生。

（2）气流受限和过度充气　不可逆气流受限是 COPD 的典型生理特点。气流受限的主要部位是直径小于 2mm 的传导气道，受限的原因主要是气道重塑。其他加重气流受限的因素包括弹性回缩消失、肺泡支撑破坏、炎性细胞聚集、支气管内黏液渗出、平滑肌收缩以及运动时肺动态性过度充气。动态性过度充气是 COPD 患者活动受限主要加重因素之一。

（3）气体交换障碍　发生在进展期，其原因是通气-血流比例失调，特点为低氧血症伴有或不伴有高碳酸血症。弥散常数的异常与肺气肿的严重程度有很好的相关性。

COPD 的病理生理改变不仅局限在肺部，还包括全身性效应。COPD 的肺外表现包括系统性炎症和骨骼肌萎缩，这些全身性效应进一步限制了 COPD 患者的活动能力，使预后更差。

二、诊断

（一）COPD急性加重期的判断

1. 根据临床表现判断

COPD急性加重是患者就医的主要原因，但目前尚无明确的判断标准。一般来说，原有的临床症状急性加重，包括短期咳嗽、咳痰、痰量增加、喘息和呼吸困难加重，痰呈脓性或黏液脓性，痰的颜色变为黄色或绿色提示有细菌感染，有些患者会伴有发热、白细胞升高等感染征象。此外，亦可出现全身不适、下肢水肿、失眠、嗜睡、日常活动受限、疲乏抑郁和精神错乱等症状。

2. 辅助检查

诊断COPD急性加重需注意除外其他具有类似临床表现的疾病，如肺炎、气胸、胸腔积液、心肌梗死、心力衰竭（肺心病以外的原因所致）、肺栓塞、肺部肿瘤等。因此，当COPD患者病情突然加重，必须详细询问病史，进行体格检查，并作相应检查，如肺功能测定、动脉血气分析、胸部X线、心电图、实验室检查。

（1）肺功能测定　急性加重期患者，常难以满意地完成肺功能检查。当$FEV_1 < 50\%$预计值时，提示为严重发作。

（2）动脉血气分析　静息状态下$PaO_2 < 60mmHg$和（或）$SaO_2 < 90\%$，提示呼吸衰竭。如$PaO_2 < 50mmHg$、$PaCO_2 > 70mmHg$、$pH < 7.30$提示病情危重，需进行严密监护或入住ICU进行无创或有创机械通气治疗。

（3）胸部X线、心电图（ECG）检查　胸部X线有助于COPD加重与其他具有类似症状的疾病相鉴别。ECG对心律失常、心肌缺血及有心室肥厚的诊断有帮助。螺旋CT、血管造影和血浆D-二聚体检测在诊断COPD加重患者发生肺栓塞时有重要作用，低血压或高流量吸氧后PaO_2不能升至$60mmHg$以上可能提示肺栓塞的存在，如果临床上高度怀疑合并肺栓塞，则应同时处理COPD和肺栓塞。

（4）实验室检查　血红细胞计数及血细胞比容有助于了解有无红细胞增多症或出血。血白细胞计数增高及中性粒细胞核左移可为气道感染提供佐证。有脓性痰者，同时应进行痰培养及细菌药物敏感试验。血液生化检查有助于确定引起COPD加重的其他因素，如电解质紊乱（低钠血症、低钾血症和低氯血症等）、糖尿病、营养不良等。

3. COPD严重程度分级

COPD严重程度评估分级需根据患者的症状、肺功能改变程度、是否存在合并症（呼吸衰竭、心力衰竭）等确定，其中反映气流受限程度的FEV_1下降有重要参考意义。根据肺功能检测结果，将COPD严重程度分为4级。

Ⅰ级（轻度COPD）：其特征为轻度气流受限，患者的$FEV_1/FVC<70\%$，但$FEV_1≥80\%$预计值，通常可伴有或不伴有咳嗽、咳痰。

Ⅱ级（中度COPD）：其特征为气流受限进一步恶化，$50\%≤FEV_1<80\%$预计值，并有症状进展和气短，运动后气短更为明显。

Ⅲ级（重度COPD）：其特征为气流受限进一步恶化$30\%≤FEV_1≤50\%$预计值，气短加剧，并且反复出现急性加重，影响患者的生活质量。

Ⅳ级（极重度COPD）：为严重的气流受限，$FEV_1<30\%$预计值或者合并有慢性呼吸衰竭。此时，患者的生活质量明显下降。如果出现急性加重，则可危及生命。

（二）COPD急性加重期的监护

1. 生命体征监测

（1）呼吸频率　对呼吸系统疾病而言，呼吸频率不仅可以反映病情的严重程度和病情的变化，而且是反映无创或有创机械通气疗效的重要指标。如果病情好转或治疗得当，呼吸频率会逐渐趋于正常；如果病情加重或治疗不当，呼吸频率会持续增快。当二氧化碳潴留严重，导致呼吸中枢受抑制时，则会出现呼吸减慢。

（2）心率　对于重症患者，心率也是反映病情的重要指标。心率的改变能够反映缺氧、二氧化碳潴留以及呼吸肌做功的增加；感染加重时心率亦明显加快。有时心率的变化早于血气或血象、胸部X线的改变。故密切观察心率变化能更早发现病情变化，从而及时进行相应检查，做出正确的临床判断。

（3）血压　伴有重症呼吸功能障碍的COPD患者，血压降低者并不少见。其原因可能是由于感染严重、心功能受损或并发消化道出血等所引起的感染性休克、心源性休克或失血性休克；或者是由于正压机械通气导致血流动力学不稳定；或者是由于镇静药的使用；或者是液体入量不足。血压降低甚至休克时，重要脏器灌注障碍，可以加重病情甚至导致患者死亡。因此，应动态监测血压的变化，以及早发现病情变化并及早处理。

（4）体温　约50% COPD患者急性恶化的原因是感染，所以多有不同程度的发热，通常感染越重，体温越高，故应常规监测体温变化。部分患者由于久病体弱、高龄等原因，体温变化可与病情发展不平行。

（5）神志　缺氧和二氧化碳潴留均可引起神志变化，如智力或定向功能障碍、烦躁、嗜睡甚至昏迷。由于COPD患者一般年龄较大，容易合并其他系统疾病，故神志改变时还应除外脑血管病变、电解质紊乱、血糖改变或严重心律失常等。

2. 其他监测

咳嗽、咳痰和气短是 COPD 患者最主要的症状，普通患者可以用 BCSS（气短、咳嗽、咳痰评分）评分表判断症状严重度及疗效，对于伴有呼吸衰竭者，也应密切观察气道是否通畅、咳痰是否有力、痰量和性状的变化、辅助呼吸肌运动和三凹征以及是否出现胸腹矛盾运动等表现。此外还包括心肺查体、发绀、水肿等，生命体征监测如前所述。

3. 辅助检查

（1）脉搏血氧饱和度（SaO_2） 一般而言，当 $SaO_2 > 92\%$ 时，PaO_2 可维持在 60mmHg 以上。但是，脉搏血氧饱和度监测也存在局限性，首先其准确性受多种因素影响，例如低血压、组织灌注不良时所测得的 SaO_2 偏低，血中碳氧血红蛋白增高时（一氧化碳中毒）结果偏高；其次，SaO_2 的变化与 PaO_2 并不平行，当 $SaO_2 > 90\%$ 时，氧离曲线处于平坦部分，此时用 SaO_2 不能很好评估 PaO_2 水平，因此，仍需通过动脉血气分析了解 PaO_2 情况。脉搏血氧饱和度监测可以减少动脉血气分析的次数，但是不能完全取代之。

（2）经皮氧分压（$PtcO_2$）和经皮二氧化碳分压（$PtcCO_2$） 利用经皮氧分压电极和二氧化碳分压电极紧贴于患者皮肤，电极直接测定加温后皮肤表面的血氧分压和二氧化碳分压，根据 $PtcO_2$ 和 $PtcCO_2$ 的变化来了解动脉血氧分压和二氧化碳分压情况。影响皮肤性质和传导性的因素，如年龄、皮肤厚度、水肿、局部循环情况或应用血管扩张药等因素均可影响测定的准确性。此外，由于测定中需加热至 43℃，因此在同一部位放置电极的时间不能超过 4 小时，否则可引起皮肤灼伤。目前，该方法尚未作为常规监测指标。

（3）动脉血气分析 动脉血气分析对于了解患者的氧合和通气状况、有无酸碱失衡、指导药物治疗和调节机械通气参数具有重要价值。其准确度好，是目前临床上常用的监测指标。不过由于该检查需要采集动脉血，因此不可能连续监测。

（4）床旁 X 线胸片 对于 COPD 呼吸衰竭的患者可常规进行，但不如标准后前位胸片的质量高。根据胸片可以了解肺部病变的部位、范围及其变化，有无气胸、胸腔积液或肺不张，以及气管插管或中心静脉置管位置等。

（5）病原学检查 如痰培养（标本来源于咳痰、经气管插管或气管切开吸痰、经纤支镜抽取的气道分泌物）、肺泡灌洗液培养、血培养、胸腔积液细菌培养以及军团菌抗体、支原体抗体等检查，对于明确诊断及指导治疗均有意义。

（6）血象 COPD 呼吸衰竭患者合并感染或感染加重时，可见白细胞计数和（或）中性粒细胞增多。

（7）肺功能　肺功能是判断气流受限的客观指标，重复性好，对 COPD 的诊断、严重度评价、疾病进展、预后和治疗反应等均有重要意义。COPD 呼吸衰竭患者一般肺功能很差，目前已有多种小型便携式肺功能测定仪用于床旁肺功能监测，这些肺功能仪体积小、重量轻、操作简便，只要求患者吹一口气，就可测量出多项呼气和吸气指标，对判断病情很有帮助，可用于危重患者呼吸功能的评价。

（8）营养　COPD 呼吸衰竭患者病情较重，常因摄入不足和呼吸功增加、发热等因素，引起能量消耗增加，多数存在混合性营养不良，会降低机体免疫功能和引起呼吸肌无力，导致感染不易控制，加重呼吸衰竭。故应通过监测体重、皮褶厚度、白蛋白、氮平衡等评价营养状况，及时处理。

（9）其他　酸碱失衡和缺氧、二氧化碳潴留和机械通气密切相关，应常规监测，此外还应进行肝肾功能、电解质、凝血功能、液体出入量，以及血流动力学如中心静脉压、肺毛细血管楔压等的监测。

4. 呼吸功能监测

COPD 伴有重症呼吸功能障碍患者有时需要无创或有创机械通气，这时呼吸功能监测就变得至关重要。主要包括以下内容。

（1）气道压　气道压对血流动力学、气体交换的影响明显，并与肺气压伤的发生密切相关，因此监测气道压很重要。

① 气道峰压：是整个呼吸周期中气道的最高压力，在吸气末测得。正常值 $9 \sim 16cmH_2O$。机械通气过程中应尽量使气道峰压 $<35 \sim 40cmH_2O$，若高于此值，气压伤的发生率升高。气道峰压过低的常见原因有管道脱开或漏气、气囊漏气。此外，患者存在过度通气时胸内负压过高也可导致气道峰压降低。气道峰压升高提示气道阻力增高或肺顺应性下降，常见原因有人-机呼吸抵抗、气道分泌物阻塞、支气管痉挛等。此外，并发胸腔积液或气胸、明显腹胀、潮气量过大、内源性和外源性 PEEP、峰流速过高等均可影响气道峰压。

② 吸气平台压：是吸气后屏气时的压力，如屏气时间足够长（占呼吸周期的 10% 或以上），平台压可反映吸气时肺泡压，正常值 $5 \sim 13cmH_2O$。机械通气时应尽量使吸气平台压 $<30 \sim 35cmH_2O$，否则易出现气压伤。近年来认为，监测平台压比气道峰压更能反映气压伤的危险，因为气道峰压反映气道压力和肺胸顺应性，而吸气平台压可反映肺泡最大压力。过高的平台压和过长的吸气时间也影响肺内血循环的负荷。

③ 内源性呼气末正压（PEEPi）：COPD 患者由于存在气流受限和过度充气，常有低水平 PEEPi。COPD 加重期可出现高水平 PEEPi。除疾病本身可导致 PEEPi 外，COPD 呼吸衰竭患者如果进行机械通气，小管径的气管插管和呼吸参数的设置不当如频率过快或呼气时间过短等均可能加重 PEEPi。PEEPi 可损

害心功能、增加气压伤危险、增加呼吸功，因此需要及时治疗。降低 PEEPi 的方法主要有延长呼气时间、降低患者通气要求、给予支气管扩张药以及加用适当的外源性 PEEP。

④ 平均气道压：平均气道压是扩张肺泡和胸壁的平均压力，其改变对呼吸机所致的气体交换（尤其是氧合）、心血管功能改变和气压伤方面均有明显影响。因此，应用平均气道压来指导呼吸参数调整的兴趣近年来正在增加。平均气道压受多种因素的影响，主要是吸气气道压、吸气时间分数和 PEEP。调整呼吸参数时，为避免意外，应监测平均气道压。

（2）肺通气

① 潮气量：机械通气患者，潮气量监测很重要。定容型通气模式下潮气量应等于预设潮气量；定压型通气模式下潮气量与预设的吸气压密切相关，也与患者的气道阻力和肺顺应性相关，此时可通过调整吸气压来达到理想的潮气量。部分呼吸支持的患者，自主呼吸时潮气量越大，越有希望撤机。

② 分钟通气量：潮气量和呼吸频率的乘积即为分钟通气量，是反映通气功能的重要指标，潮气量或呼吸频率的变化均可导致分钟通气量的改变，进而影响二氧化碳水平。二氧化碳潴留表明通气不足，需增加分钟通气量。当采用部分呼吸支持时，对分钟通气量和自主分钟通气量的监测有助于呼吸参数的调整以及评估能否撤离呼吸机。

（3）气体流量　吸气峰流速是临床常用的监测指标，正常值为 40～100L/min，吸气峰压和吸气时间与吸气峰流速相关。对正常肺而言，吸气峰流速越大，气道峰压和胸膜腔内压越高，潮气量也越大，但易导致局部肺泡过度扩张，易致气压伤，但这一理论并非完全适用于肺病患者。多数呼吸机可以提供多种送气流速方式，如方形波、减速波、正弦波等，以方形波和减速波最为常用，但目前并无确切证据说明孰优孰劣。

（4）气道阻力　COPD 患者气道阻力明显增加。机械通气时气管插管产生的阻力在总呼吸阻力中占很大比例，与管腔内径关系最大，其次是吸气峰流速和气管插管长度。

（5）肺顺应性　COPD 患者动态肺顺应性降低，与气流阻塞有关，往往会导致呼吸功的增加。

（6）呼吸功　对于部分通气支持患者，由于呼吸机的切换和患者自身的呼吸动作之间存在时间差，始终存在使患者呼吸功增加的可能，故应调节好触发灵敏度、PEEP、吸气峰流速等以尽可能减少呼吸功。

（7）最大吸气压　是测定呼吸肌肌力的指标，可用于判断是否需要建立或撤离机械通气。

（8）气道闭合压　是反映呼吸中枢驱动力的指标，测定方法是在规律呼吸之外的间歇，在没有预先告知患者的情况下让气道在吸气前闭合，在患者还没有意识到气道闭合和对它做出反应之前这一瞬间（典型的为 0.1s）测出气道压改变（P 0.1s）。

5. 并发症的监测

（1）慢性肺源性心脏病心力衰竭　COPD 伴有重症呼吸功能障碍患者可以逐渐发展为慢性肺源性心脏病，并出现右心功能不全。可以通过临床有无颈静脉怒张、肝大、肝颈回流征、水肿、肺动脉高压或右心室肥大征象，并辅以心电图、超声心动图检查以明确有无慢性肺心病以及有无右心衰竭。

（2）上消化道出血　COPD 呼吸衰竭急性加重期由于低氧、病重，可能合并上消化道出血，应注意相关征象，及时发现及时处理。

（3）其他脏器功能衰竭　危重患者应监测重要脏器功能，如肝功能、肾功能、凝血功能等，及早发现病情变化。

（4）机械通气并发症　对于机械通气的患者，还需注意监测有无机械通气并发症，如气管受压引起的溃疡、坏死、气道穿孔、气压伤、呼吸肌相关肺炎、肺不张等。

6. 伴发疾病监测

COPD 呼吸衰竭患者多数是老年人，是心脑血管疾病的高危人群，合并冠心病、急性心肌梗死或急性脑血管病变者并不少见。一些需要呼吸机支持治疗的患者插管后无法用言语交流，故应注意心脏和神经系统体征，并定期检查心电图，以及早明确诊断。此外，危重患者无论既往是否有糖尿病史，如果血糖升高或者难以控制，往往表明病情加重，应积极控制血糖。

7. 药物不良反应监测

由于 COPD 伴有重症呼吸功能障碍患者往往使用的药物较多，应注意药物对肝肾功能的损害、过敏反应以及神经精神症状，及时处理。

8. COPD 伴有重症呼吸功能障碍稳定期的监测

（1）肺功能　肺功能是评价气流阻塞程度的客观指标，定期检查肺功能有利于评价病情严重度、疾病进展和治疗效果。

（2）血气分析　血气分析监测可以了解缺氧和二氧化碳潴留情况，指导家庭氧疗和家庭呼吸机治疗等。

（3）活动耐力　COPD 患者活动耐力受多种复杂因素影响，包括通气功能、气体交换、循环、肌肉功能、营养状况以及临床症状，是评价 COPD 严重程度的更为客观综合的指标，目前多用 6 分钟步行距离来评价活动耐力。

（4）临床症状　患者对临床症状严重程度的记录有助于监测疾病活动、调整治疗和评价预后。BSCC 可用来评价 COPD 患者咳嗽、咳痰和气短三个主要症状的严重程度，是一稳定有效的工具，对症状变化较为敏感，可及早发现病情恶化。

（5）生活质量　COPD 疾病逐渐进展所表现出的临床症状对患者的日常生活、社会活动和情感等方面均有明显影响。有研究表明健康状况是除气流受限和年龄外与 COPD 病死率明显相关的因素之一。目前多用 St George's 呼吸问卷（SGRQ）来评价 COPD 患者的生活质量。该调查表可信性、可行性和敏感性较好，在实际应用中取得了很好的效果。

三、治疗

（一）药物治疗

COPD 常用的药物有三类，即支气管扩张药、激素和抗生素。

1. 支气管扩张药

首选短效支气管扩张药为 β_2 受体激动药，若效果不显著，建议加用抗胆碱能药物（如异丙托溴铵等）。临床上常用短效支气管扩张药雾化溶液有：①吸入用硫酸沙丁胺醇溶液；②异丙托溴铵雾化吸入溶液；③吸入用复方异丙托溴铵溶液。对短效支气管扩张药疗效不佳以及某些较为严重的 COPD 患者，可静脉使用茶碱或氨茶碱。茶碱除了有支气管扩张、改善呼吸肌功能、增加心排血量、减少肺循环阻力、兴奋中枢神经系统作用外，还有一定的抗炎作用，但茶碱类药物的血药浓度个体差异较大，治疗窗窄，临床使用 24 小时后需监测茶碱的血浓度，以免茶碱中毒。目前有部分文献报道，甲基黄嘌呤药物因较多的不良反应不建议使用。

2. 糖皮质激素

COPD 患者应用糖皮质激素可缩短康复时间，改善肺功能和氧合，降低早期病情反复和治疗失败的风险，缩短住院时间。推荐应用泼尼松每天 40mg 治疗 5 天。口服激素与静脉应用激素疗效相当，雾化吸入布地奈德 8mg 与全身应用泼尼松龙 40mg 疗效相当。单独雾化吸入布地奈德虽然较昂贵，对于一些慢阻肺急性加重的患者可以作为替代口服激素治疗的方法，新近研究提示糖皮质激素对于血嗜酸粒细胞水平低的急性加重患者的治疗效果欠佳。

3. 抗菌药物

COPD 急性加重患者如果存在呼吸困难加重、痰量增多和脓性痰三个基本症状；或含脓性痰增多在内的两个基本症状；或需要有创或无创机械通气治疗，应接受抗生素治疗。抗生素的选择常需根据当地的细菌耐药情况决定，推荐使用疗程为 5～7 天。

COPD 患者通常可根据是否存在铜绿假单胞菌感染危险因素分成 2 组。A 组为无铜绿假单胞菌感染危险因素；B 组为有铜绿假单胞菌感染危险因素。如患者无铜绿假单胞菌危险因素则推荐使用阿莫西林/克拉维酸，也可选用左氧氟沙星或莫西沙星等。对于有铜绿假单胞菌危险因素的患者，如能口服，则可选用环丙沙星或左旋氧氟沙星。需要静脉用药时，可选择环丙沙星和（或）抗铜绿假单胞菌的 β-内酰胺类，同时可加用氨基糖苷类抗菌药物。

长期应用广谱抗菌药物和糖皮质激素易继发深部真菌感染，还应密切观察真菌感染的临床征象并采用防治真菌感染的措施。

10%～20% 的 COPD 患者可能会对初始经验治疗反应不佳。治疗失败可能与以下因素有关：①导致治疗失败最常见的原因是初始经验治疗未能覆盖引起感染的病原微生物，如铜绿假单胞菌、金黄色葡萄球菌（包括 MRSA）、不动杆菌和其他非发酵菌；②长期使用糖皮质激素的患者可能发生真菌感染；③引起感染的细菌可能为高度耐药的肺炎链球菌；④进行有创机械通气治疗的患者并发院内感染。对于这部分初始经验治疗失败的患者，还应分析导致治疗失败的其他原因。常见的原因有不适当的药物治疗及其他非感染因素如肺栓塞、心力衰竭等。对于治疗反应不佳者，应采取以下处理措施：①寻找治疗无效的非感染因素；②重新评价可能的病原体；③更换抗菌药物，使之能覆盖铜绿假单胞菌、耐药肺炎链球菌和非发酵菌或根据微生物学检测结果对新的抗菌药物治疗方案进行调整。

（二）呼吸支持治疗

1. 控制性氧疗

氧疗是 COPD 住院患者的基础治疗。无严重并发症的 COPD 患者氧疗后易达到满意的氧合水平（$PaO_2 > 60mmHg$ 或 $SaO_2 > 90\%$）。但吸入氧浓度不宜过高，需注意可能发生潜在的 CO_2 潴留及呼吸性酸中毒。给氧途径包括鼻导管或 Venturi 面罩，其中 Venturi 面罩更能精确地调节吸入氧浓度。氧疗 30 分钟后应复查动脉血气，以确认氧合满意，且未引起 CO_2 潴留和（或）呼吸性酸中毒。

2. 机械通气

COPD 患者并发呼吸衰竭可以使用无创通气（NIV）（通过鼻或面罩）或有创机械通气（通过经口气管插管或气管切开）。当慢阻肺患者出现急性呼吸衰竭且无绝对禁忌证时，无创机械通气可以改善通气、减少呼吸功，降低气管插管的需求，缩短住院时间，改善生存率，应为首选通气模式。对于有 NIV 禁忌或使用 NIV 失败的严重呼吸衰竭患者，一旦出现严重的呼吸形式、意识、血流动力学等改变，应及早插管改用有创通气，有创机械通气作为无创机械通气的补救治疗措施，存在呼吸机相关肺炎（尤其是多重耐药菌流行时）、气压伤、气管切开和呼吸机依赖等风险。

常用 NIV 通气模式包括：持续气道正压（PAP）、压力/容量控制通气（PCV/VCV）、比例辅助通气（PAV）、压力支持通气＋呼气末正压（PSV＋PEEP），其中以双水平正压通气模式最为常用。使用 NIV 通气时，呼吸机参数调节采取适应性调节方式：呼气相压力（EPAP）从 $2\sim4cmH_2O$ 开始，逐渐上调压力水平，以尽量保证患者每一次吸气动作都能触发呼吸机送气；吸气相压力（IPAP）从 $4\sim8cmH_2O$ 开始，待患者耐受后再逐渐上调，直至达到满意的通气水平或患者可能耐受的最高通气支持水平。

常用的有创机械通气模式包括辅助控制通气、同步间歇指令通气（SIMV）、PSV 及新型通气模式如 PAV 等。可采取限制潮气量（目标潮气量达到 7～9mL/kg）和呼吸频率（10～15 次/分）、增加吸气流速（＞60L/min）等措施以促进呼气，同时给予合适水平的外源性 PEEP（$4\sim6cmH_2O$），降低吸气触发功耗，改善人机协调性。有创通气过程中，应评估 AECOPD 的药物治疗反应以及有创通气呼吸支持的效果，评估患者自主呼吸能力和排痰状况。同时尽可能保持患者自主呼吸存在，缩短机械控制通气时间，从而避免因呼吸肌群损伤导致的呼吸机依赖，减少困难撤机。AECOPD 并发肺部感染得以控制，脓性痰液转为白色且痰量明显下降、肺部啰音减少、临床情况表明呼吸衰竭获得初步纠正后，如果吸氧浓度小于 40%，血气接近正常，$pH>7.35$，$PaCO_2<50mmHg$，通常可以考虑拔管，切换成为无创通气呼吸支持。有创与无创序惯性机械通气策略有助于减少呼吸机相关性肺炎的发生与早日撤机。

（三）其他辅助治疗

注意维持液体和电解质平衡；注意营养治疗，对不能进食者需经胃肠补充要素饮食或给予静脉高营养；注意痰液引流，积极排痰治疗（如刺激咳嗽、叩击胸部、体位引流等方法）；识别并治疗伴随疾病（冠状动脉粥样硬化性心脏病、糖尿病、高血压等合并症）及并发症（休克、弥散性血管内凝血和上消化道出血等）。

第二节　哮喘

支气管哮喘急性发作是内科常见的急症。多数轻中度哮喘发作的处理并不困难，但重度哮喘发作的诊治是一个临床难题。重症哮喘发作引起的呼吸功能障碍患者需要周密的监护和积极治疗，否则预后不良，极易造成死亡。

一、病因与发病机制

（一）变应原或其他致喘因素持续存在

接触变应原和职业性致敏物质、饮食、烟草烟雾等是导致哮喘恶化和症状持续的主要因素。另外还有一些导致支气管收缩的药物，如阿司匹林、β_2 受体阻滞药、可卡因、对比剂、双嘧达莫（潘生丁）、二醋吗啡（海洛因）、酒石酸氢化可的松、白介素-2、雾化治疗药物（二丙酸倍氯米松、抛射剂）、呋喃妥因、非甾体抗炎药、普洛帕酮、鱼精蛋白、长春碱、丝裂霉素等。

（二）呼吸道感染未能控制

呼吸道病毒、真菌、细菌、支原体或衣原体等感染，使支气管黏膜充血、水肿、分泌物增多黏稠，加重了支气管哮喘的气道阻塞症状，并可使哮喘患者对于 β_2 受体激动药和茶碱等支气管解痉药的治疗反应降低。

（三）因脱水使痰液黏稠、气道阻塞

哮喘急性发作时，患者出汗多、张口呼吸使经呼吸道丢失的水分增多，强心利尿药的应用使体内水分排出增加，加之患者摄入水量明显减少，重度哮喘发作的患者几乎处于脱水状态。脱水使患者的痰液黏稠，难以咳出，当黏稠痰栓广泛阻塞气道时，患者呼吸困难加重，所有的平喘药物均无法奏效。

（四）β_2 受体激动药"失敏"

近年来的研究结果证实，长期或大量应用 β_2 受体激动药，可使哮喘患者细胞膜上的 β 受体内陷至细胞质，在细胞膜上的数量减少，出现向下调节。在临床上则表现为患者对 β_2 受体激动药失敏、耐药，气道反应性增高，患者喘憋加重。另外，长期、规则、单一应用 β_2 受体激动药的哮喘患者突然停止用药，可因气道反应性进一步增高而诱发重症哮喘发作。

（五）患者的情绪过度紧张

支气管哮喘是较为常见的心因性疾病，患者的心理障碍总评分显著高于健康对照组，主要表现为抑郁、焦虑和恐惧。中至重度哮喘患者的心理障碍比轻度哮喘患者明显。发作期患者对于自身哮喘病情的担忧和恐惧，一方面经过大脑皮质和自主神经反射性地加重支气管痉挛，另一方面因焦虑、食欲缺乏和睡眠差使患者体力不支，易于发生全身衰竭。

（六）突然停用皮质激素

长期大量应用糖皮质激素的哮喘患者中，有一部分是激素依赖型哮喘，在高浓度的外源性糖皮质激素的抑制作用下，这些患者的肾上腺皮质明显萎缩、分泌功能受抑制，如果突然停用激素或激素减量速度过快，可出现哮喘症状反跳，极易发生重度哮喘发作。

（七）酸中毒

急性支气管哮喘发作时气道狭窄，通气功能不全，可造成缺氧和二氧化碳潴留，严重的缺氧使组织细胞的三羧酸循环受到抑制，无氧酵解增加，引起代谢性酸中毒。二氧化碳潴留可导致呼吸性酸中毒。在酸中毒的情况下，气道平滑肌对于多种平喘药的反应性均降低，可使支气管哮喘的症状进一步加重，演变为重症哮喘。

（八）严重的并发症

急性哮喘发作患者如产生张力性气胸、纵隔气肿或心功能不全等并发症时，可使其症状进一步加重、恶化。

二、诊断

急性重症哮喘多是在哮喘发作数天或数周后得不到有效控制的基础上再次急性加重，亦有少部分患者是在哮喘发作数小时甚至数分钟后就发生。哮喘急性加重表现为患者的症状及肺功能恶化。相比以前患者的肺功能或预期值，患者呼吸流速的下降可以通过呼气峰值流速及 FEV_1 的下降进行检测。在紧急情况下，这些数据是可信任的评估哮喘严重程度的指标。症状发作的频率是一个比 PEF 更为可靠的评价指标。少许患者具有临床症状轻而肺功能下降严重的情况，这种情形尤其发生在具有致命性哮喘发病史及男性患者中。

（一）临床表现特点

1. 急性重症哮喘的症状

多数患者表现为端坐前弓位，呼吸短促，喘鸣，一口气不能完成一句话，常有焦虑或烦躁，大汗淋漓。

2. 急性重症哮喘的体征

（1）呼吸系统 呼吸浅快（>30 次/分），胸部由于过度充气而变得饱满，双肺可闻满布的哮鸣音。当气道极度痉挛或患者情况衰竭而无力呼气时，哮鸣音反而减弱甚至消失，表现为所谓"沉默胸"。呼吸肌疲劳征象常提示哮喘严重发作。长时间气喘可导致呼吸肌疲劳而出现吸气时下胸部和上腹部吸气时矛盾性内陷、胸式呼吸和腹式呼吸交替出现和吸气三凹征。发绀在一般哮喘发作中并不常见，一旦出现多为急性重症哮喘的征象。

（2）心血管系统　由于低氧血症、肺血管阻力增加以及精神紧张可导致心动过速（≥120 次/分）。此外由于胸腔内压波动幅度随呼吸动度增加而增大，临床上可观察到奇脉。不明显奇脉只有在听诊血压时方能发现，当听到收缩压动脉音时，停止水银柱下降，观察并记录呼气和吸气时水银柱的波动，如收缩压在吸气期较呼气期下降 10mmHg 以上则有诊断价值，急性重症哮喘常下降超过 25mmHg。但是当哮喘极重度发作，呼吸肌过度疲劳，患者呼吸变得浅快而不能使胸腔内压大幅度波动时，奇脉就会消失。

（3）神经系统　患者可出现烦躁不安，嗜睡，意识模糊，甚至昏迷。

（4）由于严重的呼吸困难而不能正常进食甚至饮水，再加上呼吸道非显性失水和汗液增加，重症哮喘患者每日摄入水量约 700mL，而排出水量约 2700mL，从而导致不同程度脱水，表现为皮肤弹性降低，口舌干燥，痰液黏稠不易咳出甚至形成痰栓阻塞气道。

（二）实验室检查

1. 床旁肺功能测定

峰值呼气流速（PEFR），其准确性取决于用力呼气前吸气的深度和用力呼气的速度，一般连续测量 3 次，以测量最佳 1 次为准。在初步使用解痉药后如测定值低于预计值的 50%，成人<100L/min 或反应持续时间<2 小时，昼夜变异率>30%，应视为严重哮喘发作。

$$PEFR\ 24h\ 变异率 = \frac{呼气流量峰值(PEF)最高值 - 呼气流量峰值(PEF)最低值}{PEF\ 最高值} \times 100\%$$

2. 动脉血气分析

当患者对初始治疗无反应或哮喘症状进行性恶化时应及时检查血气。当 $PaO_2 < 60mmHg$，$PaCO_2$ 升高>45mmHg 时，提示呼吸衰竭。呼吸衰竭提示 $PaCO_2$ 将进一步升高，有可能需要气管插管。

3. 血清生化检查

患者因使用激素、β_2 受体激动药、呼吸性碱中毒以及进食减少等因素而有不同程度的低钾血症。低钾血症增加了心律失常的危险性，应尽早发现并纠正。

4. X 线检查

不建议作为常规检查。但如果怀疑有并发症，如气胸、纵隔气肿、肺不张或肺炎等或心脏疾病时，应该进行胸部 X 线检查。

5. 心电图

急性重症哮喘有时很难与急性左心衰竭相鉴别，并发心律失常是导致哮喘症状不易缓解的原因之一。心电图、超声心动图有助于鉴别诊断，尤其是 50 岁以上的患者。

（三）哮喘急性发作时病情严重程度分级

哮喘急性发作的严重程度分为轻、中、重和危重四度。应注意，诊断重症哮喘的关键不在于其发作持续时间的长短，而在于其严重程度。

（四）鉴别诊断

哮喘主要应与下列疾病鉴别：①左心衰竭引起的呼吸困难。若一时难以鉴别，可雾化吸入 β_2 受体激动药或静脉注射氨茶碱待症状缓解后进一步检查。忌用肾上腺素或吗啡。②慢性阻塞性肺疾病（COPD）。③上气道阻塞，如中央型支气管肺癌、气管支气管结核、复发性多软骨炎等气道疾病或异物气管吸入，导致支气管狭窄或伴发感染时，可出现喘鸣或类似哮喘样呼吸困难。依据病史，尤其是出现吸气性呼吸困难，结合胸部影像、支气管镜检查等，可明确诊断。④变态反应性支气管肺曲菌病（ABPA），常以反复哮喘发作为特征，可咳出棕褐色黏稠痰块或咳出树枝状支气管管型。痰镜检或培养可查出曲菌。胸部 X 线或 CT 检查有相应改变。血清总 IgE 显著升高。

哮喘重度发作还应注意与肺栓塞、张力性气胸、过度通气综合征等相鉴别。

三、治疗

对危重症哮喘患者的抢救治疗应包括：对病情严重程度进行客观评价及给予相应监护，及时发现和去除诱因，正确采用综合性治疗措施以快速缓解气道阻塞，纠正低氧血症，防止并发症的发生。

（一）患者初步的评估和处理

重症哮喘发作时应当及时进行处理，而对病情的客观评价是抢救成功的重要环节，初步评估应包括以下几点。

① 重症哮喘急性发作的确定。

② 简要了解病史，包括症状出现和持续的时间，以及上次加重的病史，分析哮喘加重的原因。

③ 患者的精神状态、意识水平改变和呼吸困难的程度，动态评估其 FEV_1

和 PEF 变化，客观了解气流阻塞的程度。

④ 患者气道、呼吸和循环（ABC）状态的判定。对血流动力学不稳定、有心脏呼吸暂停较大可能者，应及时进行气管插管。

（二）常规治疗方法

1. 氧疗

所有重症哮喘患者都需要辅助供氧，最好能够面罩给氧。吸氧浓度一般为 30%～50%。当有严重的呼吸性酸中毒和肺性脑病时，吸氧浓度应低于 30%。

2. β_2 受体激动药

β_2 受体激动药的吸入治疗是急性哮喘发作治疗时的一线用药。吸入给药比静脉注射更为有效和安全。可根据病情选用以压缩空气或氧气为动力的雾化溶液吸入、经呼吸机的进气管道的侧管雾化吸入、定量吸入器（MDI）＋储雾罐不同的方法吸入。急性重症患者雾化吸入沙丁胺醇溶液的标准给药方式为起始剂量 2.5mg，每隔 20 分钟可重复 1 次，连续给药 3 次（即连续吸入 1 小时），以后再根据患者的病情决定给药的时间间隔（一般以小时为间隔时间）。定量吸入器＋储雾罐吸入沙丁胺醇和雾化吸入同样有效，吸入剂量与患者症状的严重程度有关，开始推荐剂量为每 15～20 分钟吸入 4～8 次。有研究发现雾化吸入沙丁胺醇溶液的起始剂量 5mg，间隔 40 分钟，再次吸入 5mg 沙丁胺醇；这种给药方式与标准给药方法相比可以更快地改善肺功能。给药过程中要密切注意窦性心动过速、手颤等不良反应。有证据表明沙丁胺醇的 S 异构体可增加细胞内钙离子浓度，增加气道反应性，起效比 R 消旋异构体慢 10 倍，易随着给药频率的增加而出现蓄积。最近，美国 FDA 批准沙丁胺醇的 R 消旋异构体作为哮喘的治疗用药，临床研究表明，左旋沙丁胺醇是一种有效的支气管扩张药，比沙丁胺醇不良反应小。哮喘严重发作时，可能因严重气道阻塞或患者太衰弱而影响吸入治疗效果，故也可采用静脉途径给药，一般每次用量为沙丁胺醇 0.5mg，滴速 2～4μg/min，但因易引起心悸，只有在其他疗法无效时使用。应用 β_2 受体激动药时应注意：严重高血压、心律失常、心绞痛的患者禁用；就诊前过量使用 β_2 受体激动药，心率＞120 次/分者不宜再使用；静脉注射 β_2 受体激动药可能引起严重的低钾血症，应及时补充钾盐。

3. 糖皮质激素

这是目前最有效的抗炎药物，能有效地抑制哮喘气道的迟发性反应，降低气道高反应性；若及早使用，对哮喘的速发相反应也可起抑制作用；此外，糖皮质激素还能恢复支气管 β 受体对相应激动药的敏感性。使用原则是早期、足量、静脉给药、短程。大量的研究表明，在急诊室应用吸入糖皮质激素与患者 FEV_1 的迅速改善和低住院率有关，Rodrigo 证实在急诊室给急性哮喘患者吸入高剂量的糖皮质激素 3 小时即可改善患者肺功能，表明吸入糖皮质激素可以导致局部血管收缩而减轻气道黏膜水肿和微血管渗漏。Rowe 等证实口服大剂量糖皮质激素（如口服泼尼松 50mg/d，用 7～10 天）加上持续应用吸入糖皮质激素可以减缓哮喘的急性加重和避免使用辅助通气治疗。而对于危重哮喘发作患者应及早采用琥珀酸氢化可的松或甲泼尼龙静脉注射作为紧急处理。10～15mg/(kg·24h) 氢化可的松或者等量的其他糖皮质激素（如甲泼尼龙 120～180mg/d）对于急性重症哮喘患者的治疗是最有效的，这也是美国国家哮喘教育和预防计划（NAEPP）专家会议和加拿大成人哮喘急诊处理指南（CAEP/CTS）的推荐剂量。GINA 对于急性哮喘发作的推荐剂量是等剂量的泼尼松 40～60mg 每天 1 次或者分 2 次用。Haskell 等研究表明大剂量甲泼尼龙（125mg/次，每 6 小时 1 次，连用 3 天）比中剂量甲泼尼龙（40mg/次，每 6 小时 1 次，连用 3 天）或小剂量甲泼尼龙（15mg/次，每 6 小时 1 次，连用 3 天）更适用于严重哮喘发作的治疗。这种大剂量短疗程方式给药起效快，不良反应少，大多数患者的症状在 3～5 天内逐渐缓解。使用糖皮质激素时应注意原有溃疡病、高血压、肺结核、糖尿病的患者激素用量不宜过大。

4. 茶碱（甲基黄嘌呤）类

除支气管舒张作用外，亦有强心、利尿、扩张冠状动脉、兴奋呼吸中枢和呼吸肌的作用。对急性重症哮喘患者，尤其对 β_2 受体激动药已不敏感者，常首先用氨茶碱做静脉注射，首剂负荷剂量为 4～6mg/kg，缓慢静脉注射（20～30 分钟），继而用 0.5～0.8mg/(L·h) 做静脉滴注维持治疗 2～3 天。有效而安全的血药浓度应保持在 5～20mg/L，若大于 20mg/L 则毒性反应明显增加。茶碱的不良反应有焦虑、恶心、呕吐、心率加快，严重的有呼吸急促、惊厥、心律失常、昏迷乃至死亡。对老年人、幼儿、心力衰竭、肝功能损害、肾功能障碍及甲状腺功能亢进症患者慎用，西咪替丁、口服避孕药、大环内酯类和喹诺酮类药物等能影响茶碱的清除率，联用时应注意茶碱血药浓度的监测。茶碱与糖皮质激素合用有协同作用，但茶碱与 β_2 受体激动药联合使用时可能增加心律失常的发生和对心肌的损害。

5. 补充足量液体，纠正水、电解质和酸碱平衡失调

（1）纠正失水

① 补液量和补液的种类：急性重度哮喘发作时患者失水造成痰液黏稠难以咳出，加重呼吸道阻塞，纠正失水后可有利于排痰。轻度脱水患者能口服或鼻饲补液者可经胃肠道补液；中重度失水时均需静脉补液。急性重度哮喘发作患者不能进水时补液总量＝累积丢失量＋继续丢失量＋生理需要量。累积丢失量可在

48 小时左右补完。急性重度哮喘发作患者的失水多为高渗性失水，故以补充 5%～10% 葡萄糖溶液为主；为防止补液后发生稀释性低钠血症，可适当补充生理盐水，一般两者的比例为（3～4）∶1。在基本纠正失水的患者，若仍不能经胃肠道进食进水，则仍需进行维持补液，以保证生理需要量和能量供给。

在重度哮喘发作时，患者治疗前的血浆抗利尿激素（ADH）水平常明显增高，其中一部分患者在静脉补液后 ADH 水平倾向于下降，此部分患者治疗前的血浆 ADH 升高是继发于机体对失水的正常反应；另一部分患者补液后 ADH 水平不会下降，即存在抗利尿激素分泌异常综合征（SIADH），此时补液过多易导致水中毒，治疗时需引起注意。

② 补液速度：应先快后慢，有休克的患者补液的第 1 小时内可输入 1000～2000mL 生理盐水以尽快纠正休克，但需密切监测患者脉搏、血压、尿量及心功能不全的症状和体征，必要时应行 CVP 测定以监测补液速度，$CVP > 12cmH_2O$ 时，考虑补液量及速度超过循环系统的耐受能力，宜减慢补液速度。

（2）纠正电解质紊乱　补液时需监测电解质的变化情况，同时予以纠正，一般在给予补液和纠正酸碱平衡失调后电解质紊乱可随之好转。若无明显脱水，补液过多，可使低钾血症加重或出现稀释性低钠血症，应在补液过程中根据电解质检查的情况进行处理。

① 低钠血症：对轻中度低钠血症患者，一般补等渗氯化钠溶液。若血清钠浓度 < 120mmol/L，补充 3% 氯化钠溶液，每小时血清钠浓度升高 1.0mmol/L 左右。治疗第一天，血清钠浓度纠正至 125～130mmol/L。

② 低钾血症：对血清钾浓度为 3.0～3.5mmol/L 的轻度低钾血症患者，口服补钾即可；中重度低钾血症患者应静脉补钾治疗。一般血清钾浓度为 3.5mmol/L 时，体内缺钾量为 300～400mmol/L，若血清钾浓度为 2.0mmol/L 时，缺钾量为 400～800mmol/L。补充 40～60mmol/L（3～4.5g）氯化钾可使血清钾暂时升高 1.0～1.5mmol/L，补充 135～160mmol（10～12g）氯化钾可使血清钾暂时升高 2.5～3.5mmol/L。由于补充的钾离子中的一部分可进入细胞内，故不久血清钾浓度又可下降，因此应反复测定血清钾浓度，及时调整补充。而患者尿少或无尿时应先限制补钾，待尿量明显增加时则开始补钾。

（3）纠正酸碱平衡失调

① 呼吸性酸中毒：对单纯以呼吸性酸中毒为主的酸血症，治疗上应以去除诱因、改善通气为主。给予氧疗，化痰排痰、清除呼吸道分泌物，予糖皮质激素和支气管扩张药解除支气管平滑肌痉挛，保证呼吸道通畅，则可改善呼吸性酸中毒，一般不需应用碱剂治疗。有研究表明通过对急性重度哮喘并呼吸性酸中毒的患者吸入氦-氧混合气体（60%～70% 氦气，30%～40% 氧气）的方法可有效改善通气功能，血 pH 回升，临床症状好转。

② 代谢性酸中毒：在呼吸性酸中毒合并严重代谢性酸中毒（pH≤7.20）时，可给予 5% $NaHCO_3$ 溶液纠正。静脉补液量按下列公式计算：所需碱量（mmol）=[24(mmol/L)−HCO_3^- 测定值(mmol/L)]×体重(kg)×0.6。补充时应先给计算量的 1/3～1/2，然后再根据病情变化及血气分析结果进行补充。

纠正酸中毒可改善 β 受体对内源性及外源性儿茶酚胺的反应性，有助于改善呼吸功能。治疗时需监测患者的临床表现及动脉血气变化，防止输入碱剂过量所致的循环负荷加重及医源性代谢性碱中毒。

一般高乳酸血症在改善通气和组织有效灌注后即可纠正，不需特殊治疗。

6. 促进排痰

痰液阻塞气道，影响通气和换气功能，因此重症哮喘患者促进排痰疏通气道相当重要。尤其痰液黏稠者，应给予氨溴索静脉注射，15～30mg/次，2～3 次/天，稀释痰液促进痰液的排出。其他可选用的药物还有乙酰半胱氨酸、溴乙新等。还可根据病情应用超声雾化、机械排痰等方法。

7. 抗胆碱药

吸入抗胆碱药如异丙托溴铵，为胆碱能受体（M 受体）拮抗剂，可以阻断节后迷走神经通路，降低迷走神经兴奋性而起扩张支气管的作用，并有减少痰液分泌的作用。抗胆碱药不是治疗哮喘的一线药物，该类药物达峰效应慢（常需 1～2 小时），扩张支气管效应不明显。有研究表明，对哮喘发作患者吸入异丙托溴铵对中央气道的疗效与吸入沙丁胺醇相似，但对周围气道的疗效差，而两药联用时无论对中央气道还是周围气道，其疗效均优于各自单用。因此当重症哮喘患者在用标准一线药物治疗效果差时，可联合异丙托溴铵与沙丁胺醇雾化吸入。雾化吸入异丙托溴铵，每次 1～2mL，3～4 次/天。

8. 抗生素（抗细菌和抗真菌药物）

急性哮喘患者咳出大量脓性痰也许并不是肺或支气管细菌感染的证据，多由于呼吸道分泌过多的嗜酸粒细胞所形成，痰液中嗜酸粒细胞的浓度与气道炎症反应的严重程度相关。如果没有肺炎或者其他细菌感染的证据，对于重症哮喘急性加重的患者并不常规推荐使用抗细菌药物治疗。建议重症哮喘伴反复发作的变应性支气管肺曲霉病（ABPA）患者应用抗真菌药。对于不伴有 ABPA 的重症哮喘患者，无论是否存在真菌致敏（即皮肤点刺试验阳性或血清真菌特异性 IgE 阳性），建议不要应用抗真菌药物治疗（该建议不适用于抗真菌治疗的其他指征如侵袭性真菌感染的治疗）。

（三）再次评估和进一步处理

对急诊室或住院患者在应用 $β_2$ 受体激动药、糖皮质激素等治疗 1～3 小时后，应该再次对患者的状况进行评估，以了解治疗的反应，决定后续的治疗计划。

经治疗后，对部分 FEV_1 或者 PEF 大于 70％预计值的患者，仍需继续观察 1 小时，确保病情得到稳定的改善，此中的大部分患者不需要住院治疗。但对于小部分有高危因素的患者，如过去有气管插管和机械通气治疗史或者依从性差的患者，应住院治疗。从急诊室出院的患者，应该继续应用吸入或口服糖皮质激素及吸入 β_2 受体激动药，制订症状控制及随访计划。虽然没有证据表明基于急诊室的教育有益于患者的症状控制，但美国国家哮喘教育和预防计划（NAEPP）认为哮喘患者的急诊室治疗过程对于患者以后的哮喘控制是相当重要的。

对部分 FEV_1 或者 PEF 改善在 50％～70％预计值的患者，由于治疗反应不完全，需要仔细分类。一些患者确实症状缓解，在详细的交代和密切的医疗随访下可以出院。但对于高危患者，包括：①有气管插管和机械通气史的患者；②有因重症哮喘发作需急诊就诊和住院史的患者；③加重持续大于 1 周；④就诊前已应用糖皮质激素治疗；⑤家中无良好的控制条件或者依从性差的患者，应该住院治疗。

当哮喘急性加重患者在急诊室 3～4 小时的加强治疗后，FEV_1 和 PEF 依然 ＜50％预计值者，需要住院治疗。而有下列指征时应收入 ICU 监护治疗：①因呼吸急促而语言困难；②意识障碍；③不能平躺；④极度疲劳；⑤FEV_1 或 PEF＜25％预计值；⑥吸氧浓度为 40％的情况下，PaO_2＜65mmHg；⑦$PaCO_2$＞40mmHg。

（四）机械通气治疗

机械通气治疗是抢救危重症哮喘发作和防治猝死的重要措施。其目的是减少患者的呼吸做功、防止呼吸肌疲劳加剧，减轻氧耗；增加通气，改善 CO_2 排出和氧的吸入，恢复血气正常值；清除分泌物。

1. 无创正压通气

重症哮喘患者其吸气和呼气时的气道阻力和肺动态顺应性显著增加（过度充气），当 FEV_1 下降至 50％预测值，吸气肌做功增加 7～10 倍。当气道阻塞进一步加重（FEV_1＜25％预计值），呼吸功过度增加，可导致吸气肌疲劳和呼吸衰竭。此时，应给予辅助通气治疗。气管插管有较高的并发症发生率，并且会引起气道阻力增加，而无创正压通气（NIPV）为重症哮喘的治疗提供了一个很好的方法。在重症哮喘患者，经面罩持续气道正压或双水平持续气道正压均可以抵消内源性呼气末正压，扩张支气管，降低气道阻力，减少呼吸功，并能促进分泌物排除，使膈肌和吸气肌得到休息，减少有害的血流动力学异常改变。

NPPV 的优点：改善患者状况，减少镇静药用量，避免气管内插管及由其引起的并发症（包括上呼吸道创伤、鼻窦炎、中耳炎、医院获得性肺炎等）。此外，对气道保护机制、语言和吞咽功能没有任何影响，患者一直处于清醒状态有利于医患双方的交流。Meduri 等证实 NPPV 能够安全有效地用于经积极药物治疗无效的重症哮喘合并高碳酸血症患者。对于神清合作的患者，在行气管插管前应该首先用 NPPV 治疗。

NPPV 常用的通气参数：①潮气量 7～15mL/kg。②RR 16～30 次/分。③自动调节性（PSV 等）或递减型，吸气流量峰值 40～60L/min。④吸气时间 0.8～1.2 秒。⑤吸气压力 10～25cmH_2O。⑥呼气压力 4～6cmH_2O。

重症哮喘患者在以下情况时不宜应用 NPPV：①低血压休克；②心电图显示心肌缺血、严重心律失常；③昏迷、抽搐而难以保护气道；④有危及生命的严重低氧血症。

经 NPPV 治疗 1～2 小时，若临床指标显示气促改善、辅助呼吸肌运动减轻和反常呼吸消失、呼吸频率减慢、血氧饱和度增加、心率减慢等。血气指标显示 $PaCO_2$ 下降＞16%、pH＞7.30、PaO_2＞40mmHg，则判定初始治疗有效，应继续 NPPV 治疗。而出现下列情况则应停用 NPPV：神志模糊或烦躁不安，不能清除分泌物，无法耐受连接方法，血流动力学不稳定，氧合功能恶化，CO_2 潴留加重。

2. 气管插管

重症哮喘急性发作而需急诊的患者中仅有小部分需要气管插管和机械通气治疗。此时气管插管的时机需要综合判定。对急性重症哮喘患者，高碳酸血症（$PaCO_2$＞40mmHg）本身并不是气管插管的指征。

气管插管和机械通气的指征为：①心跳和呼吸骤停；②严重的低氧血症，非重复呼吸面罩下吸氧 PaO_2＜50mmHg；③$PaCO_2$＞50mmHg 且伴有重度呼吸性酸中毒（动脉血 pH＜7.25）；④严重的意识障碍、谵妄或昏迷；⑤呼吸浅快（＞30 次/分），哮鸣音由强变弱或消失，呼吸肌疲劳明显；⑥经 NPPV 治疗不能奏效。

对重症哮喘急性发作患者气管插管十分困难，由经验丰富的医师行经鼻插管比较安全，这种方法可以使患者保持直立位，不用麻醉药，对气道基本不造成影响。但经鼻插管限制了管腔直径，损伤上呼吸道，易导致鼻出血的并发症。此外，经鼻插管可以使同时存在的鼻窦疾病恶化，也有可能引起喉头水肿和支气管痉挛。

经口腔插管，在有效地应用镇静药后，在一些特定的患者（除了濒死患者）和可以自主控制气道的患者都会成功。为了减少气道阻力，便于吸引，插管的管径要≥8mm。快速诱导镇静，在紧急状况下推荐使用，因为它可以最大限度地帮助插管成功。

有效的麻醉镇静可使患者很好地耐受气管插管，保证患者与呼吸机协调，降低氧耗及呼吸功耗。常用的麻醉镇静药如下。

① 地西泮：由于起效慢，而且经常不能达到最佳的肌肉松弛效果，所以不推荐使用。

② 氯胺酮：具有镇静、镇痛、麻醉和支气管扩张特性的一种静脉用全身麻醉药，广泛用于需要气管插管的急诊哮喘患者。常用剂量为 $1\sim 2mg/kg$，可提供 $10\sim 15$ 分钟的全身麻醉，但不会引起明显呼吸抑制。氯胺酮可以增加喉部反射，所以应避免过度刺激上呼吸道，减少喉痉挛的发生。

③ 丙泊酚：是一种短效的静脉全身麻醉药，可以减少需要机械通气的支气管痉挛患者的气道阻力，是气管插管的良好诱导剂，对机械通气患者起镇静作用。推荐诱导剂量为 $2\sim 2.5mg/kg$，随后应用 $50\sim 100\mu g/(kg \cdot min)$ 静脉输注以达到维持机械通气的镇静效果。可以导致低血压，尤其是在血容量不足的患者，应引起注意。

④ 依托咪酯：是一种速效催眠性全身麻醉药，对心血管和呼吸系统影响小，不会引起组胺释放。对于血流动力学不稳定的患者，它是丙泊酚的替代药品。推荐诱导剂量为 $0.2\sim 0.6mg/kg$。

⑤ 罗库溴铵：是一种短效的非去极化型神经肌肉阻滞药，无显著的血流动力学效应，是氯化琥珀胆碱的替代用药。单次静脉注射剂量 $0.6\sim 0.9mg/kg$。

3. 机械通气

重症哮喘患者由于广泛的支气管痉挛，气道反应性明显增高，气道阻力显著增加，因此使用呼吸机控制呼吸时较为困难。机械通气治疗的模式也应根据哮喘患者特定的病况、对治疗的反应和血气分析的跟踪监测及时调整。

哮喘发作时，严重的气流阻塞导致呼气时间延长，即使在较低的通气频率下也会呼气不完全，从而导致了肺泡渐进性的充气过度，促使内源性呼气末正压（PEEPi）形成，如果患者以"常规"潮气量（$12mL/kg$）和频率（$12\sim 16$ 次/分）进行通气，肺泡过度充气的加重就会产生更高水平的 PEEPi。而 PEEPi 可使静脉回心血量减少，导致严重的血流动力学异常。此外，PEEPi 还起到了吸气阈值负荷（需要负压增加到一定程度才能触发通气）的作用，显著增加呼吸功。因此目前临床上提出"允许性高碳酸血症通气"策略，即用相对小的潮气量（$6\sim 8mL/kg$）、较小的分钟通气量（$8\sim 10L/min$），使血 CO_2 控制在"可接受的水平"，以降低肺部气压伤的危险。虽然高碳酸血症可引起脑血管扩张、脑水肿、心肌收缩力减弱、体循环阻力下降及肺血管收缩，但目前认为 $PaCO_2$ 不超过 $90mmHg$，对患者仍是安全的。

目前对于急性哮喘患者是否应用 PEEP 模式仍有争议。由于小气道的气流受限，低水平的压力不会导致肺泡内压力的升高。设置低于 PEEPi 的 PEEP 水平，也许会使狭窄或者塌陷的气道舒张，使相应的肺泡单元能够复张，使呼气末肺泡压力和中央气道的压力梯度减小，从而使通气的触发阈值降低。但是，过高的

PEEP可以导致肺容积增大、肺泡压进一步增高而出现气胸等气压伤；同时正压通气可使静脉回心血量减少，血压下降，组织灌注不足。判断哪些患者可能适合应用PEEP的一个实用方法就是：观察呼吸机周期性压力对PEEP轻度增加的反应。如果增加PEEP后，呼吸机动态和静态峰压基本不改变，说明没有广泛的气道塌陷，此时应用PEEP效果较好，PEEP水平设置不应该高于PEEPi水平。另外，如果呼吸机循环压力随着PEEP水平而改变，则可能发生了肺泡的过度充气。

对于吸气流速的设置目前依然有争议，更多的证据支持高的吸气流速（100L/min），但对于有严重气道阻塞的患者，需要延长吸气时间，高的吸气流速会导致吸气压力过高。通常应用较低的呼吸比（呼气时间较长）。在插管后依然有严重气道阻塞的患者允许通气不足，但动脉血pH应该保持在7.20以上，尽量避免应用碳酸氢盐纠正呼吸性酸中毒，因其可以提高细胞内CO_2含量，引起细胞内酸中毒。

机械通气的初始可选用容量控制通气模式，参数设置可选用：①高吸氧浓度，FiO_2为80%～100%；②呼吸频率8～14次/分；③峰流速80～100L/min；④潮气量6～8mL/kg；⑤吸呼比为1:3。以后可根据患者病情选用同步间歇性指令通气（SIMV）模式加用或不加用较低压力支持，一般应减少使用控制通气模式，因为这易使患者产生过高的分钟通气量和PEEPi。机械通气治疗的目标为：①保持气道峰压<50cmH$_2$O；②保持动脉血pH>7.2；③限制PEEPi在5～10cmH$_2$O。

4. 机械通气的撤离

重症哮喘急性发作控制的指标是气道峰压值降低，每分通气量减少，血气分析恢复正常，结合全身情况可考虑机械通气的撤离。撤离时要求：①患者神志清醒，合作；②吸入氧浓度（FiO_2）<50%；③静息自发通气量<10L/min；④患者可自主增加每分通气量达到静息时的2倍；⑤最大吸气压>−25cmH$_2$O。当撤机的条件具备后，停呼吸机，用"T"字管供氧10～20分钟，如能耐受，动脉血气没有变化，则可拔管。拔管前气管周围需局部麻醉，避免拔管过程中诱发哮喘再次发作。

（五）其他治疗方法

1. 白三烯调节剂

包括白三烯受体拮抗剂和白三烯合成酶抑制剂，通过调节白三烯的生物活性而发挥抗炎作用，同时也具有舒张支气管平滑肌的作用。目前，5-脂氧化酶抑制剂（齐留通）和白三烯受体拮抗剂（扎鲁司特和孟鲁司特），已经被美国批准用作慢性哮喘的治疗。一项针对因哮喘急性发作而入急诊的患者的多中心、随机、安慰剂对照试验发现，加用大剂量扎鲁司特可以使哮喘患者的住院率降低 34%，随访发现，哮喘复发率也减少 18%。表明白三烯调节剂对于急性哮喘也有一定疗效。因此，对于常规治疗反应差的哮喘患者，在治疗方案中加用白三烯调节剂是合理的选择。

2. 硫酸镁

临床研究表明硫酸镁的药理作用包括：①可与钙离子竞争，使细胞内钙离子浓度下降，导致气道平滑肌松弛；②减少乙酰胆碱对终板去极化作用，减低肌纤维的兴奋性而使气道平滑肌松弛；③抑制肥大细胞内组胺释放的生物学效应；④镇静作用。因此静脉输注硫酸镁有助于舒张支气管。可用 25% 硫酸镁 5mL 加入 40mL 葡萄糖液中缓慢静脉注射或 25% 硫酸镁 10mL 加入葡萄糖液 250～500mL 内静脉滴注，每分钟 30～40 滴。但目前还缺乏大规模的随机对照研究证实硫酸镁对重症哮喘的治疗作用。当静脉推注硫酸镁速度过快时，可引起心跳缓慢、颜面潮红、血压降低和嗜睡加重的不良反应。

3. 异氟醚

为新型吸入型麻醉药，具有松弛呼吸肌和支气管平滑肌，降低胸肺弹性阻力及气道阻力，降低迷走神经张力的作用，而对心血管系统影响小，对肝、肾功能无损害，适合于顽固性重症哮喘患者的救治。可予浓度为 1.5%～2% 的异氟醚与氧气一起吸入，用于各种药物治疗无效的重症哮喘患者。

4. 氦-氧混合气体

氦气（He）具有低质量的特性，其质量是空气的 0.14 倍，是氧气的 0.12 倍，在气道中主要呈层流，因此吸入氦-氧混合气体能使哮喘发作时气道狭窄和分泌物潴留引起的涡流减轻，使气道阻力下降、呼吸做功减少，减少氧耗和 CO_2 生成，增加 CO_2 的弥散和排出，改善肺泡通气，有利于气体交换。使用时，通过呼吸面罩吸入氦-氧混合气体，流速为 12L/min，根据低氧血症的严重程度，使混合气体内氧浓度调节在 30%～40%。目前用氦-氧混合气体治疗重症哮喘还存在争议，但吸入氦-氧混合气体能降低机械通气患者的吸气峰压和 $PaCO_2$，改善氧合，可用于常规机械通气治疗效果不佳者。

5. 体外膜氧合器（ECMO）

用于机械通气治疗不能取得适当氧合的严重顽固性哮喘患者，以争取有足够的时间让药物发挥治疗作用，帮助度过危险期可能是有益的。

6. 抗 IgE 单克隆抗体

奥马珠单抗（商品名 Xolair）作为一种抗 IgE 单克隆抗体，在 2003 年 6 月通过美国 FDA 认证并在美国上市后，已积聚了对难治性哮喘治疗的成功经验。

近年的研究证实足量本药治疗可使哮喘患者血清游离 IgE 水平降低 95% 以上，显著减少重症哮喘患者的住院率。2006 年 GINA 将本药作为哮喘规范化治疗的第五步用药，用于大剂量 ICS 和联合治疗不能控制的重症和难治性哮喘。

7. 支气管镜下射频消融支气管热成形术

简称支气管热成形术，是一种新型的支气管镜介入治疗技术，通过射频探针释放可控制的热能，减少积聚和增殖的气道平滑肌（ASM），从而减轻支气管收缩，以达到缓解和控制哮喘发作时气道平滑肌的痉挛状态，恢复气道通畅，缓解呼吸困难，适用于中、重度的支气管哮喘患者。但是，基于这种新的介入疗法操作复杂，对术者支气管镜操作经验及专业技能有较高要求，其长期结局尚未知，受益人群未明，且潜在的获益和伤害都存在较大的可能性。

第三节 肺炎

肺炎是威胁人类健康的常见感染性疾病之一，肺炎的严重性取决于局部炎症程度、肺部炎症的播散和全身炎症反应程度，如肺炎患者出现严重低氧血症或急性呼吸衰竭需要通气支持或者出现低血压、休克等循环衰竭表现和其他器官功能障碍可认定为重症肺炎。

重症肺炎又称中毒性肺炎或暴发性肺炎，是由各种病原体所致肺实质性炎性反应，造成严重菌血症或毒血症进而引起血压下降、休克、神志模糊、烦躁不安、谵妄和昏迷等。多见于老年人，青壮年也可发病，病情严重者可出现弥散性血管内凝血、肾功能不全甚至死亡。近年来，由于人口的老龄化、免疫损害者数量增加、病原体变迁、抗生素耐药率上升和接受机械通气治疗者增多等原因，重症肺炎的病死率仍居高不下。

一、分类

根据肺炎获得途径的不同，可将重症肺炎分为社区获得性重症肺炎和医院获得性重症肺炎。

1. 社区获得性肺炎

社区获得性肺炎是指在医院外罹患的感染性肺实质（含肺泡壁，即广义上的肺间质）炎性反应，包括具有明确潜伏期的病原体感染而在入院后潜伏期内发病的肺炎。

2. 医院获得性肺炎

医院获得性肺炎是指患者入院时不存在、也不处于潜伏期，而于入院 48 小时后在医院（包括老年护理院、康复院）内发生的肺炎。

二、病因与发病机制

正常的呼吸道免疫防御机制（支气管内黏液-纤毛运载系统、肺泡巨噬细胞等细胞防御的完整性等）使气管隆凸以下的呼吸道保持无菌。是否发生肺炎取决于两个因素：病原体和宿主因素。如果病原体数量多、毒力强和（或）宿主呼吸道局部和全身免疫防御系统损害，即可发生肺炎。病原体可通过下列途径引起社区获得性肺炎：①空气吸入；②血行播散；③邻近感染部位蔓延；④上呼吸道定植菌的误吸。医院获得性肺炎还可通过误吸胃肠道的定植菌（胃食管反流）和通过人工气道吸入环境中的致病菌引起。病原体直接抵达下呼吸道后，滋生繁殖，引起肺泡毛细血管充血、水肿，肺泡内纤维蛋白渗出及细胞浸润。

三、诊断

社区获得性肺炎的诊治思路分为以下 6 个步骤：①判断诊断是否成立；②评估病情严重程度并选择治疗场所；③推测可能的病原体及耐药风险；④合理安排病原学检查，及时启动经验性抗感染治疗；⑤动态评估经验性抗感染效果；⑥治疗后随访。

（一）确定肺炎诊断

首先必须把肺炎与上、下呼吸道感染区别开来。呼吸道感染虽然有咳嗽、咳痰和发热等症状，但各有其特点，上、下呼吸道感染无肺实质浸润，胸部 X 线检查可鉴别。其次必须把肺炎与其他类似肺炎的疾病区别开来。

1. 肺炎临床表现特点

肺炎的临床表现变化较大，可轻可重，决定于病原体和宿主的状态。常见症状为咳嗽、咳痰或原有呼吸道症状加重，并出现脓性痰或血痰，伴或不伴胸痛。病变范围大者可有呼吸困难、呼吸窘迫。多数患者伴有发热。老年患者的临床表现可不典型，有时仅表现为食欲减退、体力下降、精神状态异常等。早期肺部体征可无明显异常，重症患者可有呼吸频率增快，鼻翼扇动、发绀。肺实变时有典型的体征，如触诊语颤增强，叩诊浊音或实音，听诊可有管状呼吸音或湿啰音。并发胸腔积液者患侧胸部叩诊浊音，触觉语颤减弱，呼吸音减弱。外周血白细胞总数和中性粒细胞比例通常升高。但在老年、重症患者、免疫抑制等患者可不出现血白细胞总数升高，甚至有时下降。急性 C 反应蛋白、降钙素原和血沉可升高。X 线影像学可表现为边缘模糊的片状或斑片状浸润影。

2. 肺炎的鉴别诊断

（1）肺结核 多有全身中毒症状，如午后低热、盗汗、疲乏无力、体重减轻、失眠、心悸等。X线胸片见病变多在肺尖或锁骨上下，密度不均，消散缓慢，且可形成空洞或肺内播散。痰中可找到结核分枝杆菌。一般抗菌药物治疗无效。

（2）肺癌 多无急性感染中毒症状，有时痰中带血丝。白细胞计数不高，若痰中发现癌细胞可以确诊。肺癌可伴发阻塞性肺炎，经抗生素治疗后炎症消退，肿瘤阴影渐趋明显或可见肺门淋巴结肿大，有时出现肺不张。若经过抗生素治疗后肺部炎症不易消散或暂时消散后于同一部位再出现肺炎，应密切随访，必要时进一步做CT、MRI、纤维支气管镜和痰脱落细胞等检查，以免贻误诊断。

（3）急性肺脓肿 早期表现与肺炎链球菌肺炎相似。但随着病程进展，咳出大量浓臭痰为肺脓肿的特征。X线显示脓腔及气液平，易与肺炎相鉴别。

（4）肺血栓栓塞症 多有静脉血栓的危险因素，如血栓性静脉炎、心肺疾病、创伤、手术和肿瘤等病史，可发生咯血、晕厥，呼吸困难较明显，颈静脉充盈。X线胸片示区域性肺纹理减少，有时可见尖端指向肺门的楔形阴影。动脉血气分析常见低氧血症及低碳酸血症。D-二聚体、CT肺动脉造影（CTPA）、放射性核素肺通气/灌注扫描和MRI等检查可助鉴别。

（5）非感染性肺部浸润 如肺间质纤维化、肺水肿、肺不张、肺嗜酸粒细胞浸润和肺血管炎等。

3. 肺炎临床诊断标准

（1）社区获得性肺炎（CAP）临床诊断标准

① 社区发病。

② 肺炎相关临床表现：a. 新近出现的咳嗽、咳痰或原有呼吸道疾病症状加重，伴或不伴脓痰、胸痛、呼吸困难及咯血；b. 发热；c. 肺实变体征和（或）闻及湿啰音；d. 外周血白细胞$>10\times10^9/L$ 或$<4\times10^9/L$，伴或不伴细胞核左移。

③ 胸部影像学检查显示新出现的斑片状浸润影、叶或段实变影、磨玻璃影或间质性改变，伴或不伴胸腔积液。

符合①、③及②中任何1项，并除外肺结核、肺部肿瘤、非感染性肺间质性疾病、肺水肿、肺不张、肺栓塞、肺嗜酸粒细胞浸润症及肺血管炎等后，可做出诊断。

（2）医院获得性肺炎（HAP）临床诊断依据：其临床诊断依据是X线检查出现新的或进展的肺部浸润性阴影加下列三个临床表现中的两个或以上可以诊断为肺炎：①发热超过38℃；②白细胞增多或减少；③脓性气道分泌物。但HAP的临床表现、实验室和影像学检查特异性低，应注意与肺不张、心力衰竭和肺水肿、基础疾病肺侵犯、药物性肺损伤、肺栓塞和 ARDS 等相鉴别。早期诊断有赖于对 HAP 的高度警惕性，高危人群如昏迷、免疫功能低下、胸腹部手术、长期 ICU 住院、人工气道和机械通气者、长期糖皮质激素和免疫抑制药治疗者，出现原因不明发热或热型改变；咳嗽咳痰或症状加重、痰量增加或脓性痰；氧疗患者所需吸氧浓度增加或机械通气者所需每分通气量增加，均应怀疑 HAP 可能，及时进行 X 线检查。

（二）评估肺炎严重程度

1. 肺炎病情严重程度评估

CAP 病情严重程度评估，对于选择适当的治疗场所、经验性抗感染药物和辅助支持治疗至关重要。但任何评分系统都应结合患者年龄、基础疾病、社会经济状况、胃肠功能及治疗依从性等综合判断。

2. 肺炎住院治疗标准

中国成人社区获得性肺炎诊断和治疗指南建议使用 CURB-5 评分作为判断 CAP 患者是否需要住院治疗的标准，CURB-65 评分共 5 项指标，满足 1 项得 1 分：①意识障碍；②尿素氮＞7mmol/L；③呼吸频率≥30 次/分；④收缩压＜90mmHg 或舒张压≤60mmHg；⑤年龄≥65 岁。评分 0～1 分，原则上门诊治疗即可；2 分，建议住院或在严格随访下的院外治疗；3～5 分，应住院治疗。

3. 重症肺炎诊断标准

肺炎严重性决定于三个主要因素：局部炎症程度、肺部炎症的播散和全身炎症反应程度。新指南的重症 CAP 诊断标准如下。主要标准：①需要气管插管行机械通气治疗；②脓毒症休克经积极液体复苏后仍需要血管活性药物治疗。次要标准：①呼吸频率≥30 次/分；②氧合指数≤250mmHg（1mmHg＝0.133kPa）；③多肺叶浸润；④意识障碍和（或）定向障碍；⑤血尿素氮≥7.14mmol/L；⑥收缩压＜90mmHg 需要积极的液体复苏。凡符合 1 项主要标准或≥3 项次要标准可诊断为重症 CAP，需密切观察，积极救治，有条件时应收入 ICU 治疗。

（三）病原学诊断

门诊接受治疗的轻症 CAP 患者不必常规进行病原学检查，对于门诊治疗失败、聚集性发病以及住院（包含住 ICU）的患者，应尽量在使用或更换使用抗感染药物前采集病原学检测标本，争取尽早目标性抗感染治疗。

1. 痰标本采集、送检和实验室处理检查

痰液是最方便和无创性病原学诊断的标本，但易遭到口咽部细菌的污染。因此，痰标本质量的好坏、送检及时与否、实验室质控如何，将直接影响细菌的分

离率和结果的解释。①采集：需在抗生素治疗前采集标本。嘱患者先行漱口，并指导或辅助患者深咳嗽，留取脓性痰送检。无痰患者检查分枝杆菌或肺孢子菌可用高渗盐水雾化导痰。②送检：一般要求在 2 小时内送检，延迟送检或待处理标本应置于 4℃ 保存，且在 24 小时内处理。③实验室处理：挑取脓性部分涂片作瑞氏染色，镜检筛选合格标本（鳞状上皮细胞＜10 个/低倍视野。多核白细胞≥25 个/低倍视野或两者比例＜1∶2.5）。用血琼脂平板和巧克力平板两种培养基接种合格标本，必要时加用选择性培养基或其他培养基。痰定量培养分离的致病菌或机会致病菌浓度≥10^7cfu/mL，可认为是肺炎的致病菌；≤10^4cfu/mL 则为污染菌；介于两者之间建议重复痰培养；如连续分离到相同细菌，浓度在 10^5～10^6cfu/mL，两次以上，也可认为是致病菌。

2. 经纤维支气管镜或人工气道吸引

受口咽部细菌污染的机会较咳痰为少，如吸引物细菌培养浓度≥10^5cfu/mL 可认为是致病菌，低于此浓度则多为污染菌。

3. 防污染标本毛刷（PSB）

若所取标本培养细菌浓度≥10^3cfu/mL，可认为是致病菌。

4. 支气管肺泡灌洗（BAL）

如灌洗液细菌浓度≥10^4cfu/mL，防污染 BAL 标本细菌浓度≥103cfu/mL，可认为是致病菌。

5. 经皮细针抽吸（PFNA）和开胸肺活检

敏感性与特异性均很好，但因是创伤性检查，容易引起并发症如气胸、出血等，应慎用。临床一般用于对抗生素经验性治疗无效或其他检查不能确定者。

6. 血和胸腔积液培养

血和胸腔积液培养是简单易行的肺炎病原学诊断方法。肺炎患者血和痰培养分离到相同细菌，可确定为肺炎的病原菌。如仅血培养阳性，但不能用其他原因如腹腔感染、静脉导管相关性感染等解释，血培养的细菌也可认为是肺炎的病原菌。胸腔积液培养的细菌可认为是肺炎的致病菌，但需排除操作过程中皮肤细菌的污染。

四、治疗

（一）临床监测

1. 体征监测

监测重症肺炎的体征是一项简单、易行和有效的方法，患者往往有呼吸频率和心率加快、发绀、肺部病变部位湿啰音等。目前多数指南都把呼吸频率加快

（≥30 次/分）作为重症肺炎诊断的主要或次要标准。意识状态也是监测的重点，神志模糊、意识不清或昏迷提示重症肺炎可能性。

2. 氧合状态和代谢监测

PaO_2、PaO_2/FiO_2、pH、混合静脉血氧分压（PvO_2）、胃张力测定、血乳酸测定等都可对患者的氧合状态进行评估。单次的动脉血气分析一般仅反映患者瞬间的氧合情况；重症患者或有病情明显变化者应进行系列血气分析或持续动脉血气监测。

3. 胸部影像学监测

重症肺炎患者应进行 X 线胸片监测，主要目的是及时了解患者的肺部病变是进展还是好转，是否合并胸腔积液、气胸，是否发展为肺脓肿、急性呼吸窘迫综合征（ARDS）等。检查的频度应根据患者的病情而定，如要了解病变短期内是否增大，一般每 48 小时进行一次检查评价；如患者临床情况突然恶化（呼吸窘迫、严重低氧血症等），在不能除外合并气胸或进展至 ARDS 时，应短期内复查；而当患者病情明显好转及稳定时，一般可 10～14 天后复查。

4. 血流动力学监测

重症肺炎患者常伴有脓毒症，可引起血流动力学改变，故应密切监测患者的血压和尿量。这两项指标比较简单、易行，且非常可靠，应作为常规监测的指标。中心静脉压的监测可用于指导临床补液量和补液速度。部分重症肺炎患者可并发中毒性心肌炎或 ARDS，如临床上难以区分时应考虑行漂浮导管检查。

目前临床已广泛采用脉搏指示连续心排血量（PiCCO）技术监测血流动力学，其基本原理是利用经肺热稀释技术和脉搏波型轮廓分析技术，进行血流动力监测和容量管理，使大多数患者不再需要放置肺动脉导管。该监测仪采用热稀释方法测量单次的心排血量（CO），并通过分析动脉压力波型曲线下面积来获得连续心排血量（PCCO）。同时可计算胸内血容量（ITBV）和血管外肺水（EV-LW），ITBV 已被许多学者证明是一项可重复、敏感且比肺动脉阻塞压（PAOP）、右心室舒张末期压（RVEDV）、中心静脉压（CVP）更能准确反映心脏前负荷的指标。

5. 器官功能监测

包括脑功能、心功能、肾功能、胃肠功能、血液系统功能等，进行相应的血液生化和功能检查。一旦发现异常，要积极处理，注意防止多器官功能障碍综合征（MODS）的发生。

6. 血液和生物标志物监测

包括外周血白细胞计数、C 反应蛋白、血培养等。近年还发现某些生物标志物可预测预后。

① 血糖：近年对 6891 例 CAP 患者（无糖尿病史）入院时血清血糖分析显示，血糖 $6\sim10.99$ mmol/L 的患者 90 天病死率与正常血糖者对比明显升高（HR 1.56，95％可信区间 $1.22\sim2.01$；$P<1.001$），如血糖$\geqslant14$mmol/L，则 HR 上升到 2.37（$1.62\sim3.46$），$P<0.001$。高血糖可预测患者的病死率。

② 降钙素原：细菌感染可升高，临床上用于与病毒和结核的鉴别诊断。

③ 前肾上腺髓质素（ProADM）：与肺炎严重度评分密切相关，如 CAP 患者入院时 ProADM 含量$\geqslant0.646$nmol/L，与 PSI 和 CURB-65 紧密相关，可作为重症肺炎的判断。

④ IL-6、IL-10、脂多糖结合蛋白：此组炎症因子与 CURB-65 评分 3、4 相关性很好，如 CURB-65 结合 IL-6 还可提高预测重症肺炎的准确性。但与 CAP 预后关系不密切。

⑤ 皮质醇：血清皮质醇水平可预测病死率和严重度，与其他临床评分和炎症生物标志物相关性不大。主要限制是采血的时间点，白天皮质醇浓度的变化可能影响结果。

（二）抗生素治疗

抗生素治疗的正确与否对重症肺炎的结局起主要影响，其影响因素包括应用时间、选择抗生素是否适当、剂量、给药途径、单药或联合用药等。

1. 联合或单用

经验性联合应用抗生素治疗重症肺炎的理论依据是联合应用能够覆盖可能的微生物并预防耐药的发生。对于铜绿假单胞菌肺炎，联用 β-内酰胺类和氨基糖苷类具有潜在的协同作用，优于单药治疗；然而氨基糖苷类抗生素的抗菌谱窄，毒性大，特别是对于老年患者，其肾损害的发生率比较高。临床应用氨基糖苷类时要注意其为浓度依赖性抗生素，一般要用足够剂量、提高峰药浓度以提高疗效，同时也应避免与毒性相关的谷浓度的升高。在监测药物的峰浓度时，庆大霉素和妥布霉素大于 $7\mu g/mL$ 或阿米卡星大于 $28\mu g/mL$ 的效果较好。氨基糖苷类的另一个不足是对支气管分泌物的渗透性较差，仅能达到血药浓度的 40％。此外，肺炎患者的支气管分泌物 pH 较低，在这种环境下许多抗生素活性都降低。因此，有时联合应用氨基糖苷类抗生素并不能增加疗效反而增加了肾毒性。

目前对于重症肺炎，抗生素的单药治疗也已得到临床医师的重视。新的头孢菌素、碳青霉烯类、其他 β-内酰胺类和喹诺酮类抗生素由于抗菌效力强、广谱，并且耐细菌 β-内酰胺酶，故可用于单药治疗。即使对于重症 HAP，只要不是耐多药的病原体，如铜绿假单胞菌、不动杆菌和耐甲氧西林金黄色葡萄球菌（MRSA）等，仍可考虑抗生素的单药治疗。对重症呼吸机相关性肺炎（VAP）

有效的抗生素一般包括亚胺培南、美罗培南、头孢吡肟和哌拉西林/他唑巴坦。对于重症肺炎患者来说，临床上的初始治疗常联用多种抗生素，在获得细菌培养结果后，如果没有高度耐药的病原体就可以考虑转为针对性的单药治疗。

临床上一般认为不适合单药治疗的情况包括：①可能感染革兰氏阳性菌、革兰氏阴性菌和非典型病原体的重症 CAP；②怀疑铜绿假单胞菌或肺炎克雷伯氏菌的菌血症；③可能是金黄色葡萄球菌和铜绿假单胞菌感染的 HAP。三代头孢菌素不应用于单药治疗，因其在治疗中易诱导肠杆菌属细菌产生 β-内酰胺酶而导致耐药发生。

对于重症 VAP 患者，如果为高度耐药病原体所致的感染则联合治疗是必要的。目前有三种联合用药方案。①β-内酰胺类联合氨基糖苷类：在抗铜绿假单胞菌上有协同作用，但也应注意前面提到的氨基糖苷类的毒性作用。②两个 β-内酰胺类联合使用：因这种用法会诱导出对两种药同时耐药的细菌，故虽然有过成功治疗的报道，仍不推荐使用。③β-内酰胺类联合氟喹诺酮类：虽然没有抗菌协同作用，但也没有潜在的拮抗作用；喹诺酮类对呼吸道分泌物穿透性很好，对其疗效有潜在的正面影响。

对于铜绿假单胞菌所致的重症肺炎，联合治疗往往是必要的。抗假单胞菌的 β-内酰胺类抗生素包括青霉素类的哌拉西林、阿洛西林、氨苄西林、替卡西林、羧苄西林；三代头孢菌素类的头孢他啶、头孢哌酮；四代头孢菌素类的头孢吡肟；碳青霉烯类的亚胺培南、美罗培南；单酰胺类的氨曲南（可用于青霉素类过敏的患者）；β-内酰胺类/β-内酰胺酶抑制剂复合剂的替卡西林/克拉维酸钾、哌拉西林/他唑巴坦、头孢哌酮/舒巴坦。其他的抗假单胞菌抗生素还有喹诺酮类和氨基糖苷类。

2. 重症 CAP 的抗生素治疗

重症 CAP 患者的初始治疗应针对肺炎链球菌（包括耐药肺炎链球菌）、流感嗜血杆菌、军团菌和其他非典型病原体，在某些有危险因素的患者还有可能为肠道革兰氏阴性菌属（包括铜绿假单胞菌）感染。

无铜绿假单胞菌感染危险因素的 CAP 患者可使用 β-内酰胺类联合大环内酯类或氟喹诺酮类（如左氧氟沙星、加替沙星、莫西沙星等）。因目前为止还没有确立单药治疗重症 CAP 的方法，所以很难确定其安全性、有效性（特别是并发脑膜炎的肺炎）或用药剂量。可用于重症 CAP 并经验性覆盖耐药肺炎链球菌的 β-内酰胺类抗生素有头孢曲松、头孢噻肟、亚胺培南、美罗培南、头孢吡肟、氨苄西林/舒巴坦或哌拉西林/他唑巴坦。目前高达 40% 的肺炎链球菌对青霉素或其他抗生素耐药，其机制不是 β-内酰胺酶介导而是青霉素结合蛋白的改变。虽然不少 β-内酰胺类和喹诺酮类抗生素对这些病原体有效，但对耐药肺炎链球菌肺炎并发脑膜炎的患者应使用万古霉素治疗。

　　如果患者有假单胞菌感染的危险因素（如支气管扩张、长期使用抗生素、长期使用糖皮质激素）应联合使用抗假单胞菌抗生素并应覆盖非典型病原体，如环丙沙星加抗假单胞菌 β-内酰胺类或抗假单胞菌 β-内酰胺类加氨基糖苷类加大环内酯类或喹诺酮类。

　　临床上选取任何治疗方案都应根据当地抗生素耐药的情况、流行病学和细菌培养及实验室结果进行调整。关于抗生素的治疗疗程目前也很少有资料可供参考，应考虑感染的严重程度、菌血症、多器官功能衰竭、持续性全身炎症反应和损伤等。一般来说，根据疾病的严重程度和宿主免疫抑制的状态，肺炎链球菌肺炎疗程为 7～10 天，军团菌肺炎的疗程需要 14～21 天。ICU 的大多数治疗都是通过静脉途径的，但近期的研究表明只要病情稳定、没有发热，即使再危重患者，3 天静脉给药后亦可转为口服治疗，即序贯或转换治疗。转换为口服治疗的药物可选择喹诺酮类，因其生物利用度高，口服治疗也可达到同静脉给药一样的血药浓度。

　　由于嗜肺军团菌在重症 CAP 的相对重要性，应特别注意其治疗方案。虽然目前有很多体外抗军团菌活性的药物，但在治疗效果上仍缺少前瞻性、随机对照研究的资料。回顾性的资料和长期临床经验支持使用红霉素 4g/d 治疗住院的军团菌肺炎患者。在多肺叶病变、器官功能衰竭或严重免疫抑制的患者，在治疗的前 3～5 天应加用利福平。其他大环内酯类（克拉霉素和阿奇霉素）也有效。除上述之外可供选择的药物有喹诺酮类（环丙沙星、左氧氟沙星、加替沙星、莫西沙星）或多西环素。喹诺酮类在治疗军团菌肺炎的动物模型中特别有效。

　　病毒引起的 CAP 近年报道增多，尤其是流感病毒，如高致病性禽流感 H5N1、H1N1、H7N9 等，表现为重症肺炎的比例高，病死率高。由于病毒本身可致肺炎外，病毒性肺炎的患者还容易继发感染金黄色葡萄球菌和肺炎链球菌肺炎，故 2014 年 10 月《新英格兰医学杂志》发表的《社区获得性肺炎》一文中提倡对流感流行季节高度怀疑病毒性肺炎的重症患者，用奥司他韦（达菲）、头孢曲松（或头孢噻肟）、万古霉素（或利奈唑胺）联合治疗。

3. 重症 HAP 的抗生素治疗

　　HAP 应根据患者的情况和最可能的病原体而采取个体化治疗。对于早发的（住院 4 天内起病者）重症肺炎患者而没有特殊病原体感染危险因素者，应针对"常见病原体"治疗。这些病原体包括肺炎链球菌、流感嗜血杆菌、甲氧西林敏感的金黄色葡萄球菌和非耐药的革兰氏阴性细菌。抗生素可选择二代、三代、四代头孢菌素，β-内酰胺类/β-内酰胺酶抑制剂复合剂，喹诺酮类或联用克林霉素和氨曲南。

　　对于任何时间起病、有特殊病原体感染危险因素的轻中症肺炎患者，有感染"常见病原体"和其他病原体危险者，应评估危险因素来指导治疗：①如果有近期腹部手术或明确的误吸史，应注意厌氧菌，可在主要抗生素基础上加用克林霉素或单用 β-内酰胺类/β-内酰胺酶抑制剂复合剂。②如果患者有昏迷或有头部创伤、肾衰竭或糖尿病史，应注意金黄色葡萄球菌感染，需针对性选择有效的抗生素。③如果患者起病前使用过大剂量的糖皮质激素或近期有抗生素使用史或长期 ICU 住院史，即使患者的 HAP 并不严重，也应经验性治疗耐药病原体。治疗方法是联用两种抗假单胞菌抗生素，如果气管抽吸物革兰氏染色见阳性球菌还需加用万古霉素（或可使用利奈唑胺或奎奴普丁/达福普汀）。所有的患者，特别是气管插管的 ICU 患者，经验性用药必须持续到痰培养结果出来之后。如果无铜绿假单胞菌或其他耐药革兰氏阴性细菌感染，则可根据药敏情况使用单一药物治疗。非耐药病原体的重症 HAP 患者可用任何以下单一药物治疗：亚胺培南、美罗培南、哌拉西林/他唑巴坦或头孢吡肟。

ICU 中 HAP 的治疗也应根据当地抗生素敏感情况以及当地经验和对某些抗生素的偏爱而调整。每个 ICU 都有它自己的微生物药敏情况，而且这种情况随时间而变化，因而有必要经常更新经验用药的策略。

在某些患者中，雾化吸入这种局部治疗可用以弥补全身用药的不足。氨基糖苷类雾化吸入可能有一定的益处，但只用于革兰氏阴性细菌肺炎全身治疗无效者。多黏菌素雾化吸入也可用于耐药铜绿假单胞菌的感染。

对于初始经验治疗失败的患者，应该考虑其他感染性或非感染性的诊断，包括肺曲霉感染。对持续发热并有持续或进展性肺部浸润的患者可经验性使用两性霉素 B。虽然传统上应使用开放肺活检来确定其最终诊断，但临床上是否活检仍应个体化。临床上还应注意其他的非感染性肺部浸润的可能性。

（三）糖皮质激素

糖皮质激素对重症肺炎的治疗一直存在争论。在随机对照的临床研究中，早期研究显示氢化可的松对入住 ICU 的重症 CAP 可降低病死率。但是，2010 年和 2011 年的两项双盲随机对照研究使用糖皮质激素治疗 CAP 发现，40mg 甲泼尼龙，应用 7 天，没有发现任何临床的益处；而地塞米松应用 3 天可缩短住院时间 1 天。2011 年报道的两篇糖皮质激素治疗 H1N1 肺炎的对比研究，无论是欧洲还是亚洲患者，使用糖皮质激素没有任何益处，反而增加了病死率。2013 年发表的糖皮质激素治疗重症肺炎的荟萃分析，4 项研究共 264 例患者，应用糖皮质激素可以明显降低住院病死率，同时作者认为由于资料的不均一性，临床上应用糖皮质激素时应考虑其利弊。因此，糖皮质激素对重症 CAP 的患者的辅助疗效还不明确。

（四）支持治疗

支持治疗主要包括液体补充、血流动力学、通气和营养支持，起到稳定患者状态的作用，而更直接的治疗仍需要针对患者的基础病因。流行病学证据显示营养不良影响肺炎的发病和危重患者的预后。同样，临床资料也支持肠内营养可以预防肺炎的发生，特别是对于创伤的患者。对于严重脓毒症和多器官功能衰竭的分解代谢旺盛的重症肺炎患者，在起病 48h 后应开始经肠内途径进行营养支持，一般把导管插入空肠进行喂养以避免误吸；如果使用胃内喂养，最好是维持患者半卧体位以减少误吸的风险。

（五）胸部理疗

拍背、体位引流和振动可以促进黏痰排出的效果尚未被证实。应用胸部理疗的局限在于：①其有效性未被证实，特别是不能减少患者的住院时间。②费用高，需要专人使用。③有时引起 PaO_2 下降。目前的经验是胸部理疗对于脓痰过多（>30mL/d）或严重呼吸肌疲劳不能有效咳嗽的患者是最为有用的，例如对囊性纤维化、COPD 和支气管扩张症患者。

使用自动化病床的侧翻疗法，有时加以振动叩击，是一种有效预防外科创伤及内科患者肺炎的方法。

（六）促进痰液排出

雾化和湿化可降低痰的黏度，因而可改善不能有效咳嗽患者的排痰。雾化产生的大量水蒸气沉积在上呼吸道并引起咳嗽，一般并不影响痰的流体特性。目前很少有数据支持湿化能特异性地促进细菌清除或肺炎吸收的观点。乙酰半胱氨酸能破坏痰液的二硫键，有时也用于肺炎患者的治疗，但由于其刺激性因而在临床应用上受到一定限制。痰中的 DNA 增加了痰液黏度，重组 DNA 酶能裂解DNA，已证实在囊性纤维化患者中有助于改善症状和肺功能，但对肺炎患者其价值尚未被证实。支气管扩张药也能促进黏液排出和纤毛运动频率，对 COPD合并肺炎的患者有效。

第四节　肺栓塞

肺栓塞（pulmonary embolism，PE）是由内源性或外源性栓子堵塞肺动脉或其分支引起肺循环和右心功能障碍的一组临床和病理生理综合征，包括肺血栓栓塞症（pulmonary thromboembolism，PTE）、脂肪栓塞综合征、羊水栓塞、空气栓塞、肿瘤栓塞等。

来自静脉系统或右心的血栓堵塞肺动脉或其分支引起肺循环和呼吸功能障碍

的临床和病理综合征称为 PTE，临床上 95％以上的 PE 是由于 PTE 所致，PTE 是最常见的 PE 类型。因此，临床上所说的 PE 通常指的是 PTE。PE 中 80％～90％的栓子来源于下肢或骨盆深静脉血栓，临床上又把 PE 和深静脉血栓形成（deep venous thrombosis，DVT）划归于静脉血栓栓塞症（venous thromboembolism，VTE），并认为 PE 和 DVT 具有相同的易患因素，大多数情况下二者伴随发生，为 VTE 的两种不同临床表现形式。PE 可单发或多发，但常发生于右肺和肺下叶。当栓子堵塞肺动脉，如果其支配区的肺组织因血流受阻或中断而发生坏死，称之为肺梗死（pulmonary infarction，PI）。由于肺组织同时接受肺动脉、支气管动脉和肺泡内气体三重供氧，因此肺动脉阻塞时临床上较少发生肺梗死。如存在基础心肺疾病或病情严重，影响肺组织的多重氧供，才有可能导致 PI。

经济舱综合征（economy class syndrome，ECS）是指由于长时间空中飞行，静坐在狭窄而活动受限的空间内，双下肢静脉回流减慢，血液淤滞，从而发生 DVT 和（或）PTE，又称为机舱性血栓形成。长时间坐车（火车、汽车、马车等）旅行也可以引起 DVT 和（或）PTE，故广义的 ECS 又称为旅行者血栓形成。

e 栓塞是指上网时间比较长而导致的下肢静脉血栓形成并栓塞的事件，与现代工作中电脑普及以及相应工作习惯有关。

一、病因与发病机制

PE 的栓子 99％是血栓性质的，因此，导致血栓形成的危险因素均为 PE 的病因。这些危险因素包括自身因素（多为永久性因素）和获得性因素（多为暂时性因素）。自身因素一般指的是血液中一些抗凝物质及纤溶物质先天性缺乏，如蛋白 C 缺乏、蛋白 S 缺乏、抗凝血酶Ⅲ（ATⅢ）缺乏，以及凝血因子 V Leiden 突变和凝血酶原（PTG）20210A 突变等，这些都是明确的 VTE 危险因素，常以反复静脉血栓形成和栓塞为主要临床表现，称为遗传性血栓形成倾向或遗传性易栓症。若 40 岁以下的年轻患者无明显诱因反复发生 DVT 和 PTE 或发病呈家族聚集倾向，应注意检测这些患者的遗传缺陷。获得性因素临床常见的有：高龄、长期卧床、长时间旅行、动脉疾病（含颈动脉及冠状动脉病变）、近期手术史、创伤或活动受限如卒中、肥胖、真性红细胞增多症、管状石膏固定患肢、VTE 病史、急性感染、抗磷脂抗体综合征、恶性肿瘤、妊娠、口服避孕药或激素替代治疗等。另外随着医学科学技术的发展，心导管、有创性检查及治疗技术（如 ICD 植入和中心静脉置管等）的广泛开展，也大大增加了 DVT-PE 的发生，因此充分重视上述危险因素将有助于对 PE 的早期识别。

引起 PTE 的血栓可以来源于下腔静脉径路、上腔静脉径路或右心腔，其中大部分来源于下肢深静脉，尤其是从腘静脉上端到髂静脉段的下肢近端深静脉

（占 50%～90%）。盆腔静脉丛亦是血栓的重要来源。

由于 PE 致肺动脉管腔阻塞，栓塞部位肺血流量减少或中断，机械性肺毛细血管前动脉高压，加之肺动脉、冠状动脉反射性痉挛，使肺毛细血管床减少，肺循环阻力增加，肺动脉压力上升，使右心负荷加重，心排血量下降。由于右心负荷加重致右心压力升高，右心室扩张致室间隔左移，导致左心室舒张末期容积减少和充盈减少，使主动脉与右心室压力阶差缩小及左心室功能下降，进而心排血量减少，体循环血压下降，冠状动脉供血减少及心肌缺血，致脑动脉及冠状动脉供血不足，患者可发生脑供血不足、脑梗死、心绞痛、急性冠脉综合征、心功能不全等。肺动脉压力升高程度与血管阻塞程度有关。由于肺血管床具备强大的储备能力，对于原无心肺异常的患者，肺血管床面积减少 25%～30% 时，肺动脉平均压轻度升高；肺血管床面积减少 30%～40% 时，肺动脉平均压可达 30mmHg 以上，右心室平均压可升高；肺血管床面积减少 40%～50% 时，肺动脉平均压可达 40mmHg，右心室充盈压升高，心排血指数下降；肺血管床面积减少 50%～70% 时，可出现持续性肺动脉高压；肺血管床面积减少达 85% 以上时，则可发生猝死。PE 时由于低氧血症及肺血管内皮功能损伤，释放内皮素、血管紧张素Ⅱ，加之血栓中的血小板活化脱颗粒释放 5-羟色胺、缓激肽、血栓素 A、二磷酸腺苷、血小板活化因子等大量血管活性物质，均进一步使肺动脉血管收缩，致肺动脉高压等病理生理改变。PE 后堵塞部位肺仍保持通气，但无血流，肺泡不能充分地进行气体交换，致肺泡无效腔增大，导致肺通气，血流比例失调，低氧血症发生。由于右心房与左心房之间压差倒转，约 1/3 的患者超声可检测到经卵圆孔的右向左分流，加重低氧血症，同时也增加反常栓塞和卒中的风险。较小的和远端的栓子虽不影响血流动力学，但可使肺泡出血致咯血、胸膜炎和轻度的胸膜渗出，临床表现为"肺梗死"。

若急性 PE 后肺动脉内血栓未完全溶解或反复发生 PTE，则可能形成慢性血栓栓塞性肺动脉高压（CTEPH），继而出现慢性肺心病，右心代偿性肥厚和右心衰竭。

二、临床表现及辅助检查

（一）临床表现

1. 症状

PTE 的症状多种多样，不同病例常有不同的症状组合，但均缺乏特异性。症状的严重程度不仅取决于栓子机械阻塞肺动脉的程度（血栓大小、多寡、栓塞部位范围）、发病速度（血管活性物质的释放），还与发病前患者的心肺功能状态有关，因此临床表现悬殊。可以从无症状、隐匿、症状轻微到血流动力学不稳定，甚至猝死。常见的症状如下。

（1）呼吸困难 最为常见，发生率为 80%～90%，呈劳力性呼吸困难，活动后明显。当患者出现无其他原因解释的进行性呼吸困难应想到 PTE 可能；对既往有心力衰竭或肺疾病的患者，呼吸困难加重可能是提示 PTE 的唯一症状。呼吸困难的发生原因主要是血栓栓塞肺动脉引起通气血流比例失调，进而产生低氧血症，刺激外周和中枢化学感受器，使呼吸频率加快，幅度也可有所加深，并产生呼吸困难的主观感受。此外，血小板及白细胞释放炎症介质引起的气道痉挛、肺组织缺血缺氧所导致的肺泡表面活性物质减少、肺不张、出血、水肿和肺梗死等，通过对氧的交换和通气力学的影响，也在一定程度上加重呼吸困难。继发性心功能不全和解剖分流，可使呼吸困难的程度进一步恶化。

（2）胸痛 包括胸膜炎性胸痛（40%～70%）或心绞痛样胸痛（4%～12%）；呼吸或咳嗽时胸痛加剧，多数为胸膜炎性胸痛，是由于远端肺动脉栓塞累及胸膜发生纤维素炎所致。少数为胸骨下心绞痛样胸痛发作，胸骨后压榨感，可向肩胛部和颈部放射，为体循环低血压、冠状动脉痉挛和右室张力增高使冠状动脉缺血，加之低氧血症和心肌耗氧量增加所致，严重者可以出现心肌梗死，多以右心室为主，为预后不佳的表现。

（3）咳嗽 发生率为 20%～37%，多为干咳，也可伴少许白痰或伴喘息。当继发感染时，可出现脓痰。咳嗽原因可能是由于 PTE 所致炎症反应刺激呼吸道或是因为肺泡内渗出物增多刺激咳嗽反射引起，可于栓塞后很快出现。

（4）咯血 发生率为 11%～30%，少数是由肺梗死引起，更多见的原因是出血性肺不张。多在肺梗死 24 小时内发生，出血量一般不多，大咯血少见。多于栓塞后 24 小时左右出现，由于出血部位在肺泡，血液与痰液混合均匀，色泽一致，早期为鲜红色，数天后可变为暗红色。在治疗过程中如果出现咯血，注意区分病情加重和抗凝溶栓药物的并发症，两者处理原则完全相反。

（5）晕厥 可为 PTE 的唯一或首发症状，发生率为 11%～20%。多表现为一过性意识丧失。晕厥一般提示预后不良，有晕厥症状的 PTE 患者死亡率高达40%，部分患者可以表现为猝死。晕厥的成因较复杂，一般认为巨大血栓堵塞中央肺动脉导致体循环压力突然下降，产生一过性脑供血不足是形成晕厥的主要原因。另外，PTE 引起的严重血流动力学异常、快速或缓慢性心律失常、低氧血症、Vasalva 动作引起脑血流下降等也可参与晕厥的形成。应注意与其他引起晕厥的如神经源性、心源性和血管源性疾病相鉴别。

（6）猝死 发生率＜10%，猝死主要是由于大块血栓堵塞肺动脉主干或其主要分支，加之神经体液因素引起肺动脉广泛而强烈的收缩，肺循环阻力突然极度升高，超过 80% 的肺循环中断，出现所谓"断流"现象。最终导致心、脑等器官血供急剧下降，直至患者死亡。

（7）其他　约一半的患者可以出现烦躁不安、惊恐和濒死感，多因严重的呼吸困难和胸痛所致。此外，还可出现心悸（10%～18%）、腹痛（可能与膈肌受刺激或肠缺血有关）。

需注意的是，呼吸困难、胸痛和咯血为经典的 PTE 三联症，但是临床上只有不到 30% 的患者出现。

2. 体征

（1）呼吸系统体征　呼吸急促最常见（70%）；发绀（11%～16%）；肺部有时可闻及哮鸣音（5%）和（或）细湿啰音（18%～51%），肺野偶可闻及血管杂音；合并肺不张和胸腔积液时出现相应的体征（24%～30%）。

（2）循环系统体征　心动过速（30%～40%）或心律失常；可能有肺动脉高压和右心衰竭的表现，如肺动脉瓣区第二心音（P2）亢进或分裂（23%），三尖瓣区收缩期杂音，颈静脉充盈或异常搏动（12%）；严重时可出现血压下降甚至休克或心搏骤停。

（3）其他　可伴发热（43%），多为低热，可持续 1 周，与出血性肺不张和肺梗死后坏死物质吸收有关，如表现高热，应警惕感染或血栓性静脉炎。

3. DVT 的症状体征

在考虑 PTE 诊断的同时，必须注意是否存在 DVT，特别是下肢 DVT。其主要表现为：①疼痛和压痛，久站或行走时加重；②下肢不对称肿胀，严重肿胀的 DVT 可致患肢动脉痉挛，患者可剧痛，皮肤苍白或呈青紫色；③静脉曲张、皮下静脉突出；④扪及束状物等。但需注意，半数以上的下肢 DVT 患者无自觉症状和明显体征。

（二）辅助检查

1. 血浆 D-二聚体

血浆 D-二聚体是交联纤维蛋白在纤溶系统作用下产生的降解产物，血栓栓塞时因血栓纤维蛋白溶解使其血浓度升高，常大于 $500\mu g/L$。对急性 PTE 诊断的敏感性达 92%～100%，但特异性较低，仅为 40% 左右。出血、手术、肿瘤、炎症、感染、坏死组织等均可使 D-二聚体升高。临床上 D-二聚体对急性 PTE 有较大的排除诊断价值，若其含量低于 $500\mu g/L$，且临床可能性评估为低度，可基本除外急性 PTE。

检测 D-二聚体有多种方法，定量酶联免疫吸附实验（ELISA）或 ELISA 衍生方法的敏感度>95%，为高敏检测法；定量乳胶法和全血凝集法的敏感度均<95%，为中敏检测法。推荐使用高敏检测法对疑诊的急性 PTE 患者进行检测。D-二聚体的特异度随年龄增长而降低，80 岁以上的患者降至约 10%。建议使用

年龄校正的临界值以提高老年患者 D-二聚体的评估价值。年龄校正的临界值（50 岁以上为年龄$\times 10 \mu g/L$）在保持敏感度的同时，特异度大大提高。

2. 动脉血气分析

血气分析指标无特异性。常见表现为低氧血症、低碳酸血症、肺泡-动脉血氧梯度 $P_{(A-a)}O_2$ 增大及呼吸性碱中毒，但部分患者动脉血氧饱和度和 $P_{(A-a)}O_2$ 可正常。

3. 心电图

表现无特异性，但心电图右心室负荷增加的征象对 PTE 诊断有提示作用，可与心肌梗死相鉴别。可表现为胸前导联 $V_1 \sim V_4$ 及肢体导联 II、III、aVF 的 ST 段压低和 T 波倒置，V_1 导联呈 QR 型，$S_I Q_{III} T_{III}$（即 I 导联 S 波加深 $>1.5mm$，III 导联出现 Q/q 波及 T 波倒置），不完全性或完全性右束支传导阻滞、肺型 P 波、电轴右偏及顺钟向转位等。上述改变为急性肺动脉阻塞、肺动脉高压、右心负荷增加、右心扩张共同作用的结果，多见于严重急性 PTE。轻症可仅表现为窦性心动过速，约见于 40％的患者。房性心律失常，尤其心房颤动也较多见。大约有 20％急性 PTE 患者心电图无异常改变。

4. 超声心动图

在提示诊断、预后评估及除外其他心血管疾病方面有重要价值，是基层医疗机构诊断急性 PTE 的常用技术，也是对疑诊高危 PTE（血流动力学不稳定或有休克）患者的首选检查。超声心动图可提供急性 PTE 的直接和间接征象。直接征象为发现肺动脉近端或右心腔血栓，如同时临床表现疑似急性 PTE，可明确诊断，但阳性率低。间接征象多是右心负荷过重的表现，如右心室壁局部运动幅度下降，右心室和（或）右心房扩大，三尖瓣反流速度增快以及室间隔左移，肺动脉干增宽等。既往无肺血管疾病的患者发生急性 PTE，右心室壁一般无增厚，肺动脉收缩压很少超过 $35 \sim 40mmHg$，因此在临床表现基础上结合超声心动图特点，还有助于鉴别急慢性 PTE。

5. 胸部 X 线平片

胸片在约 80％ PTE 患者有提示诊断的异常表现（但缺乏特异性）。肺动脉阻塞征象：区域性肺纹理变细、稀疏或消失，肺野透亮度增加；肺动脉高压及右心扩大征象：肺动脉段突出或瘤样扩张，右下肺动脉干增宽或伴截断征，右心室扩大。肺组织继发改变：肺野局部浸润阴影、尖端指向肺门的楔形阴影（Hampton 征，驼峰征，提示肺梗死）、盘状肺不张、患侧膈肌抬高、少量胸腔积液等。胸片对诊断 PTE 虽缺乏特异性，但可提供心肺的全面情况，有助于鉴别其他胸部疾病。

6. 螺旋 CT 肺动脉造影（CTPA）

CTPA 具有无创、扫描速度快、图像清晰、较经济的特点，可直观判断肺动脉栓塞的程度和形态，以及累及的部位及范围，对于诊断 PTE 敏感性（80%～95%）和特异性（86%～96%）均较高，已成为最常用的急性 PTE 确诊手段和非高危急性 PTE 首选检查，基本可代替肺动脉造影。急性 PTE 的直接征象为：①肺动脉内低密度充盈缺损，部分或完全包围在不透光的血流之内的"轨道征"或者呈完全充盈缺损，远端血管不显影；②可显示血栓累及范围、形状、大小、与血管壁关系；③还可帮助判定血栓的新旧，新鲜血栓呈圆形凸出，充盈缺损常位于肺血管中心，如偏心性或附壁性充盈缺损，与管壁呈锐角，被梗阻的血管增宽，陈旧血栓呈圆凹形，常附着血管壁呈钝角，被梗阻血管变窄，管壁不规则增厚。间接征象包括肺血管、血流分布不均匀，栓塞区与正常血运区或实变肺组织与非实变组织间于灌注期可显示马赛克征，肺动脉增宽，尖端指向肺门的楔形梗死灶，肺实变或盘状肺不张，右心房、右心室增大，胸腔积液或心包积液。CTPA 能为急性 PTE 与其他肺血管疾病、纵隔、肺实质和胸膜疾病鉴别诊断提供依据，也是评估 PTE 严重程度、指导治疗和评价疗效的可靠方法，主要局限性是对亚段及以下肺动脉内血栓的敏感度较差，但结合核素肺通气/灌注扫描可提高检出率。

7. 放射性核素肺通气/灌注扫描（V/Q）

属无创检查，对诊断段或亚段以下 PTE 中具有独到价值，因此也是急性 PTE 重要的诊断方法。典型征象是与通气显像不匹配的肺段分布灌注缺损。

肺 V/Q 扫描结果可分为以下三类。

（1）PTE 高度可能　至少 2 个或更多肺段大小的局部肺灌注缺损而肺通气显像良好或 X 线胸片无异常。如临床 PTE 高度可能，可诊断 PTE。

（2）正常或接近正常　可排除 PTE。

（3）非诊断性异常　其征象介于 PTE 高度可能与正常之间，不能诊断和排除 PTE。

肺 V/Q 是功能性检查，不能够直接显示肺动脉管腔及栓子，而是依据肺动脉栓塞后继发的肺实质血流灌注缺损来间接诊断 PTE，任何引起肺血流或通气受损的因素如肺部炎症、肺部肿瘤、慢性阻塞性肺疾病等均可造成局部通气血流失调，故适用于不能行 CTPA 检查或怀疑段以下肺栓塞，无严重心肺基础疾病的患者，与胸部 X 线平片、CT 相结合，并结合患者发生 PTE 的临床可能性，可显著提高诊断的特异度和敏感度。

8. 磁共振肺动脉造影（MRPA）

可直接显示肺动脉内栓子及急性 PTE 所致的低灌注区，相对于 CT-PA，

MRPA 的优势在于可同时评价患者的右心功能，适用于肾功能严重受损或碘造影剂过敏者。

9. 肺动脉造影

肺动脉造影是诊断急性 PTE 的"金标准"，直接征象有肺动脉内造影剂充盈缺损，伴或不伴"轨道征"的血流阻断；间接征象有肺动脉对比剂流动缓慢，局部低灌注，静脉回流延迟。肺动脉造影为有创性检查，可发生严重并发症甚至致命，目前仅用于其他无创检查不能确诊的 PTE 及复杂心肺血管的鉴别诊断或为介入治疗提供最佳解剖学和血流动力学资料。

10. 下肢深静脉超声

由于急性 PTE 和 DVT 关系密切，且下肢静脉超声操作简便易行，其在急性 PTE 诊断中有一定价值，对可疑急性 PTE 的患者应检测有无下肢 DVT 形成。

11. 遗传性易栓症相关检查

根据"易栓症诊断与防治中国指南"（2021 年版），建议存在以下情况的患者接受遗传性易栓症筛查：①发病年龄较轻（＜50 岁）的 VTE 或无动脉硬化危险因素的发病年龄较轻的动脉血栓形成患者；②有明确的 VTE 家族史；③复发性 VTE；④少见部位（如脾静脉、颅内静脉、门静脉、肠系膜静脉、肝静脉、肾静脉、上肢深静脉）或多部位、累及范围广的 VTE；⑤无诱因 VTE；⑥标准方案抗栓过程中出现皮肤坏死、血栓加重或复发的患者；⑦不明原因的多次病理性妊娠（习惯性流产、胎儿发育停滞、死胎等）；⑧新生儿暴发性紫癜；⑨存在遗传性易栓症的 VTE 患者其一级亲属在发生获得性易栓疾病或存在获得性易栓因素时建议行相应遗传性缺陷检测。

抗凝蛋白缺陷是中国人群最常见的遗传性易栓症，建议筛查的检测项目包括抗凝血酶、蛋白 C 和蛋白 S 的活性。哈萨克、维吾尔等高加索血统的少数民族人群除了筛查上述抗凝蛋白，还应检测凝血因子 V Leiden 突变和 PTG20210A 突变。上述检测未发现缺陷的 VTE 患者，建议进一步检测血浆同型半胱氨酸（MTHFR 突变），血浆因子 Ⅷ、Ⅸ、Ⅺ 和纤溶蛋白缺陷等。

三、诊断和鉴别诊断

PTE 的临床表现多样，缺乏特异性，检出 PTE 的关键是提高诊断意识。

（一）诊断流程及依据

根据"肺血栓栓塞症诊治与预防指南"（2018 版）推荐对怀疑急性 PTE 的患者采取"四步走"的诊断策略（疑诊-危险分层-确诊-求因），即对疑似患者首先进行临床可能性评估，然后进行初始危险分层，然后逐级选择检查手段明确诊断，最后应寻找 PTE 的危险因素和成因。

1. 临床可能性评估（疑诊）

对于不明原因的呼吸困难、胸痛、咯血、晕厥、休克或伴有单侧或双侧不对称下肢肿胀、疼痛的疑似急性 PTE 临床表现患者，首先进行急性 PTE 临床可能性评估：①有否发生 VTE 的危险因素；②结合病史、查体和 X 线胸片、心电图和血气分析，综合分析能否除外 PTE 以外的其他诊断。患者如具备上述两项情况属急性 PTE 临床高度可能，具两项之一者属 PTE 临床中度可能，两项皆无者属于 PTE 临床低度可能。也可采用量表评分方法，常用的临床评估量表有加拿大 Wells 评分和修正的 Geneva 评分，两者均简单易懂，适合临床应用。最近，Wells 和 Geneva 评分法均进一步简化，更增加了临床实用性，有效性也得到证实。

2. 初始危险分层（危险分层）

对可疑急性 PTE 的严重程度进行初始危险分层以评估其早期死亡风险（住院或 30 天病死率）。主要根据患者当前的临床状态，只要存在休克或持续低血压即为可疑高危急性 PTE。休克或持续性低血压是指收缩压＜90mmHg 和（或）下降≥40mmHg，并持续 15 分钟以上，排除新发心律失常、血容量下降、脓毒血症。如无休克或持续性低血压则为可疑非高危急性 PTE，再根据肺栓塞严重指数（PESI）或简化肺栓塞严重指数（sPESI）评分划分中危和低危，并根据影像学和生物学结果对中危进一步细分。PESI 或 sPESI 评分较高且存在右心室功能不全表现的患者为中高危，此分层有重要的临床意义，需据此决定下一步的诊疗策略。

既往将 PTE 分为大面积 PTE 和非大面积 PTE，存在右心功能不全的非大面积 PTE 称为次大面积 PTE，分别对应 ESC 指南的高危，非高危和中高危患者，但因此种分类容易引起 PTE 严重程度由栓塞面积决定的误解，目前临床实践正逐渐摒弃这种分类方式。

3. 逐级选择检查手段明确诊断（确诊）

（1）对于可疑高危 PTE（即伴休克或持续性低血压）　此类患者临床可能性评估分值通常很高，为可随时危及生命的可疑高危急性 PTE 患者。诊断首选 CTPA，应与急性心脏压塞、急性冠脉综合征和主动脉夹层进行鉴别诊断。如因患者或医院条件所限无法行 CTPA，则首选床旁超声心动图检查，以发现急性肺动脉高压和右心室功能障碍的证据。对于病情不稳定不能行 CTPA 者，超声心动图证实右心室功能障碍即可启动再灌注治疗，如发现右心血栓则更支持急性 PTE 的诊断。如果经胸超声心动图检查时声窗不理想，可选择经食管超声心动图，以查找肺动脉血栓进一步支持诊断。床旁影像学检测还推荐采用下肢加压超声（CUS）检查下肢静脉。一旦患者病情稳定应考虑 CT-PA 以最终确诊。对因怀疑急性冠脉综合征（ACS）而直接送往导管室的不稳定患者，冠状动脉造影排除 ACS 后，如考虑急性 PTE 可行肺动脉造影。

（2）对可疑非高危 PTE（即不伴休克或持续性低血压） 根据前述临床可能性评估的结果，决定下一步诊断策略。对于临床概率为低、中或急性 PTE 可能性小的患者，进行血浆 D-二聚体检测，可减少不必要的影像学检查。临床概率为低或急性 PTE 可能性小的患者，如高敏或中敏法检测 D-二聚体水平正常，可排除急性 PTE；临床概率为中的患者，如中敏法检测 D-二聚体阴性，仍需进一步检查；临床概率为高的患者，需行 CT-PA 明确诊断。

4. 寻找 PTE 的危险因素和成因

最后，完整的 PTE 诊断过程还需要尽量寻找和明确 PTE 的成因和危险因素，对年龄小于 50 岁的复发性 PTE 或突出 VTE 家族史等患者行易栓症筛查；对不明原因的 PTE 患者，还应对隐源性肿瘤进行筛查和随访。

（二）鉴别诊断

由于 PTE 的临床表现缺乏特异性，易与其他疾病相混淆，以致临床上漏诊与误诊率极高。

（1）以急性重症表现者需与急性冠脉综合征、主动脉夹层、急性心脏压塞、重症肺炎等心肺重症鉴别（表 1-1）。

表 1-1　急性 PTE 的部分鉴别诊断疾病

鉴别点	PTE	急性冠脉综合征（心肌梗死）	主动脉夹层	急性心脏压塞	肺炎
病史	存在一种或多种 VTE 危险因素	冠心病、高血压病史	高血压病史	外伤史、心肌梗死病史、冠状动脉瘤及主动脉夹层病史等	劳累、受凉、淋雨、慢性心肺疾病、长期卧床等
临床表现	胸痛、呼吸困难、咯血、晕厥、低血压、休克、猝死等	胸痛、气促、心律失常、低血压、休克、猝死等	剧烈胸痛、低血压、休克、猝死等	呼吸困难、休克、低血压、猝死等	咳嗽、咳痰、咯血、发热、胸痛、呼吸困难等
特殊体征	P2 亢进、三尖瓣杂音、下肢不对称肿胀	第一心音减弱、奔马律、心包摩擦音等	双臂血压明显差别	心浊音界扩大、心音遥远、心尖搏动减弱	肺实变、胸腔积液体征，湿啰音
特征性心电图改变	$S_I Q_{III} T_{III}$	特征性动态演变过程		普遍性 ST 段弓背向下抬高	无
心肌标志物	部分患者升高	明显升高，且有动态变化	无明显升高	无明显升高	常无升高

鉴别点	PTE	急性冠脉综合征（心肌梗死）	主动脉夹层	急性心脏压塞	肺炎
心脏彩超	可有右心室功能不全表现，偶可发现血栓	心室壁运动异常，可出现室壁瘤、乳头肌功能失调	可发现主动脉夹层	心包积液	无异常
下肢静脉彩超	多合并 DVT	一般无 DVT	一般无 DVT	一般无 DVT	一般无 DVT
胸部 CT（增强或血管造影）	肺动脉充盈缺损等 PTE 征象	冠状动脉粥样硬化，管腔阻塞	显示主动脉夹层	心包积液	肺部见斑片、实变影等

（2）非急性表现者要注意与特发性肺动脉高压和肺血管炎等少见病鉴别。

① 特发性肺动脉高压：多见于生育期女性，可有 PTE 相似症状，但多呈慢性病程，亦无下肢 DVT，CTPA 检查主肺动脉及左右分支明显扩大，管壁光滑，无充盈缺损狭窄或缺支改变，也无肺动脉截断征象，肺灌注显像一般正常或缺损区呈弥散性稀疏，肺动脉造影显示肺动脉呈"剪枝"样改变，心脏超声检查可显示右心室肥厚、扩大。

② 肺血管炎：有时累及肺动脉的大动脉炎和白塞病可出现疑似 PTE 的临床表现。前者多发生在肺动脉的单侧，右侧多于左侧；后者主要见于青年男性，常有咯血，因可引起肺动脉瘤样局部扩大及动脉附壁原位血栓形成，核素肺灌注显像呈阶段性肺灌注缺损，CTPA 检查肺动脉可显示血管壁增厚，受累肺动脉狭窄变细或闭塞，类似肺栓塞的缺损，下肢超声静脉有血栓形成，极易被误诊为PTE-DVT。大动脉炎的其他病变如无脉和白塞病的反复发作性口腔、外阴溃疡、眼炎和皮肤针刺试验阳性等表现，以及其他部位的大中动脉炎（瘤样局部扩张或狭窄）和大中静脉炎（上下腔静脉狭窄、下肢血栓性静脉炎）表现，胸部影像学表现为肺门增大呈团块或结节影，有助于鉴别。

（3）其他原因所致的晕厥　PTE 有晕厥时，需要与迷走反射性、脑血管性晕厥及心源性（心律失常等）晕厥等其他原因所致的晕厥相鉴别。

（4）其他原因所致的休克　PTE 所致的休克属心外梗阻性休克，表现为动脉血压低而静脉压高，需要与心源性、低血容量性、血容量重新分布性休克等相鉴别。

（5）其他原因所致的胸腔积液　急性 PTE 患者胸腔积液需与结核性、细菌性、恶性肿瘤性及心力衰竭等其他原因胸腔积液鉴别。

（6）非血栓性（脂肪、羊水、空气、感染性栓子等）肺栓塞　患者有非血栓性肺栓塞的相关病史和临床表现，具体见后。

（7）其他　急性 PTE 还需注意与急性呼吸窘迫综合征、支气管哮喘、心源性哮喘、自发性气胸等常见疾病及先天性肺动脉发育异常、肺动脉肿瘤等少见疾病鉴别。

四、治疗

由于肺栓塞是一种严重危害人民健康的重要疾病，近年来，国内外有关肺栓塞治疗的基础和临床研究发展很快，特别是对于 APTE 的主要治疗手段包括抗凝和溶栓更是研究的热点。

肺栓塞治疗目标是抢救生命，稳定病情，使肺血管再通。

(一) 一般处理及对症支持治疗

对高度疑诊或确诊 APTE 的患者，要求绝对卧床，应进行严密监护，保持大便通畅，避免用力以防止栓子再次脱落。对于有焦虑和惊恐症状的患者可适当使用镇静药；胸痛者可予止痛药；为预防肺内感染和治疗静脉炎可使用抗生素；对于发热、咳嗽等症状可给予相应的对症治疗。

对高危/大面积 APTE 可收入 ICU 进行监护，严密监测呼吸、心率、血压、中心静脉压、心电图及血气变化等。对有低氧血症的患者，采用吸氧后多数患者的 PaO_2 可达到 80mmHg 以上；合并严重的呼吸衰竭时，可使用经鼻（面）罩无创性机械通气或经气管插管行机械通气。亦可采用小潮气量策略或压力限制性通气方式等，降低正压通气对循环的不利影响。应避免做气管切开，以免在抗凝或溶栓过程中局部大量出血。

高危 APTE 发生时，由于右心室后负荷急剧增加以及右心室缺血，导致右心衰竭；同时，右心室容量的增加而使左心室充盈减少，血流动力学受到严重损害，可产生急性循环衰竭。对急性循环衰竭的治疗措施主要有扩容、应用正性肌力药物和血管活性药物等。

急性右心衰竭导致的低心排血量是高危 PTE 患者的首要死亡原因，因此，支持治疗对于出现右心衰竭的 PTE 患者十分重要。研究认为 APTE 引起的急性肺动脉高压伴心排血量减低和低血压者，扩容治疗可以加重右心室缺血，多数学者不建议使用扩容治疗；对于 APTE 引起右心衰竭、心排血量下降但不伴有体循环低血压者，扩容治疗可以改善右心室作功，增加心排血量，但是单次输液负荷量应小于 500mL。

在给予药物、手术或介入再灌注治疗的同时或之前，血管活性药物的使用是经常需要的。去甲肾上腺素可通过正性肌力作用提高右心室功能，同时可以通过激动外周血管 α 受体而增加右心室冠状动脉灌注及增加收缩压。但去甲肾上腺素的使用应限于体循环低血压者。基于一些小样本研究的结果，多巴胺、多巴酚丁胺可应用于心排血量下降而不伴有体循环低血压的 PE 患者。但需要注意的是，提高心排指数至生理值以上，可进一步增加肺内血流的重分布（由栓塞部分到非栓塞部分），从而加重通气-灌注比例失调。对于 APTE 引起的急性循环衰竭，多巴胺可用于维持或提高心排血量，但没有扩张肺血管的作用。多巴酚丁胺的作用主要兴奋 β_1 受体，对 β_2 受体和 α_1 受体作用较弱，主要增强心肌收缩力。若出现血压下降，可使用其他血管加压药物，如间羟胺、肾上腺素等抗休克治疗。APTE 应用选择性血管活性药物较为合理，即选择性减低肺动脉压力，而不引起体循环血压下降，目前这类药物之一是吸入一氧化氮。

（二）溶栓治疗

溶栓治疗可迅速溶解部分或全部血栓，恢复肺组织再灌注，减小肺动脉阻力，降低肺动脉压，改善右室功能，减少严重 PIE 患者的病死率和复发率。

1. 溶栓治疗的适应证

① 大块 PE；②不管 PE 的解剖学血管大小伴有休克和体动脉低灌注者；③原有心肺疾病的次大块 PE 引起循环衰竭者。溶栓治疗宜高度个体化。溶栓的时间窗一般定为 14 天以内，但鉴于可能存在血栓的动态形成过程，对溶栓的时间窗不作严格规定。溶栓应尽可能在 PTE 确诊的前提下慎重进行。对有溶栓指征的病例宜尽早开始溶栓。

2. 绝对禁忌证

① 活动性胃肠道出血；②2 个月内颅内出血，颅、脊柱创伤或手术者；③活动性颅内病变（动脉瘤、血管畸形、肿瘤等）；④2 周内的胸腹外科手术、卒中。对于大面积 PTE，因其对生命的威胁极大，上述绝对禁忌证亦应被视为相对禁忌证。

3. 相对禁忌证

① 未控制的高血压（≥200/110mmHg）；②出血素质以及与此有关的肝病和肾病；③10 天内大手术、穿刺、器官活检或分娩；④近期大小创伤，包括心肺复苏；⑤感染性心内膜炎；⑥心包炎；⑦动脉瘤；⑧左心房血栓；⑨潜在的出血性疾病；⑩出血性视网膜病。

4. 溶栓时间窗

溶栓治疗对 14 天以内的 PE 都有效。有些学者认为溶栓对 2 个月内的 PE 也有效。发病后和复发后越早溶栓效果越好。溶栓治疗的主要并发症为出血。用药前应充分评估出血的危险性与后果，必要时应配血，做好输血准备。溶栓前宜留置外周静脉套管针，以方便溶栓中取血监测，避免反复穿刺血管。

5. 常用药物及用法

常用的溶栓药物有尿激酶（UK）、重组组织型纤溶酶原激活酶（rt-PA）。

二者溶栓效果相仿，临床上可根据条件选用。rt-PA 可能对血栓有较快的溶解作用。目前尚未确定完全适用于中国人的溶栓药物剂量。

美国食品药物管理局批准用法：UK 负荷量 4400U/（kg·10min），继 2200U/（kg·h）持续静脉滴注 24 小时或者 20000U/kg 静脉滴注 2 小时。rt-PA 50～100mg/2h 静脉滴注。

我国常用方法 UKPE 溶栓治疗的具体实施：溶栓前配血型和备新鲜血，溶栓过程减少搬动，溶栓过程不用肝素。溶栓完成后应测 APTT，如＜对照值 2.5 倍（或＜80s）开始应用肝素（不用负荷剂量），APTT 维持在对照值 1.5～2.5 倍。如不能及时测定 APTT，可于溶栓后即给予肝素。溶栓重要的并发症是出血，发生率平均为 5%～7%，其中致死性出血为 1%。最严重的是颅内出血为 1.2%，约半数死亡，舒张压升高是颅内出血的危险因素。

6. 溶栓治疗有效的主要指标

症状（呼吸困难）减轻，血流动力学状况好转，氧合改善等，心电图显示异常 Q 波、T 波、右束支传导阻滞等好转。溶栓治疗结束 24 小时之后可以根据实际情况复查超声心动图、螺旋 CT、电子束 CT、肺动脉造影等，用于判断溶栓治疗效果。

（三）抗凝治疗

为了预防早期死亡和症状性或致死性 VTE 的复发，推荐急性 PE 患者进行抗凝治疗。目前国际上对于非高危肺栓塞的患者主要应用抗凝药物进行治疗。PE 的抗凝疗程至少 3 个月。此外，有肺栓塞高危因素并接受外科手术者，有严重心肺内科疾病者以及多数重症监护病房患者应进行预防性抗凝以预防肺栓塞。抗凝药物包括普通肝素（UFH）、低分子量肝素（LMWH）、华法林等。抗凝虽不能直接促进血栓溶解和减少下肢深静脉血栓形成，但可阻止血栓的发生与发展。

1. 抗凝治疗适应证

不伴肺动脉高压或血流动力学障碍和深部静脉血栓的 APTE，对于高度怀疑的 APTE 如无抗凝治疗的禁忌证，均应立即开始抗凝，同时进一步检查尽早明确诊断。确诊后需要溶栓者，停止抗凝改为溶栓治疗。

2. 抗凝治疗的禁忌证

活动性出血、凝血功能障碍、血小板减少、未予控制的严重高血压等。对于确诊的 APE 病例，大部分禁忌证属相对禁忌证。

3. 抗凝方案

应用于非高危 APTE 或溶栓后抗凝治疗。一般抗凝治疗的初期使用肝素，予负荷量 80U/kg 后继以 13～18U/（kg·h）（500～1000U/h）维持或使用低分子量肝素 0.1mL/kg，每 12 小时 1 次，再予用华法林 3mg，每天 1 次与低分子量肝素重叠 3～5 天，以后华法林维持，监测 INR，调整华法林剂量，保持 INR 2～3。在开始治疗的最初 24 小时内每 4～6 小时测定活化的部分凝血活酶时间（APTT），根据 APTT 调整剂量，尽快使 APTT 达到并维持在正常值的 1.5～2.5 倍。达到稳定治疗水平后，改每天上午测定 APTT 1 次。快速抗凝只能通过肠外抗凝药物，比如普通肝素、低分子量肝素或磺达肝癸钠；因此，PTE 急性期最初的 5～10 天，抗凝治疗以肠外抗凝药物的使用或以新型口服抗凝药物（达比加群或利伐沙班）或华法林进行序贯治疗。

4. 抗凝药物

（1）肝素 对高度可疑肺栓塞者包括高龄患者应即开始抗凝治疗，防止血栓蔓延和复发。标准的普通肝素是一种硫酸酯黏多糖，相对分子质量为 3000～30000，平均 15000。肝素抗凝机制在于与血浆中抗凝血酶Ⅲ（AT-Ⅲ）结合形成复合物从而增强后者抑制活化的Ⅻ、Ⅺ、Ⅱ、Ⅸ、Ⅹ凝血因子，其中以抑制Ⅹa 为主。还可抑制血小板聚集和脱颗粒，防止 5-羟色胺等释放。此外，还可促使纤维蛋白溶解，从而促使血栓溶解并中止血栓生长。因此，肝素虽不能减少深部静脉血栓，但可以预防肺血栓栓塞的复发，促进人体纤溶机制，溶解已存在的血栓，还可抑制血栓引起的神经体液分泌。普通肝素的疗效是确切的，这已被公认，但其不良反应相对较多，特别是致命的大出血，常不能让人接受。所以近年来普通肝素已逐渐被低分子量肝素所代替。低分子量肝素是由肝素分离或降解而来的，为肝素与凝血因子Ⅹ结合的五糖衍生物。抗血栓作用主要归因于 AT-Ⅲ介导的对因子Ⅹa 的选择性抑制作用。低分子量肝素能选择性地与 AT-Ⅲ结合，激活 AT-Ⅲ使因子Ⅹa 失活，可干扰血液凝固的级联反应，阻滞血栓的形成和发展，而具有较好的抗血栓作用。与普通肝素相比，低分子量肝素生物利用度高，皮下注射易吸收，使用简便，半衰期长（4～6 小时），对血小板影响小，出血不良反应轻，无须监测（妊娠期应定期监测因子Ⅹa 水平）等，因此，低分子量肝素的治疗计划更易被执行，且可能实施院外治疗，但肾衰竭患者不宜用。2004 年 ACCP 指出对于非大面积 APE 推荐使用低分子量肝素（1A）。然而，由于普通肝素半衰期短、易于监测，且可快速被鱼精蛋白中和，在那些再灌注初期、严重肾功能不全（肌酐清除率＜30mL/min）、过度肥胖的患者推荐使用普通肝素。

① 肝素治疗的禁忌证：活动性出血、凝血功能障碍、恶性高血压、肝肾功能不全等。

② 肝素治疗的主要并发症是出血，出血部位常见于皮肤及插管处，其次是消化道、腹膜后间隙和颅内。如老年人凝血异常、尿毒症、酒精性肝炎、舒张压＞110mmHg（14.7kPa）或严重肺动脉高压等情况者因易发生出血，应用肝素时需特别慎重。应用肝素前和用药中必须测定血小板、凝血时间、APTT、凝血

酶原时间和血浆肝素水平，以调节肝素用量。应用肝素时，将凝血时间或APTT控制在正常对照值的 1.5～2.5 倍。因血浆肝素水平不易测定，不宜达到稳态血浓度，故目前临床上应用肝素抗凝时以部分凝血酶原激活时间（APTT）值作为监测指标。如果并发出血、血小板计数$<50×10^9$/L、APTT 延长至对照的 2.5 倍以上时应停药，严重者可用等量鱼精蛋白对抗。待出血停止后再用小剂量肝素治疗，但应使 APTT 维持在控制范围下限以内。由于肝素在消化道被灭活而不能吸收，故需静脉滴注或深部皮下注射。

③ 肝素的用药方法：肝素的推荐用法为 2000～5000U 或按 80U/kg 静脉注射，继之以 18U/（kg·h）持续静脉滴注。在开始治疗后的最初 24 小时内，每4～6 小时测定活化的 APTT，根据 APTT 调整剂量，尽快使 APTT 达到并维持于正常值的 1.5～2.5 倍。达到稳定治疗水平后，改每天上午测定 APTT 1 次。使用肝素抗凝务求达有效水平。若抗凝不充分将严重影响疗效，并可导致血栓复发率的显著增高，可调整肝素剂量。肝素亦可用皮下注射方式给药。一般先予静脉注射负荷量 2000～5000U，然后按 250U/kg 剂量每 12 小时皮下注射 1 次。调节注射剂量，使注射后 6～8 小时的 APTT 达到治疗水平。在肝素或低分子量肝素应用后的第 24～48 小时，应加用口服抗凝药华法林。

④ 低分子量肝素的推荐用法：根据体重给药，不同的低分子量肝素其剂量不同，每天 1～2 次，皮下注射。对于大多数病例，按体重给药是有效的，不需监测 APTT 和调整剂量，但对过度肥胖者或孕妇宜监测血浆抗 Xa 因子活性并据以调整剂量。低分子量肝素与普通肝素的抗凝作用相仿，但出血和血小板减少症（HIT）的发生率低，无须监测血小板数量，当疗程长于 7 天时，需每隔 2～3 天检查血小板计数。低分子量肝素由肾脏清除，对于肾功能不全，特别是肌酐清除率<30mL/min 者须慎用。若应用需减量并监测血浆抗 Xa 因子活性。

（2）华法林　为口服抗凝药，可以拮抗维生素 K 的活性，使依赖于维生素 K 的凝血因子Ⅱ、Ⅶ、Ⅸ、Ⅹ的合成受阻，从而抑制血液凝固。但起效慢，其抗凝作用一般需要在服药后至少 4 天才出现。抗凝疗程应足够长，用药后需要用血浆凝血酶原时间（PT）值监测。抗凝强度的国际化比率（INR）摒除了人为测试差异，有很好的可比性，应保持在 2.5，大量试验证据表明 INR 在 2.0～3.0 范围内可作为抗凝治疗的理想目标。起始适宜剂量为 5～10mg/d；高龄、衰弱、心力衰竭、肝功能衰竭小于 5mg/d；国人每天维持剂量一般在 3～5mg，监测 PT，维持 INR 值在 2.0～3.0 范围内。在肝素或低分子量肝素应用后的第24～48 小时加用口服抗凝药华法林。由于华法林需要数天才能发挥全部作用，因此需与肝素或低分子量肝素重叠应用至少 4～5 天，当连续 2 天测定的国际标准化比率（INR）达到 2.5（2.0～3.0）时或凝血酶原时间（PT）延长至 1.5～2.5 倍时，即可停止使用肝素或低分子量肝素，单独口服华法林治疗。应根据

INR 或 PT 调节华法林的剂量。在达到治疗水平前，应每天测定 INR，其后 2 周每周监测 2～3 次，以后根据 INR 的稳定情况每周监测 1 次或更少。若行长期治疗，约每 4 周测定 INR 并调整华法林剂量 1 次。INR＞3.0 一般无助于提高疗效，但出血的机会增加。需提及的是肝肾功能减退者、酒精中毒者、年龄大者对华法林药物敏感，食用某些药物和食物可使华法林抗凝作用增强或减弱。此外，妊娠的前 3 个月和最后 6 周禁用华法林。对于口服华法林的疗程，2004 年 AC-CP 指南建议：一过性（可逆性）危险因素导致 PE 者疗程至少 3 个月（1A）；首发特发性 PE、抗凝血酶、蛋白 C、蛋白 S 缺乏者至少 6～12 个月（1A）；特发性 PE 发生 2 次以上 PE（2A）或合并癌症者推荐无限期抗凝（1A）。

华法林所致出血并发症的处理：3＜INR＜5，无出血者减量或停药，有出血者停药或减量；5＜INR＜9，无出血者停药 1～2 次，有出血者口服维生素 K_1（1mg、2.5mg、5mg、10mg）；INR＞9，无出血者停药或口服维生素 K_1，有出血者停药或静脉输注维生素 K_1 或补充凝血因子。

（3）新型口服抗凝药　非维生素 K 依赖型新型口服抗凝药（NOAC）目前被认为是 PTE 标准治疗的一种替代方案。多项临床研究证实，对于 VTE 的治疗，NOAC 的治疗效果不劣于标准的肝素/华法林治疗方案，而安全性优于肝素/华法林治疗方案（尤其是大出血的并发症）。在 2014 年 ESC 指南发布时，利伐沙班、达比加群和阿哌沙班用于 VTE 的治疗已经获得欧盟的通过，而依杜沙班正被审核当中。作为新型口服抗凝药物，NOAC 的临床使用经验仍比较有限，需要积累。

（4）来匹芦定和其他小分子血栓抑制剂　来匹芦定较肝素抗凝作用更为有效。适用于由血小板减少和肝素引起的血小板减少症所致的 APTE。一般先予来匹芦定抗凝。直到血小板数升至 100×10^9/L 时再予华法林治疗。

（5）抗血小板药物　如阿司匹林，不适合单独作为 VTE 的抗凝治疗。

5. 抗凝治疗的并发症及其处理

（1）出血　是抗凝治疗最常见的并发症，可表现为皮肤紫癜、咯血、血尿或刺穿部位、胃肠道、阴道出血等。此时应查血小板计数和其他凝血指标。肝素过量导致的出血，通常停药后凝血功能恢复，必要时可用鱼精蛋白终止肝素的抗凝作用，鱼精蛋白 1mg 能中和肝素不少于 100U；5～15 分钟后检测 APTT、凝血时间或凝血酶时间判断效果。低分子量肝素通常无用药量限制，一旦出现出血，停药后凝血功能较快恢复，必要时用鱼精蛋白 0.6mg 可拮抗低分子量肝素 0.1mL。华法林过量引起的出血，停药 2 天凝血功能恢复，如同时应用维生素 K_1 10mg 皮下或肌内注射，24 小时内终止抗凝作用。紧急情况下，输新鲜血浆或浓缩凝血因子能迅速终止出血。一项包含 2003 例患者的汇总分析对口服抗凝药的出血风险进行了量化评价：对抗凝治疗 3 个月或更长的患者，主要出血的病残率为 9.1%，颅内出血发生率为 0.65%。

（2）肝素引起的血小板减少症　发生率约为 5%，轻型血小板减少症是由肝素直接引起血小板聚集所致，可在用药 2~4 天内发生，停药后很快恢复，如果血小板不低于（70~100）×10⁹/L，不必停药即能自行恢复。重型常由肝素依赖性抗血小板 IgG 抗体引起血小板聚集，肝素初用者 4~15 天内发生，再次用药在 2~9 天内出现，HIT 很少于肝素治疗的 2 周后出现。在使用肝素的第 3~5 天必须复查血小板计数。若较长时间使用肝素，应在第 7~10 天和 14 天复查。若出现血小板迅速或持续降低达 30% 以上或血小板计数＜100×10⁹/L，应停用肝素。一般在停用肝素后 10 天内血小板开始逐渐恢复。

（3）其他　华法林有可能引起血管性紫癜，导致皮肤坏死，多发生于治疗的前几周。肝素为糖类制品，偶有过敏反应，早期大量使用时可导致骨质疏松。

总之，溶栓、抗凝是治疗 APTE 的最主要方法，但是应因人而异，权衡利弊，慎重进行。纤溶酶原激活剂外周静脉给药方式及 2 小时溶栓方案的推出使溶栓治疗更加简单、快捷。溶栓治疗越及时则效果越好。栓塞后血管的再通率取决于多种因素，特别是与患者是否同时存在恶性肿瘤和原发性心肺血管疾病等个体差异有关，其次取决于溶栓后是否充分抗凝。肝素抗凝是肺血栓栓塞的基础治疗已成为共识。肝素抗凝需要监测 APTT，其理想目标值是对照值或平均值的 1.5~2.5 倍；依据体重静脉持续滴注肝素抗凝治疗 APTE 更为科学，尽快达标并维持其稳态血浓度极为重要。

（四）介入治疗

通常有溶栓禁忌证的急性高危/大面积 APTE 患者不适于开胸手术治疗，因此人们致力于研究介于药物溶栓和手术治疗之间的导管介入治疗方法。目前应用于临床的介入疗法主要有：经导管溶栓，经导管、导丝碎栓和除栓，肺动脉支架及球囊血管成形术等。

近年来，随着介入诊断治疗技术的发展，PTE 的介入治疗日益受到重视，其适应证为：急性广泛型肺栓塞；血流动力学不稳定；溶栓疗法失败或禁忌证；经皮心肺支持禁忌或不能实施者；尤其对于心源性休克或右心功能不全者。具有训练有素的导管实施人员，介入治疗应是首选的紧急救治方法。单纯经导管肺动脉内局部溶栓的疗效不确切，已不主张使用。超选择性局部溶栓或将溶栓药直接注入血栓，效果可能优于全身溶栓；导管碎栓、除栓后局部溶栓疗效确切，推荐临床应用。

1. 经皮导管局部溶栓术

是通过全肺动脉造影确定堵塞的肺动脉，然后将溶栓导管尖端置于血栓处，将尿激酶、链激酶或 rt-PA 注入血栓处，常用尿激酶或链激酶剂量为 25 万~75

万 U。新鲜血栓在足量的溶栓药物作用下，多半在 30 分钟内溶解。目前欧美导管溶栓，除普通 5F～6F 右冠状动脉造影导管或猪尾导管外，多使用专用顶端多孔溶栓导管。导管局部溶栓多在确定血栓形状小且弥漫又无溶栓禁忌证时使用。

2. 导管血栓吸除术

欧美使用的专用血栓抽吸装置可在导管前端产生极强的涡流效应，粉碎血栓并将其带回管内，这种方法可快速吸除血栓，但同时也吸出较多的血液。在日本，行肺动脉内血栓抽吸术主要使用冠状动脉血管内成形术（PTCA）的引导导管。用 8F 右冠状动脉导管置于肺动脉内的血栓部位，用 10mL 注射器负压抽吸，吸住血栓后取出导管，然后从导管推出血栓，需要反复数十次才能完成吸栓。这种取栓的特点是使用常规导管，方法简单易于普及，但不足之处在于所需时间长。国内也有人用 Amplatz 血栓消融术消融器治疗肺栓塞，也取得了很好的疗效。

3. 导管、导丝碎栓术

导管、导丝碎栓术是将堵塞肺动脉内的大块血栓捣碎，使肺动脉血流再通。大块血栓捣碎后，小块血栓被血流冲到肺动脉末梢。肺脏是血栓自溶能力较强的脏器，如果能够保留主肺动脉、肺动脉干或肺动脉段的血流，末梢小血栓可自溶使血流再通。导丝的选用首选泥鳅导丝，前端角度小、柔软且支撑强度大，便于旋转、进退和深入肺段动脉以下水平。

4. 球囊扩张碎栓术

一般应用于急性或亚急性肺栓塞，血栓位于肺段动脉水平，当导丝碎栓困难时，选用与肺动脉直径相应的外周球囊导管，经球囊加压后的挤压作用使血栓碎解。导管、导丝碎栓及球囊扩张碎栓术后，也可使用少量溶栓药物（尿激酶、链激酶 25 万～50 万 U）直接由导管注入患侧肺动脉，促进小血栓的溶解。

（五）手术治疗

风险大，死亡率高，需要较高的技术条件支撑，仅适用于经积极的内科治疗无效的紧急情况，手术适应证要严格限制。仅在肺动脉主干或左右肺动脉骑跨型栓塞，短期内未及溶栓起效即会危及生命者或溶栓治疗失败或有溶栓禁忌证时方考虑行肺动脉血栓摘除术。为预防下肢或盆腔静脉栓子再次脱落引起肺动脉栓塞，可考虑安装下腔静脉可回收临时滤器，但目前大多数学者认为安装临时滤器没有益处。取栓术适用于大的肺动脉栓塞，可迅速恢复肺动脉血供、改善血流动力学异常，这是一种抢救生命的手术，如果术后早期恢复好则预后良好。Beall 认为其手术指征为：①肺栓塞后出现明显的呼吸循环衰竭，收缩压<90mmHg，PaO_2<60mmHg；②溶栓无效或溶栓禁忌；③因肺栓塞突发心搏骤停。对于肺

动脉因为大块血栓造成的急性栓塞，早期多采用溶栓治疗。如溶栓无效，及时在体外循环下行肺动脉切开取栓，术后长期效果良好，但如果术前出现心搏骤停，则手术死亡率极高。由于目前手术死亡率仍较高，外科手术只能在介入或溶栓治疗无效时采用。

五、预防

鉴于急性肺栓塞发病突然、病死率高，必须进行有效的预防。美国 APTE 发病率近年呈下降趋势，这与其广泛采取预防措施密切相关。APTE 的预防主要包括：①下肢静脉曲张患者穿弹力袜，常规服用预防剂量的抗凝药，如华法林（0.5~1.0mg/d）、利伐沙班（20mg/d），必要时行静脉抽剥术。②长期卧床患者应勤翻身，变换体位，活动下肢足趾部以促进血液循环，减少血液滞流，避免深静脉血栓形成，消除易患因素，并服用预防剂量的抗凝药。③卧床患者下肢突然肿痛，应立即行抗凝溶栓治疗，同时严禁挤压震动患肢；药物预防（如普通肝素、低分子量肝素、华法林等）。④静脉留置插管须保证定时注入小剂量肝素，必要时增加口服抗凝药。⑤手术中应止血彻底，术后慎用大剂量止血药。⑥手术后患者如无特殊情况应尽早活动。⑦慎用血管粘堵剂治疗下肢静脉曲张。⑧已有下肢静脉血栓并发 APTE 者，经治疗病情加重或存在抗凝禁忌证的患者，指南中建议可以植入下腔静脉滤器。其他的预防措施为减少或避免血栓形成的各种因素，如减少血液在静脉内淤积，纠正高凝状态和避免内皮损伤。已形成血栓者应尽早治疗，防止栓子脱落流入腔静脉，进入肺循环。预防血栓栓塞可降低 DVT 和 PTE 的发生率。

2009 中华医学会中国专家共识提出，预防策略的实施是降低 VTE 发病率的关键，40 岁以上因急性内科疾病住院患者，卧床≥3 天，合并下列病症或危险因素之一：①重症监护患者。②VTE 病史、肥胖及高龄（年龄≥75 岁）。③癌症、慢性肾脏疾病、下肢静脉曲张。④急性感染性疾病（重症感染或感染中毒症）。⑤急性呼吸系统疾病，COPD 急性加重，呼吸衰竭。⑥严重心力衰竭（NYHA Ⅲ或Ⅳ级），ACS/心肌梗死。⑦急性神经系统疾病（如急性脑梗死）的患者需要 VTE 预防性治疗。

（一）药物预防性治疗

疗程 6~14 天。

（1）普通肝素　5000U，每天 2 次。禁忌证：出血性疾病，凝血功能障碍，外伤与术后渗血，先兆流产，恶性高血压，细菌性心内膜炎，对肝素过敏。

（2）低分子量肝素　依诺肝素 40mg，每天 1 次；达肝素 5000U，每天 1 次。禁忌证：对 LMWH 过敏，其余同肝素。

（3）Ⅹ因子抑制剂 磺达肝癸钠 2.5mg，每天 1 次，皮下注射。利伐沙班 20mg，每天 1 次。

（二）机械性预防措施

1. 适应证

① 无机械预防性治疗禁忌证的 VTE 高危患者，建议与药物预防联合应用。
② 对抗凝药物治疗有禁忌证的 VTE 高危患者。
③ 出血性脑卒中或缺血性脑卒中，抗凝治疗弊大于利的患者。
④ 患肢无法或不宜应用机械性预防措施者可在对侧实施预防。

2. 禁忌证

① 严重下肢动脉硬化性缺血。
② 充血性心力衰竭、肺水肿。
③ 血栓性静脉炎。
④ 下肢 DVT。
⑤ 下肢局部严重病变（皮炎、坏疽、近期手术、严重畸形）。

3. 机械性预防方法

① 逐级加压袜（GCS）。
② 间歇气动加压泵（IPC）。
③ 静脉足底泵（VFP）。

针对形成血栓不同的危险因素采用不同的机械预防方法和住院患者血栓预防治疗流程，见表 1-2。

表 1-2 针对 Virchow 三联征的预防措施

血流淤滞	血管壁损伤	凝血功能改变
间歇气压力装置	梯度压力袜	间歇充气压力装置
足底充气压力装置		足底充气压力装置
梯度压力袜		药物

研究证明，机械性 DVT 预防适用于有 DVT 发生风险而又有药物预防禁忌证的患者，当患者药物禁忌证纠正后（如出血风险降低或无活动性出血或血小板纠正），应该开始加用药物预防或用药物预防替代机械性预防。

美国胸科医师学会（ACCP）指南提出：①住 ICU 的患者需常规进行 VTE 风险评估，并对多数患者常规应用血栓预防。②住 ICU 并具有中度风险的患者（如内科疾病或外科术后），推荐应用 LMWH 或 LDUH 进行血栓预防。③存在高血栓风险者（例如严重创伤后或骨科术后），推荐应用 LMWH 进行血栓预防。

④存在高出血危险的 ICU 患者，恰当应用机械性预防方法，直到出血危险降低。⑤当出血危险性下降后，推荐应用药物替代机械性血栓预防措施预防血栓或与机械性血栓预防措施联用。

第五节　呼吸衰竭

呼吸衰竭是指各种病因引起气体交换功能严重障碍，在海平面呼吸大气时动脉血氧分压低于 60mmHg 和（或）动脉血二氧化碳分压高于 50mmHg 所引起的临床综合征。临床上可将呼吸衰竭分为急性和慢性两类。急性呼吸衰竭多由于急性病变，如外伤、电击、药物中毒或吸入毒性气体等急性因素所致。

一、病因与发病机制

（一）病因

1. 急性 I 型呼吸衰竭

（1）肺实质性病变　各种类型的肺炎包括细菌、病毒、真菌等引起的肺炎，误吸胃内容物入肺、淹溺等。

（2）肺水肿　①心源性肺水肿：各种严重心脏病心力衰竭所引起。②非心源性肺水肿：最为常见的是急性呼吸窘迫综合征，其他尚有复张性肺水肿、急性高山病等。此类疾病常可引起严重的低氧血症。

（3）肺血管疾病　急性肺梗死是引起急性呼吸衰竭的常见病因。此类疾病来势凶猛、病死率高。

（4）胸壁和胸膜疾病　大量胸腔积液、自发性气胸、胸壁外伤、胸部手术损伤等，可影响胸廓运动和肺扩张，导致通气量减少和（或）吸入气体分布不均，损害通气和（或）换气功能，临床上常见为 I 型呼吸衰竭，但严重者也可为 II 型呼吸衰竭。以上各种病因所引起的呼吸衰竭早期轻者大多为 I 型呼吸衰竭，而晚期严重者可出现 II 型呼吸衰竭。

2. 急性 II 型呼吸衰竭

（1）气道阻塞　呼吸道感染、呼吸道烧伤、异物、喉头水肿引起上呼吸道急性梗死是引起急性 II 型呼吸衰竭的常见病因。

（2）神经肌肉疾病　此类疾病患者肺本质无明显病变，而是由于呼吸中枢调控受损或呼吸肌功能减退造成肺泡通气不足而引起的 II 型呼吸衰竭，例如吉兰-

巴雷综合征可损伤周围神经、重症肌无力、多发性肌炎、低钾血症、周期性瘫痪等致呼吸肌受累；脑血管意外、颅脑外伤、脑炎、脑肿瘤/一氧化碳中毒、安眠药中毒致呼吸中枢受抑制。

（二）发病机制

呼吸衰竭的发病机制即缺氧和 CO_2 潴留的发病主要与通气不足有关，而缺氧还涉及通气/血流（V/Q）比值失调、弥散功能障碍等因素。

1. 通气不足

健康人静息呼吸空气时，每分钟消耗氧 250mL 左右，产生 CO_2 20mL 左右，约需 4L 肺泡通气量才能有效地保持氧和 CO_2 的动态平衡。肺泡通气量不足即会出现肺泡氧分压降低、CO_2 分压升高。老年人由于呼吸中枢化学感受器的敏感性降低以及吸气过程中呼吸力学障碍，生理无效腔增加，更容易影响肺泡通气，发展成 CO_2 潴留和低氧血症。

2. V/Q 比值失调

有效的气体交换（尤其是氧）除要求足够的肺泡气量之外，还依赖于进入肺泡内的气体与血流充分接触。只有每个肺泡每个肺区域的 V/Q 比值均为 0.8 左右，才能保证最高效率的气体交换。V/Q 比值＞0.8 时，则不能充分摄氧和排出 CO_2，类似于静-动脉分流。V/Q 比值＞0.8 时，部分气体则无机会与肺毛细血管接触，形成无效通气或称为"无效腔效应"。健康人，由于重力影响，也存在区域性 V/Q 比值的差别。随着年龄的增长，尤其是进入老年后，由于肺泡和支气管结构的变化，V/Q 比值远离于 0.8 的肺单位进一步增多，放大了对氧和 CO_2 气体交换的不利影响。但在临床实践中，V/Q 比值失调，除非是由严重通气不足引起，主要造成缺氧，而不引起 CO_2 潴留。原因如下：①缺氧和 CO_2 潴留均刺激肺泡通气和增加血流，由于 CO_2 解离曲线和氧解离曲线的差别，V/Q＞0.8 的肺泡可排出量更多的 CO_2，但无法摄取更多的氧。②静脉与动脉血氧和 CO_2 分压差分别为 60mmHg 和 6mmHg，相差悬殊。因此，静脉血分流进入动脉后，动脉血氧分压下降的幅度远较 CO_2 分压显著。

3. 弥散功能障碍

弥散功能障碍主要影响氧合功能，因为氧和 CO_2 通过肺泡毛细血管膜的弥散力差别很大，根据二者分子量和在体液中的溶解度计算，前者仅为后者的 1/20。老年人的弥散功能呈进一步减退趋势，原因为肺泡腔扩大，肺泡壁微血管逐渐减少、血管内膜出现不同程度的纤维化，遇到致病因素攻击后，只要弥散的距离稍微增加，即会表现出明显的弥散功能障碍，影响氧合功能。但与通气/血流比值失调比较，在病理变化引起弥散功能障碍之前，即已对 V/Q 比值产生了明显影响，所以 V/Q 比值失调对氧合功能的影响更重要，是最多见的低氧原因。

4. 氧耗量

健康人静息状态下氧耗量变化构不成缺氧原因。成人每分钟氧耗量仅为 250mL 左右，4L/min 肺泡通气量即可保持 PaO_2 在生理范围。但在发热、寒战和气道阻力增加（如 COPD 和哮喘时）后明显增加氧耗量时，却可影响肺泡 PaO_2。寒战发抖时，氧耗量可达 500mL/min。支气管哮喘重度发作时，氧耗量可达正常人的几倍。如果肺泡通气量不变，随着氧耗量的增加，肺泡氧分压即明显下降。

5. 吸入气氧分压

在海平面生活的健康人，吸入气中的氧分压 150～160mmHg，可保持 PaO_2 在 90～100mmHg，即使高龄老年人，如果无明显心肺疾病，动脉血氧分压也可保持在 50mmHg 以上。因此，吸入气中氧浓度不会成为缺氧的原因。但是居住于高原的居民，由于大气压随海拔升高而降低，肺泡氧分压也相应减少，致使健康年轻人的 PaO_2 也难以达到 60mmHg。由于上述种种原因，这种改变在老年人中会表现得更为明显。另一种引起吸入氧分压降低的情况是环境变化（如火灾时）或医源性，如吸入低氧混合气进行检查或在麻醉中错误地给患者吸入低氧气体，均可引起肺泡氧分压降低。

二、诊断

（一）临床表现特点

（1）有慢性呼吸系统疾病或其他导致呼吸衰竭的病史。

（2）低氧血症和（或）高碳酸血症的临床表现

① 低氧血症主要表现为呼吸困难、发绀、心率加快、心律失常、血压降低、四肢冷等。严重者可出现脑功能紊乱症状，如表情淡漠、反应迟钝或烦躁不安、昏迷等。严重缺氧患者，常伴有上消化道出血及肝、肾功能损害。

② 高碳酸血症主要表现有头痛（晚上加重）、白天嗜睡（晚上失眠）、血压升高、多汗、判断力及记忆力减退。皮质中枢初期兴奋，表现易激动、烦躁、抽搐；后期抑制，表现表情淡漠、精神恍惚、神志不清，并可出现血压下降，颅内压升高，眼球微突，球结膜充血、水肿，扑翼样震颤等。并发脑疝时，意识障碍加重，呼吸节律及频率紊乱，双侧瞳孔大小不等。

国内对呼吸衰竭患者出现神经精神症状者称为肺性脑病，单纯缺氧引起者则称为缺氧性脑病。

（二）实验室检查及其他辅助检查特点

1. 动脉血气分析

血气改变符合上述标准，即 $PaO_2<60mmHg$ 或伴 $PaCO_2>50mmHg$。

2. 血液生化检查

可有电解质紊乱，酸中毒或碱中毒表现或有肝肾功能异常。

3. X 线检查

可有肺气肿表现、肺炎表现及肺心病征象等。

4. 心电图或超声心动图

可有肺心病表现或心律失常表现。

（三）病情程度分级

根据发绀、神志状态及血气改变，呼吸衰竭病情程度可分轻、中、重三级。

呼吸衰竭常伴发各种酸碱紊乱。通气功能衰竭时 CO_2 潴留，故多有不同程度的呼吸性酸中毒。急性期常为失代偿性，表现为 $pH<7.35$（代偿期正常），$PaCO_2>50mmHg$，碱剩余（BE）正常（代偿期正值增大），钾增高，血氯降低。呼吸性酸中毒可合并代谢性酸中毒，见于合并严重缺氧、感染、休克或肾功能障碍等，此时酸性代谢产物增加。表现为 $pH<7.35$，$PaCO_2>50mmHg$，BE 负值增大（早期可正常），血钾升高，血氯正常。呼吸性酸中毒可合并代谢性碱中毒，多见于治疗过程中补碱过多或利尿药、肾上腺皮质激素等使用不当及呕吐等，引起血氯、血钾降低。此时 $pH>7.45$，但亦可正常，$PaCO_2>50mmHg$，BE 正常或正值增大，血氯、血钾降低。呼吸性酸中毒时如应用人工呼吸机通气量过大，致使 CO_2 排出过快过多，可出现呼吸性碱中毒。此时 $pH>7.45$，$PaCO_2$ 降低，$<35mmHg$，BE 正常或正值增大，钾降低，血氯降低或正常。换气功能衰竭如 ARDS，早期除进行性缺氧外，可有混合性碱中毒（呼吸性碱中毒和代谢性碱中毒），晚期由于呼吸功能进一步损害以及合并感染，则可出现混合性酸中毒（呼吸性酸中毒和代谢性酸中毒）。

临床上呼吸性酸中毒合并代谢性碱中毒与失代偿性呼吸性酸中毒较为常见，均可出现神经精神症状，但治疗原则不同，应注意鉴别诊断。

三、治疗

（一）急性呼吸衰竭的治疗

治疗原则：首先是保持呼吸道通畅、加强呼吸支持并维持适宜的肺泡通气，其次为明确病因、治疗原发病和对症治疗以及对主要脏器功能的监测。

1. 保持呼吸道通畅

通畅的呼吸道是实施各种呼吸急救措施的必要条件。呼吸骤停或意识障碍患者常因体位不当、舌后坠、口咽部肌肉松弛、呼吸道分泌物等导致上呼吸道阻塞，成为急性呼吸衰竭的原因或使呼吸衰竭加重。呼吸急救的要点是使患者取侧卧位，头后仰、下颌向前，迅速清除呼吸道分泌物或异物（头颈部和脊柱外伤患者除外）。有效的气管内负压吸引，清除堵塞于呼吸道内的分泌物、血液或误吸的呕吐物，可解除气道梗阻。当上气道阻塞不能解除时，可行紧急环甲膜切开术开放气道。

经上述处理，仍难以维持呼吸道通畅或因病情需要长时间维持肺泡通气者，则需及时建立人工气道。有简便人工气道、气管插管、气管切开三种方法。简便人工气道有口咽通气道、鼻咽通气道和喉罩，是气管内导管的临时替代方式；气管插管和气管切开是重建呼吸道最为可靠的方法，紧急情况下多选择经口插管，其操作速度快于经鼻插管；经鼻插管容易被清醒患者耐受，但鼻窦炎发生率较高。人工气道的即时并发症有出血、气胸、空气栓塞、皮下及纵隔气肿等，48小时后的并发症有感染、出血和气管狭窄等。

目前使用的气管插管或气管切开管的气囊多为低压高容型，对气管黏膜的损伤较小，气囊的压力维持在 $25cmH_2O$ 以下较为安全。建立人工气道后，应注意在无菌条件下行气道内分泌物吸引和气道湿化。

2. 氧疗

通过普通的连接管道，在常压下提高气道内氧浓度，纠正缺氧状态的方法即为氧疗。对于急性呼吸衰竭患者，氧疗是改善缺氧的重要手段。氧疗后尽可能使动脉血氧饱和度＞90%或 $PaO_2 \geqslant 60mmHg$。氧气是一种治疗措施，过量或使用不当同样可导致不良反应，如视网膜病变、氧中毒、氧气诱导的肺换气不足、吸收性肺不张等，因为：①氧中毒也是 ARDS 的诱因之一；②高浓度氧疗可使 COPD 并发 II 型呼吸衰竭患者 CO_2 潴留加重；③高浓度氧疗使肺泡气中大量不被吸收的氮气逐渐为氧气所取代，氧气易被血液吸收而发生肺泡萎陷。

（1）鼻导管或鼻塞给氧　属于低流量氧疗系统。优点：简单、方便，不影响患者咳痰、进食。缺点：吸氧浓度不稳定、刺激损伤鼻部局部黏膜和可致导管堵塞。两种连接方式：鼻导管经鼻孔缓慢插入，直达软腭水平（离鼻孔 8～10cm）；鼻塞一端与输氧管连接，另一端塞入鼻前庭约 1cm 即可，该法较鼻导管舒服。吸入氧浓度（FiO_2）计算可参照经验公式：FiO_2（%）＝21＋4×氧流量（L/min）。一般 $FiO_2 < 40\%$ 为低氧浓度，40%～60% 为中等浓度，60% 以上为高浓度，首选中低浓度氧疗，若无效可采用高浓度氧疗，此时需关注氧中毒等不良反应。

（2）面罩给氧　适用于 PaO_2 明显降低，对氧流量需求较大的患者，但 CO_2 潴留患者慎用。包括简单面罩、带储气囊部分或完全不重复呼吸面罩等，优点为吸入氧浓度相对稳定，对鼻黏膜刺激小，但缺点是影响患者的进食和咳痰以及有一定程度的重复呼吸。

（3）加温湿化经鼻高流量氧疗（HFNO）　加温湿化 HFNO 的吸氧浓度在 $0.21\sim1.0$ 调节，流速在 $25\sim60L/min$ 调节，气体温度在 $33\sim37℃$ 调节，从而达到最佳湿化状态。此外，加温湿化 HFNO 还具有以下优点：①鼻导管较小，佩戴较松；②湿化气道黏膜，促进分泌物排出，保持呼吸道正常生理功能；③减少呼吸代谢消耗和呼吸功耗；④减少上呼吸道无效腔和降低上呼吸道阻力；⑤起到呼气末正压通气作用，促进肺泡复张和氧的弥散，减少呼吸功耗；⑥增加呼气末容积；⑦减少上呼吸道无效腔重复呼吸气体。因此，在呼吸衰竭治疗中，HFNO 应用前景广泛。建议以下临床状态合并低氧血症或 I 型呼吸衰竭时应用 HFNO：①辅助内镜操作；②对于轻中度 ARDS 患者，建议早期应用；③改善 $PaO_2/FiO_2\geqslant200$ 肺炎患者氧合；④改善肺纤维化患者氧合，降低呼吸频率，提高舒适性；⑤改善心源性肺水肿氧合，纠正呼吸窘迫；⑥改善心胸/血管外科术后的胸腹矛盾呼吸，增加呼气末肺容积；⑦改善气管插管患者拔管后的氧合，改善通气功能，增加舒适性，减少无创正压通气（NIPPV）使用时间，降低气管再插管率；⑧改善拒绝插管患者的氧合，延长生命。HFNO 应用于低氧血症合并高碳酸血症患者仍持慎重态度，可能增加 CO_2 潴留风险，但在严密监测下可应用于有创机械通气拔管后的序贯治疗。

需指出：①呼吸衰竭的缺氧纠正后病因治疗极为重要；②单纯因通气不足引起的呼吸衰竭对氧疗较敏感；其次为轻中度通气血流/比值失调和弥散障碍所致缺氧；效果最差的为重度肺换气功能障碍如肺内分流所致缺氧；③氧疗时需改善循环功能，因氧运输障碍也可能出现组织缺氧，一般要求血红蛋白水平不低于 $100\sim120g/L$。

3. 机械通气

机械通气不仅用于治疗不同病因所致的呼吸衰竭，而且用于预防呼吸衰竭的发生或加重。对心胸大手术后和严重胸部创伤患者，利用呼吸机帮助患者渡过呼吸负荷加重阶段。机械通气根据是否建立人工气道分为有创机械通气和无创机械通气。机械通气的常见并发症有通气过度引起的呼吸性碱中毒、通气不足、气压伤、血压下降、心排血量下降、治疗无效和呼吸机相关性肺炎，故需根据临床资料、血气结果调整呼吸机参数和停撤呼吸机。

循证医学支持呼吸衰竭患者行 NIPPV。NIPPV 对饮食、谈话影响小，减少了气管插管或气管切开的并发症如呼吸机相关肺炎的发生率，可缩短住院时间。应用 NIPPV 要求患者具备以下基本条件：①能够清醒合作；②血流动力学稳定；③不需要气管插管保护（患者无误吸、消化道无出血、气道分泌物少和易咳出）；④无严重心律失常、无未经引流的气胸或纵隔气肿和严重腹胀等情况；⑤无颜面部和上呼吸道损伤；⑥能耐受鼻/面罩。NIPPV 适用于轻中度呼吸衰竭患者，参考指征如下：①疾病诊断和病情可逆性评价适合使用 NIPPV；②有需要辅助通气的指征：中至重度呼吸困难，表现为呼吸急促（COPD 患者的呼吸频率＞24 次/分；充血性心力衰竭患者的呼吸频率＞30 次/分），需动用辅助呼吸肌参与呼吸运动或胸腹矛盾运动；③血气异常（pH＜7.35，$PaCO_2$＞45mmHg 或氧合指数＜200mmHg）。NIPPV 模式设置除了常用的双水平正压通气（BiPAP）和持续气道正压通气（CPAP）外，较新的模式有比例辅助通气、辅助压力控制通气等。

4. 高频振荡通气（HFOV）

HFOV 以其良好的加温湿化气体供给、主动呼气机制以及可避免机械通气部分并发症的新型通气模式被用于呼吸衰竭救治。HFOV 将氧合和通气分开，通过调节吸入氧浓度和平均气道压改善氧合，通过调节振荡频率和振荡压力波幅改善通气。与常规机械通气比较，HFVO 具有以下优点：动脉氧合效果好、减少气压伤发生和改善远期预后。目前的研究主要集中在儿童的呼吸衰竭、ARDS 以及外伤所致顽固性低氧血症救治。FiO_2≥60% 且平均气道压＞$24cmH_2O$ 通气的 ARDS 患者要考虑 HFOV，尤其是达不到肺保护性通气目标使吸气平台压维持在小于 $30\sim35cmH_2O$ 或常规通气时平均气道压＞$24cmH_2O$ 需考虑切换为HFOV，HFOV 被视为与常规机械通气具有相同疗效和安全性的一种呼吸支持手段，提倡早期应用 HFOV，同时联合俯卧位通气或肺泡复张法治疗 ARDS 患者。HFOV 使用注意事项：用前需清洁患者气道、保持呼吸道通畅，通气过程中需适当镇静、镇痛和肌松。HFOV 并发症有气胸、低血压、气道阻塞和肺部感染。

5. 体外膜氧合器（ECMO）

ECMO 为体外心肺功能辅助装置，利用体外循环代替自然循环，通过引流患者的静脉血，经人工肺氧合并排出 CO_2，再用泵将血液经静脉或动脉输回患者体内。主要有静脉-动脉（V-A）和静脉-静脉（V-V）ECMO 两种方式，它可以使肺得到休息，为患者提供有效呼吸支持，使患者度过呼吸机支持无效的危重时期，为原发病的治疗争取时间。其中 V-V 适用于仅需要呼吸支持的患者，V-A 可同时进行呼吸和循环支持。对于呼吸衰竭，V-V 较 V-A 的并发症和病死率低，是最常用的方式，在有效改善氧合及通气的同时，通过降低吸氧浓度、气道压、潮气量和呼吸频率，最大程度降低呼吸机相关肺损伤的发生风险。现有的资料表明：ECMO 治疗新生儿及儿童呼吸衰竭的存活率高；在成人急性呼吸衰竭时应用 ECMO 也有效，如 ARDS 时，ECMO 可以在不增加平均气道压的情况下提高氧合并避免呼吸机相关肺损伤。对于 ARDS 患者推荐 EMCO 的纳入标准为：①年龄 18～65 岁；②导致呼吸衰竭的原发病具有潜在可逆性；③采用肺保护性通气（潮气量 6～8mL/kg，PEEP≥10cmH$_2$O）并且联合肺复张、俯卧位通气和高频率振荡通气等处理，在吸入纯氧条件下，PaO$_2$/FiO$_2$<100mmHg 或动脉血 pH<7.20 或肺泡动脉氧分压差>600mmHg 或通气频率>35 次/分；④传统机械通气<7 天；⑤无抗凝禁忌证。重症肺炎所致严重呼吸衰竭参考上述标准。对于合并其他脏器严重功能障碍或具有较多并发症（如高血压、糖尿病、冠心病、脑血管病）与并发症（多个脏器功能不全）患者拟使用 ECMO 纠正呼吸衰竭需持谨慎态度；其他如社会-经济因素、疾病是否可逆性、有无使用肝素的相对禁忌证、肥胖以及 ECMO 管理经验和团队建设等均需综合考虑。

ECMO 并发症主要体现在患者和机械装置两方面：出血、血栓、溶血、感染、肢体缺血性损伤、肾功能不全等，其中出血是严重的并发症，需定期检测凝血酶原时间，依此调节肝素用量。近年来，应用肝素涂抹管道及小剂量肝素维持后，血栓的发生率大幅下降，但血栓依然是 ECMO 常见的并发症；感染主要表现为革兰氏阳性球菌感染为主。机械方面并发症有回路血栓堵塞或脱落、氧合器功能不良、机械故障、置管和拔管相关并发症等，目前推荐使用微孔型中空纤维膜及聚甲基戊烯膜式氧合器。

6. 高压氧治疗

非呼吸衰竭常规治疗措施，需特殊医疗器械。系在超过 1 个大气压的高压情况下给氧，利用氧分压与血液氧溶解度呈正比的关系以增加血氧含量，最终达到缓解组织缺氧的目的。通常需将患者送入高压氧舱（纯氧舱或空气加压舱），在 1.2～3.0 大气压下吸氧。高压氧治疗主要适用于外呼吸功能正常、而氧在血液的运输发生障碍所导致的 Ⅰ 型呼吸衰竭，如一氧化碳、CO$_2$ 或氰化物中毒、肺泡蛋白沉积症合并呼吸衰竭等。每次吸氧时间不宜过长，间接吸氧，从而避免氧中毒。高压氧治疗的禁忌证：未经处理的气胸和活动性出血、严重肺气肿、肺大疱、上呼吸道感染、严重高血压和妊娠等；高压氧治疗的严重并发症有氧中毒、气压伤和减压病，所以临床应用时需根据患者病情做出正确选择。

7. 一般支持治疗

① 控制感染：呼吸道感染既可诱发或加重呼吸衰竭，同时也是呼吸衰竭和机械通气的常见并发症。应在气道分泌物引流通畅的条件下，选用适宜的抗菌药控制感染。

② 纠正酸碱失衡：急性呼吸衰竭较慢性呼吸衰竭更易合并代谢性酸中毒，应积极纠正。

③ 注意心、脑、肾功能的维持以及水、电解质平衡。

8. 病因治疗

急性呼吸衰竭多有突发的病因，通常根据病史、体检、胸片及动脉血气做出判断。针对不同病因，采取相应的措施。上述各种治疗的目的也在于为原发病的治疗争取时间和创造条件。

（二）慢性呼吸衰竭的治疗

治疗原则是改善和纠正缺氧、CO_2 潴留以及代谢功能紊乱，提高生活质量；预防或减轻并发症的发生及程度；积极治疗基础疾病中的可逆性病变。

1. 保持呼吸道通畅

原则与急性呼吸衰竭基本一致。

（1）支气管扩张药　对于 COPD 或存在有气道高反应性的患者，应使用支气管扩张药。常用茶碱、β_2 受体激动药和抗胆碱能药，对于后两类药首选吸入制剂。使用茶碱和 β_2 受体激动药过程中，需注意心脏的不良反应。目前已将吸入抗胆碱能药作为 COPD 患者的一线治疗药物，常用异丙托溴铵（溴化异丙托品）和噻托溴铵（思力华）。前药为短效制剂，吸入后 5～10 分钟起效，持续4～6 小时；后者为长效剂，每天一次吸入治疗，可保持 24 小时疗效。近年来新研发的 β_2 受体激动药有茚达特罗、维兰特罗、欧达特罗，抗胆碱能药有阿地溴铵、格隆溴铵，选择性磷酸二酯酶 4 抑制剂有罗氟司特，具有扩张支气管作用强、抗感染效果好、不良反应少、使用方便、作用时间长，患者依从性高等优点。

（2）祛痰药　呼吸道分泌物过多或不易排出常加重通气障碍，使病情进一步恶化，因此在痰液引流（咳嗽、叩击胸部、体位引流和湿化气道等）过程中可适当使用祛痰药物，降低痰液的黏稠度、稀释痰液、刺激肺泡Ⅱ型上皮细胞分泌表面活性物质、防止肺泡萎陷和肺不张、清除氧自由基和减少气道高反应性等。可用溴己新（成人口服每次 8～16mg，每天 2 次）或氨溴索（沐舒坦，成人口服每次 30mg，每天 3 次）祛痰，后者的作用较前者强，它不仅降低痰液黏度，而且增强黏膜纤毛运动，促进痰液排出。

（3）湿化及雾化治疗　凡是气道分泌物增多、黏稠分泌物的自然清除技能障碍，尤其是气管插管及切开的患者可用黏液溶解药吸入，气道严重阻塞时气雾剂很难进入肺内，不易奏效，应先使用解痉药。湿化吸入气体和雾化给药均可达到湿化气道及局部治疗作用。理想的雾化要求：等渗液体、雾滴直径为 $1～3\mu m$、雾化气体的水分应达到 $100mg/L$、深而慢的口呼吸，并在吸气后适当屏气。湿化和雾化治疗的局部用药有 β_2 受体激动药、抗胆碱能药物、抗生素和激素等。

治疗中应避免交叉感染、气道痉挛及干稠分泌物湿化后的膨胀作用。湿化是否充分最好的标志就是观察痰液是否容易咳出或吸出。

（4）胸部理疗 凡气道分泌物增多、黏稠或分泌物的自然清除机制受损时，可考虑胸部理疗，如体位引流、拍击、振荡和深呼吸等。

2. 氧气疗法

长期家庭氧疗对 COPD 并发慢性呼吸衰竭患者具有重要作用，已证明它可降低患者肺动脉高压、明显改善生活质量、提高存活率。要求吸氧持续时间不应少于 15 小时/天。

严重缺氧患者可在短时间内吸入高浓度氧，随后应及时将吸氧浓度调节至纠正缺氧的最低水平。对于Ⅱ型呼吸衰竭患者强调控制性氧疗，因为吸氧可能会加重 CO_2 潴留和呼吸性酸中毒。

3. 机械通气治疗

（1）NIPPV NIPPV 时应具备足够的气道湿化，促进气道黏膜的湿化功能和稀释痰液、维持气道黏膜纤毛功能，避免治疗失败。NIPPV 应用指征：①轻度（pH＞7.35）、中度（pH 7.25～7.35）呼吸性酸中毒的 COPD 急性加重期。②重度呼吸性酸中毒（pH＜7.25）或伴有肺性脑病的 COPD 急性加重期患者使用 NIPPV 改善呼吸衰竭持谨慎态度。③COPD 并发呼吸衰竭的辅助撤机，即"有创-无创序贯策略"。④改善急性心源性肺水肿患者的气促症状，BiPAP 不增加心肌梗死的风险，但对于急性冠脉综合征并发心力衰竭患者仍慎用 BiPAP。⑤免疫功能受损患者伴呼吸衰竭时可从 NIPPV 治疗中获益。⑥COPD 稳定期治疗可尝试使用 NIPPV，因 NIPPV 可减轻呼吸肌疲劳，也适用于家庭呼吸支持治疗，2 个月后评估，如果有效且依从性好，超过 4 小时/天，则继续使用。应用指征：伴有乏力、呼吸困难、嗜睡等临床症状，气体交换异常（$PaCO_2 \geq$ 55mmHg 或在低流量给氧情况下 $PaCO_2$ 为 50～55mmHg，伴有夜间 $SaO_2 <$ 88%的累计时间占监测时间的 10%以上），对支气管扩张药、糖皮质激素、氧疗等内科治疗无效。⑦在意识清楚、血流动力学稳定、随时可进行气管插管、感染所致 ARDS 早期，预测在 48～72 小时内能缓解的患者在密切观察生命体征和治疗反应时可使用 NIPPV，并在应用 1～2 小时后评价。⑧可应用于阻塞性睡眠呼吸暂停综合征和胸壁畸形或神经肌肉疾病。

对于Ⅱ型呼吸衰竭，临床常用 BiPAP 辅助通气，因 BiPAP 可以对吸气相和呼气相气道压分别进行调节，在吸气时提供较高的压力（10～25cmH_2O），在呼气时提供较低的压力（3～5cmH_2O）。对于Ⅰ型呼吸衰竭，CPAP 和 BIPAP 均为有效的通气模式。应用 NIPPV 过程中需要及时、准确地判断疗效，以确定是继续应用还是转换为有创通气，一般认为，应用无创通气 1～2 小时后，如果病情恶化或患者不耐受，应及时转为有创通气。

（2）有创通气　目前尚无明确、统一的标准来决定呼吸衰竭患者是否接受有创通气治疗。对不同原因所致的呼吸衰竭，上机的标准应有所差异。机械通气仅仅是一种呼吸支持手段，对原发病并无治疗作用，其价值在于为诊治原发病及呼吸功能的恢复争取时间。上机之前应充分估计原发病是否可逆、有无撤机的可能，并综合考虑医疗、社会、经济等诸多因素。

临床可根据患者的一般情况（意识、呼吸频率及节律和自主排痰能力）及动脉血气指标的动态变化判定。当出现意识障碍、呼吸频率过快或过慢（如 $>35\sim$ 40 次/分或 <10 次/分）；呼吸节律不规则；无力咳痰；或自主呼吸微弱或消失；吸氧条件下 $PaO_2 < 50mmHg$；$PaCO_2$ 进行性升高，pH 动态下降；提示需及时使用有创通气。对 COPD 急性加重所致的慢性呼吸衰竭，选择上机的 PaO_2 值一般较急性呼吸衰竭低。

根据患者的呼吸情况，选择控制性或辅助性通气模式。前者适用于自主呼吸不规则、减弱或消失，后者适用于自主呼吸存在并与呼吸机协调良好的患者。目前尚无充分的依据证明哪种模式最好，总的原则是当病情趋于稳定时尽早由控制模式改为辅助模式。临床医师倾向于使用压力控制通气取代容量控制通气进行肺保护性机械通气，但没有循证医学依据证明两者在 ARDS 治疗中的优势。有气道阻塞或存在肺部疾病时，宜选用同步性能好的呼吸机，以减少人机对抗并确保肺泡通气量的稳定。脑部及神经肌肉疾病所致的呼吸衰竭，因肺功能正常，各种类型的呼吸机均可选用。

为克服传统机械通气的局限性，目前提倡一些新的机械通气策略，循证医学将小潮气量通气作为肺保护策略的 A 级推荐意见，因其能有效避免呼吸机相关的肺损伤。肺保护性通气策略的核心内容是：小潮气量（$4\sim7mL/kg$ 预测体重）；控制气道平台压 $<28\sim32cmH_2O$；允许性高碳酸血症（CO_2 分压维持在 $40\sim80mmHg$，同时 pH >7.20 临床可以接受）；最佳 PEEP（ARDS 患者在最佳 PEEP 时患者肺顺应性最大、呼气末无肺泡塌陷的最小 PEEP 值，现有证据表明：$8\sim15cmH_2O$ 的 PEEP 适合大多数 ARDS 患者）。肺复张是肺保护性通气策略的补充，肺复张手法就是一次或多次给予高于常规平均气道压的压力并维持一定的时间（一般不超过 2 分钟），使更多的萎陷肺泡开放，防止小潮气量通气所带来的继发性肺不张，从而能达到减少肺损伤和改善肺顺应性及氧合目的。肺复张手法不推荐常规使用，对于顽固性低氧血症患者，在严密监测下使用。常用的方法有：控制性肺膨胀（临床常用持续吸气相高压，提高 PEEP 至 $30\sim50cmH_2O$，持续 $20\sim40$ 秒）、间断叹息和 PEEP 递增法。俯卧位通气也是重要的肺复张手段，主要是肺重力依赖区的复张，为非常规手法。

对于大多数接受气管插管、机械通气的患者，临床均主张给予低水平的

PEEP（3～5cmH$_2$O），补偿因仰卧体位和经喉插管引起的容量下降。对于氧合不满意的患者，可提高 PEEP 水平。调节 PEEP 水平应在最合适的吸入氧浓度（小于 0.6）条件下达到较好的动脉血氧合，通常不超过 15cmH$_2$O。最佳 PEEP 设定包括以下方法：①根据氧合法滴定最佳 PEEP，在可接受氧浓度（<60%）下维持充分氧合（脉搏氧饱和度>88%）的最佳 PEEP；②低流速法测定压力，容积曲线，是最常用主要方法，既往常以静态压力，容积曲线低位拐点压力＋2cmH$_2$O 作为最佳 PEEP 的设置，目前倾向于将静态压力，容积曲线呼气支最大拐点设置为最佳 PEEP。

（3）有创-无创序贯通气的应用 患者接受有创通气后，当呼吸衰竭得到一定程度缓解但尚未达到传统的拔管，撤机标准之前，代之以无创通气，从而减少有创通气的时间，称之为有创，无创序贯通气策略。多项研究证实该法可显著提高撤机成功率，缩短机械通气和住 ICU 的时间，降低院内感染率，增加患者存活率。

有创-无创序贯通气能否成功的关键是把握有创通气转为无创通气的切换点，一些学者提出对于 COPD 急性加重期患者以肺部感染控制窗作为切换点，能较准确地判断早期拔管时机。通过使用有效抗菌药和及时引流入工气道内痰液后，支气管，肺部感染往往在 5～7 天内得到控制，表现为痰量减少、黏度变稀、痰色转白、体温下降、血白细胞计数降低、X 线胸片上支气管、肺部感染影消退，此阶段称为肺部感染控制窗。肺部感染控制窗后若不及时拔管，则可能随插管时间延长并发呼吸机相关肺炎。出现肺部感染控制窗时患者痰液引流问题已不突出，而呼吸肌疲劳仍较明显，需要较高水平的通气支持，此时撤离有创通气，继之 NIPPV，能进一步缓解呼吸机疲劳，改善通气功能，明显减少再插管或气管切开。

（4）疾病特异性的机械通气治疗

① COPD：COPD 急性加重期，由于气道炎症、气道痉挛等因素使气道阻力及内源呼气末气道正压（iPEEP），使呼吸过程中呼吸肌做功增加，呼吸肌疲劳，使用辅助呼吸肌，导致呼吸衰竭发生及加重恶性循环，故有创机械通气时可在呼气末加用一定的正压（通常为 3～5cmH$_2$O），以减少呼吸肌克服 iPEEP 做功，促进人机协调。COPD 急性加重期原则上选择气管插管，尽量避免气管切开，一般可采用辅助通气模式，以 PSV 较常用，压力支持从低压（10cmH$_2$O）开始，逐渐增加压力，最高压力以≤30cmH$_2$O 为妥。由于 PSV 的主要缺点是没有通气量的保证，临床可采用 SIMV＋PSV，必要时设置 MMV 功能以保障通气安全。COPD 有创机械通气序贯无创通气时或稳定期无创机械通气的吸气相，给予一个较高的吸气压力，克服气道阻力，增加肺泡通气量，同时减少呼吸肌做功，降低了氧耗量、减少 CO$_2$ 生成量；呼气时，给予一个较低的 PEEP 对抗 iPEEP，防

止肺泡萎陷，并改善通气/血流比例失调情况及弥散情况，增加肺氧含量，促进 CO_2 排出，从而使 $PaCO_2$ 降低，PaO_2 升高。NIPPV 辅助撤机指征：a. 患者在 COPD 急性加重前生活基本可以自理；b. COPD 急性加重时呼吸道感染得到有效控制；c. 全身的一般状态比较好，意识清楚；d. 痰液不多和气道清除能力较好；e. 需要的通气参数为吸入氧浓度<40%，压力支持<12cmH_2O、SIMV 频率<12 次/分。COPD 患者多有慢性呼吸性酸中毒，因肾脏的代偿，体内 HCO_3^- 增加，若 CO_2 排出过快，容易从酸中毒转变为碱中毒，故原则上使 $PaCO_2$ 逐渐下降，在 1～2 天达到或稍低于患者急性加重前的水平即可。

② 神经肌肉性疾病：主要为泵衰竭，由呼吸肌无力所致，患者的中枢呼吸驱动及肺换气功能基本正常。因呼吸肌无力使肺不能充分膨胀，易发生肺不张，可采用较大的潮气量（12mL/kg），必要时加用呼气末正压（5～10cmH_2O）或叹息功能，防止肺不张。该类患者肺功能基本正常，只要保证足够的通气量，低浓度吸氧（FiO_2 为 0.25～0.35），即可维持动脉血气于正常水平。对病情进展缓慢、延髓呼吸中枢功能正常、气道分泌物不多的患者可选择无创通气。一般根据患者自主呼吸力量的强弱，选择控制或辅助性通气模式。估计短期内有可能脱离机械通气者，可选用气管插管建立人工气道，若机械通气超过 2 周以上者，则应行气管切开。

③ 脑部病变：常见由脑血管意外、颅脑外伤、脑炎等所致的中枢性呼吸衰竭。原则同神经肌肉性疾病的机械通气治疗。当伴有颅内高压时，可采用控制性过度通气，使 $PaCO_2$ 保持在 25～30mmHg 范围内，脑血管处于轻度收缩状态，利于降低颅内压。颅内高压改善后，应逐渐减低通气量，使 $PaCO_2$ 恢复正常。部分患者的咳嗽反射减弱甚至消失，容易并发下呼吸道感染，应注意人工气道的护理。

④ 外科手术后：外科术后呼吸功能减退的发生率较高，常见于胸腹部手术后。因术后肺不张、间质性肺水肿、误吸、肺部感染等引起。心胸外科手术、原有肺部基础疾患接受上腹部手术后，呼吸衰竭发生率较高，对此类患者可积极行机械通气治疗，帮助患者顺利度过术后数日内呼吸功能明显下降这一关键阶段。因胸腹部手术切口对呼吸运动有一定影响，可设置相对较小潮气量及较快通气频率，可选用 PSV 或 CPAP 等通气模式。

4. 体外二氧化碳清除技术（ECCOR）

ECCOR 是一项治疗Ⅱ型呼吸衰竭技术，有一定风险，已用于 ARDS 的辅助治疗。ECCOR 由输出管（大的中心静脉或动脉）、泵、膜肺和输回管构成，含 CO_2 的血液被泵出至膜肺，因膜两侧 CO_2 梯度差，CO_2 通过弥散作用被清除。ECCOR 清除 CO_2，不像 ECMO 能提供有效氧合，与 ECMO 的氧合需要高血流量相比，ECCOR 可允许较低的血流速率。血流通过 ECCOR 通路可采用两种方法：当患者的动脉压充足，可以采用无泵系统，即血液可以从患者的动脉导管输出，再从静脉导管输回，称为动静脉 CO_2 清除（$AVCO_2R$）。动脉导管和静脉导管都需要达到 $1\sim2.5L/min$ 的高血流量，即 $25\%\sim50\%$ 的心排血量，并需要使用去甲肾上腺素维持压力梯度，以有效清除 CO_2。无泵系统需要大管径的动脉管腔和充足的心排出量。其次就是采用机械泵替代，即静脉 CO_2 清除（WCO_2R），如 Decap 系统（Italy）和 Hemolung（USA）。应用单腔、低流量体外 CO_2 清除仪可有效降低 COPD 患者的 CO_2 水平，有望成为 II 型呼吸衰竭治疗的新方法。ECCOR 并发症有出血、肢体缺血，骨筋膜室综合征、截肢等和置管相关或抗凝相关的并发症（静脉穿孔、气胸、血肿、肝素相关性血小板减少、DVT 和管路凝血等）。主要禁忌证有出血体质、血小板减少、不能建立中心静脉或有中枢神经系统病变。

5. 氦氧混合气体治疗

氦气属于惰性气体，无色无味，化学结构稳定，气体密度较低，无扩张支气管及抗感染作用，不会与机体生物内膜及呼吸气体相互作用。氦氧混合气体为含 78%氦气和 22%氧气，其密度约为空气的 1/3，与吸入空气和氧气混合气体比较，吸入氦氧混合气体降低了气体密度，通过物理原理，气流在气道内更容易以层流形式运动，降低了气道阻力，增加患者肺通气，减少 iPEEP 生成，肺过度膨胀减轻，进而使患者呼吸肌的负荷和呼吸做功降低，呼吸困难症状得以缓解，改善呼吸性酸中毒。氦氧混合气体治疗 COPD 并发呼吸衰竭，能有效降低机械通气使用率，促进患者恢复，在疗效及经济方面便于患者接受，相对于 NIPPV，氦气属于惰性气体能减少感染风险、费用及患者难以适应的缺点，弥补诸多 NIPPV 禁忌证及弊端，二者联合可能成为 COPD 急性加重期的有效治疗手段。

6. 抗感染治疗

因住院时间久、免疫功能低下或缺陷、接受机械通气治疗等因素，患者易发生医院获得性肺炎。因此，选择有效的抗菌药物、采用适当的剂量和疗程控制感染十分重要。临床可通过呼吸系统症状和体征的变化、体温、外周血象、C 反应蛋白及降钙素原等指标综合判断下呼吸道感染的控制状况。通常根据临床情况，如感染的严重程度、感染的环境、患者的基础疾病，药物在体内的分布特点及其毒性等，综合分析后经验性用药，待获得病原菌和药敏结果后再调整用药。部分患者因年老体弱、机体反应性差，当出现呼吸道感染时仅有咳嗽和咳痰或气道分泌物增加（机械通气时）或呼吸频率增快、PaO_2 降低，而较少有发热及外周血白细胞的升高，胸部 X 线检查可能缺乏明显改变，此时，观察痰液、气道分泌物或肺部湿啰音的变化成为判断抗感染治疗是否有效的重要指标。

感染是 COPD 患者死亡的独立危险因素,重度患者常有耐药菌、真菌造成的混合感染、二重感染,故抗菌药物选择需兼顾以上病菌。目前 COPD 急性加重患者具有下列三种主要症状者需抗感染治疗:①呼吸困难增加、痰量增多以及脓痰增多;②脓痰增多,伴有一项其他的主要症状;③机械通气者需抗感染治疗。呼吸困难改善和脓痰减少提示治疗有效。抗菌药物的推荐治疗疗程为 5～10 天。

7. 纠正酸碱失衡

首先治疗原发病,以调整呼吸为主,不急于补酸或补碱,要维护肺、肾等重要酸碱调节器的功能,同时行血气、血乳酸、丙酮、电解质及排除实验误差才能得出正确的结论。

(1) 呼吸性酸中毒 在慢性呼吸衰竭中最常见。主要因通气不足、CO_2 潴留产生高碳酸血症所致。保持呼吸道通畅、增加肺泡通气量是纠正此型失衡的关键。主要治疗是改善通气、辅助通气,但勿使 CO_2 下降过快,防止代谢性碱中毒。原则上不常规补充碱剂,仅当 pH<7.20 时,适当补充碳酸氢钠,然后复查血气,只要将 pH 升至 7.20 以上即可。临床应注意如通气功能得不到改善,则输入的碳酸氢钠有可能使 $PaCO_2$ 上升更高。

(2) 呼吸性酸中毒合并代谢性碱中毒 常见于呼吸性酸中毒的治疗过程中。多为医源性因素所致:①补充碱剂过量;②应用利尿药、糖皮质激素等药物致排钾增多,出现低钾血症;③呕吐或利尿药使用引起低血氯;④应用机械通气致 CO_2 排出过快等。碱中毒使组织缺氧加重、抑制呼吸中枢而对机体危害较大。处理原则为纠正呼吸性酸中毒的同时,常规补充氯化钾 3～5g(需每天尿量在 500mL 以上)。若 pH 过高,可静脉滴注盐酸精氨酸 10～20g。

(3) 呼吸性酸中毒合并代谢性酸中毒 与严重缺氧、休克、感染、肾功能障碍等有关,常提示病情危重、预后差。处理包括增加肺泡通气量、纠正 CO_2 潴留;治疗引起代谢性酸中毒的病因;适当使用碱剂,补碱的原则同单纯性呼吸性酸中毒,以后根据血气再酌情处理。

(4) 呼吸性碱中毒 多见于 I 型呼吸衰竭患者因缺氧引起 CO_2 排出过多所致。一般不需特殊处理,以治疗原发病为主。

8. 呼吸兴奋药

因呼吸中枢抑制而引起肺泡通气不足如镇静药中毒等适宜应用呼吸兴奋药。尼可刹米(可拉明)仍是国内常用的呼吸兴奋药,直接兴奋延髓呼吸中枢,也可刺激颈动脉体和主动脉体化学感受器,反射性性兴奋呼吸中枢,可提高呼吸中枢对 CO_2 的敏感性,使呼吸加深加快。洛贝林可刺激动脉窦和主动脉体化学感受器,反射性兴奋呼吸中枢而使呼吸增快,对呼吸中枢并无直接作用。多沙普仑为非特异性呼吸兴奋药，主要通过直接兴奋延髓呼吸中枢、外周化学感受器及加强膈肌活动，使患者潮气量增加、呼吸频率增加，有效拮抗全麻后阿片类药物引起的呼吸衰竭。该药对脑神经元的兴奋作用较弱，因而安全范围大，不易致惊厥，对于镇静催眠药过量引起的呼吸抑制和 COPD 并发急性呼吸衰竭有显著的呼吸兴奋效果。阿米三嗪/萝巴新（都可喜）通过刺激颈动脉体和主动脉体化学感受器，反射性兴奋呼吸中枢，增加通气量，成人口服每次 1 片，每天 1～2 次。纳洛酮为阿片类受体拮抗药，有兴奋呼吸中枢作用，并能增加呼吸中枢对 $PaCO_2$ 的敏感性，目前推荐只要呼吸衰竭并存心脑损害者或 CO_2 潴留就可在常规治疗基础上应用纳洛酮，每次 0.4～0.8mg 肌内/静脉注射或 1.2～2.8mg 静脉滴注。但孕妇、新生儿禁用。

使用呼吸兴奋剂时需注意以下事项：①不同作用机制的药物联合使用优于单药治疗。②使用呼吸兴奋剂的前提是患者气道通畅，如分泌物的引流，解除支气管痉挛，消除肺间质水肿，改善胸肺顺应性。③呼吸肌疲劳患者慎用。④避免过量和长疗程使用。⑤目前国内将其与 NIPPV 联合或序贯使用取得一定疗效。⑥2015 年 GOLD 不推荐 COPD 引起的慢性呼吸衰竭使用呼吸兴奋剂，但因国情所限，我国临床仍在使用，因此，在应用呼吸兴奋药治疗时需注意，当气道阻力增加、胸肺顺应性降低时，呼吸兴奋药增加通气量的益处可能被氧耗量的增加所抵消，甚至得不偿失；若无明显效果则应停用，不可无限制地增加剂量，剂量过大可引起惊厥、氧耗量增加、呼吸肌疲劳。⑦脊髓及神经肌肉疾病、肺水肿、ARDS、肺间质纤维化等以换气障碍为特征的呼吸衰竭，应用呼吸兴奋药弊大于利，应列为禁忌。⑧监测动脉血气，使用呼吸兴奋药后 $PaCO_2$ 下降 10～20mmHg，PaO_2 无下降，提示可使用呼吸兴奋药，若无反应或血气指标恶化，应停用。

9. 糖皮质激素

糖皮质激素可抑制炎症细胞迁移、募集以及炎性介质的合成、释放，发挥抗感染作用，同时降低微血管通透性，减轻肺水肿和脑水肿等作用。对于 COPD 急性加重期，全身性应用糖皮质激素可缩短患者的康复时间，改善其肺功能及低氧血症，并减少急性发作次数、治疗失败及其住院时间延长等风险。不推荐长期口服糖皮质激素，如病情控制不佳或急性加重期，推荐全身性应用糖皮质激素：泼尼松 40mg/d，疗程 5 天。吸入性糖皮质激素被推荐，但不建议单独长期维持治疗，多与支气管扩张药联合吸入。

10. 胃黏膜保护药

呼吸衰竭时缺氧和高碳酸血症均易诱发上消化道出血；机械通气期间的应激反应、禁食、胆汁反流、腹内压升高等也是消化道出血的诱发因素；部分治疗呼吸衰竭的药物也可导致消化系统症状，故需注意防治。推荐使用胃黏膜保护药，如硫糖铝等。慎用质子泵抑制药，除非呼吸衰竭合并以下情况：①老龄（≥65岁）；②严重创伤（颅脑外伤、烧伤、胸腹部复杂困难的大手术）；③合并休克或持续性低血压；④严重全身感染；⑤并发多脏器衰竭/机械通气大于3天；⑥重度黄疸；⑦合并凝血机制障碍；⑧脏器移植术后；⑨长期使用免疫抑制药与胃肠外营养；⑩1年内有溃疡病病史。

11. 合理应用脱水药和镇静药

（1）脱水药　脑部疾患所致的中枢性呼吸衰竭常与脑水肿有关，此类患者应尽早使用脱水药；严重缺氧和CO_2潴留可导致脑血管扩张、脑细胞水肿，出现神经精神症状和颅内高压的表现，原则上以改善呼吸功能，纠正缺氧和CO_2潴留为主，仅当脑水肿症状明显或有脑疝时可短期小剂量使用20%甘露醇，按$0.25 \sim 0.5 g/(kg \cdot 次)$作快速静脉滴注，每8小时一次。甘露醇静脉推注需联合相关药物如利尿药等进行治疗，因甘露醇可诱导肾功能不全，具有潜在肾毒性，长期使用时，需对患者肾功能及内环境进行监测。此外，活动性脑出血患者不宜使用甘露醇，可能与其进入血肿内吸收水分，从而加重脑水肿有关，此外，甘露醇在水肿区不断累积，导致脑组织中的浓度高于血液中的浓度，进一步加重局部区域水肿。目前临床推荐甘油果糖脱水，因甘油果糖不产生累积效应和导致肾功能不全等不良反应。

（2）镇痛镇静药　因镇痛镇静药抑制呼吸中枢、加重缺氧和CO_2潴留，抑制咳嗽反射使痰液引流不畅，原则上应避免使用。对脑水肿患者出现明显烦躁、抽搐时，可酌情使用地西泮5mg或氟哌啶醇2mg肌内注射，但仍需密切观察呼吸情况，并做好机械通气的准备。对于接受机械通气的患者，特别是接受控制通气患者，可使用镇静药避免人机对抗，但需注意镇静的深度和强度，建议Ramsay镇静评分维持在3～4分的浅镇静。浅镇静既可使患者耐受机械通气初期的不适，又可避免因过度镇静导致机械通气时间延长、呼吸机相关性肺炎发生和深静脉血栓形成等。常用的镇痛镇静药包括咪达唑仑、丙泊酚、芬太尼、瑞芬太尼和右美托咪定。咪达唑仑为短效镇静药，在适当的剂量下能很好地保留患者一定的自主呼吸；丙泊酚快速起效、快速消除，机械通气患者常用的镇静药，但成本较高，使用不当易导致丙泊酚输注综合征；芬太尼具有强效镇痛效应，与镇静药联合可增加镇痛效果；瑞芬太尼起效快，作用时间短，可用于短时间镇痛的患者；右美托咪定具有抗交感、镇痛与镇静的作用、单独应用于ICU短期镇静镇痛治疗，但可导致心动过缓和低血压。

既往认为NIPPV治疗呼吸衰竭时应尽量避免使用镇静药物以免抑制呼吸造成上呼吸道阻塞、误吸等，但目前部分学者提出接受NIPPV患者进行镇静处理有助于机械通气的实施，故推荐NIPPV时小剂量使用右美托咪定。右美托咪定是新型镇静药物，与传统镇静药物比较，没有呼吸抑制作用、患者易唤醒、能听从指令，一旦停止唤醒刺激，患者可马上进入镇静状态。

12. 抗凝治疗

呼吸衰竭患者一旦出现低血压和（或）高流量吸氧后 PO_2 不能升高至 60mmHg 以上，提示可能并发肺栓塞。慢性呼吸衰竭患者存在血液高凝状态或呼吸机治疗过程中的卧床制动，易发生微循环障碍，促进血小板过多活化，黏附释放功能增加，释放多种活性物质及抗凝、纤溶因子的变化，促使机体处于高凝状态，因此，深静脉血栓和肺栓塞的发病率高，加重组织缺氧。如无禁忌证可根据病情给予预防性抗凝治疗，有机械性预防和药物性预防。机械性预防主要包括压力梯度长袜和间歇充气加压装置等；药物性预防包括普通肝素、低分子量肝素和维生素 K 拮抗剂，阿司匹林不作为深静脉血栓和肺栓塞的预防用药。

13. 血管扩张剂的使用

该类药物主要用于肺动脉高压伴顽固性心衰者，应在有足够血容量前提下使用，从小剂量开始，舒张压和收缩压下降不超过 20%，心率减慢或不变。对缓解呼吸衰竭合并肺动脉高压患者有效，改善心功能。药物有硝酸甘油（扩张静脉，减轻前负荷）、酚妥拉明、钙通道阻滞药和前列腺素 E_1 等。

14. 营养支持

体重减轻≥10% 是 COPD 并发Ⅱ型呼吸衰竭患者产生心脏损害的前驱症状；呼吸衰竭时，患者因能量代谢增高、蛋白质分解加速、摄入不足、缺氧以及多种治疗药物（如拟交感神经药物、茶碱等）的影响，可出现营养不良。结果降低机体防御功能，感染不易控制，呼吸肌易疲劳等，延长住院时间，增加死亡率，因而，目前将营养支持作为治疗呼吸衰竭的重要手段。营养支持的基础是合理的热量供给。慢性呼吸衰竭患者体内氧化葡萄糖的能力受抑制，而且过多的碳水化合物摄入会导致 CO_2 产生过多，增加呼吸商，造成撤机困难。因此，长期机械通气或Ⅱ型呼吸衰竭患者需减少糖类摄入、增加脂肪的摄入比例。糖类、蛋白质和脂肪氧化分解产生 1cal 的热量、需消耗的氧气分别为 0.2L、0.24L 和 0.22L，产生的 CO_2 分别为 0.2L、0.19L 和 0.15L。因蛋白质和糖类供能为 4cal/g，脂肪供能为 9cal/g，再鉴于上述原因，临床常用 10%～20% 脂肪乳剂，与葡萄糖联合使用，使脂肪供能达 45%～50%、糖类供能达 30%～35%。脂肪乳剂尽量含中、长链混合脂肪乳，后者提供必需脂肪酸，对维持细胞膜的正常组分及功能具有重要作用。早期可给予热量 20～25kcal/(kg·d)，病程较长者可适当增加至 30～35kcal/(kg·d)。另外，维生素参与体内的各种代谢过程及蛋白质和氨基酸的相互转化，故补充热量的同时需适当补充维生素。

根据营养素补充途径，将营养支持分为肠外与肠内两种营养支持方法。前者适用于病情危重不能进食或胃肠功能欠佳者。一旦病情许可，应及时给予肠内营养，可经口或鼻饲给予，也可采用经皮内镜下胃造口或空肠造口术实施肠内营养。经胃喂养时特别需注意防止吸入性肺炎的发生，如反复出现胃潴留、呕吐和误吸者，宜选择经空肠喂养。与肠外营养比较，经胃肠营养对保持胃肠黏膜的屏障功能及防止肠道菌群失调具有十分重要的作用，可降低感染性并发症的发生率并缩短住院时间。胃肠内营养在无禁忌证的情况下，应作为营养支持途径的首选，目前推荐通过重力滴注或蠕动泵连续 12～24 小时输注。

第六节　急性呼吸窘迫综合征

急性呼吸窘迫综合征（acute respiratory distress syndrome，ARDS）是指由心源性以外的各种肺内外致病因素导致的急性进行性低氧血症型呼吸衰竭。

一、病因

ARDS 可以由肺内和（或）肺外多种因素引起。

1. 肺部疾病

毒气吸入，胃内容物误吸，栓塞（如脂肪栓塞、婴儿羊水吸入栓塞、瘤栓），胸部或肺外伤，重症肺部感染（细菌、病毒、肺孢子虫病），溺水等。

2. 肺外疾病

发生于任何原因的休克、任何形式的创伤（包括骨折、多发性创伤、胸部大手术、挤压综合征、肝脾破裂）、药物过量、弥散性血管内凝血、大面积烧伤、急性胰腺炎、严重感染（包括各种原因引起的败血症）等。

二、病理生理机制

ARDS 主要病理特征为由肺微血管通透性增高而导致的肺水肿及透明膜形成，肺泡渗出液中富含蛋白质，可伴有肺间质纤维化。尽管引起 ARDS 的病因各有不同，但对肺损害的表现十分相似。

1. 早期变化

身体其他部位发生严重感染或创伤时，大量毒素或由其激发的各种炎性介质，首先在肺组织形成较严重的炎性反应，造成肺大量血管内皮细胞受损、毛细血管通透性增加、蛋白渗出、间质水肿；肺泡为大量富含蛋白的渗出液填塞。上皮细胞受损伤，造成Ⅱ型细胞功能受损，表面活性物质生成减少和破坏增加，肺泡的表面张力增加，而且变得不均一，致使大量肺泡萎陷不张，最终导致肺通气或血流失衡，右向左分流增加，形成难以用普通吸氧纠正的低氧血症。肺水肿明显，重量增加，有"湿肺"之称，但肺泡并未完全受到破坏，仍有恢复的可能性，呈"婴儿肺"状态。

2. 晚期变化

ARDS的自然病程一般为2～6周。随着病程的发展，肺间质纤维化增加，渗出蛋白为纤维组织代替，肺功能残气量明显减少，间质弹性回缩力明显减低，肺变得僵硬，称之为"僵硬肺"。

三、临床表现、诊断和辅助检查

（一）临床表现

除原发病症状和体征外，主要表现为突发性进行性呼吸窘迫、自发性持续性过度通气、发绀、焦虑、烦躁、出汗等过去心肺疾病史不能解释的症状。呼吸窘迫特点是呼吸深快、用力，发绀难以用普通吸氧纠正。早期可无体征异常，后期可闻及水泡音，可有管状呼吸音等。

（二）诊断标准

（1）有发病的高危因素　①直接肺损伤因素：严重肺感染，误吸，肺挫伤，吸入有毒气体、淹溺、氧中毒等。②间接肺损伤因素：脓毒症，严重的非胸部创伤，重症胰腺炎，休克，大手术后，大量输血，体外循环及弥散性血管内凝血等。

（2）急性起病，呼吸频率快和（或）呼吸窘迫。

（3）低氧血症　ARDS时动脉血氧分压（PaO_2）/吸氧浓度（FiO_2）≤200mmHg（26.6kPa）。

（4）胸部X线检查　双肺浸润阴影。

（5）肺动脉（毛细血管）楔压（PCWP）≤18mmHg（2.394kPa）或临床上能除外心源性肺水肿。

凡符合以上5项可诊断为ARDS。

（三）辅助检查

1. 动脉血气分析

动脉血氧分压（PaO_2）下降是诊断ARDS的必备条件，且此种低氧血症经

提高氧浓度 FiO_2 亦难以纠正，此为本症的特点。动脉血二氧化碳分压（$PaCO_2$）早期虽下降明显，但由于呼吸急促、过度通气而 $PaCO_2$ 降低或正常，晚期则因气体弥散障碍而增高。氧合指数（PaO_2/FiO_2）降低，也是 ARDS 诊断必备条件之一，正常值为 400～500mmHg（53.2～66.5kPa），ARDS 时 ≤ 200mmHg（26.6kPa）。pH 主要取决于三点：①$PaCO_2$ 降低（呼吸性碱中毒）或升高（呼吸性酸中毒）。②PaO_2 下降后引起高乳酸血症的程度（代谢性酸中毒）。③原发病对酸碱平衡的影响。

2. 肺功能测定

V_D/V_T 为无效腔通气与潮气量之比，可作通气血流比例的一项指标。正常值为 0.28～0.36，随年龄稍有增长，大于 0.36 表示 V_D 增大或 V_T 下降。Q_S/Q_T 指右心的静脉血在肺内未经过氧合而进入左心动脉系统的无效灌注部分，Q_S 为分流量，Q_T 为总肺血流量，评估只有血灌注而无肺泡通气的范围大小；正常小于 6%，ARDS 时大于 7%。

3. X 线表现

早期可无异常或呈轻度间质改变，表现为边缘模糊的肺纹理增多。后期可出现肺间质纤维化改变。但是 X 线表现与病情严重性相差较大。

4. 肺循环力学监测及其意义

见表 1-3。

表 1-3　肺循环力学监测及其意义

项目	临床意义	正常值	ARDS 时改变
肺静脉平均压（MPVP）	右心室后负压	3～12mmHg	上升
肺动脉楔压（PAWP）	左心前负荷	6～12mmHg	—
肺动脉平均压（mPAP）	右心室负荷	≤25mmHg	上升
肺血管阻力（PVR）	血管收缩管腔闭塞	80～120s/cm^2	上升

四、预防与处理

一旦出现 ARDS，预后较为严重，处理也复杂困难，重要在于预防及早期治疗，对休克、重度创伤患者，尤应注意。

1. 预防要点

主要有以下几点。

① 休克者应迅速恢复循环血容量。

② 保留气管内插管，直至患者完全清醒及通气充分。

③ 积极鼓励患者深呼吸及胸廓扩张运动；经常更换体位，并翻身拍背。

④ 应尽量避免过多输入陈旧的库存血液。

⑤ 补充高营养。

⑥ 勿过量、过快输液。

⑦ 不宜长时间给纯氧，最好应用40％浓度的氧气。

⑧ 防止胃内容物误吸。

2. 治疗原则

① 辅助氧合，维持组织充分氧合，支持受损肺组织的恢复。

② 积极防止并发症。

3. 具体治疗措施

（1）给氧及机械性通气　以呼气末正压通气（PEEP）最为有效。

（2）低温疗法　目的是为降低氧耗及 CO_2 的产生，从而以减轻肺损伤。

（3）控制液体输入及应用利尿药，酌情应用白蛋白、肾上腺皮质激素等。

对 ARDS 的其他药物治疗，如肝素、抑肽酶、硝酸异山梨酯、酚妥拉明、洋地黄类药物、呼吸兴奋药等可酌情使用。另外，即使原发病无感染，在发生 ARDS 后，应使用抗生素以防止感染。

第二章

循环系统常见病

第一节　心搏骤停与心肺复苏

一、心搏骤停

心搏骤停是指心脏泵血功能的突然停止，致全身血液供应中断引起组织严重缺血缺氧和代谢障碍，若不及时抢救可立即危及生命。心源性猝死（sudden cardiac death，SCD）是指由于心脏原因所致的突然死亡，多有急性症状发作后 1 小时内意识骤然丧失和（或）抽搐等为特征，可发生于原来有或无已知心脏病，死亡时间和形式无法或难以预测的自然死亡。猝死又称突然死亡，是指平素看来"健康"或病情已基本恢复或稳定者，在短时间内突然发生的、出乎意料的自然死亡。世界卫生组织规定发病 6 小时内死亡者为猝死。凡因意外暴力、交通事故、电击、溺水或毒物所致的突然死亡，均不包括在此范围。我国猝死（以发病 6 小时内死亡统计）的发生率为（8.80～29.49）/10 万人。

（一）病因

心搏骤停的病因颇多，一般将其分为两大类，即由心脏本身的病变引起的所谓心源性心搏骤停和由其他因素和病变引起的非心源性心搏骤停。

1. 心源性心搏骤停

心血管疾病是心搏骤停最常见且最重要的原因。其中以冠心病最为常见，尤其是 AMI 的早期。在西方国家 SCD 中至少 80% 是由冠心病及其并发症所致；

其余 20％是由其他心血管疾病所引起，如先天性冠状动脉异常、马方综合征、心肌病、心肌炎、心脏瓣膜损害（如主动脉瓣病变及二尖瓣脱垂）、原发性电生理紊乱（如窦房结病变、预激综合征、Q-T 间期延长综合征和 Brugada 综合征）等。

2. 非心源性心搏骤停

（1）严重电解质紊乱和酸碱平衡失调　严重的钾代谢紊乱易导致心律失常的发生而引起心搏骤停。高血钾（血清钾＞6.5mmol/L）时，可抑制心肌收缩力和心脏自律性，引起心室内传导阻滞，心室自主心律或缓慢的 VF 而发生心搏骤停；严重低血钾可引起多源性室性期前收缩、反复发作的短阵性心动过速、心室扑动和颤动，均可致心搏骤停。血钠过低和血钙过低可加重高血钾的影响。酸中毒时细胞内钾外移，使血钾增高，也可发生心搏骤停。严重的高钙血症也可导致房室和室内传导阻滞，室性心律失常以致发生 VF；严重的高镁血症也可引起心搏骤停。低镁血症可以加重低钾血症的表现。

（2）其他因素　①严重创伤、窒息、中毒、药物过量、脑卒中等致呼吸衰竭甚至呼吸停止；②各种原因的休克、药物过敏反应等；③手术、治疗操作和麻醉意外等；④突发意外事件如雷击、触电、溺水、自缢等。

（二）诊断

1. 心搏骤停的临床过程

心搏骤停的临床过程可分为四个时期：前驱期、发病期、心脏停搏期和生物学死亡期。不同患者各期表现有明显的差异。

（1）前驱期　许多患者在发生心搏骤停前有数天或数周甚至数月的前驱症状，如心绞痛、气急或心悸的加重，易于疲劳，及其他主诉。但这些症状无特异性，并非 SCD 所特有。前驱症状仅提示有发生心血管病的危险，而不能预测 SCD 的发生。部分患者可无前驱症状，瞬即发生心搏骤停。

（2）发病期　又称终末事件期。是指心血管状态出现急剧变化到心搏骤停发生前的一段时间，自瞬间至持续 1 小时不等。由于猝死的病因不同，发病期的临床表现也各异。典型的表现包括：严重胸痛，急性呼吸困难，突然心悸，持续心动过速或头晕目眩等。若心搏骤停瞬间发生，事先无预兆，则绝大部分是心源性。在猝死前数小时或数分钟内常有心电活动的改变，其中以心率加快及室性期前收缩增加最常见。因 VF 猝死的患者，常先有 VT。另有少部分患者以循环衰竭发病。

（3）心搏骤停期　意识完全丧失为该期的特征。如不立即抢救，一般在数分钟内进入死亡期。罕有自发逆转者。

心搏骤停的症状和体征依次出现如下：①意识突然丧失或伴有短阵抽搐，抽搐常为全身性，多发生于心脏停搏后 10 秒内，有时伴眼球偏斜；②呼吸断续，呈叹息样，以后即停止，多发生在心脏停搏后 20～30 秒；③昏迷，多发生于心搏停搏 30 秒后；④心音消失；⑤脉搏扪不到，血压测不出；⑥瞳孔散大，多在心搏停搏后 30～60 秒出现。但此期尚未到生物学死亡。如予及时恰当的抢救，有复苏的可能。其复苏成功率取决于：①复苏开始的迟早；②心搏骤停发生的场所；③心电活动失常的类型（VF、VT、PEA 或心室停顿）；④在心搏骤停前患者的临床情况。

（4）生物学死亡期　从心搏骤停至发生生物学死亡时间的长短取决于原发病的性质，以及心搏骤停至复苏开始的时间。心搏骤停发生后，大部分患者将在4～6 分钟开始发生不可逆脑损害，随后经数分钟过渡到生物学死亡。心搏骤停发生后立即实施 CPR 和尽早电除颤，是避免发生生物学死亡的关键。心脏复苏成功后死亡的最常见的原因是中枢神经系统的损伤。缺氧性脑损伤和继发于长期使用呼吸器的感染占死因的 60%，低心排血量占死因的 30%，而由于心律失常的复发致死者仅占 10%。

2. 心搏骤停时心电图表现

心搏骤停时，心脏虽丧失了泵血功能，但并非心电和心脏活动完全停止。根据心电图表现可分为两大类四种类型。

（1）可除颤心律　包括无脉性室速（VT）/心室颤动（VF）两种类型，在心搏骤停的早期最常见，约占 80%，复苏成功率最高。

（2）非可除颤心律　包括心室静止和 PEA，一般常见于心搏骤停的中晚期，早期也常见于部分严重的心脏损伤例如心室破裂等，约占 20%（近年来随着 β 受体阻滞药和钙通道阻滞药等药物的广泛应用，此类心律所占比例逐渐增加），复苏成功率较低。①心室静止：心室完全丧失了收缩活动，呈静止状态，心电图呈直线无心室波或仅可见心房波，多在心搏骤停 3～5 分钟时出现。复苏成功率远较 VF 者低。②无脉性电活动：即电-机械分离。心脏有持续的电活动，但无有效的机械收缩功能，常规方法不能测出血压和脉搏。心室肌可断续出现慢而极微弱的不完整的收缩，心电图上有间断出现的、宽而畸形、振幅较低的 QRS 波群，频率＜20～30 次/分。此型多为严重心肌损伤的后果，常为左心室泵衰竭的终期表现，也可见于低血容量、张力性气胸和心脏压塞时或长时期心搏骤停的电击治疗后。心脏起搏点逐渐下移，自窦房结移至房室交接处、房室束直至浦肯野纤维，最后以心室停顿告终。此型除有上述可纠正的低血容量或张力性气胸、心脏压塞外，预后差，复苏困难。

3. 心搏骤停诊断注意事项

心搏骤停的诊断主要依据是临床体征，除了检查评估患者的无反应性，包括意识突然丧失、自主呼吸停止、颈动脉搏动消失、肢体活动和咳嗽反射均丧失外，还应将临终呼吸作为心搏骤停的标志之一。若患者突然出现"无反应且无呼吸或不能正常呼吸（仅仅是喘息）"等征象，据此足以确立心搏骤停的诊断，而应立即进行 CPR。并且应该注意以下几点：①不要等待静听心音有无才开始抢救；②不要等待以上诊断心搏骤停的各项临床诊断依据均具备才开始抢救；③不要等待心电图证实才开始抢救；④创伤所致者更不应等待静脉或动脉输血。

（三）类型

心搏骤停常见的有三种类型：①心室纤颤或室性心动过速型。②心室搏动缓慢停止型。③电-机械分离型。

1. 心室纤颤或室性心动过速型

（1）心室纤颤 心室纤颤（简称室颤，VF）是心搏骤停中最为常见的类型，占心搏骤停开始时心律失常的 50%～90%。在一般临床死亡中约占 30%。室颤（VF）或者室性心动过速（VT）多发生于缺血性心脏病患者。它不仅发生于急性心肌梗死的早期，而且也容易发生于心肌梗死后的恢复期。急性心肌梗死发作 2 小时内死亡患者中，50% 是由于室颤引起的；在心肌梗死后的恢复期发生的 VF、V_T 占心脏猝死的年发生率为 25%～50%，可见 VF、VT 是冠心病猝死的最常见原因。此型还可见于心脏外科手术中或术后、药物中毒、电解质紊乱（如高钾血症、低钾血症或低镁血症等）和持续性低氧血症等。VF、VT 的复苏成功率在三种心搏骤停类型中最高，尤其是心电图显示室颤波较粗大而快速者。

① 病因与发病机制

a. 病因与暂时性危险因素：若有下述原因或一些暂时性危险因素作用而诱发致命性室颤。临床与实验研究认为这些因素包括以下情况：急性心肌梗死或急性冠脉综合征导致的冠状动脉血栓形成和痉挛引起心肌严重缺血；原有心肌梗死瘢痕或心脏肥厚基础上的暂时性缺血；血流动力学和（或）酸碱与水电解质不平衡，特别是严重心力衰竭、休克、严重缺氧、酸中毒、低血钾或高血钾；自主神经系统功能的波动，脑高级中枢通过自主神经系统而作用于心脏，不仅可降低室颤阈值，而且通过下视丘而交感神经受到刺激可诱发心室纤颤；致心律失常药物、其他药物或化学物质所导致的暂时性电生理改变；冠状循环的再灌注产生的氧自由基增加和钙超载导致细胞膜离子泵活性改变和局部电生理紊乱；晚近研究很重视体液因素，认为冠状动脉病变内皮细胞的损害和斑块破裂导致的血小板激活与聚集，不仅可导致血栓，而且可产生一系列生化改变，影响血管运动调节导致心室纤颤的发生；心脏结构和电生理或遗传基因异常的心脏疾病，心肌病（肥厚型和扩张型）、心脏瓣膜病、高血压或先心病等引起心肌肥厚或心肌损伤、长 QT 综合征、短 QT 综合征、Brugada 综合征、心律失常性右心室发育不良等；

心脏手术、心导管、介入治疗术或冠状动脉造影等。

b. 发病机制：至今室颤的发生机制仍然未完全清楚。据研究，在缺血性心脏病时，心肌各部位的心肌纤维的不应期长短不一，传导速度也不同，呈现心肌电不均匀现象。有的部分心肌传导明显减慢，甚至呈单向阻滞，这些现象都为激动折返创造了有利条件而易引起室性期前收缩或室性心动过速，甚至诱发心室纤颤。然而心室颤动并不都是折返性机制引起的，还可由于传导系统的缺血损伤导致心肌自律性增加，进而导致传导不协调也可引起心室纤颤。也就是说，目前认为其最主要的发生机制为自律性增高或者其折返运动，其中早期后除极（EAD）和晚期后除极（DAD）是主要的细胞电生理机制之一。美国学者 Anzlevitch 等研究发现心律失常的发生与心室壁中层的 M 细胞有重要的关系，主要由于 M 细胞形成的跨室壁复极离散度（TDR）增大产生 EAD 或 DAD 形成触发活动和折返运动可发生室性心动过速或心室纤颤。因此由于心肌缺血所致的心肌电不稳定性是导致心室纤颤的主要电生理学基础。一般认为与心室肌自律性增高，形成单个或多个快速异位起搏点或因为心室肌复极不均一等，导致心室肌内出现局灶折返或多源激动折返有关。

② 心室纤颤的心电图特征：a. P 波、QRS 波群、T 波及等电位线消失，代之以形状不同、大小各异、无规律的畸形波群。b. 其频率在 250～500 次/分；多数波群振幅＞0.5mV 的称为粗型室颤（粗颤），＜0.5mV 的称为细型室颤（细颤）。

③ VF 危险性增加的因素：心室颤动的电生理基础是心室肌电不稳定，因此预测心室颤动的发生对预防心源性猝死有重要意义。既往认为，复杂性室性期前收缩（Lown 分级 2～5 级），如频发室性期前收缩（＞5 次/分）、多源（形）性室性期前收缩、成对或连续出现室早、R 骑 T 现象等，具有"预警"性质，可能诱发室颤，但据多项研究证实，心肌梗死患者发生"预警"性室早者也不一定都发生室速、室颤。因此认为，"预警"性室早未能证明其在预示室速或室颤中的价值，故有些学者们提出，其预测价值不大。但是，临床实践表明，部分 R-on-T 的室早会导致室速、室颤，尤其是在急性缺血或低钾血症时，故应予足够重视。若具有下列情况者其心室纤颤的危险性增加。

a. 急性心肌梗死住院晚期出现频发性室早会明显影响预后，即在心肌梗死发病第 10 天做 24 小时动态心电图检查，室早＜1 次/小时者，2 年病死率为 7％；若＞10 次/小时者，其 2 年病死率为 28％。其心肌梗死后室早频度与死亡率呈 S 形曲线。可见，心肌梗死后住院较晚期出现的室早频度为一项独立危险指标。

b. 过去有过心室颤动的患者，复苏后 1 年内，约 30％复发心室纤颤而猝死。

c. 心脏明显增大，心功能不全伴晕厥的患者，均有发生猝死的高度危险性。

d. 心律变异性（HRV）是指窦性心律在一定时间内周期性变化，反映心脏自主神经系统对心脏的调控能力。当 HRV 降低时，心肌电不稳定性增加和室颤阈降低，易引起室性心律失常和猝死，故 HRV 是预示心肌梗死后猝死危险性的一项独立的敏感指标。

e. 心律震荡（HRT）是指一次室性期前收缩后窦性心律先加速后减速的变化，即窦房结对室早的反应敏感性变化。HRT 对急性心肌梗死后预测猝死危险性的独立敏感指标，其中联合的震荡初始（TO）/震荡斜率（TS）能够有效的预测其死亡风险，其预测价值最大，相对危险度为 3.2。

④ 防治策略原则：一旦发生心室颤动时，应尽快实施电击除颤治疗（Ⅰ类推荐），这是首要、唯一的治疗措施，并进行心肺复苏的其他治疗。除颤时间越快越好，院内要求 3 分钟内，院前 5 分钟内。在院前现场急救可用 AED 除颤器。既往认为抗室性心律失常药物可以预防心室颤动的发生，但临床实践证实，即使室性心律失常得以控制，部分患者仍未能避免心室颤动导致猝死。目前主张应用具有抗心室颤动作用药物，而不是应用抗室性心律失常药物来预防心室颤动的发生。若预测到心室纤颤发生危险性增加的患者，可选用的抗室颤药物有：以 β 受体阻滞药为首选（无血流动力学和电生理禁忌证患者），也可试用胺碘酮等，以减少心室颤动的发生。目前有证据证实，胺碘酮不仅具有抗室性心律失常作用，而且还具有抗室颤作用，但尚无足够证据证实其对室颤患者的出院存活率有帮助。

（2）室性心动过速　室性心动过速（VT）是临床医师经常面临且最为棘手的难题之一，也是猝死常见的原因。持续性室性心动过速的病死率很高，为 40%～50%。其 VT 发作持续时间越长对血流动力学的影响越大，通常其发作时间＞30 秒时心排血量便明显降低，患者可出现心力衰竭，甚至出现脑缺血症状。

① 常见病因

a. 急性心肌梗死或急性心肌缺血，有时甚至是无明显缺血征象的冠心病。以前认为 VT 在心肌梗死中发病率很低，只占 1%，但是 24 小时的心电图监测提示，其发病率可达 12%～73%（包括短阵型 VT）。

b. 心肌炎、心肌病、心力衰竭、瓣膜病或先天性心脏病。

c. 长 QT 综合征。

d. 致心律失常性右心室心肌病。

e. 特发性左心室或右心室室速。

f. 电解质和酸碱失衡。

g. 药物中毒如洋地黄类药物或某些抗心律失常药物。

h. 心脏手术、麻醉、冠状动脉造影术、介入治疗或心导管检查等。

② 发病机制：室速（VT）的主要电生理机制是折返激动、自律性增高、并行收缩、触发活动四种。其中，折返激动占全部室速的 70%～80%。它主要是

因为心肌缺血区和损伤区的心肌动作电位、膜电位、传导性和不应期不均一，容易诱发折返激动，从而导致 VT 发生。折返激动是冠心病常见病因，常见于陈旧性心肌梗死合并室壁瘤者，但急性心肌梗死早期出现的 VT 是由于折返激动和自律性增高等多种机制引起。自律性增高是心肌病、心肌炎、无器质性心脏病或部分心肌梗死常见病因。触发活动是运动诱发的 VT、再灌注 VT 等常见病因。

③ 室速的心电图特征：a.3 个或 3 个以上快速而连续的室性期前收缩，其QRS 波宽大畸形，时间＞0.12 秒；b. 如能发现 P 波，其频率比心室波群慢，且P 波与 QRS 波群之间无固定关系；c. 如能发现 P 波传入心室，可形成心室夺获或心室融合波则明确诊断。根据室速的 QRS 波形态可分为单形性室速：其波形始终呈一致形态和多形性室速；其波形不尽相同并可不断变化，电压也可时而增高时而降低。此型又可分为多源性室速；双向性室速和尖端扭转型室速等。

尖端扭转型室速（TDP）：于 1966 年 Dessertenne 首次提出，其心电图特点是呈多形性室性心动过速的波形，QRS 波群尖端方向沿等电位线时而朝上时而朝下而近似扭转呈时相性改变，不断改变其心电轴（每 5～20 次心搏转变 1 次）的独特心电图表现，心室率＞150 次/分，常超过 200 次/分。

④ 室速（VT）与宽 QRS 波群室上速的鉴别：对于 QRS 波群增宽的心动过速的误诊将会导致选择错误的治疗措施，所以两者的鉴别对治疗有着非常重要的意义。两者的临床表现对鉴别诊断无太大帮助。它们都可以表现为心律规则、有阵发性发作或引起低血压。因此，首先应当根据心电图特点进行鉴别。

⑤ VT 危险性评估：若具有下列情况者其变为心室纤颤的危险性增加。

a. 血流动力学是否稳定则至关重要。室性心动过速对血流动力学的影响，主要看有无血压降低、心功能不全或有无脉搏等。伴发血流动力学衰竭的室性心动过速，例如伴低血压的室性心动过速似乎可自发地演变成心室颤动，因此这种室速为与猝死有关的独立危险因子。

b. 急性心肌梗死发病 24 小时内出现的持续性心动过速，特别是冠状动脉闭塞后第 1 小时内是发生室速的高峰期，多是因为暂时性因素（心肌严重缺血、再灌注损伤）而易演变成心室颤动。其室速频率＞200 次/分时，发生室颤的概率可高达 50％，因此心室率逐渐加快或快速心室率的室速具有极高度的危险性。

c. 陈旧性心肌梗死，特别是合并有室壁瘤患者伴有室速或心肺复苏病史合并室速等均为高危险性，其发病后第 1 年猝死率高达 24％。

d. 器质性心脏病的非持续性室速患者，如具有下列情况之一时其危险性增加：射血分数≤40％；心室晚电位异常，程序电刺激能诱发持续性室速或室颤；急性心肌梗死，Denes 等指出，急性心肌梗死出现非持续性室速是一种与猝死有关的独立危险因子；较重的急性心肌炎、肥厚型或扩张型心肌病等。

e. 尖端扭转型室速：有时可以自行终止，除非冠脉流量明显不足；但是由于频率过快可伴有血流动力学不稳定症状，甚至可引起心、脑缺血症状，若持续发作或控制不满意时可恶化为心室颤动等。

⑥ 防治策略原则

a. 对血流动力学不稳定的室速（VT）应首选直流电复律（Ⅰ类推荐）：评估血流动力学不稳定是指下列不稳定中任何一项：低血压或休克；心力衰竭；肺水肿；脑血流灌注不足引起意识障碍；冠状动脉缺血引起心绞痛等。国际心肺复苏指南建议，当急诊医生无法立即分辨宽 QRS 波心动过速是室性或室上性伴差传、伴束支传导阻滞等情况时，则一律首先按室速来处置。即若伴血流动力学不稳定的宽 QRS 波心动过速，即使不能立即明确其类型，也应尽早实施电复率，以避免试图分辨其类型而耽误抢救。

b. 对血流动力学稳定的室速可用药物试行控制室速：单型性室速的药物选择，普鲁卡因胺（Ⅱa 类推荐）、索他洛尔（Ⅱa 类推荐）、胺碘酮（Ⅱb 类推荐）、丙吡胺（Ⅱb 类推荐）、普罗帕酮（Ⅰ类推荐）等；多型性室速的药物选择，胺碘酮（Ⅱb 类推荐）、普鲁卡因胺（Ⅱb 类推荐）、索他洛尔（Ⅱb 类推荐）、利多卡因（Ⅱb 类推荐）、β受体阻滞药（Ⅰ类推荐）、苯妥英钠（Ⅰ类推荐）、普罗帕酮（Ⅰ类推荐）、硫酸镁（Ⅰ类推荐）等。

c. 对性质不明的宽 QRS 波心动过速的药物选择，普鲁卡因胺（Ⅱb 类推荐）、胺碘酮（Ⅱb 类推荐）、索他洛尔（Ⅱb 类推荐）等。

d. 洋地黄中毒引起室速的药物选择，首选苯妥英钠或利多卡因，同时应补充钾盐或镁盐等，不宜用电复律治疗。

e. 扭转型室速的治疗：首先应停用一切可能引起 Q-T 间期延长的药物，首选药物为硫酸镁或利多卡因或美西律、苯妥英钠等；若上述治疗无效时可实施心脏起搏器治疗、ICD 或射频导管消融（RFCA）等。

2. 心室搏动缓慢停止型

心室停搏（V_A）是指心脏机械及电生理活动均消失，也称为心脏无收缩。心室完全无电生理活动，因为无除极的发生，即无心室的收缩活动，在心电图上示无搏动波，常表现为一条直线，常见窦性、房性或结性冲动不能达到心室，且心室内起搏点不能发出冲动。心室停搏的发生率占心搏骤停开始时心律的30%左右。

（1）心室停搏的发生形式与常见病因：心室停搏的发生形式与病因有四种。

① 有相当一部分（为30%～50%）的患者发生心搏骤停是在一开始表现为缓慢性心室搏动停止。这种类型的最常见原因是严重低氧血症、严重酸中毒、休克、肾衰竭和低温等，可导致心肌细胞外钾离子浓度增高，使浦肯野纤维部分除极，4 位相自动除极的坡度降低，最终引起其自律性丧失而不能起搏。

② 另外还可发生于传导阻滞等缓慢心律而没有逸搏心律的患者。急性病毒性心肌炎可并发窦房或房室传导阻滞，尤其是后者。

③ 有时可引起严重缓慢性心律失常，可诱发尖端扭转型室性心动过速、心室颤动或无脉搏电生理活动之后发生心室停搏。

④ 由于迷走神经紧张性增加也可引起。后者常可由于药物、麻醉药、后下壁心肌梗死（贝佐耳德-雅里施反射）或介入性技术操作触发所引起。此型先多为严重心动过缓，起搏点逐渐下移，即自窦房结移到房室交接处、房室束以至浦肯野纤维，最后以心室停顿告终。此型心律失常系由于自主细胞的整体受抑，有别于急性心肌缺血时的区域性病损。自主细胞功能受抑时对超速抑制特别敏感，因而在短阵心动过速后即发生长时间的心室停顿，后者导致局部高钾和酸中毒，使自主性进一步受抑，最终可恶化发生心室纤颤或持久性心室停搏。其复苏成功率较低。

（2）治疗原则　首先实施基础生命支持（BLS）包括开放气道、正压通气、胸外按压等；必要时安置心脏起搏器治疗。心室停搏的药物治疗，可给予血管加压药（Ⅱb 类推荐），但是不再建议违规地使用阿托品。

3. 心电-机械分离型

心电-机械分离型（EMD）是指心肌有持续性电节律活动、去极化，但无有效的心脏泵血机械功能，无同步性心肌收缩，无脉搏等。有时心肌有电活动并伴随机械收缩，但这些收缩所产生的血压等无法通过平常的摸脉搏手法或血压计检测到。EMD 是心搏骤停的第三个类型，占 6%～10%。这种心律可能表示正迈向死亡心肌的最后电活动或可能意味着特定而严重心律失常或可能为心脏停搏本身的延长。典型的表现是心脏有持续性电节律活动，但无有效的心脏泵血机械功能，常是心脏处于"极度泵衰竭"状态，心脏无收缩能力故无心搏出量，触不到周围动脉的脉搏，听不到心音。其心电图表现是一种缓慢而无效的心室自主心律，呈慢而宽的 QRS 综合波（预后较差）或呈快而窄的 QRS 综合波（预后较好）。无脉电活动（PEA）包括电-机械分离、室性自主心律和室性逸搏心律等。EMD 常表现为起搏点向下移位，即窦房结的起搏功能逐渐被心房所代替，以后又房室交接区所代替，接着出现室性心律，最终发生心室停搏。

（1）常见病因与机制　①多发生于严重心肌炎、急性心肌梗死、严重急性心肌缺血、心脏破裂、人工瓣膜急性心功能不全等。②张力性气胸、急性心脏压塞、大出血、过敏性反应、大面积肺栓塞等，这些情况时，可发生快而窄的 QRS 波电-机械分离，其预后相对较好。③严重高碳酸血症或酸中毒、心室纤颤电除颤治疗后 8 分钟或更长时间，若再次电除颤不但不起作用，却产生一个缓慢而宽的复合波。④严重高血钾、低体温、各种药物过量或中毒（三环类抗抑郁药、洋地黄、钙通道阻滞药等）。⑤也可发生于无明显的机械性原因的心肌电-机械的不耦联或严重心脏病的终末表现等，此型多为预后较差。当心搏呼吸骤停时，可引起 CO_2 急剧潴留而心肌细胞内 CO_2 分压增高，此时较容易发生心脏电-机械分离（EMD）。电-机械分离的发生机制尚未完全明了，但可能有以下几种情况与其发病有关：①心肌的弥散性缺血与心肌损伤有关；②心肌细胞内钙离子代谢明显异常，细胞内严重酸中毒和 ATP 的耗竭而不能使心肌电-机械耦联；③心搏呼吸骤停或严重窒息状态时，由于血 CO_2 急剧升高而心肌细胞内 CO_2 分压增加至 475mmHg 时，则较容易引起心脏 EMD。

（2）治疗原则 首先实施基础生命支持（BLS），尽快建立静脉通道，其复苏焦点是立即进行 CPR 并应用药物抢救，首选的药物为肾上腺素或血管升压素，不再建议违规地使用阿托品，并积极寻找可恢复的原因，必要时纠正低血容量治疗等。

二、心肺复苏

心肺复苏（cardio pulmonary resuscitation，CPR）应争分夺秒，同时应把好心脏与呼吸复苏、脑水肿的防治和酸中毒的纠正这"三关"。现场心肺复苏包括基础生命支持、进一步生命支持。

（一）基础生命支持

一旦确定呼吸、心搏停止，立即捶击心前区（胸骨下部），采取 C、A、B、D 4 个步骤进行 CPR。

1. C 胸部按压
采用胸部按压，手掌根部与胸骨长轴重合，双肘伸直，有节奏地垂直下压。

（1）成人胸外心脏按压 ①按压部位：在剑突上两横指处，相当于胸骨中下 1/3。②按压手法：双手重叠，在下的一只手之掌根部接触胸骨，垂直下压。③用力方式：抢救者双臂绷直，双肩在患者胸骨上方正中，垂直向下用力；有规律地进行，不能间断；不能冲击式地猛压；下压及向上放松的时间应大致相等；按压至最低点处，应有一明显的停顿；放松时定位的手掌根部不要离开胸骨定位点，但应尽量放松，使胸骨不受任何压力。④按压频率：成人 100～120 次/分。⑤按压深度：使胸骨下段及相连的肋软骨下陷 5～6cm。⑥按压与人工呼吸比例为 30∶2。

（2）8 岁以下儿童的胸外心脏按压 ①按压部位：婴儿在乳头连线与胸骨正中线交界点下一横指处；儿童在胸骨中部。②按压方法：婴儿采用示指和中指两个指头按压；儿童用一只手掌根。③下压深度：婴儿为 4cm 左右；儿童为 5cm 左右。④按压频率：儿童（婴儿）100～120 次/分左右。⑤按压与呼吸之比为 15∶2（双人），30∶2（单人）。

CPR 有效循环征象为瞳孔变小，皮肤颜色改善，自主呼吸恢复。

2. A 开通气道

采用仰头抬颏法，使舌离开咽后壁，开放气道；清除口内呕吐物和气道异物，保持呼吸道通畅。

3. B 人工呼吸

采用口对口或面罩吹气行人工呼吸，心脏按压与吹气比例，成人单人操作和双人操作均为 30：2，儿童（婴儿）单人操作为 30：2，双人操作为 15：2。如有条件，应尽快行气管内插管，改善通气。

4. D 药物和电除颤

常用药物有肾上腺素（首选）、阿托品、碳酸氢钠、利多卡因等；电除颤分为同步和非同步电除颤。

（二）进一步生命支持

1. 氧疗

人工机械辅助呼吸是理想的通气方法，常采用同步间歇指令呼吸（SIMV）或同步压力支持呼吸；如果出现 ARDS 应改为呼气终末正压呼吸（PEEP）。人工通气理想指标：$PaCO_2$ 降至 35～45mmHg，PaO_2 上升超过 80mmHg。

2. 心脏复律

心搏骤停中心室颤动占 90%，当发生不超过 1 分钟，可给予心前区捶击；如停搏时间已超过数分钟，立即用 200J、300J、360J（儿童第一次 2J/kg，以后按 4J/kg 计算）行非同步电击除颤。如室颤波细小，可注射肾上腺素，使细颤转为粗颤。

3. 纠正低血压和改善微循环

（1）低血压休克时可选用正性肌力药物，如多巴胺、多巴酚丁胺、间羟胺。氨力农为非肾上腺素能正性收缩能药物，剂量首剂 0.5～0.3mg/kg，静注 2～3 分钟。当自主循环恢复后，既要用升压药提高主要脏器灌注，也要应用扩张血管药物以加大脉压、降低体循环血管阻力，减轻心脏负荷。

（2）根据不同血流动力学状态选用扩动脉药（硝普钠、酚妥拉明等）或扩静脉药（硝酸甘油、硝酸异山梨酯）等。钙通道阻滞药（维拉帕米、硝苯地平）可用于改善损伤后低灌注和细胞损害，氟桂利嗪、纳洛酮、脑活素、吡硫醇（脑复新）在 CPR 时可使脑皮质血流量保持正常，改善脑细胞代谢，有利于脑复苏。

4. 注意监测和防治多脏器功能衰竭

CPR 后由于各脏器急性缺血、缺氧，必然引起组织细胞不同程度低氧或再灌注损伤破坏，常可出现心、肺、肝、肾、消化道等多器官功能衰竭，加强心电、血压、血流动力学、血气、体温、肝、肾功能、血凝系统等监测，尽早采取措施，及时处理，防治多器官功能障碍综合征（MODS）发生。

三、脑复苏

（一）脑水肿的防治

脑水肿一般在心肺复苏后 12～72 小时达到高峰，此后逐渐消退。脑缺氧后通过治疗，可防止或减轻脑水肿，减轻对神经元的进一步损伤。对脑水肿的防治应强调综合治疗。

1. 头部降温和全身亚低温

在双层塑料布中置冰制成冰帽，戴置于患者头部。可使头部温度降至 30℃左右，并在颈部、腋下及腹股沟等大动脉处放置冰袋，使全身温度保持在 32～35℃。降温过程中应监测鼻温及肛温变化，至患者的听力恢复便可逐渐终止降温；对病情较重者，可持续进行 3～5 天，最长不超过 1 周。

2. 脱水药的应用

由于脑水肿需一段时间才较明显，故早期主张采取机械通气，使患者保持轻度过度换气状态，将上述情况基本纠正后，再使用脱水药。一般可在复苏后12～14 小时开始使用。

甘露醇是目前临床上最常用的脱水药。临床上常用 20% 甘露醇，0.5～1g/kg，于 15～30 分钟内快速静脉输入，3～4 次/天，同时记录出入量，如每日尿量超过 3000mL 暂停使用。若患者血压过高，有左心衰、肺水肿或中心静脉压过高时，可选用呋塞米等，亦可达到防治脑水肿的目的。脱水药应在血容量基本恢复正常、循环比较稳定后应用，并应根据尿量的多少补充平衡盐等电解质液。

3. 皮质激素的应用

脑复苏时最常用的激素为地塞米松，复苏后即可应用，首次成人剂量为10mg，静脉注射，以后 5～10mg 静注，每 8 小时 1 次，连用 1～2 天，一般不超过 5 天。

（二）中枢兴奋药的应用

患者处于深昏迷状态时，使用兴奋中枢的药物很难奏效，反而可因药物使耗氧增加或药物的不良反应而产生对脑复苏不利的影响，故一般不主张应用。心搏骤停、脑严重缺氧所造成的脑代谢障碍与脑内的乳酸增加所致代谢性酸中毒等有关，虽复苏后全身性酸中毒已纠正，但由于碳酸氢钠通过血脑屏障缓慢，需经一段时间才能纠正脑内酸中毒，恢复正常的脑功能。因此，中枢兴奋药的临床应用价值不大，甚至可诱发抽搐而增加机体耗氧，加重脑缺氧的损害。

四、复苏后处理

心脏复苏后，由于各重要器官均受到严重缺氧的损害，其功能的恢复需要一定时间，尤其是脑功能的恢复更为缓慢。若心脏复苏后处理不当，脑的恢复更加困难，故应全面考虑，综合治疗，以期达到脑复苏的最佳效果。

（一）维持内环境稳定

1. 维持循环稳定

复苏后血压偏低，可因原有血容量不足或心脏受缺氧损害而收缩力减弱，使心排血量下降，严重酸中毒使血管张力减低或有严重心律失常等所致。故除持续监测心电变化外，还应作血流动力学方面的监测，以及中心静脉压及尿量、血压、脉搏等常规监测。使用血管扩张剂可减轻心脏后负荷，改善心排血量。对低血压患者，一般宜使用较温和的缩血管药，如多巴胺和间羟胺，以达到强心和保持血管张力的作用，但不宜长期使用，在循环趋于稳定后应逐渐减少用量。

2. 呼吸支持

心脏复苏后，呼吸未恢复时需要持续进行人工呼吸，自主呼吸恢复后仍需持续进行直至患者完全清醒、自主呼吸和通气量恢复正常或不能耐受气管导管时方可停止。

3. 维持体液、电解质及酸碱平衡

复苏后维持正常的血液成分、血液电解质、血浆渗透压以及正常的血氧含量，对重要器官功能恢复和保证机体的正常代谢是必不可少的。纠正酸中毒有利于维持循环稳定。

4. 控制心律失常

复苏后如有严重心律失常应及时处理。有频发的室性早搏或多源性室性早搏、室性心动过速，可用 1% 利多卡因 $1\sim2mg/kg$ 静脉注射或继以 $0.05\%\sim0.1\%$ 利多卡因静脉滴注。对室上性心动过速但血压能维持者，可用 β 受体阻滞药如普萘洛尔 5mg 静脉注射，或钙通道阻滞药如维拉帕米 $2.5\sim5mg$ 静注，以减慢心率。快速心房颤动或心功能较差、血压偏低而有室上性心动过速，可用强心药如去乙酰毛花苷 0.4mg 静脉注射。当有严重房室传导阻滞，可用异丙肾上腺素 0.5mg 加入 5% 葡萄糖溶液 500mL 中静脉滴注；必要时用起搏器控制心室率。

（二）控制抽搐

复苏后抽搐通常是严重脑缺氧的表现，多在复苏后数小时内出现，表现为间

断抽搐或持续不断抽搐。抽搐时耗氧量成倍增加，脑静脉压及颅内压升高，脑水肿可迅速发展，故必须及时予以控制。对偶发的、轻微的抽搐及特别易出现的面部小肌肉抽动，可用地西泮 10～15mg 或哌替啶 50mg，加异丙嗪 25mg 静脉缓慢注入予以控制。若四肢明显呈肌强直性抽搐，持续时间较长或发作频繁，应迅速使用强效抗痉挛药，可先用 2.5％硫喷妥钠 150～200mg 静脉推注，抽搐控制后，用 0.3％溶液静脉滴注，以能控制抽搐发作的最低滴速滴入。一般经 12～24 小时，抽搐可基本控制。

（三）体温的控制

应用物理降温，如酒精擦浴或冰袋冷敷，未清醒前使体温控制在 32～35℃，可降低脑代谢，防止脑水肿发生。

（四）预防感染

患者复苏后易发生感染，尤其是肺部感染。心搏骤停后，导致机体的免疫功能下降，容易发生全身性感染；长期安置保留尿管导致尿路感染。长期卧床发生压疮。复苏后应使用广谱抗生素，以防感染的发生。

（五）营养支持

对复苏后因昏迷而不能进食者，需注意体液、电解质及热量的平衡，提供足够的蛋白质及热量，以增强机体的免疫功能。可每 1～2 天输 1U 全血、血浆或人体白蛋白或每日输入一定量的葡萄糖氨基酸及脂肪乳剂，使氮与热量比值为 1∶（150～160）。对长期昏迷者可置鼻饲管，根据患者胃肠功能恢复情况，于复苏后 3～5 天开始鼻饲流质，逐渐增至全量。

五、心肺复苏有效指标

（1）瞳孔 复苏有效时，可见瞳孔由大变小。如瞳孔变大、固定、角膜混浊，则说明复苏无效。

（2）面色（口唇） 复苏有效，可见面色发绀转为红润。若变为灰白，则说明复苏无效。

（3）颈动脉搏动 按压有效时，每一次按压可以摸到一次搏动，若停止按压，搏动亦消失。停止按压后，脉搏仍然跳动，则说明患者心搏已恢复。有条件时，按压时可测到血压在 60/40mmHg 左右。

（4）神志 复苏有效，可见患者有眼球活动，睫毛反射与对光反射出现，甚至手脚开始抽动，肌张力增加。

（5）自主呼吸出现并不意味可以停止人工呼吸。如果自主呼吸微弱，仍应坚持口对口人工呼吸。

六、终止心肺复苏的标准

（一）脑死亡的诊断

1. 脑死亡的定义

脑死亡是包括脑干在内的全脑功能不可逆丧失。判断脑死亡可作为是否坚持继续抢救的依据，以防止人力、物力的浪费。目前国内外判断脑死亡已有明确标准。

2. 国内脑死亡标准

① 对环境反应完全消失；②反射和肌张力完全消失；③自主呼吸消失；④PaO_2大幅下降（无人工呼吸的条件下）；⑤在最好的条件下，刺激大脑时也不能记录正常的脑电活动。

脑死亡的诊断：排除可逆昏迷＋临床 4 条［哥拉斯昏迷评分（GCS）≤5，脑干反射消失，无自主呼吸，12 小时以上无变化者（成人）］。

（二）终止 CPR 的指标

如有条件确定下列指标时，可考虑终止 CPR。

1. 脑死亡主要依据临床表现判断

① 深度昏迷，对任何刺激无反应；②脑干反射消失［包括瞳孔对光反射、角膜反射、吞咽反射、睫毛反射（脊髓反射除外）］；③自主呼吸停止，呼吸暂停试验阳性（即 $PaCO_2$＞60mmHg 仍无自主呼吸）。

2. 无心跳及脉搏

具备以上两个条件，再加上已进行 CPR 30 分钟以上，可以考虑终止 CPR。现场抢救人员停止 CPR 的条件为：①自主呼吸及心搏已有良好恢复；②有其他人接替抢救或有医师到场承担了复苏工作；③有医师到场，确定患者已死亡。

第二节　危重症心律失常

一、恶性室性期前收缩

期前收缩是心脏某一部位提前发放的激动，是一种异位心搏，又称早搏或期外收缩。根据起源位置不同可分为房性、房室交界性和室性期前收缩三种类型。传统观念里，恶性期前收缩主要是指会诱发室性心动过速或室颤的室性期前收缩，多为病理性期前收缩。

（一）病因和发病机制

恶性室性期前收缩主要见于器质性心脏病，包括缺血性心脏病，扩张型心肌病，肥厚型心肌病，右心室心肌发育不良，严重的病毒性心肌炎，Brugada 综合征，长/短 Q-T 间期综合征等。其中心肌梗死、风湿性心脏病等室性期前收缩形态常呈多源性。

某些药物也可引起恶性室性期前收缩，特别在患者肾功能或心功能不全时容易发生。代表药物为洋地黄，过量时可出现室性期前收缩，多呈二联律、三联律，容易诱发室速室颤。

另外，冠脉造影检查、右心导管检查等心内介入手术过程中亦可诱发室性期前收缩，急性心肌梗死再灌注治疗后可诱发再灌注室性期前收缩，机制复杂，可能与心肌损伤区域复极不一致性导致激动折返或自律性增高相关，需引起重视，预防心源性猝死。

（二）诊断要点

1. 高级别的室性期前收缩

1971 年 Lown 和 Wolf 提出了室性期前收缩分级法，经过适当修改，形成了 Lown 室性期前收缩分级法（表 2-1），3 级及以上需引起临床重视。

表 2-1　Lown 室性期前收缩分级法

分级	心电图特征	分级	心电图特征
0	无室性期前收缩	ⅣA	成对,反复出现
Ⅰ	偶发,单个室性期前收缩<30 个/小时	ⅣB	室性期前收缩连续 3 个以上
Ⅱ	频发,单个出现≥30 个/小时	Ⅴ	R-on-T 现象(R-T/Q-T<1.0)
Ⅲ	多源		

2. 期前收缩指数与易损指数

期前收缩指数＝联律间期/Q-T 间期，期前收缩易损指数＝Q-T 间期×［R-R 间隔/联律间期］。文献报道器质性心脏病与非器质性心脏病的期前收缩指数及易损指数存在明显差异，非器质性心脏病的期前收缩指数＞1，期前收缩易损指数＜1，两者反映了室性期前收缩发生的早晚，联律间期越短，期前收缩指数越小，易损指数越大，期前收缩的恶性程度则越高。

3. R-on-T 现象

即指期前收缩的 R 波落在前一个窦性激动的 T 波上。心室收缩中期末为心室易颤期，心室各部分心肌细胞处于不同复极化阶段，对应心电图表现为 T 波顶峰前后，此时出现异位波动易诱发室性心动过速或心室颤动，预后不良（图 2-1）。

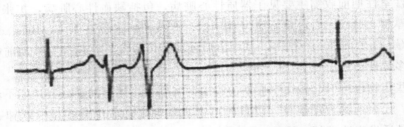

图 2-1　R-on-T 现象的室性期前收缩

4. 心电图特点

室性期前收缩的 QRS 波群有切迹或顿挫，时限＞0.15 秒，频发或呈多源，室性期前收缩呈心肌梗死图形，Q-T 间期延长时伴发室性期前收缩等（图 2-2、图 2-3）。

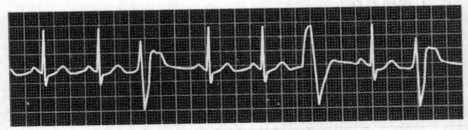

图 2-2　多源性室性期前收缩

（三）病情判断

急性心肌梗死发生恶性室性期前收缩的概率极高，多见于梗死 1 周内；器质性心脏病伴心功能不全（LVEF＜40％）、急性感染、电解质紊乱及室壁瘤形成等发生恶性室性期前收缩的概率明显增加。

（四）治疗

1. 病因治疗

积极对原发病进行治疗，同时注意去除诱因，如大量吸烟、酗酒、过度劳累、感染、情绪异常等。

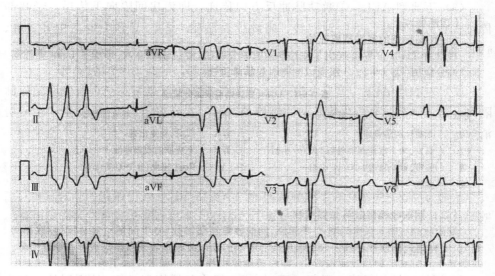

图 2-3　频发室性期前收缩伴短阵室性心动过速

2. 药物治疗

① 利多卡因：1～1.5mg/kg，常用 50～100mg 稀释后作首次负荷量静注 2～3 分钟，再配比 1～4mg/mL 药液静脉维持，滴速为 1～4mg/min。

② 普罗帕酮：常用 35～70mg 稀释后缓慢静注，静注起效后可改为 0.5～ 1.0mg/min 静脉维持或口服维持。

③ 胺碘酮：常用 150mg 稀释后缓慢静注，如有效可改用维持量 10～20mg/kg，加入 250～500mL 5％葡萄糖溶液中静脉滴注 24 小时，后口服维持。

3. 手术治疗

包括心脏射频消融治疗、室壁瘤切除等。

4. ICD 治疗

对于既往发生过室速或室颤的高危患者，ICD 的植入可预防心源性猝死。

二、心房扑动

（一）类别

（1）心房扑动（AFL）是心房内折返，可分为：①典型 AFL，逆钟向折返；②不典型 AFL，顺钟向折返；③切口瘢痕相关的折返；④左心房折返。

（2）典型 AFL　①右心房激动沿房间隔向上传递，再沿右心房游离壁向下传递，再经过峡部传递到房间隔，完成折返循环。②这种典型的 AFL 折返循环呈逆钟向转，12 导联心电图上Ⅱ、Ⅲ、aVF 导联呈负向锯齿波。

（3）不典型 AFL ①激动脉冲反方向传递，即沿房间隔向下传递，经峡部传向右心房游离壁，呈顺钟向转，完成折返循环。②12 导联心电图中Ⅱ、Ⅲ、aVF 导联呈正向锯齿波。

（4）心房切口折返为心脏外科右心房游离壁切口，折返环围绕切口。

（5）左心房 AFL ①左心房 AFL 可自发地发生，也可在 AF 消融后肺静脉隔离，造成肺静脉与二尖瓣环间的慢传导区。②左心房 AFL 也可发生于左心房消融线的间隙。

（二）峡部特征

峡部为位于三尖瓣环和下腔静脉间的一个慢传导区，欧氏嵴延伸到冠状窦口后壁，它是构成峡部的一部分，有助于使传导减慢，该区缓慢传导可记录碎裂电位。

（三）拖带

① 用较短周长起搏，引起 AFL 加速，停止起搏恢复 AFL 的原周长，此为拖带。

② 当起搏的心电复合波发生融合或隐匿呈拖带表现，则其波形与自发 AFL 波形相一致。

③ 当起搏峡部出现典型 AFL 的隐匿性拖带，若起搏周长与 AFL 的周长相同，则肯定是峡部依赖性 AFL。

（四）症状

① AFL 的症状与 AF 相似，房扑典型者 F 波 250～350 次/分，呈 2∶1 或 4∶1 房室传导阻滞（AVB）。

② 诊断依靠心电图，其 AFL 波可被 QRS 波掩盖，不表现连续的 F 波。

③ 当出现有规则 150 次/分窄 QRS 波的心动过速，必须疑及 AFL 2∶1 传导。

④ 持续 AFL 快速室率可引起心动过速心肌病。

⑤ 如 AFL 波不清晰，可采用迷走神经手法或药物如腺苷，增加 AVN 传导阻滞，可显出 F 波。

⑥ 应用 IC 类药物，减慢 F 波，增加 AVN 的传导能力，造成心室率加快。

（五）治疗

（1）AFL 的血栓事件与 AF 相同，因此 AFL 者需与 AF 一样的抗凝治疗。

（2）短期新发 AFL 的治疗 ①若血钾>4.0mmol/L，Q-Tc<440ms，左心室功能正常，则推荐伊布利特静注。②无明确器质性心脏病者可推荐单剂氟卡尼 300mg 或普罗帕酮 450mg 口服。③如血流动力学不稳，最适用 50J 电转复。

④心房超速起搏，可经食管起搏，先造成拖带，后提升频率，停止起搏，AFL即可消失。⑤伊布利特延长 Q-T 间期，可引起 TdP，因此用药需心电监护 4 小时。⑥β受体阻滞药、钙通道阻滞药只能减慢心室率。

（3）阵发性或持续性 AFL 宜采用峡部消融，消融或转复前应抗凝治疗 4 周，如需立即转复窦律者宜先作食管超声检查，心内血栓阴性者才可复律，随后接着抗凝治疗。

（4）难治性 AFL 既不能控制心率者，又不能阻止折返环，可接受 AVN 消融和起搏治疗。

（六）消融

（1）AFL 波沿右心房前侧壁的一个宽广区域前传，进入一个狭窄缓慢传导的峡区，峡区前边界为三尖瓣环，后边界包括了下腔静脉、欧氏嵴和冠状窦口，传导波再沿房间隔向上传播，此为典型的 AFL 折返方向。

（2）典型的 AFL 折返为峡部依赖，但也有房性心动过速的心电图与 AFL 相似，但它是非峡部依赖的折返。

（3）下列特征提示为 AFL 峡部依赖，在拖带上显示：①从起搏刺激到房扑波起始有一长间期；②在心电图上房扑波形态无改变；③沿三尖瓣环心内膜激动形式无改变；④起搏后的间期等于心动过速周期长度。

（4）峡部宽度变动于 2～4cm，射频温度 50～60°F，30 秒就能损伤组织，造成峡部阻滞，使 AFL 折返中止。在起搏上显示峡部双向阻滞，才能证明 AFL 不再复发。

（5）如消融线不连续，在电解剖三维标测上可显示经峡部"渗漏"传导，AFL 还可复发。

（6）AFL 近期成功率可达 90%，复发率 5%～10%。

三、心房颤动

心房颤动（简称房颤，AF）是指心房丧失了正常的、规则的、协调的、有效的收缩功能而代之以 350～600 次/分的不规则颤动，是最常见的室上性快速型心律失常，并且发病率随着年龄增长而上升。WHO 将其定义为："心房律紊乱的无规则的电活动，心房波不明显，基线由一系列形态、间期和幅度不规则变化的波形组成；未出现高度或完全性房室传导阻滞时，心室律不恒定且完全无规律"。绝大多数见于器质性心脏病的患者，其中以风湿性心瓣膜病、冠心病和高血压性心脏病最为常见。其在人群中的总发生率约 0.4%，60 岁以下患者 AF 发生率约为 1%，75～84 岁发生率为 12%，1/3 的房颤患者年龄超过 80 岁。合并房颤的患者，发展为心力衰竭的风险增加 3 倍，痴呆及死亡率风险增加 2 倍，如无适当抗凝,脑卒中风险增加 5 倍,并且随着年龄增加而风险上升。

(一) 病因

1. 心血管情况

所有能对心房肌产生影响的,导致包括心房扩张及心房肌增生、缺血、纤维化、炎症浸润和渗出等改变的心脏病都可导致房颤。

(1) 风湿性心瓣膜病 二尖瓣疾病伴发房颤最常见,包括二尖瓣狭窄和二尖瓣反流,患者房颤发生率分别为 40% 和 75%。房颤发生与患者年龄、病史长短、左心房增大、P 波异常、P-R 间期延长和房性期前收缩有关。联合瓣膜病时房颤发生率很高,而单纯主动脉瓣膜疾病和其他瓣膜疾病伴发房颤的概率很低。

(2) 冠心病 当出现心肌梗死、心肌硬化、合并充血性心力衰竭时,AF 的发生率大为增加。急性心肌梗死并发 AF 的发生率约 11%,其中高龄、高血压病、左心室射血分数降低、未行急诊 PCI 术、糖尿病以及出院后无法耐受 β 受体阻滞药治疗者,更易出现 AF。

(3) 高血压性心脏病 高血压病可致心肌肥厚,从而导致心电生理异常,心肌缺血及心肌纤维化,最终心室顺应性减退,心房压升高及左心房增大,加重心肌缺血,从而诱发房性电生理紊乱而导致 AF。

(4) 心肌病 几乎所有不同类型的心肌病均可发生 AF,发生率为 15%~25%。

(5) 心肌炎 心肌炎可出现各种类型心律失常,少数患者出现 AF,心肌的炎症浸润、心肌缺血、心功能下降等均可作为诱发 AF 的原因。

(6) 先天性心脏病 各种先天性心脏病中,以房间隔缺损的 AF 发生率最高,约为 20%。随着年龄增长,AF 发生率有逐步升高趋势,60 岁以上者高达 52%。

(7) 缩窄性心包炎 一般患者 AF 的发生率约为 35%,高龄患者可高达 70%。其他心包疾患,如心包积液也可伴发房颤。

(8) 病态窦房结综合征 包括窦性心动过缓、窦性停搏和快慢综合征。约 50% 的病态窦房结综合征患者有房颤。

(9) 预激综合征 10%~30% 的预激综合征患者,特别是 Wolf-Parkinson-White (WPW) 综合征患者会发生房颤。其机制可能为心房内压力和容积升高,心房不应期缩短,房内传导时间延长等。

(10) 心脏手术 各种心脏手术后房颤的发生率都很高,在冠状动脉搭桥术后 AF 发生率可高达 25%;二尖瓣狭窄患者在行瓣膜分离术后,AF 的发生率达 24%~47%;在瓣膜置换术后约 32% 患者发生 AF;心脏移植术后为 24%。通常在高龄、术前曾有阵发性房颤发作或存在一定程度的二尖瓣关闭不全的患者中。

(11) 其他心血管疾病 包括感染性心内膜炎、二尖瓣脱垂、二尖瓣环钙化、心脏肿瘤等。

2. 非心血管情况

非心血管的状态、疾病等也可导致房颤。①年龄：随着年龄增加，AF 发生率也上升。②代谢性疾病：如甲亢、甲减、低血糖、肥胖等。③电解质紊乱：如低钾血症、低镁血症等。④呼吸系统疾病：如肺心病、肺栓塞、阻塞性睡眠呼吸暂停综合征等。⑤风湿性疾病：如风湿热、系统性红斑狼疮、强直性脊柱炎等，若累及心肌及传导系统，可产生 AF。⑥不良生活习惯：如饮酒、抽烟。⑦低温和拟交感类药物等。

3. 其他

① 特发性房颤：也称孤立性房颤，占 15%，指没有器质性心脏病，也没有其他常见促发房颤的原因，是一种排除性诊断。一般认为此种房颤是良性的、功能性的、不合并器质性心脏病。②家族性房颤：约占 5%。最早 AF 的基因定位于染色体 10q22-q24，但陆续发现其他基因位点，表明家族性 AF 可能是多基因疾病。③自主神经性房颤：交感神经或副交感神经活动异常，都可产生致心律失常作用，许多患者 AF 发作都是出现在副交感神经和交感神经张力增强的时候。

（二）发病机制

心房结构异常和（或）电活动异常，导致异常冲动的产生及传播，最终形成房颤。而具体机制很复杂，主要有以下几点。

1. 心房结构异常

不同原因所致的心房增大、心房肌萎缩、纤维化、胶原纤维重分布等，有利于 AF 的维持。心房肌局部肾素-血管紧张素-醛固酮系统激活，可促进间质纤维化心肌功能及结构改变，电冲动及不应期异常，这些是心律失常的基础。

2. 电生理异常

（1）触发机制　目前得到公认的有两种。①快速发放冲动灶学说：1997 年 Haissaguerre 等提出，左、右心房，肺静脉、腔静脉、冠状静脉窦等开口部位或其内一定距离处（存在心房肌袖）有快速发放冲动灶，驱使周围心房组织产生房颤，由多发微波折返机制维持，快速发放冲动停止后房颤仍得以维持。这也是射频消融治疗中肺静脉隔离的电生理基础。②多发微波折返学说：1962 年 Moe 等提出，多发微波以紊乱方式经过心房，互相碰撞、再启动和再形成，并有足够的心房组织块来维持折返。

至今仍无一种学说能够完全解释 AF 的所有发生机制，可能 AF 本来就是多种机制并存和综合作用的结果。

（2）维持机制　房颤得以维持的假说主要有以下几种：①异质性的传导和不应期造成多个独立的折返小波；②≥1 个的快速发放冲动灶，可能与心脏神经节丛的活性相关；③≥1个的房颤转子或者螺旋波折返。不同快速发放冲动灶或转子引发的电活动会因不应期不同而使心房收缩不规则，即房颤。

心房肌不应期缩短，其离散度增加，动作电位时程缩短，使 AF 持续或终止后再启动，发作间期延长直至持久性（房颤连缀现象）。此外，AF 还抑制窦房结功能，增加异位搏动发生和再启动房颤的能力。AF 终止后电重构约在 1 周后消失。心房肌细胞离子通道发生功能性变化，成为维持 AF 的功能性基质，也可能是 AF 启动的机制。钠离子通道密度下降，钙先超负荷然后钙离子通道密度下降，使传导速度减慢，有效不应期缩短，动作电位时程缩短，AF 易于维持。钾离子通道的种类多，其变化较为复杂，其中乙酰胆碱敏感性钾通道仅存在于心房肌，其密度的改变在房颤的诱发及维持方面具有重要作用。

（3）自主神经介导的房颤　交感神经或副交感神经活动异常，都可产生致心律失常作用。刺激交感神经可增加细胞内钙离子浓度，降低心房肌动作电位除极幅度。乙酰胆碱可激活 IkAch，缩短心房肌的动作电位时间和不应期，增加了折返的易感性。因此，交感神经介导的房颤主要由于心房肌兴奋性增高，触发激动及小折返环形成，因而可表现房速与房颤的混合存在。迷走神经介导的阵发性房颤主要是心房肌不应期的缩短和较大折返环形成，表现为房扑，进而恶化为房颤。而正常的心脏是迷走神经活动占优势，因此对正常的心房组织主要是受迷走神经的影响，迷走神经活动减弱常常是器质性心脏病早期特点之一；对于病变的心房组织，更多见的是交感神经活动的异常。自主神经系统在阵发性房颤发生中的作用主要是由于心房肌对其介质的敏感所致，而不是自主神经系统本身的疾病所引起。

（三）病理生理变化

心房收缩为静息时左心室每搏量提供大约 20% 支持，AF 时这种支持消失，同时由于心室律不规则，心动周期的明显不同导致每搏输出量不同，且心室率快，心动周期短则心室压力、充盈量、心排血量均降低，产生的低血压和心率过快又使冠脉血流量减低。心房有效收缩丧失、房室瓣关闭不全形成一定程度回流、血栓栓塞等均使全身血流动力学恶化。

房颤可产生严重的临床后果：①促使血栓栓塞和休克，加重或诱发心绞痛或心衰；②血流动力学不良，使心排血量降低 15%～40%；③降低左心室收缩功能，可致心动过速性心肌病，造成总死亡率及心脏病相关死亡率升高。

（四）诊断

1. 临床表现特点

（1）症状　临床表现各异，与病因、心室率、基础情况有关。轻者可无症状或仅有心悸、乏力、胸闷；重者可致气促、急性肺水肿、心绞痛、心源性休克甚至昏厥，尤其 WPW 合并房颤或原有严重心脏病的患者。阵发性房颤者自觉症状常较明显。同时，房颤伴心房内附壁血栓者，可引起栓塞症状，如卒中症状等。

（2）体征 主要是心律完全不规则，心音强弱不等，排血量少的心搏不能引起桡动脉搏动，因而产生脉搏短绌（脉搏次数少于心搏次数），心率愈快则脉搏短绌愈明显。心室率多快速，120～180 次/分。当心室率＜90 次/分或＞150 次/分时，节律不规则可不明显。同时还应注意提示病因的体征，如心脏杂音、水肿、双肺哮鸣音、突眼等。

一旦房颤患者的心室律变得规则，应考虑以下的可能性：①恢复窦性心律；②转变为房性心动过速；③转变为房扑（固定的房室传导比例）；④发生房室交界区性心动过速或室性心动过速。还应注意，如心室律变为慢而规则（30～60 次/分），提示可能出现完全性房室传导阻滞（AVB）。房颤患者并发房室交界区性心动过速或室性心动过速或完全性 AVB，最常见原因为洋地黄中毒。ECG 检查有助于确诊。

（3）病史 房颤患者除了症状及体征外，还应详细询问病史，如发作频率、家庭史、危险因素筛选等。

2. 心电图特点

房颤心电图的主要特点有：①P 波消失，代之以心房颤动波（f 波），频率 350～600 次/分，形态、间距及振幅均绝对不规则，通常在 Ⅱ、Ⅲ、AVF 或 V_{3R}、V_1～V_2 导联上较明显。②R-R 间期绝对不规则，未接受药物治疗、房室传导正常者，心室率通常在 100～160 次/分；但若并发完全性房室传导阻滞或非阵发性交界区性心动过速时，R-R 可规则，此时诊断依靠 f 波的存在。③QRS 波群呈室上性，时限正常。但若合并预激综合征、室内差异性传导和束支传导阻滞时，QRS 波增宽、畸形，若心室率很快，极易误诊为室速，此时食管导联心电图有助于鉴别诊断。④长 R-R 间期之后出现的提早心搏伴心室内差异性传导（常为右束支传导阻滞型），此即为 Ashman 现象，差异传导连续发生时称为蝉联现象。

房颤合并其他心律失常时的心电图特点如下。①合并单源性室性期前收缩：联律间期较固定，联律间期＜0.8 秒，QRS 波时限＞0.12 秒，形态与既往室性期前收缩相同，起始向量多与窦性不同；常在心室率缓慢时出现。②合并多形性室性期前收缩：室性期前收缩呈两种以上形态。③合并多源性室性期前收缩：室性期前收缩呈两种以上形态，联律间期不等。④合并单形性室速：心室率约 160 次/分；QRS 时限＞0.12 秒；波形呈一种形态，与单个或成对室性期前收缩形态相同；R-R 间期基本一致。⑤合并多源性室速：QRS 呈两种以上形态，QRS 时限＞0.12 秒，波形与多源性室性期前收缩相同；多见于洋地黄或奎尼丁过量、电解质紊乱等。⑥合并房室脱节：房颤患者，若出现交界区性或室性逸搏心律，常提示合并二度或三度房室传导阻滞。或出现加速的交界区性或室性逸搏、阵发性交界区性心动过速、室速等，则形成干扰性房室脱节。

3. 经食管超声心动图（TEE）

TEE 是评估房颤患者左心房血栓最敏感和特异的方法，可以指导复律或导管消融手术时机。TEE 也能评估与左心房血栓形成的风险因素，如左心耳血液流速降低、主动脉粥样硬化等。

4. 房颤的分型

根据美国心脏病学会/美国心脏协会/欧洲心脏病协会（ACC/AHA/ESC）联合制定的房颤指南，将房颤分为表 2-2 所示的五类。

表 2-2 房颤分型

分型	定义
阵发性房颤	指 7 天内能自行终止或经干预可终止的房颤可能会再发,间隔时间不等
持续性房颤	指房颤持续时间＞7 天
长程持续性房颤	指房颤持续时间＞12 个月,患者有复律愿望
永久性房颤	指患者和医师不再尝试复律或维持窦性心律这是一种患者和医师的治疗态度,而不是指房颤的病理结构可随着症状、治疗手段更新、患者及医师治疗倾向而改变分类
非瓣膜性房颤	指不是由风湿性二尖瓣狭窄、机械或生物瓣膜或二尖瓣修补等瓣膜疾病引起的房颤

除上述分类外，临床上尚可作以下分型。

（1）按病因分型

① 原发性 AF：又称特发性房颤，指无明确病因引起者。

② 继发性 AF：继发于各种疾病或其他因素时。

（2）按 f 波型分型

① 粗波型 AF：f 波振幅＞0.1mV。多见于甲状腺功能亢进性心脏病、风湿性心脏病二尖瓣狭窄、心房扑动转为心房颤动的过程中。此型对药物、电击复律术的反应好，疗效佳，复发率低。

② 细波型 AF：f 波振幅≤0.1mV。多见于病程较长的风湿性心脏病、冠心病等患者。此型对药物、电击复律反应差、疗效差。复发率高。

③ 不纯性 AF：心电图见以 f 波为主，夹杂着少数 F 波。

（3）根据心室率快慢分型

① 慢率性 AF：心室率≤100 次/分，一系列快速的 f 波在房室交界区产生的干扰、隐匿性传导以及房室结的"闸门作用"，是产生心室率较慢的电生理基础。这类 AF 见于：a. 心房颤动患者病情稳定时或经洋地黄或 β 受体阻滞药对病情基本控制时，心室率可波动在 70～90 次/分；b. 心脏传导系统有退行性病变或迷

走神经张力增高，均可使更多的 f 波受阻于房室交界处不能下传心室，多见于老年人；c. 伴洋地黄中毒或低血钾所致房室传导阻滞。

② 快速型 AF：心室率为 100～180 次/分，可产生血流动力学影响。各类房颤中最常见的一种，多见于短阵发作的或新近发生的房颤。此型房颤易发生室内差异性传导。

③ 极速型 AF：心室率＞180 次/分。多见于以下情况：a. 预激综合征伴心房颤动；b. 奎尼丁复律过程中，对血流动力学产生严重影响，易导致心力衰竭或使心力衰竭加重、心肌缺血及心室颤动；c. 原为快速型房颤，由于运动使心室率加快转为极速型房颤；d. 活动终止后心室率又恢复到原来频率，此种情况多见于各种原因引起的、未经治疗的、新近发生的房颤。

5. 诊断注意事项

根据心电图上 P 波消失，代之以 f 波、心律绝对不规则等特征，即可诊断房颤。但应注意与以下几种情况鉴别。

（1）房颤伴室内差异性传导时需与房颤伴发的室性期前收缩鉴别（表 2-3）。

表 2-3　心房颤动合并室内差异性传导与室性期前收缩的鉴别

鉴别点	房颤合并室内差异性传导	房颤合并室性期前收缩
心室率	较快	较慢
配对间期	不固定	固定
配对前间期	延长，有长-短周期	不一定延长
代偿间期	不长	往往较长
V_1 导联 QRS 波	呈完全性右束支传导阻滞型，呈 RSR′型，偶尔可呈左束支传导阻滞图形	非完全性右束支传导阻滞型，如呈右束支传导阻滞图形，在 V_1 导联呈单相或双相波（R、qR、RS 型等）
QRS 波形	与窦性心律时的室早不同	多相同
QRS 起始向量	与正常 QRS 波相同	与正常 QRS 波不同
QRS 波群形态	因室内差异性传导程度不同，多变	波形固定或为两种以上的固定形态
畸形 QRS 波特点	前一个心动周期愈长，"配对间期"愈短，QRS 波畸形愈显著	波形一致，与长、短周期无关
两个或以上的畸形 QRS 波连续出现	常见	少见
极度提早出现畸形的 QRS 波	无	可有
临床意义	洋地黄不足	洋地黄过量等

（2）房颤伴蝉联现象与室速的鉴别（表 2-4）。

表 2-4　房颤伴蝉联现象与室速的鉴别

鉴别点	房颤伴蝉联现象	室速
病因	洋地黄不足,心室率快	洋地黄过量等
心律	绝对不规则,极快时基本规则	绝对或基本规则,R-R 间期相差仅在 0.02～0.04 秒
心室率	多>160 次/分	多在 100～160 次/分
QRS 波时限	0.12～0.14 秒	多>0.14 秒,若>0.16 秒则可确定
联律间期	无	有,固定
代偿间期	无	有
室性融合波	无	有
V_1～V_6 导联呈 R 或 QS 型	少见	较多见
治疗	适当增加洋地黄量	若血流动力学不稳定,电复律;停用洋地黄,予苯妥英钠、利多卡因、氯化钾等

（3）迷走型与交感型自主神经性房颤的鉴别（表 2-5）。

表 2-5　迷走型与交感型自主神经性房颤的鉴别

鉴别点	迷走型	交感型
性别	男性多见,男女比例为 4∶1	男女比例约 1∶1
年龄	首次发作多在 30～50 岁	不定
器质性心脏病	无	常有
发作时间	夜间为主	白天,尤其早晨
诱因	饮酒、进食（尤其晚餐）	情绪波动或运动
伴随症状	无	常伴有多尿、尿频
发作前心电图	心率减慢,HRV[①]高频成分增加,可见房早	加速,HRV 低频成分增加
合并心律失常	多混合存在房扑	混合存在房速
诱发手段	机械性或药物刺激兴奋迷走神经	交感神经兴奋药（如异丙肾上腺素等）或快速起搏
治疗药物	Ⅰa、Ⅰc 类药物及胺碘酮,效果差,禁用 β 受体阻滞药、地高辛	β 受体阻滞药、地高辛、Ⅰa、Ⅰc 类药物及胺碘酮均有效
心房起搏	治疗有效	治疗无效

① HRV 为心率变异性。

（五）治疗

房颤的治疗目的是消除或减轻症状，提高运动耐量和生活质量，预防血栓栓塞和心力衰竭并发症，降低房颤的致残率和死亡率。治疗目标是减少血栓栓塞事件和控制症状，而前者越来越受到重视。

房颤急性发作期的治疗目的：①评价血栓栓塞的风险并确定是否给予抗凝治疗。②维持血流动力学稳定。③减轻房颤所致的症状。预防血栓栓塞是房颤急性发作期治疗的首要措施。

1. 预防血栓栓塞事件

（1）风险评估　心房颤动最常见、最严重的并发症是附壁血栓脱落造成重要器官的栓塞表现，特别是脑栓塞，它是导致心房颤动患者死亡的主要原因，预防血栓栓塞是房颤治疗中非常重要的一部分，而目前主要措施是抗凝治疗。但是不同患者的抗凝治疗方案是不同，根据 ESC 房颤指南推荐的 CHA_2DS_2-VASc 评分（表 2-6、表 2-7）确定是否需要抗凝和选用药物。

表 2-6　CHA_2DS_2-VASc 评分

房颤栓塞的危险因素	英文	评分
充血性心力衰竭/左心室功能不全	congetive heart failure	1
高血压	hypertension	1
年龄＞75 岁	age	2
糖尿病	diabetes mellitus	1
卒中/TIA/血栓栓塞	stroke	2
血管疾病①	vascular disease	1
年龄 65～74 岁	age	1
女性	sex category	1
最高总分		9

① 血管疾病包括心肌梗死、复杂的主动脉斑块、外周动脉疾病（含既往的血管再通、PAD 截肢、造影证实的 PAD 等）。

表 2-7　CHA_2DS_2-VASc 评分与抗凝药物的选择

CHA_2DS_2-VASc	评分药物选择
＜1 分	阿司匹林 81～325mg
＝1 分	华法林,新型口服抗凝药
≥2 分	华法林,新型口服抗凝药

抗凝治疗的确减少了栓塞事件尤其是卒中事件的发生，但同时也增加了出血风险，有时甚至造成致死性出血。因此对于抗凝可能引起的出血风险也受到广泛关注，可以参考 HAS-BLED 评分评估（表 2-8），主要包括高血压、异常的肝肾功能、卒中史、出血、不稳定的国际标准化比率（INR）、高龄、药物（抗血小板药物、非甾体抗炎药物等）或酗酒等，有上述因素的患者容易发生出血并发症。HAS-BLED 评分≥3 分，提示患者有高出血风险，应密切监测 INR、凝血

功能，减少药物剂量甚至更换药物。在抗凝过程中，应严密监测出血的风险。一旦发生出血，应视情况确定是否继续抗凝治疗。

表 2-8　HAS-BLED 评分

临床情况	英文	评分
高血压	hypertension	1
肝肾功能不全	abnormal renal and liver function	各1
卒中	stroke	1
出血	bleeding	1
异常 INR 值	labile INR	1
年龄≥65 岁	elderly	1
药物或饮酒	drugs or alcohol	各1

（2）抗血栓药物治疗　包括抗凝治疗和抗血小板治疗。许多研究表明，对于中高危的房颤患者来说，抗血小板治疗没有获益或获益较少，且有出血风险（虽然很小但可确定），因此，抗血小板治疗在房颤治疗中的地位下降。

① 抗凝药物

a. 华法林：维生素 K 拮抗剂，从 20 世纪 60 年代即用于房颤患者的卒中预防。华法林抗凝的 INR 目标值为 2.0～3.0，华法林初始剂量 2.5～3mg/d，2～4 日起效，5～7 日达高峰。华法林治疗开始后，每天监测 INR，直到连续 2 天 INR 在目标范围内，然后监测 2～3 次/周，共 1～2 周，稳定后减少至 1 次/月。中国人多数适合剂量为 2.5mg/d，部分需大量或显著较小剂量，华法林基因检测分型有助于指导用药剂量以尽快达标。对于 HAS-BLED 评分≥3 分的出血高风险的中国患者，有学者和研究认为华法林抗凝 INR 目标值为 1.6～2.5。许多研究均表明华法林能降低房颤患者的栓塞事件，但由于治疗窗窄、增加出血风险、需要监测、与多种药物及食物相互作用等原因，华法林在我国，尤其在老年患者中的使用情况并不理想。

b. 新型口服抗凝药（NOAC）：目前主要包括达比加群、利伐沙班和阿哌沙班。指南推荐，既往脑卒中、TIA 或 CHA_2DS_2-VASc 评分≥1 分的非瓣膜性房颤患者均可应用新型口服抗凝药。但指南也指出，机械瓣及血流动力学障碍的二尖瓣狭窄患者，不推荐使用。这类药物不需要监测 INR 或部分凝血活酶时间（APTT），极大提高患者的依从性。且与华法林相比，与药物及食物间作用较少，颅内出血风险也低，有较大的临床应用前景。但 NOAC 价格昂贵，限制了其在临床的大量应用，而且其在国内获益及风险等还有待进一步观察。常用的达比加群酯推荐剂量是每日 2 次，每次 110mg。

② 抗血小板药物：常用方案为阿司匹林单用或波立维与阿司匹林联合用药。

但如前所述，目前研究表明无论哪种方案其临床获益小，且出血风险无明显降低，指南不推荐其用于中高危患者的抗栓治疗。

抗血栓药物治疗的选择取决于很多因素，比如患者的危险分层、出血风险、依从性、经济情况等，因此，选择药物要个体化，并且与患者充分沟通后告知，选择对患者最佳的治疗方案。

③ 紧急复律前用药：需紧急复律时，也应根据情况抗凝，推荐肝素或低分子量肝素或Xa因子/凝血酶抑制剂。

（3）抗血栓非药物治疗　包括经皮左心耳（LAA）封堵或是心脏手术时进行左心耳封堵或切除。因为房颤患者主要在LAA形成附壁血栓，若能封堵或切除左心耳，则能降低临床血栓事件。对于不能耐受抗凝治疗的患者，经皮左心耳（LAA）封堵也是一个选择或者有其他心脏手术适应证时进行左心耳封堵或切除。但因为左心耳的解剖复杂致使封堵或切除不完全、手术相关并发症等，并不将手术抗血栓治疗作为推荐。

2. 控制心律治疗

虽然研究表明，控制心律治疗不能改善患者预后，复律治疗可以改善患者症状，尤其对于年轻、初发、合并急性疾病等患者。根据不同情况，可以选择直流电复律、药物复律、药物维持心律或者射频消融等手术治疗等。

（1）直流电复律、药物复律

① 适应证：a. 心房颤动病史不超过1年，心脏无显著扩大，且心力衰竭已纠正者（房颤病程较长，心脏扩大者，复律成功率下降，复律后也难维持）；b. 基础病因去除后仍有房颤者，如甲状腺功能亢进控制者，二尖瓣手术后等；c. 超声心动图检测心房内无血栓，左心房内径＜45mm者；d. 房颤伴心衰、心绞痛或心室率增快，药物难以控制者；e. 有栓塞病史者（复律治疗有预防血栓再次形成的意义，但复律要在栓塞3个月后进行，且术前要抗凝）；f. 心房颤动伴肥厚型心肌病者。

② 禁忌证：a. 心房颤动持续＞1年；b. 基础病因心脏明显扩大或有明显心力衰竭者；c. 合并严重二尖瓣关闭不全且左心房巨大者；d. 病因未去除者；e. 非药物影响，心室率缓慢者；f. 合并病态窦房结综合征的阵发性或持续性心房颤动（慢-快综合征）；g. 洋地黄中毒者。

③ 治疗方案

a. 预防血栓治疗：不论直流电复律还是药物复律，均应在复律前抗凝（表2-9），房颤复律后，抗凝持续时间长短取决于患者血栓形成的风险大小。需指出的是，复律有引起血栓栓塞的危险，且药物复律与电复律发生血栓栓塞或脑卒中的危险性相同，两种复律方法的抗凝治疗相同。

表 2-9　复律前抗凝方案选择

临床情况	抗凝方案
房颤持续≥48 小时或时间不详	复律前华法林至少 3 周,复律后 4 周(也可选择 NOAC);或复律前行经证食管超声检查,若证实左心房无血栓,可复律,之后抗凝 4 周
房颤持续≥48 小时或时间不详,需紧急复律	在应用肝素或低分子量肝素前提下复律,之后抗凝持续至少 4 周
房颤＜48 小时,卒中高危	复律前或之后立即静脉应用肝素或低分子量肝素或 Ⅹa 因子/凝血酶抑制剂,复律后长期抗凝治疗

若患者已口服华法林,且 INR 2～3,可继续华法林治疗。若患者未使用口服抗凝药,应在急性期用普通肝素或低分子量肝素抗凝。普通肝素应用方法:70U/kg 静注,之后以 15U/(kg·h) 开始输注,以后根据活化部分凝血活酶时间 (APTT) 调整肝素用量,将 APTT 延长至用药前的 1.5～2.0 倍。或应用固定剂量的方法,即普通肝素 5000u 静注,继之 1000U/h 静脉滴注。低分子量肝素如依诺肝素、那曲肝素钙等的应用方法及剂量可根据不同制剂和患者体重。

b. 直流电复律:应采用同步方式。起始电量 100J(双相波)或 150J(单相波)。一次复律无效,应紧接进行再次复律(最多 3 次)。再次复律应增加电量,最大可用到双相波 200J,单相波 300J。直流电同步电复律是安全有效的方法,几乎适用于所有首次发作的 AF 患者,成功率达 80%～95%,电复律前服胺碘酮或普罗帕酮,可提高电复律成功率,几乎达到 100%。以下血流动力学不稳定的房颤考虑行紧急同步电复律治疗:快速心室率房颤患者伴发严重心肌缺血症状、低血压、休克、意识障碍或急性心力衰竭;预激综合征伴房颤的患者出现快速心室率或血流动力学不稳定。电复律成功后仍需药物来维持窦性心律,通常选择胺碘酮。

c. 药物复律:对于血流动力学稳定但症状明显的患者可以使用药物复律。复律的主要目的是改善患者的症状。药物复律前必须评价患者有无器质性心脏病,据此来确定复律的药物选择,选择药物时将用药安全性置于首位。阵发性房颤药物复律效果较好,部分患者可自行复律,但持续性 AF 患者药物复律的成功率大大减少。药物复律应在医院内进行,应注意观察并处理所使用的药物可能出现的不良反应。需对复律后的患者进行一段时间的观察并确定稳定后才可离院。药物选择主要有以下几种:对于新发房颤,无器质性心脏病者,推荐普罗帕酮1.5～2mg/kg 稀释后静脉推注＞10 分钟,若无效可在 15 分钟后重复,最大量280mg。不良反应包括室内传导障碍加重、QRS 波增宽、负性肌力作用,诱发或使原有心力衰竭加重,造成低心排血量状态。因此,心肌缺血、心功能不全和室内传导障碍者相对禁用或慎用。新发房颤患者,若无器质性心脏病,不伴有低血压或充血性心力衰竭症状,血电解质和 Q-Tc 间期正常,可以考虑使用伊布利特：成人体重＞60kg者用1mg溶于5％葡萄糖液50mL内静脉缓慢推注。如需要，10分钟后可重复一次，最大累积剂量2mg。成人＜60kg者，以0.01mg/kg剂量按上法应用。心房颤动终止则立即停用。肝肾功能不全者无须调整剂量，用药应监测Q-Tc变化，开始给药至给药后4小时需持续心电图监护，防止发生药物促心律失常（如尖端扭转型室性心动过速）。没有明显器质性心脏病的新发房颤患者，还可考虑单次口服大剂量的普罗帕酮（450～600mg），这种策略应在医疗监护的条件下并能确保安全的情况下进行。有器质性心脏病的新发房颤患者，推荐静脉应用胺碘酮（5mg/kg，静脉输注1小时，继之50mg/h静脉泵入）。可以持续使用复律，一般静脉用药24～48小时。若短时间内未能转复，拟择期复律，可考虑加用口服胺碘酮（200mg/次，每日3次），直至累积剂量已达10g。其他药物：决奈达隆结构和特征与胺碘酮相似，与胺碘酮相比，决奈达隆不含碘，安全性增加，亲脂性降低，半衰期显著缩短至约24小时，用量400mg，2次/日。但决奈达隆复律效果较胺碘酮差；氟卡尼200～300mg口服，可能的不良反应有低血压、快速传导的房扑等。不推荐使用洋地黄类药物、维拉帕米、索他洛尔、美托洛尔用于房颤患者的转复。

（2）维持窦性心律预防复发的药物治疗　在多数情况下，AF的复发不是某个单一因素所致，AF复律成功后，需要选择抗心律失常药物减少发作频率及持续时间，改善临床症状。但在治疗之前应进行病因治疗，常见的因素有冠心病、瓣膜性心脏病、高血压、心衰、甲状腺功能亢进等，纠正病因后房颤有时可以逆转。治疗开始前还应充分考虑心律失常药物使用的风险，包括致心律失常作用，选择药物首先考虑的是安全性，而不是效果。

① 无器质性心脏疾病的AF患者可选择氟卡尼、普罗帕酮。氟卡尼可增加既往心肌梗死患者的死亡率，因此应避免应用于心肌缺血的患者。高血压心脏病的AF患者，如无冠心病或无明显心室肥厚（左心室室壁厚度≤1.4cm）可选用氟卡尼、普罗帕酮和索他洛尔，此时胺碘酮作为二线用药。氟卡尼、普罗帕酮均有负性肌力作用，因此不能用于左心室功能不全的患者。以下患者也应慎用：窦房结功能不佳、房室传导阻滞、房扑、冠心病、Brugada综合征，肝脏基础疾病等。

② 对于合并心衰、冠心病、明显心室肥厚的高血压心脏病的患者可以首选胺碘酮。但合并窦房结功能不全、房室传导阻滞、肺基础疾病、长Q-T间期的患者禁用或慎用。长期使用胺碘酮时，剂量可以100mg/d维持。胺碘酮主要不良反应是心率缓慢、明显Q-T间期延长，但较少发生尖端扭转室速，同时还可能影响甲状腺、肝功能、肺纤维化等。因此，胺碘酮不作为AF患者，尤其是年轻患者的首选药物。只有其他药物效果不佳或不能耐受时才考虑使用。

③ 不合并心衰的AF患者可以考虑决奈达隆。它是胺碘酮的类似物，但不含碘。因此决奈达隆不良事件的发生率比胺碘酮低，但相对的疗效也不如胺碘

酮。决奈达隆会增加心衰患者的死亡率，不良反应还有减慢心率、增加 Q-T 间期、可能发生尖端扭转型室速。

④ 其他 AF 患者药物的选择：a. 对于迷走神经介导的 AF，有抗胆碱能作用的长效丙吡胺是一个较好的选择，氟卡尼和胺碘酮可分别作为第二和第三选择，但不宜用普罗帕酮，因后者有内在 β 受体阻滞活性，可能加重迷走神经介导的 AF。b. 对于交感神经介导的 AF，首选 β 受体阻滞药治疗，索他洛尔和胺碘酮可作为替代治疗。对于孤立性 AF 患者，可先试用 β 受体阻滞药，但氟卡尼、普罗帕酮和索他洛尔更有效，胺碘酮和多非利特可作为替代治疗。除非胺碘酮无效，一般禁用奎尼丁、普鲁卡因胺和丙吡胺。

（3）维持窦性心律、预防复发的非药物治疗

① 射频消融：难治性房颤或不能耐受抗心律失常药物的 AF 患者，若症状明显，可以选择射频消融治疗。术前应仔细评估房颤分型、其他治疗的可能、心脏基础疾病、患者倾向等。在症状反复发作的阵发性房颤患者中，临床医生在权衡药物和导管消融治疗利弊后，在抗心律失常药治疗前进行导管消融是一个合理的初始心律控制策略。有证据支持在经验丰富的中心，对于年轻、无结构性心脏病的阵发性 AF 患者其效果最好。但对于长程持续性、老年或合并心衰的患者，射频消融的安全性及疗效尚不明确。

② 心脏起搏器：合并病态窦房结综合征或有时抗心律失常药物会进一步降低窦房结功能，AF 患者会出现心率缓慢，此时可以考虑植入心脏起搏器。而与右心室起搏相比，心房起搏或双腔起搏能明显降低术后 AF 的发生率。

③ 迷路手术：因其他适应证进行心脏手术的患者，评估效益比后，可以考虑同时进行迷路手术治疗。或者其他方法不能控制、症状非常明显的 AF 患者也可以考虑单纯的迷路手术治疗。

3. 控制心室率治疗

AF 患者控制心室率治疗很重要，能够缓解患者症状，并降低患者发展为心动过速性心肌病的可能。治疗目标：安静时心室率保持在 60～80 次/分，轻微运动后不超过 100 次/分。

（1）药物治疗　应根据患者自觉症状程度、血流动力学情况、是否合并心衰、AF 病因等综合因素选择药物。若需要紧急控制心室率，则选择静脉药物或者电复律，若血流动力学稳定，无须紧急控制心室率，则推荐口服药物治疗。具体药物如下。

① β 受体阻滞药：最常用的药物包括艾司洛尔、普萘洛尔、美托洛尔等。用法：艾司洛尔 0.25～0.5mg/kg 静注（＞1 分钟），续以 50μg/(kg·min) 静滴维持；或普萘洛尔 1mg 于 5 分钟内静注，必要时每 5 分钟可重复，最大剂量可达 5mg，维持剂量为每 4 小时 1～3mg；或美托洛尔 5mg，5 分钟内静注，必要

时 5 分钟可重复，最大剂量 10~15mg。口服方法是 25~100mg 每天 2 次。与地高辛联合治疗，能更快控制心室率，但要注意防止心率过慢。

② 非二氢吡啶类钙通道阻滞药：包括地尔硫䓬、维拉帕米。用法：地尔硫䓬常采用"15 法则"，即 2 分钟静注 15mg，必要时 15 分钟后重复 1 次，继以 15mg/h 静滴维持，调整输液速度，使心室率达到满意的控制；或维拉帕米，用法是每 10 分钟静注 5~10mg，必要时 30~60 分钟后重复 1 次。应注意这两种钙通道阻滞药均有一定的负性肌力作用，可导致低血压，维拉帕米更明显，因此左心室收缩功能不全，失代偿心衰的患者不宜使用。同时，合并预激综合征或可能有旁路的 AF 患者也不推荐使用，因为会提高心室率造成低血压或室速。

③ 地高辛：是伴有心力衰竭、肺水肿的快速 AF 首选药物，但必须首先排除预激综合征并发的 AF，并询问患者近期内洋地黄类药物应用情况。用法：0.2~0.4mg 静注，必要时 2~6 小时可重复使用。若近期内曾口服洋地黄制剂者，可在密切观察下予地高辛 0.2mg。口服剂量为 0.125~0.25mg，每天 1 次。

（2）房室结消融 药物控制心室率不佳，症状明显的 AF 患者可以考虑房室结消融并植入永久起搏器，可以改善症状，提高生活质量。其中心动过速性心肌病的患者获益最大，而老年患者并不推荐，因为可能产生起搏器依赖。术后患者无须药物控制心室率。

4. 病因治疗

如前所述，房颤治疗开始前，应先评估可能病因，如病因未控制，心房颤动难以消除，心室率也难以控制，故应积极治疗病因。包括甲状腺功能亢进、肺部感染、低氧血症、心脏瓣膜疾病、心衰等。

5. 房颤急诊的诊疗流程

急诊处理房颤时，要遵守血流动力学第一和重视器质性心脏病两项原则。如果血流动力学不稳定，如心室率大于 150 次/分、持续胸痛、收缩压低于 90mmHg、心衰、意识不清者，应该立即电复律。相对稳定的患者可以使用药物，但要根据有无器质性心脏病进行选择。无器质性心脏病可用普罗帕酮或伊布利特，反之应该使用胺碘酮。选择药物应该以安全性置于首位。

6. 特殊房颤治疗

（1）预激综合征（WPW）伴房颤 若心室率显著增快引起血压降低，甚至晕厥或伴有心衰、肺水肿时应紧急处理，首选同步直流电复律，无条件时只有胺碘酮可以选择。相对稳定患者可选用胺碘酮、普罗帕酮、普鲁卡因胺或依布利特等抗心律失常药物，使旁路传导减慢从而降低心室率，恢复窦律。控制心室率避免使用 β 受体阻滞药、非二氢吡啶钙通道阻滞药、洋地黄和腺苷等药物，因这些药物阻断房室结的传导、房颤通过旁路下传使心室率反而增快。对这类患者推荐射频消融治疗。

（2）合并急性冠脉综合征（ACS） 考虑为 ACS 的新发房颤患者，若血流动力学不稳定、持续缺血、胸痛明显、心室率控制不佳，推荐直流电复律。相对稳定患者，若无禁忌证，推荐静脉应用 β 受体阻滞药，若合并心衰则可以静注地高辛或胺碘酮，控制心室率并改善心功能。而 CHA_2DS_2-VASc 评分≥2 分的患者，推荐华法林抗凝或 NOAC。

（3）合并急性或慢性肺部疾病 应纠正低氧血症和酸中毒，慢性阻塞性肺病（COPD）患者首选非二氢吡啶类钙通道阻滞药控制心室率。若因房颤造成血流动力学不稳定则需紧急电复律。

（4）合并甲状腺功能亢进 若无禁忌，首选 β 受体阻滞药控制心室率，否则选用非二氢吡啶类钙通道阻滞药。

（5）合并急性非心脏疾病 如高血压急症、术后、瓣膜炎症、肺栓塞等，多数情况下随着疾病的好转，AF 可自行终止。急性期首选 β 受体阻滞药控制心室率。抗凝治疗的作用尚不明确，可能与疾病状态、患者危险分层及房颤持续时间相关。

（6）合并心衰 若为代偿期，可选用 β 受体阻滞药或非二氢吡啶类钙通道阻滞药。地高辛在左心功能下降的患者中可改善平静时心室率，也可与 β 受体阻滞药或非二氢吡啶类钙通道阻滞药联合用药。胺碘酮为二线用药。若药物控制心室率不理想，可选择房室结消融。急诊控制心室率时，若无预激综合征，可静注 β 受体阻滞药，但注意预防心衰加重、血压下降、心室率过慢等，也可静注地高辛。若均效果不佳，可以静注胺碘酮。

（7）肥厚型心肌病 这类患者也应根据 CHA_2DS_2-VASc 评分决定抗凝方案，而抗心律失常药物可以选择胺碘酮或丙吡胺联合 β 受体阻滞药或非二氢吡啶类钙通道阻滞药。若药物治疗不佳或不能耐受，则可以考虑射频消融。

（8）心脏术后 对于心脏术后的 AF，首选 β 受体阻滞药，若有禁忌，则选择非二氢吡啶类钙通道阻滞药。术前使用胺碘酮可能减少 AF 发生率，且可预防高危患者的术后房颤。与非手术患者一样，这类也应给予抗凝治疗。

（9）老年患者 随着年龄增长，AF 发生率上升，且卒中风险上升。老年患者药物清除能力下降，易造成药物蓄积，同时老年 AF 患者症状较轻，因此建议控制心室率治疗。可以选择 β 受体阻滞药或非二氢吡啶类钙通道阻滞药，地高辛可作为二线用药。但是这类患者要加强监控，防止心率过慢、血压过低及药物不良反应。

四、阵发性室上性心动过速

室上性心动过速（SVT）是临床上常见的心律失常之一，传统定义指心动过速位于房室束分支以上部位，由连续 3 次以上室上性期前收缩组成。随着电生理研究进展，发现其折返途径不局限于房室交界区以上部位，还涉及心房、心室，故重新定义为起源和传导途径不局限于心室内的心动过速。室上性心动过速可分为广义和狭义两类。

（一）病因和发病机制

多见于无器质性心脏病的患者，不同性别及年龄均可发生，其中 AVNRT 女性多见，也可见于各种心脏病患者，如心肌梗死、心肌病、心脏瓣膜病、高血压心脏病、房间隔缺损、慢性肺源性心脏病、心肌炎等。另外，甲状腺功能亢进、低钾血症、低血镁和心脏手术等亦可诱发。

发病机制主要包括最常见的折返激动及自律性增高、触发激动。

（二）诊断要点

1. 临床表现

心动过速的发作常呈突然开始和突然终止，心律一般规则，心率多在 150～230 次/分，持续时间可短暂、间歇或持续发生。发作时患者可有心悸、胸闷、乏力、头晕、气短等症状。

2. 心电图特点

（1）阵发性房性心动过速（图 2-4）　①房性期前收缩连续 3 次或 3 次以上；②P 波频率 160～250 次/分，P′-P′有等电位线。房室传导比例可以是 1：1、2：1、3：1 或 3：2、4：3；③突发突止，可以是短阵发作，也可持续数分钟、数小时到数日；④可分为房内折返性心动过速（频率规则）和自律性房性心动过速，发作初始有频率逐渐加快的"温醒现象"。

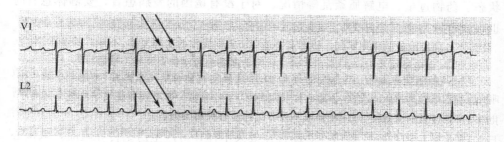

图 2-4　箭头所指为快速的房性 P 波

（2）房室结折返性心动过速　大多数患者存在慢径路和快径路，按折返途径可分为经典的慢-快型和较少见的快-慢型、慢-慢型。

① 慢-快型心电图：a. 心动过速的频率在 160～250 次/分。b. 心动过速常由房性期前收缩诱发，且 P-R 间期延长。c. 心动过速发作时，P′波多位于 QRS

波群之中（由于心房和心室几乎同时除极）而无法辨认。P' 波位于 QRS 波群之后，$R-P' < 70$ 毫秒，$R-P' < P'-R$。d. QRS 波群多数正常，偶伴功能性束支传导阻滞。e. 刺激迷走神经或期前刺激可使心动过速终止。f. 可伴有房室传导阻滞及逆向传导阻滞。

② 快-慢型心电图：a. 心动过速的频率 100～150 次/分；b. 心动过速无须期前收缩诱发，心率轻度增快即可诱发心动过速，且常无休止；c. P' 波固定于 QRS 波群之前，$P'-R$ 间期 $< R-P'$；d. 交界性 QRS 波群与窦性 QRS 波群相同；e. 心动过速可被期前刺激或期前收缩暂时中止，药物治疗常无效。

③ 慢-慢型心电图：P' 波在 ST 段内，$R-P' < P'-R$，但 $R-P' > 70$ 毫秒。

（3）房室折返性心动过速　①心动过速的频率 150～250 次/分；②$R-P'$ 间期 > 70 毫秒，且 $R-P' < P'-R$；③常可见 QRS 波的电交替现象，心动过速频率越快，电交替发生率越高；④窦律心电图可正常，也可有预激综合征表现。

（三）病情判断

研究显示，部分无器质性心脏病的患者，长期频繁发作可引起心动过速心肌病，合并器质性心脏病的患者，随发作时间延长，可诱发加重原有疾病，如冠心病心绞痛症状加重，严重者出现心衰甚至休克。另外，部分患者发作时心率过快或发作终止时窦房结功能尚未恢复导致心脏停顿，可引起血流动力学障碍，发生晕厥。

（四）治疗

1. 对因治疗

对可发现的病因或诱因进行控制，如纠正充血性心力衰竭、心肌缺血、低氧状态、药物过量、电解质紊乱等情况。对于没有诱因的发病患者，安静休息有时也可自行恢复窦性心律。

2. 物理治疗

可通过物理方法兴奋迷走神经，从而终止心动过速的发作，如用压舌板刺激咽喉引起呕吐反射、咳嗽、潜水反射、Valsalva 动作等。另外，在医务人员的帮助下还可以按压眼球和按摩颈动脉窦，注意单侧按摩按压，切忌两侧同时按压，目前已少用。物理治疗对房性心动过速效果不佳，可产生房室传导阻滞，减慢心室率，往往不能终止其发作。

3. 药物治疗

① Ⅰc 类药物普罗帕酮可减慢多数心脏组织的传导，可作为首选药物，常用 35～70mg 稀释后缓慢静注，心动过速终止后予停药，使用中注意低血压及心动过缓。②Ⅳ类药物维拉帕米可抑制房室结传导，常用 5～10mg 稀释后缓慢静注，

对房性心律失常效果不佳。③腺苷三磷酸起效快，消除快，对窦房结及房室结内折返有很强的抑制作用，使用时应注意心动过速终止后出现的一过性缓慢性心律失常，常用剂量 5～10mg 迅速静注。④Ⅲ类药物胺碘酮具有多通道阻滞作用，常用 150mg 符合剂量稀释后缓慢静注，后续可静脉维持。⑤上述药物无效时还可选用奎尼丁、普鲁卡因胺、丙吡胺等。

4. 复律治疗

对于以上治疗无效的患者或不能耐受、对于要治疗存在禁忌证的患者，可选择食管调搏复律。对于合并出现血流动力学改变的患者，如出现低血压、心力衰竭、心绞痛发作等，可行同步直流电复律治疗，一般使用 50～100J 即可，需注意洋地黄中毒者禁用。

5. 手术治疗

随着电生理技术的不断发展，导管射频消融在我国各个地区广泛开展，成了阵发性室上性心动过速的有效治愈手段。

（五）常见误区

室上性心动过速多为窄 QRS 波心动过速，可从心电图 P 波的有或无、P 波的激动顺序、P 波与 QRS 波的关系、是否伴有 QRS 波电交替、是否伴有房室分离等方面进行鉴别，判断发作类型，指导下一步治疗。

五、阵发性室性心动过速

室性心动过速（VT）简称室速，由起源于心室的自发的连续 3 个或以上期前收缩组成，频率＞100 次/分或为电生理程序刺激至少连续 6 个室性搏动组成。

室速的分类方法不一，根据发病机制可分为自律性、折返性和触发性室性心动过速。根据室速持续的时间分为持续性室速和非持续性室速，其中持续性室速是指室速发作时间＞30 秒或持续时间小于 30 秒但患者出现严重的血流动力学障碍，需及时终止；非持续性室速指发作时间＜30 秒，可自行终止的室速。根据室速发作时 QRS 波的形态又可分为单形性室速和多形性室速。

（一）病因和发病机制

室速主要见于各种器质性心脏病，如冠心病心肌梗死后合并心功能不全或室壁瘤形成、扩张型心肌病、肥厚型心肌病、右心室心肌发育不良、严重的心肌炎、先天性心脏病、遗传性心脏离子通道疾病等。另外，药物中毒、电解质紊乱、外科手术等其他心外因素亦可引起室速。发生在无任何基础疾病的患者身上的室速，又称为特发性室性心动过速。

室速的发病机制包括折返机制、触发活动和自律性异常增高。其中折返机制是室速最常见的机制，如心室内瘢痕相关性折返、浦肯野纤维系统参与的束支折返、2 相折返及微折返等。触发活动主要指早期后除极和延迟后除极。自律性异常增高由动作电位 4 相自动除极引起，少见但不能被程序刺激诱发或终止。

（二）诊断要点

1. 临床表现

轻重程度主要取决于发作时间及发作时血流动力学障碍程度。非持续性室速患者可无主观症状或仅有轻微不适。持续性室速患者轻者可觉心悸、胸闷、气促、胸痛、头晕、黑蒙，重者可有晕厥、休克、阿-斯综合征甚至猝死可能。持续性室速若伴有基础心脏疾病，易引起严重血流动力学异常，兴奋迷走神经的方法一般无法终止室速发作。查体可及脉搏微弱或不易扣及，心律多为整齐，也可不齐，心率一般在 100～200 次/分，有时颈静脉搏动可见大炮 A 波。

2. 心电图表现

（1）单形性室性心动过速（图 2-5）　特点为心动过速的 QRS-T 波群形态固定，同步记录的 12 导联心电图可显示出这一特征。单形性室性心动过速的发生大多由折返引起，能被程序刺激所诱发和终止。程序刺激能引起心动过速的周期重整，这也是折返性室性心动过速的证据。具体表现为：①室性心动过速的 QRS 时间≥120 毫秒，在束支传导阻滞，广泛室内传导病变基础上发生的室性心动过速，QRS 波群时间更宽。②常由室性期前收缩诱发，特别是成对室性期前收缩更易诱发。③心动过速的频率＞100 次/分。④单源、成对室性期前收缩的 QRS-T 波群与室性心动过速 QRS-T 波群的形态相同者，说明室性期前收缩与室性心动过速起源于心室内同一起搏点。

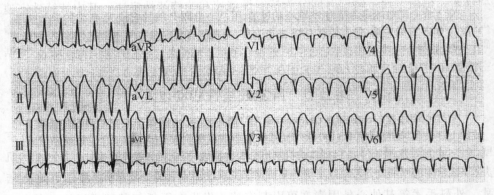

图 2-5　单形性室性心动过速，aVR 导联 QRS 波主波向上

（2）多形性室性心动过速（图 2-6）　特点为心动过速的 QRS-T 波群形态不完全相同。具体表现为：①心动过速常由联律间期 500～700 毫秒的室性期前收缩诱发，室性 R-R 周期可不规则，心室率 200～250 次/分钟。②心动过速的 QRS-T 波群形态逐渐发生改变，如有极性扭转，则为尖端扭转性室性心动过速。③基础心律的 Q-T 间期正常或延长。

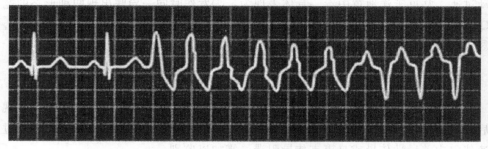

图 2-6　多形性室性心动过速

（3）多源性室性心动过速　①室性心动过速由多源室性 QRS 波群组成，波形在两种以上。②心室率＞100 次/分。③室性 R-R 间距不等，不同形态室性 QRS 波群时间不同。④心动过速发作前后可有多源室性期前收缩及多源成对室性期前收缩。⑤陈旧性心肌梗死、心肌病、风湿性心脏病、心力衰竭、心导管检查及洋地黄中毒等因素常可引起多源性室性心动过速。

（4）特发性室性心动过速　①查体未见心脏异常体征。②常规心电图、动态心电图、平板运动试验，除有室性期前收缩、室性心动过速之外，窦性 P 波、QRS 波群、ST 段、T 波均未见明显异常。③超声心动图检查未见异常。④冠状动脉造影、左心室造影、心肌活检等均未发现异常。

（5）尖端扭转型室性心动过速（图 2-7）　①心动过速的频率 160～280 次/分，QRS 波群宽大畸形，快速的 QRS 波群主波方向围绕基线发生方向性扭转。②R-on-T 现象室性期前收缩诱发。③发生于缓慢心律失常的基础上，如窦性心动过缓、窦房传导阻滞、房室传导阻滞、缓慢逸搏心律及心室起搏心律等。④Q-T 间期多有不同程度的明显延长，T 波宽大切迹，u 波振幅增大。

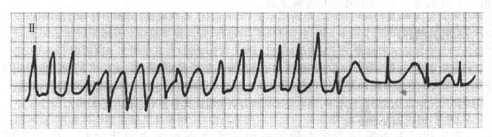

图 2-7　尖端扭转型室性心动过速，QRS 波群主峰扭转性改变

（6）分支性室性心动过速　①心动过速起源于右束支 QRS-T 波群形态呈左束支传导阻滞图形。②心动过速起源于左后分支 QRS 波群形态呈右束支传导阻滞图形合并显著电轴左偏，临床最常见。③心动过速起源于左前分支 QRS-T 波形呈右束支传导阻滞图形合并显著电轴右偏。

（7）双向性室性心动过速　双向性室性心动过速是一种少见而严重的室性心动过速，常见于洋地黄中毒。具体表现为：①发作时同一导联出现两种形态的宽 QRS 波群，时限多为 0.14～0.16 秒。②心室率快而规则，在 140～200 次/分。③V_1 导联常呈右束支传导阻滞图形。

（三）病情判断

室性心动过速可诱发室扑、室颤，对血流动力学影响较大，预后较差，发现后需及时给予处理。对于宽 QRS 波心动过速是室性心动过速还是室上性心动过速伴室内差异性传导或是束支传导阻滞，需加以鉴别。

1991 年 Brugada 等提出了宽 QRS 波心动过速鉴别的四步法：①胸前导联均无 RS 型 QRS 波，提示室速。②胸前导联的 RS 间期＞100 毫秒，提示室速。③有房室分离，提示室速。④具有室速 QRS 波的图形特征，提示室速。

为进一步鉴别预激性心动过速与室速，Brugada 等又提出了三步流程：①V_4～V_6 导联以负向波为主，提示室速；②V_2～V_6 导联有 QR 形波，提示室速；③如果有房室分离，提示室速，如果没有提示逆向型房室折返性心动过速。

2007 年 Vereckei 等提出了新的宽 QRS 心动过速四步法：①存在房室分离，提示室速，否则进入第二步；②aVR 导联 QRS 波起始为 R 波提示室速，否则进入第三步；③QRS 波无右束支或左束支传导阻滞图形提示室速，否则进入第四步；④Vi/Vt 值≤1 提示室速，否则为室上速。

2008 年 Vereckei 又提出了 aVR 单导联鉴别室速的诊断流程。优化的方法适用于急诊初诊。包括：①QRS 波起始为 R 波时诊断室速，否则进入第二步；②QRS 波起始 r 波或 q 波的时限＞40 毫秒为室速，否则进入第三步；③QRS 波呈 QS 形态时，起始部分有顿挫为室速，否则进入第四步；④QRS 波的 Vi/Vt 值≤1 为室速，Vi/Vt 值＞1 为室上速。

（四）治疗

当患者被诊断室性心动过速后，需立刻评估患者的血流动力学情况、症状的严重程度、有无合并器质性心脏病及是否存在电解质紊乱，据此来拟订治疗方案。

1. 急性期的处理原则

临床判断为血流动力学不稳定的患者需立即给予电复律治疗，能量选用150～200J，根据复律效果调整功率；复律同时需纠正电解质紊乱、低氧血症、心肌缺血、药物中毒等伴随情况；复律前后排除禁忌，可给予利多卡因、胺碘酮等药物维持，提高复律成功率及减少后续复发。对于血流动力学暂稳定的患者，可先选择静脉抗心律失常药物治疗，其中利多卡因适用于缺血或心肌梗死后室速；胺碘酮适用于器质性心脏病诱发的室速。对于分支型室速，维拉帕米缓慢静注的复律率达 90％以上。苯妥英钠适用于洋地黄中毒诱发的室速，同时停用洋地黄及维持血钾水平，因电复律易诱发室颤，故此类患者不适于电复律治疗。

2. 慢性期处理原则

通过治疗原发病、避免诱因等达到预防室速复发的目的，降低猝死风险。包括抗心律失常药物的治疗、射频消融治疗、ICD 植入及外科手术等。

（1）抗心律失常药物治疗 Ⅲ 类药物作为首选药物，尤其适用于冠心病患者，减少室速发作频率；β 受体阻滞药可降低心源性猝死风险，改善预后，可联合应用。

（2）射频消融治疗 对于无法耐受药物或药物治疗无效，ICD 反复放电的患者可尝试导管射频消融，特别对于特发性室速疗效好，为根治性治疗。对于器质性心脏病合并室速也可有效减少瘢痕相关性室速复发频次及减少 ICD 的放电次数。

（3）外科手术治疗 对于心肌梗死后室壁瘤形成或致心律失常右心室心肌病可行外科手术，主要指对室速相关病变的切除治疗。另外左心交感去神经手术对部分遗传性长 Q-T 间期综合征有治疗效果。

（4）植入式心脏复律除颤器（ICD） 对于危及生命的室速 ICD 植入为首选方案，尤其是有晕厥症状及猝死生还者，但 ICD 的植入仅仅起到转律作用，植入后还需配合上述方法控制原发病，减少室速发作次数。

（五）常见误区

对于宽 QRS 波心动过速的鉴别诊断，除上述所述方法，也需结合患者的病史、查体、实验室检查等提高诊断率，若短时内无法鉴别可暂时按照室速原则处理，待患者心动过速终止后再行进一步分析和治疗。

第三节 感染性心内膜炎

一、概述

感染性心内膜炎（infective endocarditis，IE）指因细菌、真菌和其他微生物（如病毒、立克次体、衣原体、螺旋体等）直接感染而产生心瓣膜或心室壁内膜的炎症，有别于由于风湿热、类风湿、系统性红斑狼疮等所致的非感染性心内膜炎。尽管卫生保健水平不断提高，但是感染性心内膜炎的发病率在过去的二三十年内没有明显下降，似乎还有上升的趋势。随着老龄人口的增加，先天性和瓣膜性心脏病患者存活时间的延长，各种导管和人工装置体内植入不断增加导致发生院内感染的机会增加，老年人口中罹患心内膜炎的病例越来越多。在发达国家，每百万住院患者每年发生 10～50 例不等。近 30 年来心内膜炎发病年龄的中位数已从 30 岁升高到了 50 岁。心内膜炎的患病率具有明显的年龄依赖性，80 岁以上人群患该病的危险是普通人群的 5 倍；60 岁以上患者的男女之比为 8∶1，而一般人群患者的男女之比约为 1.5∶1，提示老年男性患病率高。

近年来 IE 的流行病学特点发生了明显变化，风湿性心脏瓣膜病患者逐渐减少，人工瓣膜、老年退行性瓣膜病变和经静脉吸毒越来越多地成为 IE 的促发因素，器械相关性 IE 的发生率增高，这些都引起了我们的关注。按照感染部位及是否存在心内异物而将 IE 分成四类：①左心自体瓣膜 IE；②左心人工瓣膜 IE（瓣膜置换术后 1 年内发生者称为早期人工瓣膜 IE，1 年之后发生者称为晚期人工瓣膜 IE）；③右心 IE；④器械相关性 IE（包括发生在起搏器或除颤器导线上的 IE，可伴或不伴有瓣膜受累）。心内膜炎也可根据感染来源分成三类：①社区获得性 IE；②医疗相关性 IE（院内感染和非院内感染）；③经静脉吸毒者的 IE。有以下一种情况者可认为属活动性 IE：①IE 患者持续发热且血培养多次阳性；②手术时发现活动性炎症病变；③患者仍在接受抗生素治疗；④有活动性 IE 的组织病理学证据。IE 的再发有两种情况：①复发，指首次发病后 6 个月内由同一微生物引起 IE 再次发作；②再感染，指不同微生物引起的感染或在首次发病后超过 6 个月由同一微生物引起 IE 再次发作。

二、病因

感染性心内膜炎常发生于有结构缺损的心脏，动脉粥样硬化斑块和二尖瓣环钙化是老年人容易发生感染性心内膜炎的两大危险因素。近年来发生于原无心脏病变者日益增多，尤其见于接受长时间经静脉治疗、静脉注射麻醉药成瘾、由药物或疾病引起免疫功能抑制的患者。人工瓣膜心内膜炎（PVE）也有增多。在人工瓣膜置换术后的前两个月是 PVE 致病的高峰期，主要病原菌为表皮葡萄球菌和金黄色葡萄球菌。晚期 PVE 以链球菌为最常见。在未使用抗生素前风湿性心脏病曾经是首要危险因素，现在在工业发达国家该病已经很少，这类高危人群已经被新的高危人群所替代。静脉药瘾者、伴有瓣膜钙化的老年人、血管内人工假体者（如人工机械瓣膜置换者、伞片封堵和起搏器植入者）、院内感染者、血液透析患者是目前感染性心内膜炎的主要高危人群。瓣膜退行性变是老年人主动脉狭窄或二尖瓣反流的主要原因，后者也是 IE 的危险因素。在 60 岁以上的老年

IE 患者中，有瓣膜退行性变者已达到 50%。

　　绝大多数 IE 的病原体是葡萄球菌和口腔链球菌，其中葡萄球菌引起的 IE 逐渐呈流行趋势，证实通过皮肤侵入的菌群成为主要的感染源。另外已经证实金黄色葡萄球菌与静脉药瘾者的 IE、牛链球菌与老年人 IE 密切相关。对于急性感染性心内膜炎金黄色葡萄球菌感染占 50% 以上。在抗生素应用于临床之前，80% 的亚急性感染性心内膜炎主要由草绿色链球菌感染引起。近年来由于普遍使用广谱抗生素，致病菌种已明显改变，几乎所有已知的致病性微生物都可引起本病，同一病原体可产生急性病程，也可产生亚急性病程，且过去罕见的微生物病例增加，两种细菌的混合感染时有发现。真菌尤为多见于心脏手术和静脉注射麻醉药物成瘾者中，长期应用抗生素或激素、免疫抑制药、静脉导管输给高营养液等均可增加真菌感染的机会，其中以念珠菌属、曲霉菌属和组织胞浆菌较多见。

三、病理改变

　　本病的基本病理变化为在心瓣膜表面附着由血小板、纤维蛋白、红细胞、白细胞和感染病原体沉着而组成的赘生物，呈白色、红色或灰色，菜花样、息肉样和疣状结节，小者在 1.0cm 以下，大者甚至阻塞瓣膜口。当病变严重时，心瓣膜可形成深度溃疡，甚至发生穿孔。偶见乳头肌和腱索断裂。

　　本病的赘生物较风湿性心内膜炎所产生者大而脆，容易脱落而形成感染性栓子，随大循环血流播散到身体各部产生栓塞，尤以脑、脾、肾和肢体动脉为多，引起相应脏器的梗死或脓肿。本病常有微栓或免疫机制引起的小血管炎，如皮肤黏膜瘀点、指甲下线状出血、Osler 结和 Janeway 损害等。感染病原体和体内产生相应的抗体结合成免疫复合物，沉着于肾小球的基底膜上，引起局灶性肾小球肾炎或弥散性或膜型增殖性肾小球肾炎，甚至可引起肾功能衰竭。

四、诊断

（一）临床表现特点

1. 病史

　　约 3/4 IE 患者有基础心脏病。首先为心脏瓣膜病，尤其是二尖瓣和主动脉瓣；其次为先天性心血管病，如动脉导管未闭、主动脉瓣畸形、二尖瓣关闭不全、室间隔缺损、主动脉缩窄、马方综合征并主动脉瓣关闭不全和法洛四联症。约 1/3 IE 发生于无器质性心脏病者。患者发病前近期可有手术、创伤、不洁静脉注射、拔牙、内镜检查、心导管检查等诱因。

2. 发热

大多数 IE 患者有发热，可伴疲乏、无力、肌肉酸痛等不适。对于老年人、心肾功能不全及消耗性疾病 IE 患者，可无发热或仅有低热。

3. 心脏表现

① 大多数 IE 患者存在心脏杂音，受损瓣膜以主动脉瓣为主，其次为二尖瓣。IE 发病初期仅 1/3 的患者可闻及心脏杂音，多数于疾病中期或后期才可闻及心脏杂音。病程中出现新杂音或杂音性质发生变化是 IE 的特征性表现之一。②心力衰竭：IE 最常见的并发症，主要由瓣膜关闭不全所致，主动脉瓣受损者最常发生，其次为二尖瓣和三尖瓣；瓣膜穿孔或腱索断裂导致急性瓣膜关闭不全时可诱发急性左心衰竭。③心肌脓肿：部分 IE 患者由于瓣周围脓肿扩散影响心脏传导组织时，可发生不同程度的房室传导阻滞和室内传导阻滞。心肌脓肿偶可穿破导致化脓性心包炎。④少许 IE 患者由于主动脉瓣感染可致冠状动脉栓塞而发生急性心肌梗死。

4. 心外表现

(1) 脾大　多由于病原微生物和循环免疫复合物对免疫系统长期刺激导致，也可因赘生物脱落致脾栓塞导致。近些年来脾肿大发生率下降，仅 15%～35% 的 IE 患者发生脾大，一般为轻中度大。

(2) 周围体征　原因可能是微血管炎或微栓塞。主要包括下面几种。①瘀点：以锁骨以上皮肤、口腔黏膜和睑结膜常见。②指和趾甲下线状出血。③Roth 斑：为视网膜的卵圆形出血斑，其中心呈白色。④Osler 结节：为指和趾垫出现的豌豆大的红或紫色痛性结节。⑤Janeway 损害：为手掌和足底处直径 1～4mm 无痛性出血红斑。近些年 IE 外周表现出现率也显著减少，仅占 5%～10%。

(3) 动脉栓塞　脑、心脏、脾、肾、肠系膜和四肢为临床所见的体循环动脉栓塞部位，而 65% 累及神经系统。在由左向右分流的先天性心血管病或右心内膜炎时，肺循环栓塞常见。

由于近年来 IE 临床表现不典型，因此，凡遇到下列情况时应高度怀疑 IE 的可能，应及时进行血培养和超声心动图检查，以明确诊断，见表 2-10。

表 2-10　临床上应高度怀疑感染性心内膜炎（IE）的可能的情况

1. 器质性心脏病患者不明原因发热 1 周以上
2. 突然出现的主动脉瓣和(或)二尖瓣关闭不全的杂音
3. 心脏手术后不明原因持续发热 1 周以上
4. 不明原因的体动脉或肺动脉栓塞
5. 原有心脏杂音短期内发生变化或出现新杂音
6. 不明原因心力衰竭或进行性心功能减退

（二）实验室检查

1. 血、尿常规检查

① 白细胞计数升高，伴核左移。②贫血。由于细菌毒素对骨髓造血系统抑制及对红细胞破坏，多数患者呈正常细胞正色素性贫血，为轻中度贫血，并随疾病好转而恢复。③血沉不同程度升高。但 IE 伴心衰、肾衰时血沉可正常。④蛋白尿或镜下血尿。如有红细胞管型及大量蛋白尿示弥散性肾小球肾炎，此时常伴肾功能损害。

2. 血培养

在未用抗生素治疗的患者血培养阳性率可高达 95％以上。对于未经治疗的亚急性患者，于入院第一天在 3 小时内每隔 1 小时取不同部位静脉血做血培养 3 次，如第二天未见病原微生物生长，应重复采血 3 次后行抗生素治疗。急性患者应在入院后 3 小时内，每隔 1 小时 1 次共取 3 次血标本后开始治疗。已用过抗生素但属非急性起病者，病情允许情况下暂停抗生素治疗 2～7 天后再取血做血培养。IE 菌血症为持续性，无须在体温升高时采血。每次取静脉血 10～20mL 做需氧菌和厌氧菌培养，至少培养 3 周。2 周内用过抗生素或采血、培养技术不当，常降低血培养阳性率。

另外，当病原体为苛养微生物等非典型病原体也可出现血培养阴性，需及时调整检测方法，进行血清学检查、免疫组化及 PCR 等。

3. 超声心动图

超声心动图可判断有无基础心脏病变，并直接显示赘生物特征，可判断瓣膜及瓣膜附属装置受损情况，明确有无 IE 其他并发症如瓣周脓肿、瘘管、心包积液等。另外还可了解血流动力学变化，如心功能状态、心腔大小、心腔内压力变化等。经食管超声检查（TEE）诊断 IE 的敏感性和特异性明显优于经胸超声检查（TTE），且特别有助于检出脓肿和准确测量赘生物的大小。因此，怀疑 IE 的患者都应选择作 TEE 检查，包括 TTE 结果已经呈阳性的患者。

（三）诊断标准

凡临床符合下列 2 项主要标准，或 1 项主要标准加 3 项次要标准，或 5 项次要标准，为确诊病例。满足 1 项主要标准加 1 项次要标准或 3 项次要标准，为疑诊病例。

1. 主要标准

（1）血培养阳性，符合以下至少一项标准 两次不同时间血培养检出同一典型的急性感染性心内膜炎的致病性微生物，多次血培养检出同一急性感染性心内膜炎的致病微生物。贝纳特氏立克次体一次血培养阳性，或其 IgG 抗体滴度大于 1∶800。

（2）心内膜受累证据，符合至少以下一项标准　超声心动图的异常，包括赘生物、脓肿、人工瓣膜裂开、新出现的瓣膜反流。

2. 次要标准

（1）易患因素　心脏本身存在易患因素，或静脉药物成瘾者。

（2）发热　体温大于 38℃。

（3）血管征象　主要动脉栓塞、感染性肺梗死、细菌性动脉瘤、颅内出血、结膜出血等。

（4）免疫征象　肾小球肾炎、Osler's 结节、Roth's 斑以及类风湿因子阳性。

（5）致病性微生物感染的证据　血培养阳性，但不符合上述主要标准，或具有与 IE 一致活动性感染的病原体血清学证据。

五、治疗

IE 的有效治疗包括两个方面：一是彻底清除病原菌，二是外科手术处理心内外病灶。

（一）抗生素治疗

1. 治疗原则

IE 的抗生素应用原则是：①早期治疗；②高血药浓度；③选用杀菌药；④联合用药；⑤疗程要长（4～6 周或以上）；⑥不采用口服给药。

（1）早期治疗及早期诊断　早期治疗是治疗成功的关键之一。一旦有证据怀疑 IE，应在充分的血培养后尽早开始积极的抗生素治疗。

（2）高血药浓度　由于赘生物中的细菌难以被机体防御机制消灭，其高发繁殖达到数量极限且生长与代谢缓慢的细菌，对抗生素，特别是作用于细胞壁的抗生素敏感性差，只有维持高血药浓度才能保证赘生物内达到有效杀菌浓度。

（3）选用杀菌药　只有选用能穿透血小板-纤维素的赘生物基质，杀灭细菌，才能达到根治感染、减少复发的目的。

（4）联合用药　联合应用抗菌药增加协同作用，减少耐药性，可获得较好疗效。

（5）疗程要长　对药物敏感细菌的用药应达 4～6 周，对于耐药或毒力强者至少应达 8 周。复发者应适当延长。

（6）不采用口服给药　口服给药难以达到和维持高血药浓度。

2. 药物治疗

（1）培养前药物选用　对疑及本病的患者，在连续血培养后，立即静脉给予青霉素 600 万～1800 万 U/d，并与庆大霉素合用，14 万～24 万 U/d。若治疗 3 天发热不退，应加大青霉素剂量至 2000 万 U/d 以上静脉滴注，如效果良好，可维持 6 周。

当应用较大剂量青霉素时，应注意脑脊液中的浓度，过高可发生神经毒性表现，如肌痉挛、惊厥和昏迷。此时应与 IE 的神经表现鉴别，以免误诊为 IE 加重而增加抗生素用量，造成不良后果。

如青霉素疗效欠佳或青霉素过敏者宜改用其他抗生素，如半合成青霉素或头孢菌素类等。如苯唑西林、哌拉西林等，6～12g/d，静脉滴注；头孢噻吩 6～12g/d、头孢唑林 3g/d、万古霉素 30mg/(kg·24h)，静脉滴注。

（2）血培养后药物选用　可根据细菌的药敏试验结果调整抗生素的种类和用量。血培养反复阴性者，可根据经验按肠球菌及金黄色葡萄球菌感染，选用大剂量青霉素和氨基糖苷类药物治疗 2 周，同时做血培养和血清学检查，除外真菌、支原体、立克次体感染。无效改用其他杀菌药物，如头孢菌素、万古霉素。

（3）常用致病菌的药物使用

① 草绿色链球菌：仍以青霉素为首选，多数患者单用已足够；对青霉素敏感差者加用庆大霉素（12 万～24 万 U/d）、妥布霉素 [3～5mg/(kg·24h)]、阿米卡星（1g/d），肌内或静脉使用。

对青霉素过敏者可用万古霉素、头孢噻吩、头孢唑林等。

② 肠球菌：肠球菌多具有抗青霉素和抗广谱青霉素的特性。首先考虑大剂量青霉素（2000 万～3000 万 U/d）＋庆大霉素（12 万～24 万 U/d）或氨苄西林（12g/d）＋庆大霉素（12 万～24 万 U/d），静脉滴注。对青霉素过敏者可选用喹诺酮类的环丙沙星、氧氟沙星。

③ 葡萄球菌：多数葡萄球菌能产生 β-内酰胺酶，对青霉素具有高度耐药性，可选用第一代头孢菌素、万古霉素、利福平和各种耐药的青霉素，如苯唑西林等。若非耐青霉素的菌株，仍选用青霉素治疗，1000 万～2000 万 U/d 和庆大霉素联合应用。金黄色葡萄球菌引起者在治疗过程中应仔细检查是否有必须处理的转移病灶或脓肿，避免细菌从这些病灶再度引起心脏病变处的种植。表皮葡萄球菌侵袭力低，但对青霉素效果欠佳，宜与万古霉素、庆大霉素、利福平联合应用。

④ 革兰氏阴性杆菌：引起的 IE 病死率高，预后差，但作为本病的病原菌较少见。由于细菌种类较多，对抗菌药敏感性各不相同，一般药敏前以 β-内酰胺类和氨基糖苷类药物联合应用，药敏结果明确后，可根据结果选用第三代头孢菌素，如头孢哌酮（先锋必）4～8g/d、头孢噻肟 6～12g/d、头孢曲松（菌必治）

2～4g/d；也可使用氨苄西林和氨基糖苷类联合应用。

铜绿假单胞菌引起者选用第三代头孢菌素，以头孢他啶最优，6g/d。也可选用哌拉西林和氨基糖苷类药物联合应用。

沙雷菌属引起的 IE 可用氨苄西林或氧哌嗪青霉素和氨基糖苷类联合应用。厌氧菌感染者可用甲硝唑 1.5～2g/d。

⑤ 真菌：真菌性 IE 死亡率 80%～100%，药物治愈极为罕见，需要在抗真菌药物治疗基础上手术切除病灶，且术后继续抗真菌治疗方有治愈的可能。治疗效果比较肯定的药物有两性霉素 B，由 0.1mg/(kg·24h) 开始，逐日递增 0.3～0.5mg/(kg·24h)，直至 1mg/(kg·24h)。可在开始治疗 1～2 周后即手术，术后继续用药 8 周甚至更长。其不良反应较多，常见发热、头痛、明显胃肠道反应、静脉炎、肾功能损害等。氟康唑和氟胞嘧啶毒性低，但仅有抑菌作用，与两性霉素 B 合用，可增强杀菌作用，减少后者的用量，氟康唑用量 200～400mg/d，氟胞嘧啶用量 150mg/(kg·24h)，静脉滴注或口服。

⑥ 立克次体：可选用四环素 2g/d，静脉滴注，治疗 6 周。

（二）支持治疗

除抗感染治疗外，必须注意患者的全身情况，患者一般食欲缺乏、营养不良，且有贫血，应给予支持疗法。

1. 输血

血红蛋白低于 100g/L，可少量多次给予浓缩红细胞、血浆，每周 2～3 次。

2. 白蛋白

血浆白蛋白低于 30g/L，可静脉滴注人血清白蛋白 10g，隔日 1 次，共 2～3 次。

3. 丙种球蛋白

感染严重，患者抵抗力低，可每周滴注人血丙种球蛋白 1～2 次，每次 150mg/kg。

使用血液、血制品时应注意预防经血传播疾病的发生。

（三）手术治疗

手术治疗目前已成为药物治疗的重要辅助手段，使 IE 的病死率有所降低。

1. 左侧感染性心内膜炎手术指征

（1）心力衰竭

（2）未能控制的感染　局部感染未控制、真菌或耐药菌引起的感染；积极抗感染治疗及控制败血性转移病灶后仍存在血培养持续阳性；由葡萄球菌或非副流感嗜血杆菌革兰氏阴性菌的人工心脏瓣膜心内膜炎。

（3）预防栓塞　主动脉或冠状动脉性自体或人工心脏瓣膜心内膜炎伴积极抗感染治疗后仍存在永久性赘生物＞10mm 或经治疗伴巨大孤立赘生物（＞30mm）或赘生物＞15mm 且没有其他手术指征。

绝大多数右侧心脏 IE 的药物治疗可收到良效，同时由于右心室对三尖瓣和肺动脉瓣的功能不全有较好耐受性，一般不考虑手术治疗。

2. 手术后抗感染期限

取决于术前抗感染时间的长短、有无瓣周感染以及赘生物培养的情况；一般情况下，如致病菌较耐药，而手术标本培养阴性，术前加上术后的抗感染治疗至少应满一疗程；而手术标本培养阳性者，应给予足够疗程。

六、预防

IE 是致命性疾病，病死率高，其一级预防很重要。IE 多发生在器质性心脏病的基础上。而由侵入性操作手术引起的不多，所以用抗生素预防 IE 要考虑抗生素的潜在不良反应、预防的费用-效益比，尽可能做到既要积极，又不致滥用。2015 年 ESC 提出了感染性心内膜炎的预防指南。

（一）危险病种感染灶清除

在有心脏瓣膜功能障碍［特别指出二尖瓣脱垂伴反流和（或）瓣叶增厚时才需要预防性治疗］、复杂性心血管畸形、人造瓣膜、肥厚型心肌病及有心内膜炎既往史的患者，应及时清除感染病灶。

（二）需要预防应用抗生素的手术与操作

在牙科（仅在处理牙龈、根尖周围组织或穿透口腔黏膜时）和上呼吸道手术或机械操作，低位胃肠道、胆囊、泌尿生殖道手术或操作，以及涉及感染性的其他外科手术，都应预防性应用抗生素。

（三）预防性抗生素的用法

1. 牙口腔手术或操作

一般术前 30～60 分钟给予阿莫西林 2g（成人）、50mg/kg（儿童）口服或静滴，青霉素过敏者可给予克林霉素 600mg（成人）、20mg/kg（儿童）口服或静滴；不推荐应用喹诺酮类抗菌药物和氨基糖苷类抗菌药物。

2. 非口腔的侵入操作仅在感染区域进行时需应用抗菌药物治疗

选择抗菌药物时，呼吸道操作针对葡萄球菌，胃肠道及泌尿生殖道操作需针对肠球菌，皮肤及骨骼肌肉操作需针对葡萄球菌及乙型溶血性链球菌。

3. 心脏或血管手术

早期人工瓣膜感染（术后 1 年），预防性治疗应在术前立即开始，如术程延长，应重复应用至术后 48 小时停止。

新版指南对 IE 治疗中抗菌药物应用所做补充：①改变了氨基糖苷类抗生素用药指征及方式，不推荐该类药物用于治疗葡萄球菌感染性 NVE，该类药物临床获益尚未得到临床研究证实，且可能具有肾毒性。②仅当有植入异物感染时（如 PVE）才考虑联合使用利福平，其他抗菌药物治疗 3～5 天菌血症消失后即可开始用药。③推荐使用达托霉素和磷霉素用于治疗葡萄球菌 IE，使用奈替米星治疗青霉素敏感的口腔链球菌和消化链球菌，当患者具备达托霉素用药指征时，给药必须采用高剂量方案（药量≥10mg/kg，每天一次）同时联合其他抗菌药物以增加抗菌活性，同时避免产生耐药性。④用于治疗 IE 的抗菌药物治疗方案目前大多已达共识，但对于葡萄球菌感染性 IE 的最佳治疗方案以及经验性治疗方案仍有争议。

第四节　急性心包炎

一、概述

急性心包炎是心包脏层和壁层的急性炎症，病毒感染、细菌感染、结核、风湿、自身免疫、理化因素及其他各种病因均可引起。急性非特异性心包炎无明确的感染病源，可能与病毒感染或感染后诱发的自身免疫反应有关。急性期常表现为纤维蛋白渗出性炎症，继之可出现心包渗液。

二、病因与发病机制

1. 感染性心包炎

（1）细菌性　结核分枝杆菌、金黄色葡萄球菌、肺炎链球菌、链球菌等。

（2）病毒性　柯萨奇病毒（A、B）、埃可病毒、流感病毒、腺病毒等。

（3）真菌性　组织胞浆菌、球孢子菌、念珠菌、放线菌、奴卡菌等。

（4）其他感染　弓形虫、阿米巴原虫、支原体、立克次体、梅毒螺旋体、丝虫等。

2. 非特异性心包炎

（1）心肺疾病所致心包炎 急性心肌梗死、主动脉夹层、胸膜炎、肺栓塞、心肌病等。

（2）结缔组织病所致心包炎 系统性红斑狼疮、急性风湿热、类风湿关节炎、皮肌炎、硬皮病、结节性多动脉炎、强直性脊柱炎、Reiter 综合征。

（3）代谢性疾病所致心包炎 尿毒症、艾迪生病、痛风、黏液性水肿、糖尿病酮症酸中毒、妊娠等。

（4）肿瘤所致心包炎 原发性如间皮瘤、肉瘤等；继发性如肺癌、乳腺癌、白血病、淋巴瘤等。

（5）物理因素所致心包炎放射线 穿透性创伤、异物、心导管损伤、安装心脏起搏器、心脏按压等。

（6）过敏或自身免疫性心包炎 血清病、过敏性肉芽肿、过敏性肺炎、心肌损伤后综合征（MI 后综合征、心包切开后综合征、二尖瓣分离术后综合征）、肾透析、肾移植等。

（7）药物因素所致心包炎 肼屈嗪、普鲁卡因胺、多柔比星、阿糖胞苷、异烟肼、青霉素、保泰松、甲硫氧嘧啶、苯妥英钠、米诺地尔、利血平等。

（8）其他因素所致心包炎 胰腺炎、地中海贫血、结节病、肠道感染性疾病、非淋病性关节炎等。

临床上大多数病因为感染性，以结核性、化脓性（葡萄球菌、肺炎球菌多见）及病毒性为主，非感染性心包炎以风湿热最常见，其他病因以结缔组织病、心肌梗死、尿毒症、肿瘤、放射损伤、过敏等。

正常的心包腔内有 15～50mL 液体，起润滑作用。因某些原因液体渗出增多，心包腔内压力升高到一定程度时，可影响心脏舒张期的血液充盈，降低心脏顺应性，从而产生心脏压塞症状。心脏压塞的发生主要是由于心包积液时壁层心包处于能伸展的极限状态，心包腔容积固定，吸气时和正常人一样回右心血量增加，右心室容积增大，其结果只能压缩左心室，阻碍左心室充盈，左心室心搏排血量降低而产生奇脉，但是否产生心脏压塞则取决于：①心包积液量；②液体积聚速度；③心脏大小及循环血量；④心包膜的性状。

三、诊断要点

（一）临床表现

因病因不同而表现各异，轻者无症状或症状轻微，易被原发病的症状所掩盖。感染性者多有发热、寒战、多汗、乏力、食欲减退等。结核性心包炎常起病缓慢，有午后低热、盗汗、消瘦等；化脓性者起病急骤，常有寒战、高热、大汗、衰弱等明显中毒症状；而非感染性者全身毒性症状多较轻。在纤维蛋白性心包炎阶段（干性心包炎）多有胸痛，常位于心前区、胸骨后，呈钝痛或锐痛，深呼吸、咳嗽、左侧卧位时疼痛加剧，坐位及躯体前倾时减轻。病毒性或急性非特异性心包炎，疼痛多较严重，有时难以忍受；尿毒症性、红斑狼疮性、结核性心包炎胸痛较轻。干性心包炎在胸骨左缘第 3、4 肋间可闻及心包摩擦音。渗出性心包炎阶段时，胸痛可减轻甚至消失，但可出现周围器官受压症状，如呼吸困难、吞咽困难、声音嘶哑、干咳等。心包积液超过 300mL，则心浊音界增大，且随体位而变化，心尖冲动减弱或消失，心尖冲动点在浊音界内侧，心音遥远，有时在胸骨左缘第 3、4 肋间可听到舒张早期心包叩击音。

心脏压塞征象：大量心包积液可产生心脏压塞征象，如呼吸困难、面色苍白、发绀、烦躁不安、颈静脉怒张、奇脉、收缩压降低、脉压减小、肝颈回流征阳性等。心脏压塞的严重程度和出现的缓急主要取决于积液量的多少和积液速度的快慢，如短期内出现心包积液，即使 200mL 也可产生急性心脏压塞症状，反之，若渗液缓慢，心包囊内有足够时间与之伸展，积液甚至超过 2000mL，而心功能尚可无明显影响。慢性心脏压塞主要表现为体循环淤血，如颈静脉怒张、肝大、肝颈回流征阳性、腹水和下肢水肿、奇脉和静脉压显著升高等。

Ewart 征：大量心包积液压迫肺及支气管，在左肩胛角下出现叩诊浊音听诊闻及支气管呼吸音。

急性心包炎的炎性浸润、渗液积聚和瘢痕形成三大过程与临床表现紧密相关：①心包充血水肿、炎性心包浸润和纤维蛋白沉积→特征性心包摩擦音。②炎性渗出物的逐渐增多超过机体吸收而充填于心包腔→心包积液。③心包积液量过多过快聚集并超过心包扩张代偿能力→急性心脏压塞综合征（动脉压降低、静脉压升高和心音遥远）或亚急性心脏压塞综合征（心包积液、奇脉和颈静脉怒张）。④症状逐渐消退，液体逐渐吸收，心包遗留局部或弥散性纤维增生→心包增厚、心包钙化粘连、心包缩窄、心功能不全。

（二）实验室及其他检查

1. X 线检查

可提示心包积液存在，量少不易发现，当心包积液超过 300mL 时出现心影增大，心膈角变锐，呈烧瓶样，心影随体位改变而移动，心尖冲动减弱。肺部一般无充血征。

2. 心电图变化

急性心包炎表现为继发于心外膜下心肌炎症损伤的心电图特异性 ST-T 改变。其表现通常分为四期。

Ⅰ期：为早期变化，ST 段普遍呈凹面向下抬高（前壁＋下壁＋侧壁）P-R 间期与 P 波方向偏离，T 波直立，可持续数小时至数日。

Ⅱ期：ST 段随后逐渐下降至等电位线上，T 波渐变低平或倒置，持续 2 天至 2 周不等。

Ⅲ期：T 波全面倒置，各导联上的 T 波演变可能不尽一致。

Ⅳ期：T 波最后可恢复正常，心电图恢复至病前状态，时间历时数周至 3 个月不等。

3. 超声心动图

超声心动图是急性心包炎的一项基本检查，可监测心包积液，筛查并存的心脏病或心包病变。纤维蛋白性心包炎时可能无异常发现，当心包积液超过 50mL 时，超声心动图提示心包腔内有异常液性暗区而确诊，且能观察到心脏运动明显增强。大量心包积液时出现"心脏摇摆综合征"提示心包内高压。超声心动图对估计心包积液较为可靠，有报告显示液性平段小于 8mm 时，积液少于 500mL；液性平段 10～12.5mm 时积液在 500～1000mL；液性平段＞25mm 时积液多大于 1000mL。

4. 心包穿刺抽液检查

获取渗液送检涂片、培养、生化及病理等分析有助于病因诊断。浆液性，见于心衰时的漏出液；脓性，为细菌性，有细胞碎片和大量中性粒细胞；血性，渗液中含有大量红细胞，任何原因心包积液均可出现，常见于感染和肿瘤；浆液血性，大量浆液纤维蛋白和较多红细胞；乳糜性，心包积液呈牛奶样。必要时行心包镜心包活检，可直接窥视心包，在可疑区域做活检，可提高病因诊断准确性。

5. 其他检查

必要时可行计算机断层成像（CT）或磁共振成像（MRI），可准确判断积液的部位和量，确定包裹性心包积液，鉴别心包积液与胸腔积液。对于需定量监测血流动力学改变，鉴别可能存在的血流动力学异常如伴左心衰竭、缩窄心包炎、肺动脉高压；监测相关冠心病或心肌病情况时可进行心导管检查。

四、常见心包炎鉴别

（1）非特异性心包炎　发病前 1～2 周常有上呼吸道感染史，伴有稽留热或弛张热，胸痛较剧烈，听诊可闻及明显心包摩擦音，心包积液量较少，多为淡黄色或草绿色积液，结核菌素试验、血培养、抽液细菌培养、病理检查均为阴性。

（2）结核性心包炎　常有原发性结核感染灶、感染史，伴有午后低热，多无胸痛，无心包摩擦音，心包积液量较大，多为深红色或血性积液，血培养多为阴性，结核菌素试验呈阳性，抽液细菌培养、病理检查可找到结核分枝杆菌。

（3）化脓性心包炎　常有原发感染病灶，多伴有明显脓毒血症，持续高热，伴胸痛，听诊可闻及心包摩擦音，心包积液量较多，为脓性积液，结核菌素试验呈阴性，血培养、抽液细菌培养、病理检查可找到细菌。

（4）肿瘤性心包炎　常有原发肿瘤病灶，伴低热或不发热，常有胸痛，无心包摩擦音，心包积液量中等，多为血性积液，血培养、抽液细菌培养、结核菌素试验均阴性，病理学检查可找到肿瘤细胞。

五、治疗

急性心包炎的治疗包括对原发疾病的病因治疗、解除心脏压塞和对症治疗。

（一）对症和支持疗法

患者应卧床休息，有气急、呼吸困难者吸氧，取半卧位，进流质或半流质饮食。胸痛时给予镇痛药，必要时可用可待因、哌替啶或吗啡。

（二）解除心脏压塞

最有效措施是立即进行心包穿刺抽液。心包穿刺是否成功虽与施术者的经验和技术水平有关，但在很大程度上取决于心包积液量的多少，右室前壁液性暗区＞10mm者穿刺成功率为93％，若仅左室后壁有小量渗液，穿刺成功率为58％，心包积液量较少，为了诊断而进行心包穿刺时应在心电图或超声心动图指引下，以策安全。心脏压塞患者抽液100～200mL，即可明显减轻呼吸困难和改善血流动力学变化，第一次抽液一般不宜超过1000mL，以免发生急性右室扩张等并发症。对反复心脏压塞或心包积血、心包积液者，可用带有套管的穿刺针，从胸骨剑突下进入心包腔内，然后换以多孔、软、易弯曲的不透X线导管，进行持续引流，还可经导管注入所需药物，可免去部分患者心包切开术。心包切开适用于穿刺失败、脓性积液、渗液反复出现或不能定位者，如外伤性心包积血、化脓性心包炎等。

（三）病因治疗

1. 急性非特异性心包炎

目前尚无特殊治疗，重点是减轻炎症反应，解除疼痛。非甾体抗炎药（NSAID）为首选，其缓解疼痛的有效率为85％～90％。可选择阿司匹林（2～4g/d）或吲哚美辛（75～200mg/d）或布洛芬（600～2400mg/d）分次口服，不同的NSAID效果相似，但现多用布洛芬，因其不良反应较小。近期有心肌梗死史者首选阿司匹林，因其他NSAID使瘢痕形成减慢；冠心病患者应避免使用吲哚美辛，因其可使冠脉血流减少。NSAID 疗程不超过 2 周，一般与质子泵抑制药（PPI）合用，以减少胃肠道的不良反应。

现主张 NSAID 应与秋水仙碱合用，以减少复发。随机对照研究 COPE 及 ICAP 均发现二者联合较单用阿司匹林复发率低，72 小时内疼痛缓解率高。为减少秋水仙碱的不良反应，不给予负荷量。对体重<70kg 者，以秋水仙碱 0.5mg，每日 1 次；体重>70kg 者，以秋水仙碱 0.5mg，每日 2 次，疗程 3 个月。尽量不使用糖皮质激素，除非症状严重，常规治疗无效或反复发作者，一般以泼尼松 60～90mg/d 开始，1 周后逐渐减量。

2. 结核性心包炎

应尽早行抗结核治疗，并给予足够的剂量、连续和全程抗结核化疗，总疗程 1～2 年，但也有主张不超过 9 个月者。对于有严重结核毒性症状、心包大量积液者，在积极抗结核治疗的同时可应用糖皮质激素，以减轻中毒症状，促进渗出液吸收并减少粘连。在随机对照研究 IMPI 中，在第 1～6 周，每天分别以泼尼松 120mg、90mg、60mg、30mg、15mg 和 5mg 口服，可使心包缩窄的发生率较少 46%，而并未增加艾滋病患者的病死率。为预防心包缩窄，有指征者可行心包穿刺置管引流，并可注入尿激酶 20 万 U，夹闭引流管 1 小时后回抽，安全有效。

3. 化脓性心包炎

在选用足量对致病菌有效的抗生素的同时，应积极行心包穿刺抽脓或经皮穿刺置管引流并向心包腔内注入抗生素。若疗效不显著，即应及早考虑心包切开引流，以防止发展为缩窄性心包炎。感染控制后，应再继续使用抗生素 2 周，以防复发。

4. 风湿性心包炎

常是风湿性全心炎的一部分，其治疗方法与急性风湿热相同。

5. 尿毒症性心包炎

当血液透析已不足以控制尿毒症性心包炎进展时，应进一步采取强有力的措施，尤其在严重感染及大量心包积液致血流动力学发生障碍时，应及时处理。有人用单纯心包穿刺加曲安西龙灌注治疗获得满意效果。对于心包腔内灌注曲安西龙无效的患者，心包切除术治疗尿毒症性心包炎成功率高达 90% 以上，复发率极低。

6. 恶性肿瘤性心包炎

由于恶性心包积液易于复发，积液增长速度快，故可行心包腔内导管引流，并可经导管注入抗肿瘤药物以行心包腔内局部化疗。有学者经导管注入四环素以控制积液生长速度获满意疗效，机制尚不清。另可行心包开窗术、部分切除术及完全心包切除术，以利长期引流。

急性心包炎的预后主要决定于病因，如并发于急性心肌梗死、恶性肿瘤或系统性红斑狼疮等，则预后严重。如为结核性或化脓性心包炎等，及时有效的治疗可望获得痊愈。部分患者可遗留心肌损害和发展成缩窄性心包炎。

第五节　主动脉夹层

主动脉夹层（aortic dissection，AD）是指在内因和（或）外力作用下造成主动脉内膜破裂，血液通过内膜的破口渗入主动脉壁的中层，并沿其纵轴延伸剥离形成夹层血肿，主动脉可呈瘤样扩张，又称主动脉夹层动脉瘤。临床特点为急性起病，突发剧烈疼痛、休克和血肿压迫相应的主动脉分支血管时出现的脏器缺血症状。CT血管造影与MRI是其确诊的主要方法。主动脉夹层属于急性主动脉综合征中最常见的一种类型，是极为凶险的心血管急症。多见于中老年男性，发病高峰年龄在50～70岁。若不能及时救治，早期死亡率约为每小时1%，60%～90%死于发病后1周内。主要致死原因为主动脉夹层动脉瘤破裂至胸腔、腹腔或者心包腔，进行性纵隔、腹膜后出血，以及急性心力衰竭或者肾衰竭等。近年来由于诊断和治疗技术的进步，死亡率已大幅度下降。根据发病的急缓，主动脉夹层可分为急性夹层（发病在2周内）和慢性夹层（无急性病史或发病超过2周）。

一、病因与发病机制

一般情况下，正常成人的主动脉壁具有较强的抗压能力，若使主动脉血管内膜撕裂需要500mmHg以上的压力，主动脉夹层患者引起内膜裂开的主要病理机制是中膜的先天或后天缺陷、中膜变性和囊性坏死、弹性纤维断裂，而高血压、动脉粥样硬化、马方综合征和埃-当综合征、大动脉炎、主动脉缩窄、外伤及梅毒、妊娠等都能使主动脉壁发生结构或功能缺陷，成为主动脉夹层的病因。近年来，以高血压、动脉粥样硬化为病因的发病比例也逐渐增高。

内膜的裂口可起于主动脉的任何部位，好发于近心端升主动脉和胸主动脉近端，临近左锁骨下动脉开口。内膜一旦撕裂，由于血流的不断冲击，夹层顺行或逆行蔓延，病变可累及主动脉的各分支如无名动脉、颈总动脉、锁骨下动脉、肾动脉等，部分病例的夹层可破入胸腔、心包导致胸腔积液和心脏压塞，甚至猝死，抑或破入主动脉内出现第二个开口，形成主动脉内的假腔贯通道。

二、分型

临床上，根据 AD 病变部位及累及范围等解剖与病理特征，有两种经典的分型方法。

（1）DeBakey 分型　DeBakey 根据内膜撕裂部位的不同将主动脉夹层分为三型。DeBakey Ⅰ型：原发破口起源于升主动脉或主动脉弓，累及主动脉弓和降主动脉可达髂动脉，其中包括原发破口位于左锁骨下动脉而内膜逆行剥离至升主动脉者，此型最常见，约 70%。DeBakey Ⅱ型：内膜撕裂口起源于升主动脉或弓部，并局限于升主动脉和弓部。DeBakey Ⅲ型：内膜撕裂口起源于胸降主动脉，此型又根据夹层是否累及膈下腹主动脉分为Ⅲa 和Ⅲb。

（2）Stanford 分型　根据手术需要将主动脉夹层分为 A、B 两型。Stanford A 型：指累及升主动脉的类型，包括 DeBekay Ⅰ、Ⅱ型及破口位于左锁骨下动脉而逆行剥离至升主动脉者，此型约占 2/3。Stanford B 型：不累及升主动脉的类型，指内膜撕裂位于主动脉弓峡部而向胸主动脉以下蔓延者，此型约占 1/3。DeBakey 和 Stanford 分型法临床最为常用。此外，根据解剖特征的更为简单的描述性分类：近端夹层包括 DeBekay Ⅰ、Ⅱ型或 Stanford A 型；远端夹层包括 DeBekay Ⅲ型或 Stanford B 型。

AD 的自然病史取决于是否累及升主动脉，累及升主动脉者，自然病程仅 8% 超过 1 个月，而仅累及降主动脉者，自然病程超过 1 个月的可达 75%。近端夹层危险性大，外科手术治疗效果较好；远端夹层危险性小，内科治疗或介入治疗即可获得较好效果，多不主张手术治疗。

三、诊断要点

1. 疼痛

突发剧烈疼痛是发病开始最常见的症状，并具有以下特点。

（1）疼痛强度比其部位更具有特征性　疼痛从一开始即极为剧烈，难以忍受；疼痛性质呈搏动样、撕裂样、刀割样，并常伴有血管迷走神经兴奋表现，如大汗淋漓、恶心、呕吐和晕厥等。

（2）疼痛开始部位有助于提示分离起始部位　前胸部剧烈疼痛，多发生于近端夹层，而肩胛间区最剧烈的疼痛更多见于起始远端的夹层；颈部、咽部、腭或牙齿疼痛常提示夹层累及升主动脉或主动脉弓部。

（3）疼痛部位呈游走性提示主动脉夹层的范围在扩大　疼痛可由起始处移向其他部位，往往是沿着分离的路径和方向走行，引起头颈、腹部、腰部或下肢疼痛，并因夹层血肿范围的扩大而引起主动脉各分支的邻近器官的功能障碍。

（4）疼痛常为持续性　有的患者疼痛自发生后一直持续到死亡，止痛药如吗啡等难以缓解；有的因夹层远端内膜破裂使夹层血肿中的血液重新回到主动脉管腔内而使疼痛消失；若疼痛消失后又反复出现，应警惕主动脉夹层又继续扩展并有向外破裂的危险；少数无疼痛的患者多因发病早期出现晕厥或昏迷而掩盖了疼痛症状。

2. 低血压或高血压

患者中 70%～90% 有高血压。在 AD 的发生过程中，亦常出现低血压甚至休克，多见于 A 型 AD，常是夹层分离导致心脏压塞、胸膜腔或腹膜腔破裂的结果，而当夹层累及头臂血管使肢体动脉损害或闭塞时，则不能准确测定血压而出现假性低血压。

有血压与休克症状不平行，此时血压正常甚至高血压，即多见于 B 型 AD，这是由于 AD 的发生中合并交感神经的过度兴奋导致血压处于较高水平；也有时系肾动脉受累导致血压难以控制。

3. 神经系统症状

主动脉夹层可沿着无名动脉或颈动脉向上扩展，使管腔狭窄或突然阻塞，导致颈动脉搏动消失，致使头昏、神志模糊、定向力丧失、嗜睡甚至昏迷。如通过椎动脉到基底动脉环的侧支循环不充分，则发生对侧偏瘫、同侧失明等。夹层动脉瘤压迫喉返神经可出现声音嘶哑。压迫交感神经节可引起霍纳综合征。病变影响肋间动脉或腰动脉，发生阻塞即引起截瘫。夹层动脉瘤扩展到两侧髂动脉，即引起下肢动脉搏动消失，影响周围神经的供血，引起周围神经坏死。

4. 心血管系统

可出现急性主动脉瓣关闭不全的舒张期杂音，常呈音乐样，沿胸骨左缘更清晰，可随血压高低而呈强弱变化，此体征对主动脉夹层具有诊断意义。动脉搏动消失或两侧肢体强弱不等，两臂血压出现明显差别。主动脉走行部位可出现异常血管杂音或搏动性肿块。其他心血管受损表现：夹层累及冠状动脉时，可出现心绞痛或心肌梗死；血肿压迫上腔静脉，可出现上腔静脉综合征；夹层血肿破裂到心包腔时，可迅速引起心包积血，导致急性心脏压塞而死亡。

5. 其他

主动脉夹层破裂到胸腔引起胸腔积血，可出现呼吸困难和咳嗽、咯血等。

病变在腹主动脉及其大分支，影响腹部器官的供血，可出现类似急腹症的表现，疼痛的同时常伴有恶心、呕吐等类似急腹症的表现；夹层血肿压迫食管，则出现吞咽障碍，破入食管可引起大呕血；血肿压迫肠系膜上动脉，可致小肠缺血性坏死而发生便血。

累及肾动脉可出现腰部或脊肋角处疼痛或肾区能触及肿块，可引起腰痛及血尿。肾脏急性缺血，可引起急性肾衰竭或肾性高血压等。

慢性 AD 可出现长程中低热、夜汗、体重下降、胸腔积液、胸痛缺如或轻微，偶有动脉反复栓塞（假腔内血栓脱落所致）。

6. 超声心动图

超声心动图的特点为操作简便、迅速、无创。其诊断 AD 的方法主要有两种，即经胸超声心动图（TTE）、经食管超声心动图（TEE）。TTE 可显示夹层部位、真假腔，并可发现随心动周期摆动的内膜片，但其图像显示受到多种因素的影响，如慢性阻塞性肺疾病、胸廓畸形、肥胖等；另外其对横断面、降主动脉显像不佳，所以其敏感度及特异度较低，因此也较少用于 AD 的临床诊断。TEE 用于诊断 AD 较 TTE 更为优越，因食管靠近主动脉根部，因此 TEE 可更清楚的显示真腔、假腔、内膜瓣，其敏感性及特异性较高，但 TEE 过分依赖操作者经验，因此应用也较为局限。但其缺点是操作复杂，对远端降主动脉瘤的敏感性低，仅为 40％左右。

血管内超声（IVUS）可以直接从主动脉腔内观察血管壁结构，尤其适用于腹主动脉远端血管，对疑诊为主动脉夹层且血管造影结果正常的患者，IVUS 可以弥补血管造影的不足。

7. X 线检查

后前位及侧位胸片可观察到上纵隔影增宽、主动脉增宽延长、主动脉外形不规则，有局部隆起，在主动脉内膜可见钙化影，此时可准确测量主动脉壁的厚度，正常在 2～3mm，增到 1cm 时则提示本病的可能性，超过 1cm 即可肯定为本病。特别是发病前已有摄片条件相似的胸片与发病后情况相比较或发病后有一系列胸片追踪观察主动脉宽度，则更具有意义。胸片虽然特异性、敏感性较低，但结合病史、体征仍有一定诊断价值，其确诊有赖于其他影像学诊断技术。

8. 计算机 X 线断层扫描（CT）

系无创检查方法，高质量的增强 CT 或三维重建，能很快肯定或排除此病。CT 可显示病变的主动脉扩张，发现主动脉内膜钙化优于 X 线平片，如果钙化内膜向中央移位提示主动脉夹层，如果向外围移位提示单纯主动脉瘤。由于 CT 扫描垂直于主动脉纵轴，故比动脉造影更易检测撕裂的内膜垂直片。后者呈一极薄的低密度线，将主动脉夹层分为真、假两腔，假腔内的新鲜血栓在平扫时表现为密度增高影，这均是诊断主动脉夹层最特异性的征象之一。CT 对降主动脉夹层准确性高，但对主动脉弓升段夹层，由于动脉扭曲，可产生假阳性或假阴性；另外，它不能诊断主动脉瓣闭锁不全，也不能了解主动脉夹层的破口位置及主动脉分支血管情况。

9. 磁共振显像 (MRI)

MRI 与 CT 效果类似，但与 CT 相比，它可横轴位、矢状位、冠状位及左前斜位等多方位、多参数成像，且不需使用对比剂即可全面观察病变类型和范围及解剖形态变化，其诊断价值优于多普勒超声和 CT，诊断主动脉夹层的特异性和敏感性均达 90% 以上，尤其是当主动脉夹层呈螺旋状撕裂达腹主动脉时，仍能直接显示主动脉夹层真假腔，更清楚地显示内膜撕裂的位置以及病变与主动脉分支的关系。其缺点是费用高，不能用于装有起搏器和带有节、钢针等金属物的患者，不能满意显示冠状动脉及主动脉瓣情况。

10. 主动脉造影及数字减影血管造影 (DSA)

(1) 主动脉造影　对肯定诊断及了解主动脉夹层及分支累及范围和供血情况、明确内膜破口部位及并发主动脉瓣关闭不全等均有重要价值，但是这种检查方法较为复杂，特别是用于急性期极危重的患者时常有较大的危险。

(2) 数字减影血管造影 (DSA)　少创性的静脉注射 DSA，对 B 型主动脉夹层的诊断基本上可取代普通动脉造影。可正确发现主动脉夹层的位置与范围，主动脉血流动力学和主要分支的灌注情况，部分患者在 DSA 可清楚见到撕裂的内膜片，易于发现主动脉造影不能检测的钙化。但对 A 型或马方综合征升主动脉夹层，静脉 DSA 有其局限性，分辨力较差，常规动脉造影能发现的内膜撕裂等细微结构可能被漏诊。

11. 心电图

主动脉夹层本身无特异性心电图改变。既往有高血压者，可有左心室肥大及劳损；冠状动脉受累时，可出现心肌缺血或心肌梗死心电图改变；心包积血时，可出现急性心包炎的心电图改变。

12. 实验室检查

可溶性弹性蛋白片段、D-二聚体以及平滑肌凝蛋白重链单克隆抗体等为其重要的血清学标记物。据报道，平滑肌凝蛋白重链单克隆抗体其诊断 AD 的敏感性可达 91%，特异性为 98%。更为重要的是，此方法可用于鉴别心肌梗死和 AD。

13. 基因诊断

基因诊断主要与主动脉夹层诱因密切相关，如 FBN1、TGFBR 等马方综合征致病基因，COL3A1 等 Ehlers-Danlos 综合征致病基因。

四、鉴别诊断

(1) 急性心肌梗死　胸痛多超过 30 分钟，呈压榨样，逐渐加重，多有典型心电图演变及心肌标记物变化，多有心绞痛史或冠心病病史。冠状动脉造影及主动脉造影检查可明确诊断。

（2）非主动脉夹层引起的主动脉瓣关闭不全、心包炎、主动脉瘤 多有相应病史、杂音或心包摩擦音、心电图与 X 线改变等相应表现，但无主动脉夹层之剧烈胸痛，亦无夹层之相应影像改变。心脏超声及主动脉造影检查等可明确诊断。

（3）大面积肺栓塞 剧烈胸痛、咳嗽、咯血、虚脱，两肺哮鸣音，胸部 X 线可见肺梗死阴影，$PaO_2 < 80mmHg$。心电图可呈急性肺源性心脏病改变。胸部 CT 或肺动脉造影可明确诊断。

（4）急腹症 夹层动脉瘤侵及腹主动脉及其大分支时可产生各种急腹症的表现，有时误诊为肠系膜动脉栓塞、急性胰腺炎、急性胆囊炎及阑尾炎等。必要时行 MR 或主动脉造影以资鉴别。

五、病情判断

① 剧烈胸痛后出现心包摩擦音、心脏压塞、休克等表现，为主动脉夹层在升主动脉根部破入心包，可迅速致死；②剧烈胸痛后发生重度急性主动脉瓣关闭不全，可导致急性心力衰竭致死；③右上肢脉搏在胸痛后突然减弱或消失或头臂动脉受累致脑血管意外，肾动脉受累致肾功能不全，肠系膜动脉受累致血便均为严重合并症。

动脉夹层的发展与最初的动脉夹层直径有密切关系。如果动脉夹层 ≥5cm，增长速率高达 0.79cm/年，未经治疗者约 3% 可立即死亡，21% 可在发病 24 小时内死亡，2 周内死亡者达 60%，3 个月内 90% 死亡。32%～47% 的死亡是由于夹层破裂。但预后视病变部位、范围及程度而异。远端型、范围较小者预后较好。如能早期诊断，经正确的强化药物治疗或外科手术，可望达 70%～80% 的成活率。

六、治疗

对于急性主动脉夹层，一经诊断，应立即进行监护治疗，绝对卧床休息。在严密监测下采取有效干预措施如降血压或纠正休克，使生命指征包括血压、心率及心律等稳定，并监测中心静脉压及尿量，根据需要可测量肺毛细血管楔压和心排血量。病情一旦稳定，要不失时机作进一步检查，明确病变的类型与范围，为随后的治疗提供必要的信息。随后的治疗决策应按以下原则：①急性期（发病 2 周内）患者无论是否采取介入或手术治疗均应首先给予强化的内科药物治疗。②升主动脉夹层特别是波及主动脉瓣或心包内有渗液者宜急诊外科手术。③降主动脉夹层急性期病情进展迅速，病变局部血管直径≥5cm 或有血管并发症者应争取介入治疗植入支架（动脉腔内隔绝术）。夹层范围不大无特殊血管并发症时，可试行内科药物保守治疗，若一周不缓解或发生特殊并发症：如血压控制不佳、疼痛顽固、夹层扩展或破裂（心包、胸腔积液），侵及冠状动脉的先兆（缺血症状及心电图改变）、急性主动脉瓣关闭不全、心脏压塞，出现神经系统损害或证明有膈下大动脉分支受累等，应立即行介入或手术治疗。

（一）内科药物治疗

所有患者在明确诊断之前都应先接受药物治疗，主要包括镇痛和降压，以降低动脉压和减慢左室收缩速率（dp/dt），控制内膜剥离。血压下降和疼痛缓解是主动脉夹层分离停止和治疗有效的重要指征。

1. 镇痛

疼痛本身可以加重高血压和心动过速，恶化病情。一般对剧痛者可静脉使用较大剂量的吗啡（≥5mg）或哌替啶（≥100mg），但应注意两药的降低血压和抑制呼吸等不良反应。

2. 控制血压及左室收缩速率

通常联合应用硝普钠和 β 受体阻滞药。硝普钠对紧急降低动脉血压十分有效，但单纯使用可使心率增快，并可能增加 dp/dt，而同时使用 β 受体阻滞药则可对抗硝普钠的这种不良作用。

硝普钠用连续静脉滴注，开始每分钟 20μg，逐步增加剂量以控制血压，通常每分钟 200～300μg，血压控制的目标是将血压降到能维持足够的脑、心和肾的血流灌注的最低血压水平，一般收缩压在 100～120mmHg，平均动脉压 60～70mmHg 水平，并尽力保持血压的稳定。待血压稳定后可改口服药维持，但一般不应用血管紧张素转化酶抑制药，因其咳嗽不良反应可能加重病情。也可用尼卡地平。

不论患者是否有收缩期高血压，都应首先静脉应用 β 受体阻滞药来降低 dp/dt。可选用以下药物。①普萘洛尔：普萘洛尔是第一代 β 受体阻滞药，已被广泛用于 AD 的治疗。用法：先静注 0.5mg，随之以每 3～5 分钟 1～2mg，直至脉搏减慢到 60～70 次/分或 30～60 分钟内总剂量 0.15mg/kg，以后每 2～4 小时重复静注相同剂量以维持 β 受体阻滞作用。②拉贝洛尔：同时具有 α 受体和 β 受体阻滞作用，可以同时有效降低 dp/dt 和动脉压，对 AD 的治疗特别有效。首剂 2 分钟静脉注射 10mg，然后每 10～15 分钟追加 20～60mg（直至总剂量达 300mg）到心率和血压控制为止。静脉持续滴注拉贝洛尔，从 2mg/kg 起直至 5～20mg/kg，可以达到维持量。③超短效 β 受体阻滞药艾司洛尔对动脉血压不稳的患者，特别是要进行手术的患者十分有用，因为如果需要，可以随时停用。一般静滴每分钟 $50\sim200\mu g/kg$。

当存在使用 β 受体阻滞药的禁忌证时，可考虑使用钙通道阻滞药地尔硫䓬和维拉帕米，因二者都同时具有血管扩张和负性肌力作用。

当分离的内膜片损害一侧或双侧肾动脉，导致肾素大量释放，从而引起顽固性高血压。此种情况下最有效的抗高血压药物可能是静脉内注射的依那普利，通常首先每 $4\sim6$ 小时给 $0.625\sim1.25mg$，然后根据需要加大剂量，最大量每 6 小时 $5mg$。

关于妊娠期主动脉夹层的治疗：由于硝普钠的胎儿毒性，一般只用于产后或孕期对其他药物无效的患者，除此之外，可选用肼屈嗪替代。为避免主动脉夹层妊娠妇女阴道分娩中的血压升高，建议在硬膜外麻醉下行剖宫产。

急性主动脉夹层是忌用抗凝和溶栓治疗的。溶栓治疗可促使主动脉夹层患者的主动脉破裂出血；抗凝治疗不利于夹层假腔内血栓形成，而后者对阻止血肿扩大、防治主动脉破裂有重要意义。

3. 纠正休克

若患者处于休克状态，血压明显降低，提示可能存在心脏压塞或主动脉破裂，需快速扩容。必须仔细排除假性低血压（是由于测量了夹层累及的肢体动脉的血压引起的）的可能性。若迫切需要用升压药时，最好选去甲肾上腺素，而不用多巴胺，因多巴胺可增加 dp/dt。

4. 心脏压塞的处理

急性近端主动脉夹层常可伴有心脏压塞，这是此类患者死亡的最常见原因之一。当患者出现心脏压塞而病情相对稳定时，心包穿刺的危险性可能超过获益，应尽快送手术室直接修补主动脉并进行术中心包引流。然而当患者表现电-机械分离或显著低血压时，行心包穿刺以抢救生命是合理的，但谨慎的作法是只抽出少量心包液体，使血压回升至能保证组织器官血液供给的最低水平即可。

（二）外科治疗

对 DeBakey Ⅰ、Ⅱ型主动脉夹层的治疗多主张急诊或择期开胸手术治疗。目前普遍认同的手术指征如下。①急性近端夹层时首选手术。如合并主动脉瓣关闭不全时，多采取复合手术方式，切除、修复内膜同时，人工瓣膜置换。②急性远端夹层合并下列情况：夹层累及重要脏器；破裂或即将破裂；逆行撕裂至升主动脉；马方综合征合并夹层。

对于Ⅲ型主动脉夹层的治疗，采用降主动脉人工血管移植术，有相应器官受累时，应考虑血运重建，如肋间动脉、肾动脉或肠系膜上动脉重建术。对于破口局限者，可采用破口修复降主动脉成形术。

（三）血管内介入治疗

近年来，由于无创诊断技术的提高，对Ⅲ型主动脉夹层剥离的内膜可准确定位，血管内介入治疗渐成为更具研究前景的高危主动脉夹层的治疗方法之一。常用的经皮血管内覆膜支架技术已广泛用于降主动脉夹层的治疗，一般认为只要夹层距离左锁骨下动脉超过 2cm，夹层本身无过度迂曲，介入通路通畅，假腔较小，就可以考虑采用支架介入治疗。

（四）治疗基础疾病

高血压、动脉粥样硬化是主动脉夹层的主要原因，有效地治疗高血压和动脉粥样硬化对于防控本病有积极意义。

第三章
消化系统常见病

第一节　急性胃扩张

　　急性胃扩张是各种原因导致胃的麻痹、胃内压急剧升高及胃血流动力学改变，最终引起胃过度膨胀，胃腔内潴留大量液体，引起严重脱水、电解质紊乱、酸碱失衡以及循环衰竭。胃内压升高导致胃壁血管功能障碍是急性胃扩张发病的关键因素，胃腔过度膨胀所致胃壁坏死穿孔是急性胃扩张最严重的并发症，致死率极高。

一、病因

　　某些器质性疾病和功能性因素均可并发急性胃扩张，常见有以下几类。

　　(1) 外科手术　创伤、麻醉和外科手术，尤其是腹腔、盆腔手术及迷走神经切断术，均可直接刺激躯体或内脏神经，引起胃的自主神经功能失调，胃壁的反射性抑制，造成胃平滑肌弛缓，进而形成扩张。麻醉时气管插管，术后给氧和胃管鼻饲，亦可使大量气体进入胃内，形成扩张。

　　(2) 疾病状态　胃扭转、嵌顿性食管裂孔疝以及各种原因所致的十二指肠壅积症、十二指肠肿瘤、异物等均可引起胃潴留和急性胃扩张；幽门附近的病变，如脊柱畸形、环状胰腺、胰腺癌等偶可压迫胃的输出道引起急性胃扩张；躯体上石膏套后 1~2 天引起的所谓"石膏套综合征"，可能是脊柱伸展过度，十二指肠受肠系膜上动脉压迫的结果；情绪紧张、精神抑郁、营养不良均可引起自主神经功能紊乱，使胃的张力减低和排空延迟；糖尿病神经病变、抗胆碱能药物的应用；水及电解质代谢失调、严重感染（如败血症）均可影响胃的张力和胃的排空，导致急性胃扩张。

（3）各种外伤产生的应激状态 各种外伤尤其是上腹部挫伤或严重复合伤，其发生与腹腔神经丛受强烈刺激有关。

（4）短时间内进食过多也是偶见原因。

当胃扩张到一定程度时，胃壁肌肉张力减弱，使食管与贲门、胃与十二指肠交界处形成锐角，阻碍胃内容物排出，膨大的胃可压迫十二指肠，并将系膜及小肠挤向盆腔，因此，牵张系膜上动脉而压迫十二指肠，造成幽门远端梗阻。唾液、胃十二指肠液和胰液、肠液的分泌亢进，均可使大量液体积聚于胃内，加重胃扩张。扩张的胃还可以压迫门静脉，使血液淤滞于腹腔内脏，亦可压迫下腔静脉，使回心血量减少，最后可导致周围循环衰竭。由于大量呕吐、禁食和胃肠减压引流，可引起水和电解质紊乱。

二、临床表现

急性胃扩张因其早期临床表现不典型，极易与其他急腹症混淆。临床上对于高危人群一旦出现腹痛、腹胀、呕吐等消化道症状，均不能排除本病的可能。患者发病初期以上腹饱胀、上腹或脐部疼痛为主要症状，一般为持续性胀痛，可有阵发性加重，但多不剧烈。继之则出现频繁呕吐，呕吐物常为棕褐色酸性液体或胃内容物，每次量不多，且呕吐后腹胀无明显缓解，隐血试验可呈阳性。随着病情加重患者会逐渐出现口渴、精神萎靡，大部分患者排便停止，病情进展迅速者短期内可有休克、低钾低氯性碱中毒以及呼吸困难表现，如出现胃壁坏死或穿孔等并发症时还可表现出剧烈腹痛。查体腹部多隆起，有时可见扩大的胃型，腹部闻及振水音，肠鸣音多减弱或消失，若胃窦极度扩张，可出现"巨胃窦征"（即脐右偏上出现局限性包块，外观隆起，触之光滑而有弹性，有轻度压痛，其右下边界较清）。

三、辅助检查

1. 实验室检查

急性胃扩张患者胃部可有少量出血，但因大量体液丧失，所以血红蛋白及红细胞可增加，并可出现低钾血症、低钠血症、低氯血症。另外胃液中含有盐酸而呈酸性，故若以丢失胃液为主，则会发生代谢性碱中毒，若以丢失胰液等消化液为主，则发生代谢性酸中毒。

2. 影像学检查

腹部立位 X 线片可示上腹部有均匀一致的阴影，胃显著扩张（胃影可达盆腔），积气或有巨大气液平面。若采用 X 线钡剂造影，不仅可以看到增大的胃及十二指肠的轮廓，而且还可以发现十二指肠梗阻，钡剂不能进入空肠。如合并穿孔和胃壁坏死可出现膈下游离气体。

四、诊断与鉴别诊断

该病临床上较为少见，因此需结合患者的体征、病史、实验室检查等结果进行综合诊断。主要的诊断依据如下：①存在手术后初期创伤、疾病状态或过分饱食等病因；②出现明显的腹胀症状，伴溢出样呕吐咖啡色恶臭液体，胃部有大量的积气和积液；③实验室检查的结果常提示患者有红细胞和血红蛋白升高，非蛋白氮升高，并伴有低钾低氯性碱中毒；④腹部 X 线片见胃影增大，上腹部巨大液气平面或胃管吸出大量液体，即可确诊。

本病需同肠梗阻和腹膜炎等其他胃肠疾病鉴别。鉴别要点如下：①弥散性腹膜炎常有胃肠道穿孔或内脏破裂病史，有明显的腹膜刺激征，肠管普遍胀气，肠鸣音消失，体温及白细胞增高；②肠梗阻患者临床症状与急性胃扩张非常类似，腹部 X 线片也可见多个气液的平面，但通常情况下肠梗阻的腹痛以腹中部及脐周最为明显，胃内也不会存在过多的气体和积液；③急性胃炎患者腹胀感不会非常显著，且呕吐后腹胀痛感会明显减轻，而急性胃炎合并胃扭转时会出现干呕，通过腹部 X 线检查可以确诊和鉴别。

五、治疗与预防

急性胃扩张患者病情危重、发展快，治疗方案的选择需根据病因及病情的发展酌情制订。发病早期或无法耐受手术者可先予非手术治疗，如出现胃壁坏死和穿孔时则需手术治疗。

1. 非手术治疗

（1）禁食 治疗期间应禁食，腹胀显著减轻、肠蠕动恢复后方可给予流质饮食。

（2）胃肠减压 经胃管吸出胃内积液后，可先用温生理盐水洗胃，但量要少，以免造成胃穿孔。当吸出量逐渐减少并逐渐变澄清时，可在饮水后夹住胃管2 小时，如无不适及饱胀感，可考虑拔除胃管，但一般应至少保留 36 小时。

（3）改变体位 改变卧位姿势，以解除对十二指肠横部的压迫，促进胃内容物引流。

（4）支持治疗 纠正脱水与电解质紊乱、酸碱平衡失调，必要时输血，有休克者予抗休克治疗。

（5）促进胃张力和蠕动的恢复 可静脉滴注红霉素，口服莫沙必利、多潘立酮等治疗，中医中药也有一定疗效，可经胃管注入大承气汤等中药治疗。

2. 手术疗法

对非手术治疗不能奏效或胃壁已坏死、穿孔者，应及时进行手术治疗。手术方式以简单、有效为原则，可在胃前壁做 1 个小切口，清除胃内容物，进行胃修补及胃造口。胃壁坏死常发生于贲门下及胃底贲门处。范围小的胃壁坏死可行内翻缝合，对较大片坏死的病例，修补或造口是徒劳的，宜采用近侧胃部分切除加胃食管吻合术为妥。

3. 预防

腹部手术后患者应常规行胃肠减压，并持续到胃肠道蠕动功能恢复、肛门排气。

第二节 消化性溃疡

消化性溃疡（peptic ulcer，PU）指胃肠道黏膜被胃酸和胃蛋白酶消化而发生的溃疡，好发于胃和十二指肠，也可发生在食管下段、小肠、胃肠吻合口，以及异位的胃黏膜如位于肠道的 Meckel 憩室。胃溃疡（gastric ulcer，GU）和十二指肠溃疡（duodenal ulcer，DU）是最常见的 PU，DU 多于 GU，DU 与 GU 发生率之比约为 3:1。溃疡的黏膜缺损超过黏膜肌层，这一点不同于糜烂。溃疡一般为单个，胃或十二指肠同时有两个或两个以上溃疡称多发性溃疡；胃和十二指肠均有溃疡称复合性溃疡；溃疡直径大于 2.0cm 者称巨大溃疡；溃疡深达浆膜层与周围组织粘连或穿入邻近组织形成包裹性穿孔者称穿透性溃疡。本病多见于男性，发病年龄 DU 平均为 30 岁，GU 平均为 40 岁。临床主要表现为慢性周期性发作的节律性上腹疼痛，可并发出血、穿孔或幽门梗阻，约 1% 的 GU 会发生癌变。

一、病因与发病机制

PU 的病因与发病机制尚未完全阐明。1910 年 Schwartz 首先提出"无酸无溃疡"的概念，这是 PU 病因认识的起点。1983 年 Marshall 和 Warren 从人体胃黏膜活检标本中找到幽门螺杆菌（Hp），随后众多研究者认为 Hp 与 PU 有密切关系。胃肠黏膜防御作用的削弱以及药物、神经精神等因素与 PU 发病也有密切关系。目前认为，PU 的发生是一种或多种有害因素对黏膜破坏超过黏膜抵御损伤和自身修复能力所引起的综合结果，而 Hp 和 NSAID 是损害胃肠黏膜屏障从而导致 PU 发病的常见病因。

（一）幽门螺杆菌

PU 患者 Hp 感染率高，DU 患者中的检出率高达 95%～100%，GU 为 80%～90%。前瞻性调查显示 Hp 感染者溃疡发生率为 13%～23%，显著高于不伴 Hp 感染者。根除 Hp 可有效促进溃疡愈合、缩短溃疡愈合时间和减少溃疡复发。至于为何在感染 Hp 的人群中仅有小部分人发生 PU，一般认为这是 Hp、宿主和环境因素三者相互作用的结果。

Hp 感染导致 PU 发病的确切机制尚未阐明。Hp 感染导致 DU 发病主要有 Hp-胃泌素-胃酸学说和十二指肠胃上皮化生学说，该两种学说认为，胆酸对 Hp 生长具有强烈的抑制作用，正常情况下 Hp 无法在十二指肠生存，十二指肠球部酸负荷增加是 DU 发病的重要环节，因为酸可使结合胆酸沉淀，从而有利于 Hp 在十二指肠球部生长。Hp 只能在胃上皮组织定植，因此在十二指肠球部存活的 Hp 只有当十二指肠球部发生胃上皮化生才能定植下来，十二指肠球部的胃上皮化生是十二指肠对酸负荷的一种代偿反应。十二指肠球部酸负荷增加的原因，一方面与 Hp 感染引起慢性胃窦炎有关，Hp 感染直接或间接作用于胃窦 D 细胞、G 细胞，削弱了胃酸分泌的负反馈调节，从而导致餐后胃泌素-胃酸分泌增加；另一方面，吸烟、应激和遗传等因素均与胃酸分泌增加有关。定植在十二指肠球部的 Hp 引起十二指肠炎症，炎症又削弱了十二指肠黏膜的防御和修复功能，在胃酸和胃蛋白酶的侵蚀下最终导致 DU 发生。同时，十二指肠炎症又导致十二指肠黏膜分泌碳酸氢盐减少，间接增加十二指肠的酸负荷，进一步促进 DU 发展。Hp 感染导致 GU 发病，一般认为是 Hp 感染引起的胃黏膜炎症削弱了胃黏膜的屏障功能，GU 好发于非泌酸区与泌酸区交界处的非泌酸区侧，反映了胃酸对屏障受损的胃黏膜的侵蚀作用。

（二）非甾体抗炎药

研究表明，在长期服用 NSAID 患者中 10%～25% 可发现胃或十二指肠溃疡，有 1%～4% 患者发生出血、穿孔等溃疡并发症。NSAID 通过削弱黏膜的防御和修复功能而导致 PU 发病，损害作用包括局部作用和系统作用两方面。①系统作用：是主要致溃疡机制，主要是通过抑制环氧合酶（COX）而起作用。COX 是花生四烯酸合成前列腺素的关键限速酶，COX 有两种异构体，即结构型 COX-1 和诱生型 COX-2。COX-1 在组织细胞中恒量表达，催化生理性前列腺素合成而参与机体生理功能调节，如胃肠黏膜生理性前列腺素 E 通过增加黏液和碳酸氢盐分泌、促进黏膜血流增加、细胞保护等作用在维持黏膜防御和修复功能中起重要作用。COX-2 主要在病理情况下由炎症刺激诱导产生，促进炎症部位前列腺素的合成。阿司匹林、吲哚美辛等特异性差的 NSAID，在抑制 COX-2 而减轻炎症反应的同时，也抑制了 COX-1，导致胃肠黏膜生理性前列腺素 E 合成不足，削弱了黏膜的防御和修复功能而导致 PU。②局部作用：尤其弱酸脂溶性药物，在胃酸环境中溶解成非离子状态，药物易通过黏膜进入细胞内，使上皮黏膜细胞通透性增加，增加氢离子反弥散，破坏黏液-碳酸氢盐屏障稳定性，干扰上皮细胞的修复与重建。NSAID 引起的溃疡 GU 较 DU 多见。

（三）胃酸和胃蛋白酶

PU 的最终形成是由于胃酸/胃蛋白酶对黏膜自身消化所致。胃酸在溃疡形成过程中起决定性作用，是溃疡形成的直接原因。但胃酸的这一损害作用一般只有在正常黏膜防御和修复功能遭受破坏时才能发生。

（四）其他因素

①遗传易感性：部分 PU 患者有该病的家族史，提示可能有遗传易感性。②胃排空障碍：十二指肠-胃反流致胃黏膜损伤；胃排空延迟及食糜停留过久可持续刺激胃窦 G 细胞使其不断分泌促胃液素。③不良生活方式如饮烈酒、吸烟，应激因素等。

应激、吸烟、长期精神紧张、进食无规律等是 PU 发生的常见诱因。在发病机制上 GU 以黏膜屏障功能降低为主要机制，DC 则以高胃酸分泌起主导作用。

二、诊断与鉴别诊断

（一）诊断

主要根据慢性周期性发作、节律性上腹部痛和胃镜检查做出正确诊断。但值得注意的是，有些患者并无典型的上腹部痛，即使有也不一定都是溃疡病，如能把临床表现和胃镜相结合则确诊率高达 98％以上。NSAID 溃疡无症状率高达 85％。诊断依靠用药史和胃镜。

1. 病因诊断

测定胃内幽门螺杆菌和了解服药史等具有病因诊断价值，并可为治疗提供依据。

2. 临床表现

（1）疼痛 85％～90％有上腹部疼痛。典型病例有如下特点。

① 疼痛部位：多位于上腹中部、偏右或偏左。胃体上部和贲门下部溃疡的疼痛可位于左上腹部或胸骨、剑突后。胃或十二指肠后壁溃疡，尤其是穿透性溃

疡的疼痛可放射至背部。但有时疼痛不在上腹部而在中腹或下腹部。因此不能根据疼痛部位来确定溃疡所在的解剖位置。

② 疼痛程度或性质：溃疡疼痛一般较轻，可为隐痛、钝痛、胀痛、烧灼样痛或饥饿样痛；也有较重者，如刀割样痛或绞痛使患者辗转不安、出冷汗，影响正常生活和工作等。

③ 节律性疼痛：是消化性溃疡的特征性之一。DU 疼痛常在两餐之间发作，进食或服用抗酸药后可缓解。常有夜间疼痛，多出现在午夜或凌晨 1 时左右。GU 的疼痛多在餐后 1 小时出现，持续 1~2 小时后逐渐缓解，下次进食后复现，夜间疼痛者少见。DU 和 GU 的疼痛节律多有重叠，不可作为两者鉴别的依据。在病程中过去的疼痛节律改变或消失常提示并发症即将或已经发生，如溃疡穿通或已穿透、胃溃疡癌变等。部分患者无典型节律性疼痛，仅表现不规则上腹部不适或上腹部痛。但慢性胃炎、胃癌有时也有节律性疼痛，因此常无鉴别意义。

④ 疼痛的周期性和自然病程：周期性疼痛是消化性溃疡的另一特征，尤以DU 较为突出。即初次上腹疼痛发生后可持续数天、数周或数月，约 40% 可自行缓解或经治疗缓解，经较长时间的缓解后再复发。多数患者可多次复发，最初可1~2 年复发一次，一年四季均可复发，但以秋末至春初较冷的季节更为常见。发作更为频繁，持续时间更长，缓解期更短。患者出现出血或穿孔等并发症。近年观察在溃疡确诊之前 1~10 年内或溃疡停止复发后数年内存在溃疡样症状，但胃镜下未发现溃疡存在，可能与胃炎有关。

（2）其他症状　消化性溃疡除上腹疼痛外，尚可有反酸、嗳气、胃灼热、上腹饱胀、恶心、呕吐、食欲减退等消化不良症状，但这些症状均缺乏特异性。部分症状可能与伴随的慢性胃炎有关。病程较长者可因疼痛或其他消化不良症状影响摄食而出现体重减轻；但亦有少数十二指肠溃疡患者因进食可使疼痛暂时减轻，频繁进食而致体重增加。

3. 内镜检查

内镜检查是确定消化性溃疡的最佳手段，已广泛应用于临床。内镜下溃疡可分为三个病期，其中每一病期又可分为两个阶段。

（1）活动期（A）　溃疡基底部蒙有白色或黄白色厚苔。周边黏膜充血、水肿（A_1 期）或周边黏膜充血、水肿开始消退，四周出现再生上皮所形成的红晕（A_2 期）。

（2）愈合期（H）　溃疡缩小变浅，苔变薄。四周再生上皮所形成的红晕向溃疡围拢，黏膜皱襞向溃疡集中（H_1 期）或溃疡面几乎为再生上皮所覆盖，黏膜皱襞更加向溃疡集中（H_2 期）。

（3）瘢痕期（S）　溃疡基底部的白苔消失，呈现红色瘢痕（S_1 期），最后转变为白色瘢痕（S_2 期）。

4. X 线钡餐检查

X 线钡餐造影是诊断消化性溃疡的另一种方法，但已很少应用，由胃镜直观代替，对病变还可作活检。近年采用的气钡双重对比造影技术和低张造影技术使诊断准确性大为提高。消化性溃疡的 X 线征象有直接和间接两种。直接征象即龛影，是诊断溃疡的可靠依据之一。龛影于切线位观察时，突出于胃或十二指肠轮廓之外，正位观察时，呈圆形或椭圆形的密度增深影。龛影周围可出现透亮带，是溃疡周围组织炎症和水肿所致；因溃疡部位纤维组织增生和收缩，出现黏膜皱襞向溃疡集中的现象。间接征象是指局部痉挛、激惹现象、十二指肠球部畸形和局部压痛等。

5. 几种特殊类型的消化性溃疡

（1）胃、十二指肠复合溃疡　指胃和十二指肠同时发生的溃疡，这两个解剖部位溃疡的病期可以相同，但亦可不同。DU 往往先于 GU 出现，本病约占消化性溃疡的 7%，多见于男性。复合性溃疡幽门梗阻发生率较单独胃溃疡或十二指肠溃疡为高。一般认为，胃溃疡如伴随十二指肠溃疡，则其恶性的机会较少，但这只是相对而言。

（2）幽门管溃疡　幽门管位于胃远端，与十二指肠交界，长约 2cm。幽门管溃疡与 DU 相似，胃酸分泌一般较高，餐后可立即出现中上腹疼痛，其程度较为剧烈而无节律性，抑酸治疗疗效不如十二指肠溃疡。由于幽门管易痉挛和形成瘢痕，易引起梗阻而呕吐，也可出现出血和穿孔等并发症。

（3）十二指肠球后溃疡　DU 大多发生在十二指肠球部，发生在球部远端十二指肠的溃疡称球后溃疡。多发生在十二指肠乳头的近端，约占消化性溃疡的 5%。常为慢性，穿孔时易穿透至浆膜腔进入胰腺及周围脏器。其午夜痛及背部放射痛多见，对药物治疗反应较差，较易并发出血。

（4）巨大溃疡　指直径大于 2cm 的溃疡，并非都属于恶性，但应与胃癌相鉴别。疼痛常不典型，可出现呕吐与体重减轻，并发致命性出血。对药物治疗反应较差、愈合时间较慢，易发生慢性穿透或穿孔。病程长的巨大溃疡往往需要外科手术治疗。

（5）老年人消化性溃疡　近年老年人发生消化性溃疡的报道增多。胃溃疡多见，也可发生十二指肠溃疡。临床表现多不典型，GU 多位于胃体上部甚至胃底部、溃疡常较大，易误诊为胃癌。

（6）无症状性溃疡　指无明显症状的消化性溃疡者，因其他疾病做胃镜或 X 线钡餐检查时偶然被发现；或以出血、穿孔等并发症为首发症状，甚至于尸体解剖时始被发现。这类消化性溃疡可见于任何年龄，但以老年人多见。NSAID 引起的溃疡近半数无症状。

（7）食管溃疡　与酸性胃液接触的结果。溃疡常发生于食管下段，多为单发，大小不一。本病多伴有反流性食管炎和滑动性食管裂孔疝。也可发生于食管-胃吻合术或食管空肠吻合术以后，是胆汁和胰腺分泌物反流的结果。主要症状是胸骨下段后方或高位上腹部疼痛，常在进食或饮水后出现，卧位时加重。

（8）难治性溃疡　难治性溃疡诊断尚无统一标准，通常指经正规治疗无效，仍有腹痛、呕吐和体重减轻等症状的消化性溃疡。因素可能有：①穿透性溃疡、有幽门梗阻等并发症；②特殊部位的溃疡，如球后溃疡、幽门管溃疡等；③病因未去除（如焦虑、紧张等精神因素）以及饮食不节、治疗不当等；④引起难治性溃疡的疾病，如胃泌素瘤、甲状腺功能亢进引起胃酸高分泌状态。随着质子泵抑制药的问世及对消化性溃疡发病机制的不断认识，难治性溃疡已减少。

（二）鉴别诊断

本病主要临床表现为上腹疼痛，所以需与其他有上腹疼痛症状的疾病鉴别。

1. 胃癌

中老年患者近期中上腹痛、出血或贫血；胃溃疡患者的临床表现发生明显变化，如节律性疼痛消失或抗溃疡药物治疗无效；胃溃疡活检病理有肠上皮化生或不典型增生者应怀疑有胃癌可能。内镜或X线检查见到胃的溃疡，必须进行良性溃疡（胃溃疡）与恶性溃疡（胃癌）的鉴别。Ⅲ型（溃疡型）早期胃癌单凭内镜所见与良性溃疡鉴别有困难，放大内镜和染色内镜对鉴别有帮助，但最终必须依靠直视下取活组织检查进行鉴别。活组织检查虽可确诊，但必须强调，对于怀疑胃癌而一次活检阴性者，必须在短期内复查胃镜进行再次活检；即使内镜下诊断为良性溃疡且活检阴性，仍有漏诊胃癌的可能，因此对初诊为胃溃疡者，必须在完成正规治疗的疗程后进行胃镜复查，胃镜复查溃疡缩小或愈合不是鉴别良、恶性溃疡的最终依据，必须重复活检加以证实，尽可能地不致把胃癌漏诊。

2. 胃泌素瘤

亦称Zollinger-Ellison综合征，是胰腺非B细胞瘤分泌大量胃泌素所致。肿瘤往往很小（<1cm），生长缓慢，半数为恶性。大量胃泌素可刺激壁细胞增生，分泌大量胃酸，使上消化道经常处于高酸环境，导致胃、十二指肠球部和不典型部位（十二指肠降段、横段甚或空肠近端）发生多发性溃疡。胃泌素瘤与普通消化性溃疡的鉴别要点是该病溃疡发生于不典型部位，具难治性特点，有过高胃酸分泌（BAO和MAO均明显升高，且BAO/MAO＞60%）及高空腹血清胃泌素（＞200pg/mL，常＞500pg/mL）。

3. 功能性消化不良

患者常表现为上腹疼痛、反酸、嗳气、胃灼热、上腹饱胀、恶心、呕吐、食欲减退等,部分患者症状可酷似消化性溃疡,易与消化性溃疡相混淆。与消化溃疡病的鉴别有赖于 X 线和胃镜检查。内镜检查则示完全正常或仅有轻度胃炎。

4. 慢性胆囊炎和胆石症

对疼痛与进食油腻有关,位于右上腹,并放射至肩部,伴发热、黄疸的典型病例不难与消化性溃疡做出鉴别。进高脂肪饮食在消化性溃疡患者腹痛常可缓解,而胆道疾病时常可诱发腹痛或腹痛加重,这是因为高脂肪饮食可刺激肠道黏膜分泌肠促胰泌素、胆囊收缩素等,使胆道内压力增高,从而使腹痛加重。对不典型的患者,鉴别需借助腹部超声或内镜下逆行胆管造影检查方能确诊。B 超检查可发现胆结石,胆囊及胆管壁增厚欠光滑,有的患者可发现胆管狭窄或扩张。

5. 慢性胃炎

慢性胃炎患者可具有溃疡样症状,如空腹痛、夜间痛,但大多数患者的腹痛无规律性和节律性,有时进餐后加重,有时晨起腹痛,而溃疡病患者多在饭后痛,早餐前不痛,这是因为胃酸分泌在午夜时为高峰,凌晨时胃酸分泌已下降。慢性胃炎常与消化性溃疡并存。此时鉴别诊断主要靠胃镜检查。

6. 急性胰腺炎

急性胰腺炎腹痛常在进餐后,尤其进食高脂餐后易发生,常呈束腰状或背部特别疼痛,仰卧位时加重,向前弯腰可减轻。可伴有发热、恶心、呕吐,吐后腹痛并不减轻,血、尿淀粉酶增高常在正常值 3 倍以上。

7. 其他

食管炎、肠易激综合征乃至心绞痛、心肌梗死、心包炎、胸膜炎等有时都可能与溃疡病混淆或相伴随,应仔细识别。

三、治疗

1. 病因的识别

在认识到病因之前,消化性溃疡一直被认为是慢性复发性疾病。不从病因着手,消化性溃疡的疗效进展缓慢,且易复发。同理,难治性消化性溃疡的治疗也应注重病因的识别。Hp 阴性的难治性消化性溃疡需考虑假阴性可能性,需注意 Hp 的检测时机,重复检测、联合检测可提高 Hp 检测的敏感性,当不能撤停 PPI 药物时,应该考虑幽门螺杆菌血清学测试;停用 NSAID 或改为服用 COX-2 抑制剂,注意询问患者有无使用非处方类的 NSAID;患者还应避免吸烟,医生需意识高酸分泌可能与胃泌素瘤相关的可能性;如果通过上述方式仍未能找到难治性消化性溃疡的病因,则应该注意某些罕见疾病。

2. 抑酸治疗

抑酸药物可以用于消化性溃疡的治疗，且可暂时忽略溃疡的病因。药物包括H_2受体阻滞药和质子泵抑制药（PPI），其中又以PPI作用最为强大。如果给予一个完整标准疗程的PPI治疗后，溃疡仍难以愈合，可以考虑翻倍剂量或者选择另一种类型的PPI，必要时检测参与PPI代谢的基因型或进行胃内24小时pH监测，以确定是否存在抑酸不足。

3. 手术治疗

在PPI时代，应用手术治疗难治性溃疡的比例明显减少，然而在个案基础上手术仍然是必要的。如果没有紧急情况，手术须基于患者的依从性和意愿来慎重选择。

第三节　急性胰腺炎

急性胰腺炎是胰酶激活导致胰腺自身消化而发生的胰腺炎症性疾病。临床主要表现为进行性加重的持续上腹痛，血、尿淀粉酶及脂肪酶升高。超声下可见胰腺弥漫性低回声或局部边界不清的低回声团块，团块内可见点状高回声。急性胰腺炎是一种比较常见的消化系统疾病，任何年龄段均可发布，成人多见，发病率有逐年增长趋势。

一、病因与发病机制

（一）病因

（1）胆道疾病　胆石症和胆道感染等是急性胰腺炎的主要病因。

（2）酒精　酒精可促进胰液分泌，当胰管不能充分引流胰液时，胰管内压升高，引发腺泡细胞损伤。酒精还有助于激活炎症反应。此外，酒精常与胆道疾病共同作用导致急性胰腺炎。

（3）胰管阻塞　胰管结石、蛔虫、狭窄、肿瘤等可引起胰管阻塞和胰管内压升高。

（4）十二指肠降段疾病　球后穿透溃疡、邻近十二指肠乳头的肠憩室炎等可波及胰腺。

（5）手术与创伤　腹腔手术、腹部钝挫伤等损伤胰腺，导致胰腺严重血液循环障碍，可引起急性胰腺炎。

（6）内分泌与代谢障碍　高甘油三酯血症可引发或加重急性胰腺炎；甲状旁腺肿瘤、维生素 D 过多等所致的高钙血症可促发急性胰腺炎。

（7）过度进食　进食后分泌的胰液不能经胰管顺利排至十二指肠，胰管内压升高，可引发急性胰腺炎。进食过多尤其是荤食，也常为急性胰腺炎的诱因，应仔细寻找潜在的病因。

（8）药物　硫唑嘌呤、磺胺类药物、噻嗪类利尿药、四环素、糖皮质激素等可促发急性胰腺炎。

（9）感染及全身炎症反应　可继发于急性流行性腮腺炎、甲型流感、肺炎衣原体感染、萨科齐病毒感染等。在全身炎症反应时，胰腺也可有急性炎症损伤。

（10）其他　部分急性胰腺炎病因不明，称为特发性胰腺炎。

（二）发病机制

各种致病因素导致胰管内压升高，腺泡细胞内 Ca^{2+} 水平升高，溶酶体在腺泡细胞内提前激活酶原，大量活化的胰酶消化胰腺自身：①损伤腺泡细胞，激活炎症反应的枢纽分子，炎症介质如肿瘤坏死因子-α、白介素-1、花生四烯酸代谢产物、活性氧等均可增加血管通透性，导致大量炎性渗出。②胰腺微循环障碍使胰腺出血、坏死。炎症过程中参与的众多因素可以正反馈方式相互作用，使炎症逐级放大，当超过机体的抗炎能力时，炎症向全身扩散，出现多器官炎症性损伤及功能障碍。

二、诊断

（一）病因与诱因

在确诊急性胰腺炎（acute pancreatitis，AP）基础上，应尽可能明确其病因，并努力去除病因，以防复发。病因调查包括：①详细询问病史，包括家族史、既往病史、乙醇摄入史、药物服用史等。计算 BMI。②基本检查，包括体格检查，血清淀粉酶、血清脂肪酶、肝功能、血脂、血糖及血钙测定，腹部超声检查。③进一步检查，如病毒、自身免疫标志物、肿瘤标志物（CEA、CA19-9）测定，增强 CT 扫描、ERCP 或磁共振胰胆管成像、超声内镜检查、壶腹乳头括约肌测压、胰腺外分泌功能检测等。

（二）临床表现

1. 腹痛

为本病的主要表现和首发症状，突然起病，程度轻重不一，可为钝痛、刀割样痛、钻痛或绞痛，呈持续性，可伴有阵发性腹痛加剧，不能为一般胃肠解痉药缓解，进食可加剧。疼痛部位多在中上腹，可向腰背部呈带状放射，取弯腰抱膝位可减轻疼痛。轻症急性胰腺炎腹痛3～5天即缓解。重症急性胰腺炎病情发展快，腹部剧痛延续较长，可引起全腹痛。极少数年老体弱患者可无或轻微腹痛，而仅表现为明显腹胀。腹痛的机制主要是：①胰腺的急性水肿，炎症刺激和牵引其包膜上的神经末梢；②胰腺的炎性渗出液和胰液外溢刺激毗邻的腹膜和腹膜后组织，产生局限性腹膜炎；③胰腺炎症累及肠道，导致肠胀气和肠麻痹；④胰管阻塞或伴胆囊炎、胆石症引起疼痛。

2. 恶心、呕吐及腹胀

多在起病后出现，有时很频繁，吐出食物和胆汁，呕吐后腹痛并不减轻。伴腹胀。极少数年老体弱患者可无或轻微腹痛，而仅表现为明显腹胀。

3. 发热

发热常源于全身炎性反应综合征（SIRS），多数患者有中度以上发热，持续3～5天。持续发热1周以上不退或逐日升高，应怀疑有继发感染，如胰腺脓肿或胆道感染等。

4. 黄疸

下列原因可引起黄疸，且不同原因的黄疸持续时间不同：①胆石症、胆道感染引起胆总管梗阻；②肿大的胰头压迫胆总管；③合并胰腺脓肿或胰腺假囊肿压迫胆总管；④合并肝脏损害等情况。

5. 低血压或休克

重症急性胰腺炎常发生。患者烦躁不安、皮肤苍白湿冷等；有极少数休克可突然发生，甚至发生猝死。

6. 体征

轻症急性胰腺炎患者腹部体征较轻，往往与主诉腹痛程度不十分相符，可有腹胀和肠鸣音减少，无肌紧张和反跳痛。重症急性胰腺炎患者上腹或全腹压痛明显，并有腹肌紧张、反跳痛，肠鸣音减弱或消失，可出现移动性浊音。伴麻痹性肠梗阻时有明显腹胀。腹水多呈血性。少数患者有皮肤瘀斑（因胰酶、坏死组织及出血沿腹膜间隙与肌层渗入腹壁下，致两侧胁腹部皮肤呈暗灰蓝色，称 Grey-Turner 征；可致脐周围皮肤青紫，称 Cullen 征）。少数患者因脾静脉栓塞出现门静脉高压，脾大。罕见横结肠坏死。腹部因液体积聚或假性囊肿形成可触及肿块。其他可有相应并发症所具有的体征。

7. 局部并发症

包括急性液体积聚（APFC）、急性坏死物积聚（ANC）、胰腺假性囊肿、包裹性坏死（WON）和胰腺脓肿，其他局部并发症还包括胸腔积液、胃流出道梗阻、消化道瘘、腹腔出血、假性囊肿出血、脾静脉或门静脉血栓形成、坏死性结肠炎等。局部并发症并非判断 AP 严重程度的依据。

（1）急性胰周液体积聚（APFC）　发生于病程早期，表现为胰腺内、胰周或胰腺远隔间隙液体积聚。并缺乏完整包膜，可单发或多发。

（2）急性坏死物积聚（ANC）　发生于病程早期，表现为液体内容物，包含混合的液体和坏死组织，坏死物包括胰腺实质或胰周组织的坏死。

（3）胰腺假性囊肿　有完整非上皮性包膜包裹的液体积聚，内含胰腺分泌物、肉芽组织、纤维组织等，多发生于 AP 起病 4 周后。

（4）包裹性坏死（WON）　是一种成熟的、包含胰腺和（或）胰周坏死组织、具有界限分明炎性包膜的囊实性结构，多发生于 AP 起病 4 周后。

（5）胰腺脓肿　胰腺内或胰周的脓液积聚，外周为纤维囊壁，增强 CT 提示气泡征，细针穿刺物细菌或真菌培养阳性。

8. 全身并发症

主要包括器官功能障碍/衰竭、全身炎性反应综合征（SIRS）、全身感染、腹腔内高压（IAH）或腹腔间隔室综合征（ACS）、胰性脑病（PE）等。

（1）器官功能衰竭　AP 的严重程度主要取决于器官功能衰竭的出现及持续时间（是否超过 48 小时）。呼吸衰竭主要包括急性呼吸窘迫综合征（ARDS），循环衰竭主要包括心动过速、低血压或休克，肾衰竭主要包括少尿、无尿和血清肌酐升高。

（2）SIRS　符合以下临床表现中的 2 项及以上，可以诊断为 SIRS。心率＞90 次/分；体温＜36℃或＞38℃；白细胞计数＜4×10^9/L 或＞12×10^9/L；呼吸频率＞20 次/分或 PCO_2＜32mmHg。SIRS 持续存在将会增加器官功能衰竭发生的风险。

（3）全身感染　SAP 患者若合并脓毒症，病死率升高，为 50%～80%。主要以革兰氏阴性杆菌感染为主，也可有真菌感染。

（4）IAH 和 ACS　SAP 时 IAH 和 ACS 的发生率分别约为 40%和 10%，IAH 已作为判定 SAP 预后的重要指标之一，容易导致 MODS。膀胱压（UBP）测定是诊断 ACS 的重要指标，膀胱压≥20mmHg，伴有少尿、无尿、呼吸困难、吸气压增高、血压降低时应考虑出现 ACS。

（5）胰性脑病　是 AP 的严重并发症之一，发生率为 5.9%～11.9%。可表现为耳鸣、复视、谵妄、语言障碍及肢体僵硬、昏迷等，多发生于 AP 早期，常为一过性，可完全恢复，也可留有精神异常。其发生与 PLA2 损害脑细胞，引起脑灰白质广泛脱髓鞘改变有关。

三、辅助检查

（一）淀粉酶测定

强调血清淀粉酶测定的临床意义，尿淀粉酶变化仅作参考。血清淀粉酶在起病后 6～12 小时开始升高，48 小时开始下降，持续 3～5 天。血清淀粉酶超过正常值 3 倍可确诊为本病。尿淀粉酶在起病后 12～14 小时开始升高，下降缓慢，持续 1～2 周恢复正常。血清淀粉酶活性高低与病情不呈相关性。患者是否开放饮食或病情程度的判断不能单纯依赖于血清淀粉酶是否降至正常，应综合判断。血清淀粉酶持续增高要注意病情反复、并发假性囊肿或脓肿、疑有结石或肿瘤、肾功能不全、巨淀粉酶血症等。要注意鉴别其他急腹症（如消化性溃疡穿孔、胆石症、胆囊炎、肠梗阻等）引起的血清淀粉酶增高，但一般不超过正常值 2 倍。

（二）血清脂肪酶活性测定

常在起病后 24～72 小时开始升高，持续 7～10 天。血清脂肪酶活性测定具有重要临床意义，尤其当血清淀粉酶活性已经下降至正常或其他原因引起血清淀粉酶活性增高，血清脂肪酶活性测定有互补作用。同样，血清脂肪酶活性与疾病严重度不呈正相关。

（三）血清标志物

①C 反应蛋白（CRP）：CRP 是组织损伤和炎症的非特异性标志物，有助于评估与监测 AP 的严重性。发病 72 小时后 CRP＞150mg/L 提示胰腺组织坏死。②动态测定血清白介素-6 水平增高提示预后不良。

（四）生化检查

①暂时性血糖升高常见，可能与胰岛素释放减少和胰高血糖素释放增加有关。持久的空腹血糖＞10mmol/L 反映胰腺坏死，提示预后不良。②暂时性低钙血症（＜2mmol/L）常见于 SAP，低血钙程度与临床严重程度平行，若血钙＜1.5mmol/L 提示预后不良。

（五）影像学检查

在发病初期 24～48 小时行腹部超声检查，是 AP 的常规初筛影像学检查，可以初步判断胰腺组织形态学变化，同时有助于判断有无胆道疾病，但受 AP 时胃肠道积气的影响，对 AP 不能做出准确判断。推荐 CT 扫描作为诊断 AP 的标准影像学方法，且发病 1 周左右的增强 CT 诊断价值更高，可有效区分液体积聚和坏死的范围。在 SAP 的病程中，应强调密切随访 CT 检查，建议按病情需要，平均每周 1 次。此外，MRI 也可以辅助诊断 AP。

ERCP 和超声内镜（EUS）对 AP 的诊治均有重要作用。EUS 主要用于诊断，尤其对于鉴别诊断恶性肿瘤和癌前病变（如壶腹部腺瘤、微小结石等）有重要意义。

胸腹部 X 线平片检查对发现有无胸腔积液、肠梗阻等有帮助。

四、疾病严重程度的判定

（一）Ranson 标准

入院时：年龄>55 岁；血糖>11.2mmol/L；白细胞>16×10^9/L；ALT>250U/L；LDH>350U/L。入院后 48 小时内：HCT 下降>10%；血钙<2.0mmol/L；碱缺失>4mmol/L；BUN>1.79mmol/L；估计失液量>6L；PaO_2<60mmHg。每项计 1 分。

（二）APACHE-Ⅱ（急性生理学和慢性健康指标评估）

计分≥8 分者，预后不良。

（三）AP 严重程度床边指数（BISAP）

BISAP 评分系统可用于住院 48 小时内的任何时候，其对预后评估的准确性似与 Ranson 标准相似。5 个指标为：BUN>8.93mmol/L；精神障碍；存在 SIRS；胸腔积液；年龄>60 岁。每项计 1 分。

（四）CT 影像学分级标准

1. Balthazar 和 Ranson CT 分级系统

本分级系统包括胰腺的 CT 表现和 CT 中胰腺坏死范围大小两部分组成。①胰腺的 CT 表现：根据炎症的严重程度分级为 A~E 级。A 级：正常胰腺。B 级：胰腺实质改变，包括局部或弥漫的腺体增大。C 级：胰腺实质及周围炎症改变，胰周轻度渗出。D 级：除 C 级外，胰周渗出显著，胰腺实质内或胰周单个液体积聚。E 级：广泛的胰腺内、外积液，包括胰腺和脂肪坏死，胰腺脓肿。A 级计 0 分；B 级计 1 分；C 级计 2 分；D 级计 3 分；E 级计 4 分。②胰腺坏死范围计分：无坏死，计 0 分；坏死范围<33%，计 2 分；坏死范围≥33%且<50%，计 4 分；坏死范围>50%，计 6 分。总分：CT 表现（0~4）＋坏死范围计分（0~6），分值越高，预后越差。

2. 国内建议使用的 CT 分级标准

将胰腺分为头、体、尾三部分，每部再分为 4 小份，每小份记为 1 分，全胰为 12 分。胰外包括小网膜腔、肠系膜血管根部、左、右结肠旁沟，左、右肾区，每区 1 分，如有全后腹膜分离，再加 1 分。判定：Ⅰ级 < 6 分；Ⅱ级 7~10 分；Ⅲ级 11~14 分；Ⅳ级 ≥15 分。

（五）改良 CT 严重指数 (MCTSI)

胰腺炎性反应分级为，正常胰腺（0 分），胰腺和（或）胰周炎性改变（2分），单发或多个积液区或胰周脂肪坏死（4 分）；胰腺坏死分级为，无胰腺坏死（0 分），坏死范围 ≤30%（2 分），坏死范围 > 30%（4 分）；胰腺外并发症，包括胸腔积液、腹水，血管或胃肠道等（2 分）。评分 ≥4 分可诊断为 MSAP或 SAP。

五、诊断

1. 诊断标准

临床上符合以下 3 项特征中的 2 项，即可诊断为 AP。①与 AP 符合的腹痛（急性、突发、持续、剧烈的上腹部疼痛，常向背部放射）；②血清淀粉酶和（或）脂肪酶活性至少 > 3 倍正常上限值；③增强 CT/MR1 或腹部超声呈 AP 影像学改变。

2. 分级诊断

① MAP 为符合 AP 诊断标准，满足以下情况之一，无脏器衰竭、无局部或全身并发症，Ranson 评分 < 3 分，APACHE Ⅱ 评分 < 8 分，BISAP 评分 < 3 分，MCTSI 评分 < 4 分。②MSAP 为符合 AP 诊断标准，急性期满足下列情况之一，Ranson 评分 ≥3 分，APACHE Ⅱ 评分 > 8 分，BISAP 评分 ≥3 分，MCTSI 评分 ≥4 分，可有一过性（< 48h）的器官功能障碍。恢复期出现需要干预的假性囊肿、胰瘘或胰周脓肿等。③SAP 为符合 AP 诊断标准，伴有持续性（> 48h）器官功能障碍（单器官或多器官），改良 Marshall 评分 ≥2 分。

3. 建议

① 临床上完整的 AP 诊断应包括疾病诊断、病因诊断、分级诊断、并发症诊断，例如 AP（胆源性、重度、ARDS）。②临床上应注意一部分 AP 患者有从MAP 转化为 SAP 的可能，因此，必须对病情作动态观察。除 Ranson 评分、APACHE Ⅱ 评分外，其他有价值的判别指标如体重指数（BMI）> 28kg/m^2，胸膜渗出，尤其是双侧胸腔积液，72 小时后 CRP > 150mg/L，并持续增高等，

均为临床上有价值的严重度评估指标。

六、治疗

急性胰腺炎治疗的两大任务：一是寻找并去除病因；二是控制炎症。

急性胰腺炎应尽可能采用内科及微创治疗。SAP时手术创伤可能加重全身炎症反应，增加死亡率。

1. 监护

从炎症反应到器官功能障碍甚至器官衰竭，可经历时间不等的发展过程，病情变化较多，应予以细致的监护，根据症状、体征、实验室检查结果、影像学结果及时了解病情变化。

2. 器官支持

（1）液体复苏　旨在迅速纠正组织缺氧，维持血容量及水、电解质平衡。24小时内是液体复苏的黄金时期。

（2）呼吸功能　轻症可予以鼻导管、面罩给氧，使血氧饱和度保持＞95%。当出现急性肺损伤、呼吸窘迫时，应给予正压机械通气，并根据尿量、血压、动脉血pH等调整补液量。

（3）肠功能维护　导泻及口服抗生素有助于减轻肠腔内细菌、毒素在肠屏障功能受损时的细菌移位，并有助于减轻肠道炎症反应。

（4）连续性血液净化　当患者出现难以纠正的急性肾功能不全时，连续性血液净化可清除部分体内有害的代谢产物或外源性毒物。

3. 减少胰液分泌

（1）禁食　病初48小时内禁食有助于缓解腹胀和腹痛。

（2）生长抑素及其类似物　生长抑素可抑制胰泌素和缩胆素刺激的胰液基础分泌。

4. 镇痛

多数患者使用生长抑素或奥曲肽后，腹痛可得到明显缓解。对严重腹痛者，可肌内注射哌替啶止痛。

5. 抗感染

疑似或确定胰腺感染时，应选择针对革兰氏阴性菌和厌氧菌的、能透过血胰屏障的抗生素，如碳青霉烯类、第三代头孢菌素＋抗厌氧菌类、喹诺酮＋抗厌氧菌类，疗程7～14天。随着急性胰腺炎进展，胰腺感染细菌谱可发生变化，菌群由单一菌和革兰氏阴性菌为主向多重菌和革兰氏阳性菌转变。此外，如疑有真菌感染，可经验性使用抗真菌药。

6. 内镜、腹腔镜或手术治疗

（1）急诊内镜治疗 对胆总管结石性梗阻、急性化脓性胆管炎、胆源性败血症等胆源性急性胰腺炎应尽早行内镜下 Oddi 括约肌切开术、取石术等。

（2）择期内镜、腹腔镜或手术治疗 胆总管结石、胰腺分裂、胰管先天性狭窄、胆囊结石、慢性胰腺炎、壶腹周围癌、胰腺癌等多在急性胰腺炎恢复后行择期手术，应尽可能选择微创方式。

7. 肠内营养

旨在改善胃肠黏膜屏障，减轻炎症反应，防治细菌移位和胰腺感染。一般起病后获得及时、有效治疗，可再病后 48～72 小时开始经口肠内营养。

第四节 重症溃疡性结肠炎

重症溃疡性结肠炎（severe ulcerative colitis，SUC）属于临床危急重症，极易并发中毒性巨结肠、消化道大出血、消化道穿孔等并发症而危及生命，其病死率曾高达 75%，随着药物、手术及治疗理念的进步，SUC 的病死率明显下降。SUC 的临床治疗目前仍是难题，需要多学科联合协作诊治。

一、病因与发病机制

SUC 的发病机制尚不清楚，目前认为是遗传、环境、感染、免疫等多因素所致，现研究主要集中在肠腔内细菌/食物抗原，结合个体的基因易感性、肠黏膜屏障功能受损、环境因素改变（饮食、吸烟、空气污染、精神应激、心理改变）等因素，引起肠黏膜组织内固有性和获得性免疫应答异常，肠黏膜组织内大量激活的 T 细胞、巨噬细胞和树突状细胞浸润，分泌高水平促炎症细胞因子（如 TNF-α、IFN-γ、IL-2、IL-17A），导致 Th1/Th2/Th17/Treg 细胞之间免疫平衡失衡，诱导肠上皮细胞凋亡坏死，出现肠黏膜糜烂、溃疡形成、腺窝脓肿等炎症损伤。

SUC 患者存在激素抵抗，其机制尚不清楚。目前认为激素抵抗发生机制主要由易感基因及基因突变所致，与异常调节因子等因素相关。

1. 基因突变

多药耐药基因（MDR-1）编码产生的转运子 P-糖蛋白，可以将进入细胞内的激素转运到细胞外，导致激素治疗效果下降甚至无效。糖皮质激素受体基因（NR3 C1）的突变及多态性均可以从分子学水平导致激素抵抗的发生。

2. 激素受体功能紊乱

激素受体（GR）有 GRα、GRβ 两种类型，GRα 具有生理活性，而 GRβ 无生理活性，但可以与 GRα 结合形成异二聚体干扰其活性，具有拮抗 GRα 的作用。研究显示 GR 总体表达水平及 GRα/GRβ 比例失衡与激素治疗效应之间均存在相关性。

3. 各种调节因子的作用

炎性因子 IL-2、IL-4 等可激活诱导 AP-1、NF-KB 表达增加，使其与 GR 形成复合物从而使 GR 有效数目减少效应降低，产生激素抵抗。

二、诊断

根据以下临床表现和辅助检查有助本病诊断。

1. 临床表现

除少数患者起病急骤外，一般起病缓慢，病情轻重不一。症状以腹泻为主，排出含有血、脓和黏液的粪便，常伴有阵发性结肠痉挛性疼痛，并里急后重，排便后可获缓解。

轻型患者症状较轻微，每日腹泻不足 5 次。

重型每日腹泻在 5 次以上，为水泻或血便，腹痛较重，有发热症状，体温可超过 38.5℃，心率大于 90 次/分。

暴发型较少见。起病急骤，病情发展迅速，腹泻量大，经常便血。体温升高可达 40℃，严重者出现全身中毒症状。疾病日久不愈，可出现消瘦、贫血、营养障碍、衰弱等。部分患者有肠道外表现，如结节性红斑、虹膜炎、慢性活动性肝炎及小胆管周围炎等。

2. 辅助检查

诊断主要依靠纤维结肠镜检，因为 90%～95% 患者直肠和乙状结肠受累，通过纤维乙状结肠镜检可明确诊断。镜检中可看到充血、水肿的黏膜，脆而易出血。在进展性病例中可看到溃疡，周围有隆起的肉芽组织和水肿的黏膜，貌似息肉样或可称为假息肉形成。在慢性进展性病例中直肠和乙状结肠肠腔可明显缩小，为明确病变范围，还是应用纤维结肠镜作全结肠检查，同时作多处活组织检查以便与克隆结肠炎鉴别。

气钡灌肠双重对比造影也是一项有助于诊断的检查，特别有助于确定病变范围和严重程度。在钡灌造影中可见到结肠袋形消失，肠壁不规则，假息肉形成以及肠腔变细、僵直。虽然钡剂灌肠检查是有价值的，但检查时应谨慎，避免肠道清洁准备，因为它可使结肠炎恶化。无腹泻的病例检查前给 3 天流质饮食即可。

有腹部征象的病例忌作钡剂灌肠检查，而应作腹部 X 线平片观察有无中毒性巨结肠、结肠扩张以及膈下游离气体征象。

三、并发症

1. 中毒性结肠扩张

在急性活动期发生，发生率约 2%。由于炎症波及结肠肌层及肌间神经丛，以致肠壁张力低下，呈阶段性麻痹，肠内容物和气体大量积聚，从而引起急性结肠扩张，肠壁变薄，病变多见于乙状结肠或横结肠。诱因有低血钾、钡剂灌肠、使用抗胆碱能药物或阿片类药物等。临床表现为病情迅速恶化，中毒症状明显，伴腹胀、压痛、反跳痛，肠鸣音减弱或消失，白细胞计数增多。X 线腹平片可见肠腔加宽、结肠袋消失等。易并发肠穿孔。病死率高。

2. 肠穿孔

发生率为 1.8% 左右。多在中毒性结肠扩张基础上发生，引起弥散性腹膜炎，出现膈下游离气体。

3. 大出血

是指出血量大而要输血治疗者，其发生率为 1.1%～4.0%。除因溃疡累及血管发生出血外，低凝血酶原血症亦是重要原因。

4. 息肉

本病的息肉并发率为 9.7%～39%，常称这种息肉为假性息肉。可分为黏膜下垂型、炎型息肉型、腺瘤样息肉型。息肉好发部位在直肠，也有人认为降结肠及乙状结肠最多，向上依次减少。其结局可随炎症的痊愈而消失，随溃疡的形成而破坏，长期存留或癌变。癌变主要是来自腺瘤样息肉型。

5. 癌变

发生率报道不一，有研究认为比无结肠炎者高多倍。多见于结肠炎病变累及全结肠、幼年起病和病史超过 10 年者。

6. 小肠炎

并发小肠炎的病变主要在回肠远端，表现为脐周或右下腹痛，水样便及脂肪便，使患者全身衰竭进度加速。

7. 与自身免疫反应有关的并发症

①关节炎：其特点是多在肠炎病变严重阶段并发。以大关节受累较多见，且常为单个关节病变。关节肿胀、滑膜积液，而骨关节无损害。无风湿病血清学方面的改变。且常与眼部及皮肤特异性并发症同时存在。②皮肤黏膜病变：结节性

红斑多见。其他如多发性脓肿、局限性脓肿、脓疱性坏疽、多形红斑等。口腔黏膜顽固性溃疡亦不少见，有时为鹅口疮，治疗效果不佳。③眼部病变：有虹膜炎、虹膜睫状体炎、葡萄膜炎、角膜溃疡等，以前者最多见。

四、治疗

对于暴发型及病情严重的患者，如内科治疗效果不佳的病例，会考虑手术治疗。

（一）内科治疗

1. 卧床休息和全身支持治疗

包括液体和电解质平衡，尤其是钾的补充，低血钾者应予纠正。同时要注意蛋白质的补充，改善全身营养状况，必要时应给予全胃肠道外营养支持，有贫血者可予输血，胃肠道摄入时应尽量避免牛奶和乳制品。

2. 药物治疗

①柳氮磺吡啶水杨酸制剂是主要治疗药物，如美沙拉秦等。②皮质类固醇常用药为泼尼松或地塞米松，但目前并不认为长期激素维持可防止复发。在急性发作期亦可用氢化可的松或地塞米松静脉滴注，以及每晚用氢化可的松加于生理盐水中作保留灌肠，在急性发作期应用激素治疗的价值是肯定的，但在慢性期是否应持续使用激素则尚有分歧，由于它有一定不良反应，故多数不主张长期使用。③免疫抑制药在溃疡性结肠炎中的价值尚属可疑。据 Rosenberg 等报道硫唑嘌呤在疾病恶化时并无控制疾病的作用，而在慢性病例中它却有助于减少皮质类固醇的使用。④腹泻型溃疡性结肠炎可用中医中药治疗，效果比较理想。同时应注意饮食以及生活习惯。

（二）外科治疗

有 20%～30%重症溃疡性结肠炎患者最终手术治疗。

1. 手术指征

需急症手术的指征有：①大量、难以控制的出血；②中毒性巨结肠伴临近或明确的穿孔或中毒性巨结肠经几小时而不是数天治疗无效者；③暴发性急性溃疡性结肠炎对类固醇激素治疗无效，亦即经 4～5 天治疗无改善者；④由于狭窄引致梗阻；⑤怀疑或证实有结肠癌；⑥难治性溃疡性结肠炎反复发作恶化，慢性持续性症状，营养不良，虚弱，不能工作，不能参加正常社会活动和性生活；⑦当类固醇激素剂量减少后疾病即恶化，以致几个月甚至几年不能停止激素治疗；

⑧儿童患慢性结肠炎而影响其生长发育时；⑨严重的结肠外表现如关节炎，坏疽性脓皮病或胆肝疾病等手术可能对其有效果。

2. 手术选择

目前溃疡性结肠炎有四种手术可供选用。①结直肠全切除、回肠造口术；②结肠全切除、回直肠吻合术；③控制性回肠造口术；④结直肠全切除、回肠袋肛管吻合术。

目前尚无有效的长期预防或治疗的方法，在现有的四类手术中，结直肠全切除、回肠袋肛管吻合术不失为较为合理、可供选用的方式。

第五节　急性重症胆管炎

急性重症胆管炎是临床常见的危急重症，其发病急、进展快，病情凶险，且极易合并感染性休克，病死率高。

一、病因与发病机制

急性重症胆管炎最常见的原因是胆总管结石合并胆管梗阻，占 80％ 以上。其他导致急性重症胆管炎的原因包括：胆管蛔虫，术后胆管狭窄，肿瘤，十二指肠乳头狭窄，慢性胰腺炎，腹腔淋巴结或肿块压迫胆管或壶腹部等，致病菌以大肠埃希菌最常见。

胆管梗阻后胆管内压力迅速升高，细菌滋生，在脓性胆汁基础上，细菌及内毒素通过静脉进入血液，造成胆源性脓毒症或全身炎性反应综合征，最终导致多器官功能障碍综合征以及弥散性血管内凝血，预后差，病死率极高。

二、诊断要点

（一）典型症状

夏柯综合征：寒战高热、黄疸以及腹痛。雷诺五联征：黄疸、上腹痛、持续寒战发热、明显低血压以及精神症状。

（二）综合判断

在急性胆管炎基础上，合并有明显的感染毒血症状，结合局部体征、过去胆管病史或手术史、影像学检查或手术发现作综合判断。

三、病情判断

（一）病情严重程度分级

将急性重症胆管炎分成 4 级。

Ⅰ级：患者为单纯急性梗阻性化脓性胆管炎，病变部位具有明显的局限性，患者以毒血症为主，多不伴休克。

Ⅱ级：患者以败血症及脓毒血症为主，多数伴感染性休克。

Ⅲ级：患者同时具有胆源性肝脓肿，以顽固性败血症及脓毒血症为主，多数患者伴有休克，患者内环境发生严重紊乱，并且纠正困难。

Ⅳ级：患者伴有严重感染，并且有多器官衰竭。

（二）并发症的诊断及评估

急性重症胆管炎易合并多器官功能障碍综合征（multiple organ dysfunction syndrome，MODS），其累及器官的顺序为：肝、肾、肺、胃肠道、心血管、凝血系统、中枢神经系统。需密切监测并早期发现，降低病死率。

四、治疗

（一）治疗原则

本病的治疗原则是去除胆管梗阻，控制胆道感染和纠正并发症。

正常情况下，胆管内压力低于 $20cmH_2O$，而胆管梗阻患者胆管内压力可高达 $80\sim90cmH_2O$，大大超过了胆汁分泌压力 $30\sim40cmH_2O$。因此急性重症胆管炎的治疗，首先是采取各种迅速、有效的措施，进行胆管减压引流，以解除胆管-静脉、胆管-淋巴反流，阻止或减少败血症、内毒素血症的发生。

感染主要为革兰氏阴性的肠道需氧菌和厌氧菌，常以杆菌为主，因此，应选用主要针对革兰氏阴性杆菌的抗生素。

本病患者常早期发生休克、水电解质和酸碱失衡，应针对具体病情及时予以纠正。

（二）治疗方法

无论是重度、中度还是轻度急性胆管炎，都应早期诊断、早期引流、治疗原发病及抗感染，这也是急性胆管炎的治疗原则。

治疗急性胆管炎时，应有全面的救治方案。病初即应考虑补液、扩容、抗休克，纠正水、电解质和酸碱失衡以及静脉滴注广谱抗生素，应用阿托品、山莨菪碱、硫酸镁等，使 Oddi 括约肌松弛、减轻胆总管下端痉挛梗阻，补充维生素 C、维生素 K，改善肝肾功能、保肝利尿，及时进行营养支持、提高免疫力。整个病程宜严密监护，及早发现和防治休克及多脏器衰竭等并发症，避免病情发展为不可逆性。

1. **解除胆管梗阻和降低胆管内压**

胆道引流减压是本病治疗的关键。本病的根本性问题是胆管梗阻合并感染，使胆管内压增高，进而通过胆-静脉、胆-淋巴反流产生败血症。在完全性胆管梗阻情况下，抗菌药物不能进入胆管，故应尽快对梗阻胆管进行减压引流。

（1）ERCP　首选方法。与外科手术引流及经皮胆管引流相比，ERCP 具有创伤性小、安全性高、并发症少等多方面优势，甚至可在床边进行。ERCP 通过置入鼻胆管引流或支架置入解除胆道梗阻。

① 经内镜鼻胆管引流（ENBD）：在内镜下经十二指肠乳头或经切开的乳头置管入胆总管引流，是近年来迅速发展起来的一种治疗方法。由于 ENBD 无须麻醉和开腹手术，操作时间短，对患者耐受力的要求低，且对患者生理干扰小，具有早期、微创的特点，能迅速有效地解除胆管梗阻，患者渡过急性期后，还可通过导管行胆道造影，以对胆管内病变的部位和范围做出较为准确的判断。对不能耐受手术打击的患者可能是提高疗效、降低病死率的有效途径。对凝血功能严重障碍的患者，可先置管作鼻胆管引流，不作乳头切开，待病情稳定后再作乳头肌切开取石。取石方法多用囊状导管或网篮，大的结石在取出前需先碎石。

内镜鼻胆管引流或乳头切开后鼻胆管引流目前已成为本病的重要疗法。此法较为安全，能迅速有效地减压，减少或防止败血症发生。有人认为传统的经"T"形胆道引流，虽是降压引流的有效方法，但因胆汁大量、长时间的体外丢失，肠道因缺胆盐而发生菌群失调，可发生肠源性内毒素血症，而内镜下鼻胆管引流则兼有内外引流的双重作用，一方面可减除胆管内高压，另一方面有部分胆汁可经导管周围流入肠腔，从而有利于维持肠内菌群平衡，减少内毒素血症的发生。一般认为本法兼有控制胆源性和肠源性内毒素血症作用，很可能是提高疗效的一个有效途径。

② 内镜下胆管内支架引流：胆道恶性肿瘤所致急性胆管炎患者，可在内镜下放置胆管内支架进行引流，常能解除梗阻，缓解症状，可达到与鼻胆管引流一样的效果，同时由于为内引流，不易引起胆盐丢失，也不易引起电解质紊乱。该法缺点是支架易堵塞及移位。

（2）经皮经肝胆管外引流（PTCD）　为迅速有效降低胆管内压的非手术疗法，多应用于 ERCP 引流失败后或梗阻部位位于肝门部以上或既往外科手术影响了局部解剖，ERCP 难以完成的。本法常在 X 线、B 超或 CT 引导下进行，简单易行，如引流通畅，疗效不亚于手术引流。但属创伤性操作，有一定并发症，如出血、胆汁性腹膜炎等，其死亡率为 1.6%～2.4%，并发出血者达 7%～14%。

（3）外科手术置"T"形管外引流　是传统的疗法，引流管较粗，能迅速有效地达到减压目的。由于此类患者病情较重，急诊手术创伤较大，高于内镜鼻胆管引流，同时Ⅰ期手术病灶清除率不易彻底，术后的粘连为Ⅱ期手术增添难度。因此在条件许可时，尽可能通过 ERCP 或经皮胆管引流，尽量避免手术。

2. 控制感染

急性胆管炎时感染菌多系革兰氏阴性肠道细菌，以杆菌为主。需氧菌包括大肠埃希菌、变形杆菌及铜绿假单胞菌等，培养阳性率 66.7%，球菌阳性率 6.2%；厌氧菌培养阳性率为 27%，其中球菌与杆菌各占半数。需氧菌与厌氧菌混合感染占 50% 以上，特别是在病程后期，因此治疗上应予以兼顾。

轻度急性胆管炎多为单一肠道致病菌所致，抗生素治疗应使用单一药物。首选第一代或二代头孢菌素（如头孢替安等）或喹诺酮类药物（如莫西沙星等）。由于目前肠道细菌普遍产生 β-内酰胺酶，对青霉素类和头孢唑林耐药，推荐使用 β-内酰胺类/β-内酰胺酶抑制剂复合制剂，如哌拉西林/他唑巴坦、头孢哌酮/舒巴坦、氨苄西彬舒巴坦等。抗菌药物治疗 2～3 天后可停药。

中度、重度急性胆管炎常为多重耐药菌感染，首选含 β-内酰胺酶抑制剂的复合制剂、第三代和四代头孢菌素、单环类药物。如果首选药物无效，可改用碳青霉烯类药物，如美罗培南 1.0～3.0g/d、亚胺培南/西司他丁 1.5～3.0g/d。如果怀疑铜绿假单胞菌感染，推荐使用头孢哌酮/舒巴坦、哌拉西林/他唑巴坦。中度、重度急性胆管炎抗菌治疗应至少持续 5～7 天，之后根据症状、体征以及体温、白细胞、C 反应蛋白来确定停药时间。

近年来，由于临床上新型广谱强效抗生素的不断使用，细菌耐药越来越普遍，在未获得病原学依据之前，抗生素应力求广谱、高效及肝肾低毒性，同时加抗厌氧菌抗生素，随后依据胆汁培养及药敏鉴定的结果，有针对性地进行调整。

3. 并发症的防治

积极防治休克和多脏器衰竭，是急性胆管炎治疗成功的重要环节。治疗要点包括：①输血补液，纠正水、电解质和酸碱失衡；②心肺监护，强心利尿，机械通气等；③早期发现 DIC，及时合理地应用肝素；④短期应用糖皮质激素对休克及内毒素血症有一定作用，有利于防治全身炎症反应综合征，但必须注意预防消化系应激性溃疡和大出血等并发症，使用原则是大剂量、短疗程。此外，在合并肝硬化的患者出现全身炎症反应综合征时，应用糖皮质激素不但不能减轻中毒症状，反而有可能加重肝功能损害及诱发消化道出血。

第六节　门静脉高压症

正常门静脉压力为 6～10mmHg，门静脉压力持续升高超过正常值 6～10mmHg，称为门静脉高压症。门静脉高压症（portal hypertension，PHT）是指由各种原因导致的门静脉系统压力升高所引起的一组临床综合征，最常见病因为各种原因所致的肝硬化。

门静脉高压症基本病理生理特征是门静脉系统血流受阻和（或）血流量增加，门静脉及其属支血管内静力压升高并伴侧支循环形成，临床主要表现为腹水、食管胃静脉曲张（GOV）、食管胃静脉曲张破裂出血（EVB）和肝性脑病等，其中 EVB 病死率高，是最常见的消化系统急症之一。

一、病因

肝硬化是门静脉高压的常见病因，但有 20% 的门静脉高压继发于非肝硬化因素。按照病因分为肝硬化性门静脉高压症（CPH）和非肝硬化性门静脉高压症（NCPH）。NCPH 主要包括特发性门静脉高压（IPH）、肝外门静脉血管阻塞、先天性肝纤维化、结节再生性增生和布加综合征等。NCPH 中 IPH 发病率较高。

各种原因引起的肝硬化是 PHT 的主要原因，约占 80%。根据 PHT 病因分类的依据不同常有以下分类方法。

1. 以发病机制为依据的 PHT 病因分类

见表 3-1。

表 3-1　以发病机制为依据的 PHT 病因分类

分型	病因
血液流动阻力增加	
窦前性	门脾静脉闭塞(血栓或肿瘤)、血吸虫病、先天性肝纤维化、类肉瘤病
窦性	所有病因的肝硬化、酒精性肝炎
窦后性	肝小静脉闭塞病、布加综合征、缩窄性心包炎
门静脉血流量增加	非肝脏疾病所致脾大、动脉-门静脉瘘

（1）门静脉血流增加　①非肝病性脾大：如戈谢病、热带性脾大、淋巴瘤等。②动静脉瘘：肝内或肝外的动静脉瘘均可以引起门静脉血流增加，导致门静

脉高压，如腹外伤或继发肝-门动静脉瘘。

（2）门-脾静脉血栓形成或阻塞　门-脾静脉血栓形成可引起肝外窦前门静脉高压。脾静脉栓塞原因多为脾肿瘤、胰腺炎、外伤、假性囊肿、感染等；门静脉血栓则多见于感染、外伤、高凝状态以及肿瘤浸润压迫等。

（3）肝脏疾病　①急性：酒精性肝炎、酒精性脂肪肝、暴发型肝炎。②慢性：酒精性肝病、慢性肝炎活动期、自身免疫性肝炎、各种原因肝硬化、血吸虫病、Wilson病、血色病、特发性门静脉高压、药物性肝病、先天性肝纤维化、结节病、转移性肿瘤等。

（4）肝静脉或下腔静脉阻塞性疾病　由于肝静脉流出道受阻所致，此类病因可引起肝内和肝外窦后性门静脉高压，如肝小静脉闭塞病、肝静脉血栓形成、下腔静脉血栓形成、下腔静脉膜性病变。

（5）心脏疾病　由于下腔静脉回流受阻导致肝外门静脉高压，包括缩窄性心包炎、心肌病、心瓣膜病。

2. 依据引起 PHT 的原发病的器官不同进行分类

见表 3-2。

表 3-2　以发病部位为依据的 PHT 病因分类

分型	病因
肝前性	门静脉血栓形成、脾动静脉瘘、热带特发性脾大、脾毛细血管瘤
肝内性	
窦前性	血吸虫病、结节病、骨髓增殖性疾病、转移性肿瘤、肝内动静脉瘘、先天性肝纤维化、特发性门静脉高压症（早期）
窦前混合性	特发性门静脉高压症、原发性胆汁肝硬化（早期）、先天性肝纤维化、血吸虫病（晚期）、慢性活动性肝炎、氯化乙烯中毒等
窦混合性	酒精性肝硬化、原发性胆汁肝硬化（晚期）、隐源性肝硬化（晚期）、肝紫斑病、急性重型肝炎（暴发性肝炎）、甲氧嘌呤中毒、特发性门静脉高压
窦性	特发性门静脉高压症
窦后混合性	酒精性肝炎、维生素 A 中毒
窦后性	肝静脉血栓形成、肝小静脉闭塞病、部分结节性转化
肝后性	下腔静脉膜性阻塞、缩窄性心包炎、三尖瓣功能不全、严重心功能不全

二、诊断

（一）临床表现

门静脉高压症主要由各种肝硬化引起，在我国绝大多数是由肝炎后肝硬化所致，其次是血吸虫性肝硬化和酒精性肝硬化。本病多见于中年男性，病情发展缓慢，主要临床表现有脾大、腹水、门体侧支循环的形成及门脉高压性胃肠病，以门体侧支循环的形成最具特征性。这些临床表现常伴有相应的并发症，如脾功能亢进、原发性腹膜炎、消化道出血、肝性脑病及低蛋白血症等。

1. 脾大、脾功能亢进

充血性脾大是本病的主要临床表现之一，也是临床最早发现的体征。

脾大伴脾功能亢进时患者白细胞计数减少、增生性贫血和血小板减低。易并发贫血、发热、感染及出血倾向。有脾周围炎时脾脏可有触痛。门静脉高压症往往伴有脾大、脾功能亢进。脾脏的大小、活动度、质地与病程病因相关，如大结节性肝硬化者比小结节性肝硬化者脾大明显，血吸虫性肝硬化比酒精性肝硬化者脾大更为突出。

2. 腹水

肝硬化晚期出现门静脉压力增高时，常伴发腹水，其量往往超过 500mL，多在 1～4L，有时达 5～6L，最多时可达 30L。腹水可突然或逐渐发生，前者常有诱因，如上消化道大出血、感染、酗酒等，致肝功能迅速恶化，血浆白蛋白明显下降，去除诱因后，腹水较易消除；后者常无明显诱因，先有间歇性腹胀，数月后腹水持续增加，不易消除。腹水量少时仅有轻度腹胀感，随着量的增多，腹胀加重，并有食欲缺乏、尿少，甚至因过度腹胀引起腹肌疼痛或呼吸困难、心功能障碍及活动受限。

体征方面：直立时下腹饱满，仰卧时蛙状腹，脐至剑突距离增大，脐至耻骨联合距离缩短；腹壁可有妊娠样白纹，甚或紫纹；腹壁、下肢或全身性凹陷性水肿，甚或阴囊水肿；胸膝卧位叩诊可发现 300mL 腹水，如有移动浊音或波动感，腹水已超过 1000mL，大量腹水时腹壁变薄，血管显露或怒张，可并发脐疝、股疝、切口疝、膈疝甚或胸腔积液。

3. 门体侧支循环的形成

门体侧支循环的建立和开放是门静脉高压症的独特表现，不仅是诊断门静脉高压症的重要依据，而且具有重要的临床意义。

（1）出血 出血是门体侧支循环形成静脉曲张后破裂引起的，是严重的并发症。

（2）门体分流性脑病 有 10％～20％的肝硬化患者，肝细胞代偿功能尚佳，但肠道产生的毒性物质未经肝脏代谢，经肝外门体侧支循环分流直接进入体循环，引起自发性门体分流性脑病，是肝性脑病的一种类型，患者多在摄入大量蛋白质后出现神经精神症状，限制蛋白质摄入病情常可自行缓解。

（3）腹壁和脐周静脉曲张 腹壁静脉曲张显著者可呈海蛇头状称水母头征。

沿静脉可触及震颤或闻及杂音，称之为克-鲍综合征。

4. 门静脉高压性胃肠血管病

门静脉高压性胃肠血管病是指长期门静脉压力增高所导致的胃肠黏膜血管病变，其发病部位依次为胃、小肠、大肠和直肠。

（1）门静脉高压性胃病　患者常发生胃黏膜炎症、糜烂和溃疡，总发生率约为90%，也是本症患者并发上消化道出血的重要原因之一。目前被公认为门静脉高压性胃病（PHG）。患者不思饮食、腹胀和嗳气，上腹部不适或疼痛，溃疡形成后也不出现典型的消化性溃疡症状，诊断依靠内镜检查。

（2）门静脉高压性肠病（PHC）　临床有门静脉压力增高的表现，常伴有下消化道急慢性出血的潜在因素。弥散性樱桃红斑点可能因门静脉压力升高引起，而血管扩张和直肠静脉曲张与门静脉压力升高无关。长期药物治疗可减轻肝硬化患者直肠黏膜弥散性樱桃红斑点，同时降低门静脉压力。

（二）检查

1. 实验室检查

血常规、尿液、粪便、肝功能、免疫学检查及其肝纤维化的血清标志物检查等。

2. 腹腔穿刺

腹腔穿刺抽取腹水，对腹水行常规、生化、培养及瘤细胞检查。

3. 超声显像

可行实时成像、二维超声和彩色多普勒血流成像相结合进行检查。①腹部B型实时超声；②内镜超声检查；③脉冲多普勒超声；④彩色多普勒超声。其超声征象具有显著的特征性，二维超声检查显示曲张静脉呈蜂窝状、网络状或葡萄状无回声结构，而在曲张静脉的异常结构中检测到红蓝相间的彩色血流信号及连续性低流速带状门脉样血流频谱。

4. X线钡餐造影

是临床首选X线检查方法，可显示主动脉弓以下食管黏膜呈虫蚀样或串珠样充盈缺损，在食管蠕动时上述现象消失，以区别食管癌。对疑似患者，检查时作Valsalva动作或注射山莨菪碱可提高检出率。

5. 计算机断层扫描（CT）

CT对肝内性及肝外性门静脉高压的诊断均有十分重要的意义。CT不仅可清晰显示肝脏的外形及其轮廓变化，还显示实质及肝内血管变化，并可准确测定肝脏容积。CT扫描图像可明确提示门静脉系有无扩张及各侧支血管的形态变化，注入对比剂之后可显示有无离肝血流。

6. 磁共振成像 (MRI)

磁共振成像可清晰显示门静脉及其属支的开放情况，对门-体侧支循环的检出率与动脉-门静脉造影符合率高。磁共振显像可以比较清晰地显示门静脉及其属支的血栓及门静脉的海绵状变形，对肝外门静脉高压的诊断具有重要意义。

7. 核素扫描

核素扫描不仅可以确定有无分流，而且还可以区分是肝内分流还是肝外分流，并可进行定量，区别肝硬化性与非肝硬化性门静脉高压。

8. 血管造影

能了解肝动脉、肝静脉、门静脉和下腔静脉形态、分支及病变。肝固有动脉及左、右肝动脉造影可以避免与其他血管重叠，使病变显影更清晰。因为有创伤，限制了其日常应用。

9. 内镜检查

胃镜检查；腹腔镜检查。

10. 压力测定

门静脉压力测定；食管曲张静脉压力测定 (EVP)。

11. 血流量测定

全肝血流量测定；肝动脉和门静脉血流分数的测定。

12. 肝组织活检

肝脏组织变化依然是诊断肝硬化的"金标准"，对于每位肝硬化患者均应尽可能通过细针穿刺或腹腔镜直视下活检、剖腹探查或经静脉活检等获得活检标本，进行组织学诊断。

三、治疗

门静脉高压症的治疗方法较多，但目前尚无特效的治疗措施。主要是针对病因及并发症进行干预。肝硬化门静脉高压症的分期和治疗目标见表 3-3。

表 3-3 肝硬化门静脉高压症的分期和治疗目标

疾病分期	HVPG	静脉曲张	门静脉高压并发症	治疗目标
代偿期	<10mmHg	无	无	预防 CSPH
	≥10mmHg (CSPH)	无	无	预防失代偿事件
		有	有	预防失代偿事件(首次出血)

疾病分期	HVPG	静脉曲张	门静脉高压并发症	治疗目标
失代偿期	≥12mmHg	有	急性静脉曲张出血	控制出血、预防早期再出血及死亡
			静脉曲张破裂出血史无并发症	预防失代偿事件复发(再出血)和其他并发症
			静脉曲张破裂出血出血史伴并发症	预防失代偿事件复发和死亡/原位肝移植

注：1. HVPG＝肝静脉压力梯度。

2. 本表排除无静脉曲张出血（过去或现在）的失代偿期肝硬化（腹水、肝性脑病）患者。

3. 其他并发症包括腹水、肝性脑病。

门静脉高压症最常见的严重并发症为食管-胃底静脉曲张破裂出血，起病急且死亡率较高。由于内镜治疗技术的发展，内镜下曲张静脉套扎术、内镜下硬化剂/组织胶注射治疗已成为治疗食管胃底静脉曲张及破裂出血的主要手段。但药物疗法对于预防首次出血及再次出血、联合内镜治疗提高止血成功率仍具有重要意义。

按照 2016 年美国肝脏病研究协会（AASLD）关于门静脉高压症治疗的指导意见：①出血后一定要采取措施，以预防再出血（二级预防）——Class Ⅰ，Level A；②联合应用 3-blockers 及内镜下食管曲张静脉套扎（EVL）、食管曲张静脉硬化剂注射（EIS）或组织黏合剂等，效果最好——Class Ⅰ，Level A；③药物治疗及内镜下治疗仍然无法控制出血时，当患者肝功能属于 Child A、B 级者，首先推荐 TIPS，当 Child A 级时可做门-体分流手术——Class Ⅰ，Level A；其中有条件者可考虑行肝移植手术-Class Ⅰ，Level C。

(一) 药物治疗

1. 降低门静脉系统血流量的药物

非选择性 β 受体阻滞药、生长抑素及其类似物、血管升压素及其类似物。通过收缩内脏血管和减少门静脉流入量而降低门静脉系统的血流量。β 受体阻滞药多用于预防食管胃底静脉曲张的首次出血和再次出血，而生长抑素及其类似物、血管升压素多用于治疗急性出血。

（1）非选择性 β 受体阻滞药　可作为预防首次出血的一线用药。使用适应证：轻度静脉曲张的患者出血风险增加时（Child B、C 级或曲张静脉有红色征），才可应用非选择性 β 受体阻滞药预防首次出血；对于中重度静脉曲张患者，非选择性 β 受体阻滞药可有效降低首次出血的风险并降低死亡率，同时也是预防首次出血最经济的方法。普萘洛尔的初始剂量为 20mg 每日 2 次，纳多洛尔的初始剂量为 40mg 每日 1 次，此后每 3～5 天逐渐加量，直至患者能耐受的最大剂量（心率下降至基础心率的 75% 或降至 55 次/分，且收缩压＞90mmHg）。突然停药可能导致急性出血甚至死亡，因而使用 β 受体阻滞药时，若无严重并发症不应突然停药。

（2）食管-胃底静脉曲张破裂出血时可选用生长抑素及其类似物和（或）血管升压素及其类似物。

生长抑素及其类似物主要通过抑制胰高血糖素的释放来降低门静脉压力及侧支血流。食管-胃底静脉曲张破裂出血后，胃肠道内的积血具有类似进食样作用，使内脏血流增加，从而导致门静脉压力升高。

由于生长抑素在人体内半衰期仅为 1～3 分钟，目前临床上多使用半衰期为 80～120 分钟的奥曲肽，250μg 生长抑素作为初始剂量静脉注射后，以 250μg/h 剂量维持。奥曲肽的初始剂量为 50μg，维持剂量为 50μg/h。

血管升压素是一种强效血管收缩物质。通过收缩内脏血管、减少门静脉血流量以降低门静脉压力。使用时一般 0.2～0.4U/min 静脉输入，最高可达 0.8U/min。同时使用硝酸酯类药物使收缩压保持在 90mmHg 以上，使用时间仍不应超过 24 小时。特利升压素（三甘氨酰赖氨酸升压素）是合成的血管升压素类似物，不仅可对急性出血患者有效止血，且是唯一已证实能提高生存率的药物。活动性出血时以 0.5mg/h 静脉维持，出血停止后 0.25mg/h 静脉注射，维持 5 天。使用特利升压素时应特别注意监测血钠水平及神经系统症状。

2. 降低肝内血流阻力的药物

α_1 受体阻滞药、硝酸酯类、血管紧张素转化酶抑制药及血管紧张素受体阻滞药。

α_1 受体阻滞药如酚妥拉明、哌唑嗪等，可短期降低肝硬化患者的门静脉压力。α_1 受体阻滞药可降低肝内血管阻力，也使全身血流阻力降低，激发肾素-血管紧张素-醛固酮系统，加重水钠潴留及腹水。因此 α_1 受体阻滞药不能单独用于治疗门静脉高压症。

硝酸酯类主要通过扩张静脉来降低门静脉压力。但单用硝酸酯类药物治疗与其他疗法相比其有效性、安全性都没有优势。因而临床上很少单用硝酸酯类药物治疗门静脉高压症。

肝硬化患者血管紧张素 II 水平增加，可引起门静脉压力升高，但将血管紧张素 II 受体拮抗药（ARB）与血管紧张素转化酶抑制药（ACEI）可能引起低血压和肾衰竭，因而目前不推荐 ACEI/ARB 类药物用于门静脉高压治疗。

3. 利尿药、他汀类药物

对门静脉高压症也有一定治疗作用。

螺内酯可减少血容量和内脏血流，从而改善全身高循环状态、并降低门静脉压力及食管曲张静脉的压力，其与 β 受体阻滞药合用可进一步降低肝静脉压力梯度（HVPG）及减少腹水。

辛伐他汀能改善内皮功能，促进肝脏血管内一氧化氮的产生，从而降低肝脏血管阻力。辛伐他汀同时降低门静脉压和 HVPG，但对全身血流动力学无明显影响。最新研究表明，辛伐他汀降低门静脉压的效果可与普萘洛尔叠加，并能明显改善肝脏灌注及肝功能。

（二）内镜治疗

食管-胃底静脉曲张破裂出血是肝硬化门静脉高压症的常见并发症，40%～60% 的门静脉高压症患者存在食管-胃底静脉曲张。内镜治疗包括内镜下食管曲张静脉套扎（EVL）、食管曲张静脉硬化剂注射（EIS）和组织黏合剂等。内镜治疗以预防或有效地控制曲张静脉破裂出血，并尽可能使静脉曲张消失或减轻以防止其再出血为目的。

1. EVL 和 EIS

曲张静脉内硬化剂注射疗法可以同时闭锁曲张静脉的交通血管及滋养血管；曲张静脉外硬化剂注射疗法可以将周围残余的曲张静脉闭锁，但对于交通血管及滋养血管却无能为力。当发生急性出血时，硬化剂注射疗法是通过曲张静脉血栓形成、周围水肿组织的外部加压以及周围组织血管壁炎性反应后纤维化作用从而达到止血效果。

曲张静脉套扎术是通过橡皮圈机械套扎曲张静脉以达到闭锁曲张静脉的目的。套扎术比硬化剂注射疗法操作简单，术后并发症相对较少，但术后复发率较高，可以通过重复套扎来解决。

（1）适应证　急性食管静脉曲张出血；手术治疗后食管静脉曲张复发；中重度食管静脉曲张虽无出血但有明显的出血危险倾向；既往有食管静脉曲张破裂出血史。

（2）禁忌证　有上消化道内镜检查禁忌证；出血性休克未纠正；肝性脑病≥Ⅱ期；过于粗大或细小的静脉曲张。

（3）疗程　首次 EVL 后间隔 10～14 天可行第 2 次套扎治疗；每次 EIS 间隔时间为 1 周，一般需要 3～5 次。治疗的最佳目标是静脉曲张消失或基本消失。建议疗程结束后 1 个月复查胃镜，此后每隔 6～12 个月再次胃镜复查。

2. 组织黏合剂治疗

（1）适应证　急性胃底静脉曲张出血；胃静脉曲张有红色征或表面糜烂且有出血史。

（2）方法　"三明治"夹心法。组织胶的注射总量根据胃底曲张静脉的大小进行估计，最好 1 次将曲张静脉闭塞。

食管-胃底静脉曲张破裂急性出血应首选药物和内镜套扎治疗，不推荐 NS-BB＋EVL 联合治疗。

（三）外科治疗

对于肝硬化门静脉高压症既往无出血史的患者，原则上不做预防性手术；合并食管-胃底曲张静脉破裂出血经规范内科治疗无效者可考虑施行门奇静脉断流术或分流术；择期外科治疗首选"选择性贲门周围血管离断术联合脾切除术"或腹腔镜下选择性贲门周围血管离断术联合脾切除术。外科急诊手术仅作为药物和内镜治疗失败的挽救治疗措施之一，而没有证据支持外科手术作为 TIPS 治疗失败的挽救治疗。预防术后门静脉血栓形成，应早期使用抗凝药物。

术前评估肝功能状况，即当肝脏显著萎缩、Child-Pugh C 级时，患者往往不能耐受常规手术。血流动力学变化是手术方式选择的主要依据。药物或内镜治疗不能控制的出血或出血一度停止后 5 天内再次出血，Child-Pugh A、B 级者行急诊手术有可能挽救患者生命；对 Chilcl-Pugh C 级者肝移植是理想的选择。

门体分流、断流手术均通过降低门脉压力，减少首次出血风险，但其肝性脑病发生率明显升高，病死率反而增加，因此均不适用于作为预防首次出血的措施。

1. 门-奇静脉断流手术

门-奇静脉断流手术是通过手术的方法阻断门-奇静脉间的反常血流，以达到控制门静脉高压症合并食管-胃底曲张静脉破裂出血的目的。门-奇静脉断流术是目前较为常见的手术方式。其术后 5 年和 10 年存活率分别为 91.4％和 70.7％；5 年和 10 年再出血发生率分别为 6.2％和 13.3％。

2. 分流术

分流术主要术式包括全门体静脉分流、部分性分流和选择性分流三大类。

主要手术适应证：①血流动力学研究显示门静脉已成为流出道者；②食管-胃底静脉曲张粗大且多，估计断流等效果不佳者；③术中动态测定自由门静脉压（FPP），其数值在脾动脉结扎、脾切除后＞20mmHg 或断流术后≥22mmHg；④内镜及药物治疗无效或复发者；⑤门-奇静脉断流术后再出血；⑥肝功能代偿良好（肝功能 Child-Pugh 评分≤8 分）。当前分流术以远端脾肾分流术（Warren 手术）为主流术式，对多种类型的肝硬化均获得较好的远期疗效。分流术从根本上分流部分门静脉血流，降低门静脉压力，达到止血预防再出血的目的。分流术也存在弊端，分流了部分门静脉血流，导致肝脏灌注量减少，大量未经肝脏解毒的血液进入体循环，导致肝功能异常和肝性脑病。

3. 断流联合分流手术

远期再出血发生率为 7.7％，术后肝性脑病发生率则为 5.1％，显著提高患者的生活质量和长期存活率。断流联合分流的术式主要包括：贲门周围血管离断术联合近端脾肾分流术、门-奇静脉断流术联合肠腔侧分流等。尽管此类手术有一定的优势，但手术复杂，创伤较大，对患者肝功能要求高，术后并发症相对较多等，因此并不适合所有患者。

4. 腹腔镜选择性贲门周围血管离断术

腹腔镜选择性贲门周围血管离断术近年来广泛应用于临床。腹腔镜选择性断流术手术切口小，以 4～5 个直径 0.5～1.0cm 的腹壁戳孔取代原来 20～30cm 的巨大腹壁切口，减少了手术创伤，减轻了术后疼痛，帮助患者术后快速康复；腹腔镜对手术视野的放大效应，使食管胃底周围的血管清晰可见，增加了手术的精细程度和安全性，精准离断食管旁静脉和冠状静脉汇入上消化道的穿支静脉，符合精准治疗原则。

5. 肝移植

肝移植作为终末期肝病唯一一种根治性治疗手段，可以从根本上解除患者门静脉高压状态和改善肝功能，提高患者生存质量及延长生存时间，适用于上消化道反复大出血、顽固性腹水、肝性脑病的肝功能 Child-Pugh C 级的患者。肝硬化门静脉高压症患者肝移植的主要适应证是伴有食管-胃底静脉曲张出血的终末期肝病患者，如：①反复上消化道大出血经内科、外科和介入治疗无效者；②无法纠正的凝血功能障碍；③肝性脑病。禁忌证：①肝硬化基础上进行性肝功能衰竭、深度昏迷；②严重脑水肿、脑疝形成、颅内压＞54cmH$_2$O（1cmH$_2$O＝0.098kPa）；③心、肺功能严重受损。

（四）其他治疗方法

1. 介入治疗

（1）经颈静脉肝内门体静脉支架分流术（TIPS）　TIPS 能迅速降低门静脉压力，有效止血率达 90% 以上。TIPS 具有创伤小、并发症发生率低等特点，推荐用于食管-胃底静脉曲张大出血的治疗，适用于 HVPG＞20mmHg 和肝功能为 Child-Pugh B、C 级高危再出血患者，可提高生存率。①适应证：食管-胃底曲张静脉破裂出血经药物和内镜治疗效果不佳者；外科手术后曲张静脉再度破裂出血者；肝移植等待过程中发生静脉曲张破裂出血者。②禁忌证：Child-Pugh 评分＞12 分，MELD 评分＞18 分，APACHE Ⅱ＞20 分，以及不可逆的休克状态；右心衰竭、中心静脉压＞15mmHg；无法控制的肝性脑病；位于第一二肝门肝癌、肝内和全身感染性疾病。

（2）其他　经球囊导管阻塞下逆行闭塞静脉曲张术、脾动脉栓塞术、经皮经肝曲张静脉栓塞术等。

2. 三腔双囊管压迫止血

药物控制出血无效及无急诊内镜或无 TIPS 治疗条件的情况下，使用三腔双囊管压迫可使 80%～90% 出血的病例得到控制，但再出血率高达 50%，并且患者痛苦大，并发症多，如吸入性肺炎、气管阻塞等。一般在药物或内镜治疗失败 24 小时内实施三腔双囊管压迫止血，作为挽救生命的措施，同时需要与药物治疗相结合。活动性出血停止后，尽快进行内镜下治疗。三腔双囊管压迫止血无绝对禁忌证。患者深度昏迷、不能配合操作或患方拒绝签署知情同意书者，不能进行三腔双囊管压迫止血。

第七节　胆道出血

一、概述

胆道出血是指由于损伤或其他原因，导致肝内或肝外的血管与胆管异常相通，使血液进入胆道系统而引起一系列临床表现。多由于严重胆管感染、手术后或肝胆外伤、胆石压迫以及肝胆系统的肿瘤和出血性疾病所致，又称血胆症。胆道出血占上消化道出血的 1.3%～1.5%，居上消化道出血的第 3 或第 4 位，出血源主要在肝内，其次是胆囊、肝外胆管。

二、病因及病理

胆道出血依据出血的部位分为肝内型、肝外型两类。由于肝内胆道解剖结构的特点，使肝内型胆道出血较肝外型常见。胆道出血的病因主要是肝实质和胆道系统的感染、损伤、肿瘤、血管病变及凝血障碍。我国以胆道感染最为突出。

（一）胆道感染

胆道蛔虫、胆道结石引起的急性梗阻性化脓性胆管炎是我国胆道出血的最主要原因。感染的主要致病菌是大肠埃希菌。由于炎症，肝内胆道黏膜形成溃疡，直接侵蚀胆道及门静脉或肝动脉分支，也可因近侧胆道引流不畅而形成多发性胆管源性小脓肿，进而侵及和腐蚀汇管区血管。感染性门静脉炎性扩张或动脉瘤样改变，突入肝胆管而发生继发性大出血。文献上曾有过因出血坏死性胆囊炎引起胆道大出血的报道。

（二）胆道损伤

以下几种情况均可导致胆道出血。

1. 外伤

胸腹部钝性伤所致中心性的肝破裂，伴有胆道系统损伤，较易发生胆道出血；深在的血肿或坏死组织继发感染，侵蚀血管和胆道常是创伤后迟发性出血的重要原因。

2. 医源性损伤

①肝脏或胆道手术，损伤的肝动脉可形成假性动脉瘤，还可侵蚀穿入胆道形成胆管动脉瘘；②经皮肝穿的活检、胆道造影（PTC）、胆道置管引流（PTCD），均可引起肝内血管的损伤；对门静脉高压症或肝血管瘤患者行上述检查或治疗时，术后发生胆道出血的危险性更大；③门静脉高压症患者，放置颈静脉内经肝门-体静脉分流（TIPS）。

3. 胆道感染

肝内胆管和血管并行于 Glisson 鞘内，在肝内越分越细，管壁也越来越薄，容易因感染性病变的影响而发生瘘，血液因而进入胆道。胆道感染而致出血的原因常为结石、细菌性肝脓肿、阿米巴肝脓肿等。

4. 肿瘤

肝脏恶性肿瘤及肝内、外胆管的良恶性肿瘤侵蚀周围血管，使其糜烂、坏死可致胆道出血。

5. 血管病变及凝血障碍性疾病

其中血管病变约占胆道出血的 10%，而比较少见的凝血机制障碍或长期使用抗凝药物的患者，可自发或轻微创伤诱发胆道出血。

三、临床表现

1. 病史

相关的胆道疾病或胆道手术、外伤史。

2. 症状及体征

其临床表现与其他疾病引起的上消化道出血一样，因出血的速度及数量不同，临床表现也不一样。周期性发作的胃肠道出血是胆道出血的临床表现特点。胆道出血的典型临床症状为 Quincke 三联征。①上消化道出血，出现呕血或便血；②右上腹痛呈胆绞痛样；③梗阻性黄疸。其中上消化道出血约占 90%，胆绞痛约占 70%，黄疸约占 60%。右上腹痛也可呈间歇性发作，腹痛缓解后，胆道出血停止，黄疸逐渐减退，这是由于凝血块堵塞胆道以及血凝块液化和胆道再通的结果，血块排出胆道或被胆汁中的消化酶溶解或出血又发生，如此循环，如不予控制，患者将死于出血性休克或严重感染。凝血块不予清除，将成为胆色素结石的核心。

胆道出血缓慢而量少的时候，一般临床上无明显症状，诊断较困难。胆道大出血时可发生失血性休克。

四、辅助检查

（一）实验室检查

红细胞、血红蛋白减少，并发感染时白细胞及中性粒细胞数增加，大便隐血阳性以及肝功能异常。

（二）影像学检查

1.B型超声

多数可在病灶处发现血肿形成及肝外胆管扩张。如在肝内有液平出现，对诊断有重要的价值，而且属于非创伤性诊断方法，可反复、动态进行，应为首选。

2.CT、MRCP

多用于外伤性患者，明确损伤的脏器和严重程度，以供临床上判断外伤与胆道出血的关系。典型的影像学表现为：在胆管和胆总管内由于大量血凝物的存在出现不规则的充盈缺损，与胆管壁分界清楚。经对比剂增强后胆管内可见明显增强现象，表明有胆道"漏血"现象。

3.内镜检查

①十二指肠镜可发现血液从乳头部溢出或喷出；②术中、术后胆道镜可进行二级以上胆道出血定位的诊断及止血。此外，十二指肠镜检查尚可同时排除食管、胃和十二指肠等部位所致的上消化道出血。

4.选择性肝动脉造影或数字减影血管造影检查

可以准确发现胆道出血部位以及肝动脉变异情况，此外，选择性肝动脉造影还可以进行有效的止血。造影时胆道出血的直接表现为动脉期对比剂呈团状或柱状外溢，肝实质内出现片状对比剂等动脉-胆道瘘征象；间接表现为假性动脉瘤，呈囊状或圆形，显影早，消散晚。

（三）剖腹探查

胆道探查是术中诊断胆道出血最有效的方法。通过剖腹探查来明确出血的部位。首先探查的是胃、十二指肠、肝、胰、脾，在排除以上引起上消化道出血的因素后，再探查胆道。探查的部位应靠肝门部，以便观察左、右肝管的开口，同时吸净胆道的血液、血凝块及取出结石，观察胆道黏膜有无溃疡，肝外胆道有无与血管相通，再观察双侧肝管有无血液流出，有条件时可行术中胆道镜检查，以便进行及时诊断和治疗。对一些肝内出血原因难以确定的病例常采用气囊导管压迫法。即把带气囊的导管插入肝管，将气囊充气以填塞胆道，如导管口有血液不断流出则证实该侧胆道出血。同样的方法可检测另一侧肝管以辨别是单侧或是双侧肝内胆道出血。对少数胆道出血仍不能确定的病例，术后可用两根细塑料管分别从左、右肝管引出，进一步观察出血来源。

五、诊断

① 发热、寒战、黄疸，上腹绞痛后出现呕血、黑粪或 T 形管引流出鲜血，出血呈周期性。

② 失血性休克一系列表现。

③ B 超、CT 等发现肝内有肿瘤，血肿液性暗区等。

④ 纤维内镜直示下见胆道出血。

⑤ 选择性肝动脉造影发现出血部位。

六、鉴别诊断

一般对上消化道出血的患者，首先根据病史、体格检查及有关特殊检查，在排除胃、十二指肠疾病、门静脉高压症、胃黏膜急性损害等疾病的基础上，再考虑胆道出血的可能。本病需与其他疾病引起的上消化道出血鉴别。

1. 溃疡病出血

①溃疡病史；②出血前常有溃疡症状加重，而出血后反而出现缓解表现；③胃镜检查可明确诊断。

2. 胃癌出血

①部分有慢性胃溃疡病史；②通常有上腹隐痛、食欲缺乏、消瘦、贫血和粪便变黑等症状，常突发咖啡样呕吐，继以柏油样便；③除一般贫血、消瘦或恶病质表现外，有时可在上腹部触及肿块、锁骨上淋巴结肿大等；④胃镜检查可明确诊断。

3. 出血性胃炎

①服用水杨酸盐、吲哚美辛、激素、酗酒等之后出现呕血、黑粪者；②胃镜检查可明确诊断。

4. 门静脉高压症

①常有乙肝、肝硬化病史；②多伴有腹壁静脉曲张、脾大、蜘蛛痣、肝掌；

③CT、上消化道钡透检查可明确诊断。

七、治疗

胆道出血的处理原则主要是止血和解除梗阻。经皮选择性肝动脉造影是诊断胆道出血、确定出血部位的首选方法。剖腹术中胆道探查是诊断胆道出血最直接的方法。

1. 外伤性胆道出血

需要准确定位，在有条件的情况下，首选的方法是行经皮选择性肝动脉造影，当发现出血来源后，便可经导管堵塞出血的血管，可收到立即止血的效果。在一般情况下，当不具备选择性肝动脉栓塞术条件而有大量出血时，应行手术治疗，在控制入肝血流后，切开肝脏血肿，清除其中血凝块，结扎出血血管；对位置较深的血肿，可结扎该肝区叶动脉，当血肿较大而壁厚时，可做肝部分切除或肝叶切除连同切除血肿腔。

2. 感染性胆道出血

（1）经皮选择性肝动脉造影及栓塞术是首选的治疗方法，特别是对病情危重、手术后胆道出血的患者，因为此种情况下施行手术的危险性较大，技术亦较困难。

（2）感染性胆道出血患者，需要在较短时间的准备之后，即行手术治疗，以治疗胆道感染及控制出血。目前常用的控制出血的方法有：①结扎出血的肝叶肝动脉或当定位不够明确时，亦可结扎肝固有动脉；②肝叶或肝部分切除术。通过经皮肤的选择性肝动脉造影了解出血的部位，同时，可经动脉插管作该肝动脉支栓塞术，但此方法需要复杂的设备和熟练的技术，同时不能处理胆道的病变。因而使用上有限制。对于肝外胆道出血，手术可以查清出血的来源，若出血来自胆囊，应行胆囊切除术；若出血来自肝动脉，则应切除或结扎该破溃的肝动脉支，单纯缝合胆管黏膜面上的溃疡，一般不能达到止血目的，手术又再破溃出血。手术时应同时处理胆道的病变，建立充分的胆道引流以控制感染。

第八节 胰腺癌

一、概述

胰腺癌是一种具有高度侵袭行为的恶性肿瘤，我国发病率逐年增长，预后极差，5年存活率低于5%。男女比例约为1.5：1，常见于中老年。胰腺癌的发病原因目前仍不清楚，已发现的高危因素有吸烟、糖尿病、胆石症、饮酒以及慢性胰腺炎等。胰腺癌的发生部位以胰头最多见，占 70%～80%，胰体次之，亦有弥散性病变或多中心病变。病理以胰腺导管腺癌为主，约占 80%，鳞状细胞癌及囊腺癌各占 5% 左右，来自胰腺细胞的癌较少见，约占 1%，其他类型癌约占 10%。临床无特异性症状，主要表现为持续性上腹痛、进行性加重的梗阻性黄疸和晚期恶病质。无特异性的胰腺癌标志物，其定位、定性诊断主要依靠影像学和细胞学检查。治疗上行 Whipple 手术或胰体尾切除术，但由于胰腺癌早期诊断非常困难，其恶性程度极高，所以，发现时多为晚期，切除率低，预后差，肿瘤的综合治疗已引起肿瘤学家的密切关注。

二、病因

胰腺癌的病因至今仍未明确，可能与下列因素有关。

1. 吸烟

吸烟为其首要危险因素。1985 年，国际癌症研究机构（IARC）宣称，吸烟是胰腺癌的重要病因。大样本多人群调查和病例对照研究表明，吸烟者发生胰腺癌相对危险度是非吸烟者的 1.5 倍，而且随着吸烟数量增加而增加，吸烟停止时的危险性则降低。吸烟增加胰腺癌危险性的机制尚未完全明了，其可能与烟草中含有致癌物有关，烟草中含有 30 种芳香族胺类致癌物，这些致癌物经血反流至胰管，从而导致胰腺癌的发生；动物实验证明，烟草中的亚硝胺类代谢产物能激活致癌因子，从而诱发动物产生胰腺癌。

2. 饮食、咖啡和饮酒

从流行病角度来说，地区差异较大。饮食结构与胰腺癌发病因素密切相关，动物实验证明，高脂肪和高蛋白质的饮食可增加胰腺细胞的更新和胰腺对致癌物质的敏感性，故胰腺癌高发于以食肉为主的人群；研究发现，咖啡与胰腺癌间存在显著正相关，并且在女性呈量-效关系，但咖啡在胰腺癌发病中的作用尚无一致结论；饮酒亦可能为胰腺癌的危险因素，有报道，男性每日饮酒者患胰腺癌的危险性可增加 2 倍。

3. 环境污染

动物实验提示，化学致癌物对胰腺具有致癌作用。研究表明，从事木料加工、印刷业和出版业有关的人员其结肠癌、胃癌和胰腺癌的发生率增高。

4. 慢性胰腺炎、糖尿病

胰腺癌与慢性胰腺炎经常共存可能是由于两者有共同的危险因素，慢性胰腺炎患者胰腺癌的发病率增高。糖尿病是否为胰腺癌的危险因素多年来一直存在着争论，有学者统计，糖尿病患者可以诱发胰腺癌。少数胰腺癌患者伴有糖尿病可能是胰管梗阻或胰岛破坏所致。

5. 胆石症和胆囊切除术、胃溃疡及胃切除术

胆石症发生胰腺癌的相对危险性为 $1.2\sim2.9$。动物实验表明，胆囊切除术后仓鼠的血浆胆囊收缩素水平、胰腺重量及 DNA 含量和合成速率增加，腺泡细胞增生和肥大。据报道，胆囊切除术后患胰腺癌的相对危险性不同程度提高。胃溃疡病史 >5 年者发生胰腺癌的优势比为 3.9，胃切除术后胰腺癌发病危险性增加 $2.5\sim7$。

6. 癌前病变

化学诱发胰腺癌的动物模型中，胰腺经历了正常组织—导管与腺泡不典型增生—癌变的发展过程。不典型增生可能是胰腺癌的癌前病变，包括导管内乳头状增生和囊性腺瘤等。

7. 遗传因素、基因异常

某些综合征如遗传性非息肉性结肠癌（HNPCC）、Peutz-Jeghers 综合征、共济失调性毛细血管扩张综合征、遗传性慢性胰腺炎等均是胰腺癌的危险因素；胰腺癌的基因研究表明，在胰腺癌发生、发展过程中存在着多种癌基因如 $K\text{-}ras$、$c\text{-}myc$ 和 tgf 等基因的激活以及抑癌基因如 $p53$、Rb 和 $DPC4$ 等基因的失活。

8. 内分泌因素

胰腺癌的发生尚可能与内分泌有关。性激素在胰腺癌发生、发展中的作用日益引起关注。既然正常人胰腺组织含有雌激素受体及其结合蛋白，那么胰腺导管癌是否也含有雌激素受体是人们一直探究的问题。动物实验也显示，雌激素对胰腺癌可能具有影响作用。

三、病理

（一）大体形态

发生于胰头比较常见。肿瘤大小和外形不一，呈弥散性或多结节性，有的突出于胰腺表面，形成粗大结节，灰白色，边界不清。体积较小的胰腺癌可完全埋在胰腺之中，其周围的胰腺组织往往出现硬化以致胰腺变形，外观与慢性胰腺炎的改变很相似。癌瘤多位于胰腺中，有时向外突起多为椭圆形肿块，边界比较清楚，直径 $1\sim10\text{cm}$。偶为多发性结节或弥散性浸润，质硬，切面多呈暗白色，偶呈黄色。

（二）组织分型

1. 腺癌

腺癌是最常见的类型。癌细胞多来自导管上皮，又称导管细胞腺癌。癌细胞多呈高立柱状或立方形，核圆形或卵圆形，多在基底部。癌细胞排列成腺样癌巢，构成柱状细胞腺癌或乳头状囊腺癌。有时腺癌癌巢小而一致，呈小腺管样结构。有时腺癌细胞产生黏液，胞浆透明，甚至可见大量"印戒细胞"。腺腔扩大并含多量黏液，形成黏液腺癌，又称胶样癌，较少见。

2. 单纯癌

较少见。癌细胞来自腺泡，又称腺泡细胞癌。癌细胞较一致，呈三角形或多边形，胞浆较丰富，含嗜酸性颗粒，核多为圆形，似胰腺泡细胞，电镜下可见癌细胞浆含有酶原颗粒。癌细胞排列较紊乱，无腺样结构。有时癌细胞构成细条索状细胞巢，被结缔组织间质所分隔呈硬癌结构。有的癌细胞多、间质少，形成髓样癌，这类癌组织易发生坏死而成囊腔。

3. 鳞状细胞癌

鳞状细胞癌颇少见，来自腺管上皮的鳞状化生。有时鳞状细胞癌可与产生黏液的腺癌并存，称黏液表皮样癌。有时腺癌癌巢内兼有鳞状细胞癌的结构，称腺鳞癌，均颇少。

四、分类

WHO胰腺癌组织学分类见表3-4。

表 3-4　胰腺癌组织学分类

起源于胰腺导管上皮的恶性肿瘤	起源于非胰腺导管上皮的恶性肿瘤
导管腺癌	
腺鳞癌和鳞癌	
胶样癌	
肝样腺癌	腺泡细胞癌
髓样癌	胰母细胞癌
浸润性微乳头状癌	实性-假乳头状肿瘤
印戒细胞癌	胰腺神经内分泌肿瘤
未分化癌(间变型/肉瘤样型)	
未分化癌伴破骨细胞样巨细胞	

五、诊断

(一) 临床表现

由于胰腺解剖位置较深，又缺乏较简便、准确的检查方法，即使临床出现了比较明显的症状，也常找不到确诊的证据，因此，胰腺癌的早期诊断十分困难。同时，胰腺与肝、胆的关系密切，很多肝胆胰腺疾病的症状相似，鉴别诊断也比较复杂。

为了早期诊断，应重视胰腺癌的各种首发症状。特别是下列初期临床表现应当加以重视：无明显诱因的上腹部不适，不适的部位较深、范围较广、性质多较模糊，与饮食的关系不一；上腹痛进行性加重，无类似消化性溃疡般的周期性、季节性；伴有乏力和进行性消瘦，不能解释的糖尿病。

对下列症状要高度警惕胰腺癌，必要时剖腹探查：近期内发生消瘦伴无法解释的上腹痛，尤其是老年的糖尿病患者；疼痛放射至背部，尤以夜间为甚，需蜷曲、前俯坐位或取胎儿样屈曲位始得缓解者；原来精神正常的老年人发生严重精神抑郁综合征者；不能以其他原因解释的持续不退的梗阻性黄疸，并伴有持续性腰痛或背痛者；老年人近期内发生持续性腰痛和背痛，伴有多发性静脉血栓形成或游走性血栓性静脉炎者。

1. 上腹不适和腹痛

上腹不适为胰腺癌的早期临床表现，与进餐相关，可表现为餐后腹胀不适、饱胀，也可伴有食欲减退、消化不良的症状。腹痛可在胰腺癌发病的全程出现，但程度轻重不一。胰腺癌腹痛的特点：①呈进行性加剧的钝痛、钻痛或绞痛，饭后及夜间加重，一般解痉、止痛药物难以缓解。②腹痛与体位相关，仰卧、脊柱伸展时加重，俯卧、蹲位、膝胸位时腹痛减轻。③腹痛剧烈者有持续腰背部剧痛；上腹及心窝部疼痛可为体尾部癌的首发症状。

2. 黄疸

10%~30%胰腺癌以黄疸为首发表现，62%~90%的胰头癌有黄疸，57%~79%的患者在病程中出现黄疸，其中约80%为梗阻性黄疸，原因是胆总管下段受压迫或侵犯所致，少数为肝细胞性黄疸（含胰腺癌肝转移）。出现黄疸，是胰头癌的典型症状，常为肝外阻塞性黄疸，呈持续进行性加重，伴有皮肤瘙痒，尿色如浓茶，粪便为白陶土色。

3. 消瘦

90%以上的患者出现明显而迅速地消瘦，亦为少数患者唯一的症状，其原因可能是癌肿消耗、食欲减退、胰液分泌不足、消化吸收不良，以及疼痛、焦虑、失眠等。

4. 发热与胆囊肿大

1%~10%胰腺癌患者可出现发热，表现为低热、高热、间歇热或不规则热。近半数胰腺癌可触及肿大的胆囊。临床上无痛性梗阻性黄疸伴有胆囊肿大（Courvoisier 征）常提示胰头癌的可能，临床上只有30%~60%胰腺癌患者可以触及肿大的胆囊。Courvoisier 征应结合临床考虑。如触及的腹部包块多属胰腺癌的晚期体征。

5. 其他

胰腺癌还可伴有以下症状。①糖尿病：常使糖尿病的临床表现或原有糖尿病加重。②血栓性静脉炎：多见于胰尾部癌和晚期患者。③精神症状：部分患者可出现焦虑、抑郁、幻想等个性改变。④胰腺外分泌功能不全：表现腹泻、脂肪泻、腹胀、消化不良。⑤上消化道出血：表现为呕血、黑粪或仅为大便隐血试验阳性。⑥胰腺癌常有不同程度的消化道症状：最常见的是消化不良和食欲减退，有时伴有恶心、呕吐。

（二）体征

早期无明显体征。中晚期可出现：①肝、胆大，出现黄疸时，胆汁淤滞可引起肝大，胆囊因胆汁淤积而胀大，触诊时可触及囊状、无压痛、表面光滑可推移的胀大胆囊，称 Courvoisier 征；②腹部包块及压痛；③腹部血管杂音，胰体尾癌压迫脾动脉或主动脉所致；④胸腔积液、腹水；⑤锁骨上淋巴结肿大等。

（三）实验室诊断

1. 血、尿、粪检查

黄疸时血清胆红素升高，以结合胆红素为主，尿胆红素阳性，尿胆原阴性，粪可呈灰白色，粪胆原减少或消失。胰管梗阻或并发胰腺炎时，血清淀粉酶、脂肪酶可升高，尿淀粉酶升高。有吸收不良时，胰腺外分泌功能实验有一定参考价值，粪中可见脂肪滴。由于胰腺癌常伴胰腺胰管受压和梗阻，可出现血清碱性磷酸酶、GGT、LDH、转氨酶、胆红素升高。还可出现葡萄糖耐量异常或有高血糖和糖尿、贫血、血沉加快等。

2. 肿瘤标志物的检测

寻找敏感性、特异性均高的分子标志物用以筛查早期胰腺癌，是胰腺癌研究的热点之一。目前标志物的研究不再局限于血清，其他体液如胰液、囊肿穿刺液、活检组织提取液、粪便提取液及腹水均可。胰腺癌肿瘤相关抗原是胰腺癌血清学诊断常用的指标，CEA、糖抗原（CA19-9、CA50、CA242、CA125）、胰腺癌相关抗原、胰腺癌胚抗原、胰腺特异抗原等标志物已用于临床多年。

（1）CA19-9　是胰腺癌的相关抗原。研究认为，CA19-9 以其较高敏感性（79%～81%）和较高特异性（82%～90%）成为目前检测胰腺癌的常用指标。其阳性界值＞37U/mL。早期胰腺癌患者血清中 CA19-9 的水平不高，因此其对早期胰腺癌的检出价值有限。有学者提出，CA19-9 提示为恶性病变时，需要量达到很高水平，对于非梗阻性黄疸患者一般要 200U/mL 以上，而有黄疸者为300U/mL 以上。即便按此标准，CA19-9 在早期胰腺癌中阳性率也仅为 33.2%，研究发现＜2.0cm 胰腺癌阳性率也仅为 60.7％，因此当标志物升高时，大多数胰腺癌已大于 3cm，病情已属中晚期。3％～7％患者为 Lewis 抗原阴性血型结构，不表达 CA19-9，故此类胰腺癌患者检测不到 CA19-9 水平的异常。某些良性疾患所致的胆道梗阻及胆管的患者及胃肠道肿瘤、肝癌、肝硬化、肝衰竭等亦可导致 CA19-9 水平的升高。

（2）CEA 胰腺癌时阳性率 50％～60％，但特异性不高，若检测胰液中水平可望提高其检出率。

（3）CA242 是一种黏蛋白类糖抗原，正常人体组织中含量甚微。血清中升高主要见于胰腺癌，其敏感性与 CA19-9 相似或略低，而特异性较高，并且不受胆汁淤积的影响，因此可作为能与 CA19-9 相匹配的有价值的胰腺癌标志物。

（4）组织蛋白酶 E（CTSE） CTSE 系人胃黏膜内 4 种不同天门冬氨酸蛋白酶之一。Azuma 等报道胰腺导管腺癌阳性率 72.7％，显著高于慢性胰腺炎9.3％。Uno 等报道检测胰液中 CTSE 诊断胰腺癌的敏感性、特异性、准确性分别为 66.7％、92.0％和 82.5％，在无主胰管梗阻的患者中其敏感性可达85.7％。胰液内 CTSE 检测可能是诊断胰腺癌的一种有用的标志物。

（5）miRNA 近年来 miRNA（微小 RNA）的发现，为肿瘤的诊断、治疗及发病机制的进一步阐明带来新的希望。miRNA 是长度约为 21nt 的无编码功能的小分子 RNA，其通过和靶 mRNA 特定序列互补或不完全互补结合，诱导靶mRNA 降解或阻止其翻译而发挥作用。在真核细胞的基因表达、细胞发育分化等方面，miRNA 起着重要的调控作用，同时也有望成为胰腺癌早期诊断的重要生物标记物。有可能作为一种新的肿瘤标志物，根据其在癌症中发生的特异性变化，可以帮助定性癌症或者判断癌症的发展阶段或者评估肿瘤的预后情况，甚至miRNA 本身即可作为药物治疗癌症。

3. 基因诊断

胰腺癌的发生过程中有多种基因参与，对这些发生变化的基因进行研究可为胰腺癌的早期诊断提供有价值的信息。目前发现癌基因、抑癌基因 p53 的突变、抑癌基因 Smad4（DPC4）的失活、抑癌基因 p16 的突变或缺失等与胰腺癌的发生密切相关。

（1）K-ras 基因 K-ras 基因突变的检测已经应用于临床，研究提示 80％～90％的胰腺癌都具有 K-ras 基因第 12 密码子位点的突变。临床一般采用 CT 或B 超引导下经皮穿刺活检的细胞或组织学标本、血液、十二指肠引流液或粪便等标本进行检测，而通过 ERCP 获取纯胰液进行 K-ras 基因突变分析，能提高诊断胰腺癌的敏感性和特异性。

（2）p53 抑癌基因 50％～70％的胰腺癌患者出现 p53 抑癌基因突变，但主要发生在不典型增生及肿瘤浸润部位，提示 p53 抑癌基因突变为肿瘤形成过程中晚期事件。通过粪便 *p53* 基因突变的检测，其突变发生为 37.1%，明显高于良性消化系统组和正常人组。

（3）*DPC4* 抑癌基因　*DPC4* 抑癌基因是美国学者于 1996 年新鉴定的人 18 号染色体上的一个与胰腺癌有关的基因，*DPC4* 基因异常的类型 40% 为纯合子缺失，20% 为点突变，点突变的形式表现有无剪接位点突变、错义突变或阅读框架丢失等，这些改变导致 *DPC4* 基因功能丧失。其突变发生率较 *K-ras* 基因突变低，且分析研究方法比较复杂，难以作为胰腺癌早期诊断。

（4）*KAI1* 基因　应用研究 Northern Blot 及原位杂交检测发现 89%（24/27）的原发性胰腺癌标本中有 *KAI1* mRNA 高表达。*KAI1* 基因是影响到胰腺癌细胞转移能力的一种相关基因，将来有可能成为胰腺癌转移潜能的一种检测指标。早期胰腺癌 *KAI1* 的表达明显增加，高于有淋巴结或远处转移的晚期胰腺癌患者。

（5）全基因组关联研究（GWAS）　研究发现，单核苷酸多态性（SPN）进行的研究工作显示，8 个分布于染色体区域的 SNP 可影响胰腺癌的发病风险，2 个 SNP 位于染色体 13q22.1 的非转录区（Kruppel 样转录因子 KFL5 和 KFL12 之间），KFL5 在胰腺癌中过表达，从而介导非 KRAS/RAF/MAPK/ERK 信号传导通路。5 个 SNP 位于染色体 1q32.1 的 105kb 区域，包含 NR5 A_2 基因，该基因与胰腺的发育和内稳状态有关，也和脂联素的激活相关。1 个 SNP 位于染色体 5p15.33r 的 CLPTMIL 基因的内含子上，CLPTMIL 与肿瘤的发生相关。

（四）影像学诊断

1. B 超检查

具有简便、价廉、无创、可反复操作等特点，被视为筛查小胰腺癌的首选方法。诊断胰腺癌的敏感性、特异性、准确性分别达到了 98%、95.9%、95.9%。B 超可直接显示胰腺及其周围脏器的超声影像，对于胰腺癌的诊断符合率可达到 70%~82%。超声引导下可行细针穿刺细胞学检查，做病理诊断。但 B 超检查的结果与仪器的灵敏度、检查者的水平和经验有密切关系，由于常常受肠道气体和腹壁组织的干扰，可能无法清楚显示胰腺全貌。

2. 螺旋 CT 扫描

可清楚显示肿块的位置、大小及其与周围血管的关系，有无周围组织、淋巴结的转移，可用于胰腺癌术前有无血管侵犯及转移的判断。螺旋 CT 与传统 CT 相比图像伪影少，成像质量高、速度快，增强后动脉相显示更清楚。螺旋 CT 判断胰腺癌的准确率可达到 80%~89%。

3. 经内镜逆行性胰管造影（ERCP）

因大部分胰腺癌发生于导管上皮，肿瘤较小时，即可导致胰管病理性改变，主要表现为主胰管不规则狭窄和梗阻。ERCP 检查的优点是能观察胰管和胆管的形态，以及胰头病变有无浸润十二指肠乳头区。确诊率可达 85%～90%。早期癌 ERCP 影像学主要功能表现为主胰管扩张、狭窄或胰管内充盈缺损，部分病例仅有主胰管扩张。ERCP 获得的胰液及细胞刷检标本，可进行细胞学、肿瘤标志物或基因工程检测，为提高早期诊断提供了依据。其局限性在于 ERCP 不能显示肿块及邻近结构，而且是有创检查，有一定的并发症，如胆道感染、胰腺炎等；对病变起始于胰管小分支的患者，容易漏诊或误诊。

4. 超声内镜（EUS）

由于超声内镜具有探头频率高、距离胰腺近、胃肠道气体干扰少等特点，图像显示更为清晰，从而提高了胰腺癌的检出率，可以探测到直径 5mm 的小肿瘤。EUS 在显示胰腺癌病灶全貌和侵及范围与程度等方面，明显优于 B 超、CT 及 ERCP，尤其在显示小胰癌方面具有优越性，诊断胰腺癌的敏感性、特异性分别为 89%、97%，准确率达 90%～95.6%，优于腹部 B 超和普通 CT。EUS 引导下的细针穿刺活检术（EUS-FNA）能对小于 10mm 的病变进行穿刺细胞学检查，做病理诊断，对鉴别胰腺良恶性占位尤为重要。EUS 弹性成像技术是近年来发展起来的一种新型的成像方法，目前主要用于胰腺占位性病灶的鉴别和良恶性淋巴结细胞的鉴别。其诊断敏感性与特异性分别为 100% 和 67%。

5. 磁共振胰胆管成像（MRCP）

能清晰地显示胰胆管的细小结构，胰管或胆总管的完全性梗阻，适合梗阻性黄疸的病因诊断。MRCP 显示胰管扩张的准确率为 87%～100%，胰管狭窄准确率 78%。MRCP 代替诊断性 ERCP，可以避免内镜检查所带来的并发症，适用于那些病情较重、无法忍受 ERCP 或 ERCP 失败者，但在胰腺癌早期诊断方面尚不能取代 ERCP。

6. 内镜超声引导下细针穿刺（EUS-FNA）

EUS-FNA 可获得病变部位组织进行病理诊断，提高了 EUS 对于胰腺疾病诊断及胰腺肿瘤分期的特异性。胰腺肿瘤的诊断准确率为 60%～90%，对于良恶性淋巴结的鉴别准确率高于 90%。在 EUS 引导下可对直径仅 5mm 左右的病变进行穿刺。

7. 血管造影（DSA）

血管造影的目的是显示肿瘤与周围血管间的解剖关系，诊断准确率和敏感性不如 B 超、CT 和超声内镜。

8. 正电子发射断层显像（PET）

此技术临床应用范围广泛，适用于肿瘤的诊断、微小转移灶的检测，还可用于疗效、预后的评价。对胰腺癌诊断的敏感性为 82%～100%，特异性为 67%～100%，假阴性率仅为 2.6%。PET 对胰腺癌的敏感性、特异性及确诊率均优于 CT。但 PET 不提供精确的解剖学定位，且费用昂贵，不适用于临床常规应用。

9. 其他

随着影像学技术的不断发展，目前还有三维腔内超声、彩色多普勒腔内超声、胰管内超声、经口胰管镜、螺旋 CT 动态增强扫描、螺旋 CT 血管造影、磁共振二磷酸吡哆醛锰（Mn2DPDP）增强扫描、磁共振血管成像等多种方法应用于胰腺癌的诊断。

（五）胰腺肿瘤 TNM 分期（AJCC 第 8 版）

见表 3-5。

表 3-5　胰腺肿瘤 TNM 分期

T——原发肿瘤
T_x 原发性肿瘤无法评价
T_0 无原发肿瘤证据
Tis 原位癌[包括高级别的胰腺上皮内癌变(PanIN-3)、导管内乳头状黏液性肿瘤伴高度异型增生、导管内管状乳头状肿瘤伴高度异型增生和胰腺黏液性囊性肿瘤伴高度异型增生]
T_1 肿瘤最大径≤2cm
T_{1a} 肿瘤最大径≤0.5cm
T_{1b} 肿瘤最大径>0.5cm 且<1cm
T_{1c} 肿瘤最大径≥1cm 且≤2cm
T_2 肿瘤最大径>2cm 且≤4cm
T_3 肿瘤最大径>4cm
T_4 肿瘤不论大小,侵及腹腔干、肠系膜上动脉和/或肝总动脉
N——区域淋巴结
N_x 区域淋巴结无法评估
N_0 无区域淋巴结转移
N_1 1～3 个区域淋巴结转移
N_2 ≥4 个区域淋巴结转移
M——远处转移
M_0 无远处转移
M_1 有远处转移

（六）胰腺癌的病理分期

见表 3-6。

表 3-6 胰腺癌的病理分期

分期	T	N	M
0	Tis	N_0	M_0
I A	T_1	N_0	M_0
I B	T_2	N_0	M_0
II A	T_3	N_0	M_0
II B	T_1、T_2、T_3	N_1	M_0
III	T_1、T_2、T_3	N_2	M_0
III	T_4	任何 N	M_0
IV	任何 T	任何 N	M_1

（七）诊断流程

胰腺癌诊断流程见图 3-1。

（八）胰腺癌的高危人群

① 年龄大于 40 岁，有上腹部非特异性不适。

② 有胰腺癌家族史者。

③ 突发糖尿病，特别是不典型糖尿病，年龄在 60 岁以上，缺乏家族史，无肥胖，很快形成胰岛素抵抗者。

④ 慢性胰腺炎在小部分患者中是一个重要的癌前病变，特别是慢性家族性胰腺炎和慢性钙化性胰腺炎。

⑤ 导管内乳头状黏液瘤，属于癌前病变。

⑥ 患有家族性腺瘤息肉病者。

⑦ 不明原因消瘦，体重减轻超过 10% 者。

⑧ 阻塞性黄疸者。

⑨ 良性病变行远端胃大部切除者，特别是术后 20 年以上的人群。

⑩ 有胰腺癌的高危因素，如吸烟、大量饮酒，以及长期接触有害化学物质等。

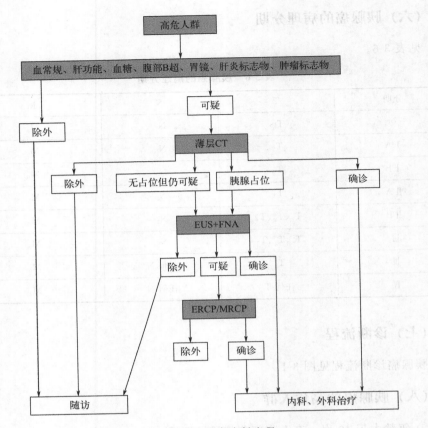

图 3-1　胰腺癌诊断流程

六、鉴别诊断

胰腺癌因临床表现多样化，胰腺癌早期症状多较隐匿而非特异，诊断相当困难，误诊率高。诊断胰腺癌需与下列疾病相鉴别。

1. 慢性胰腺炎

可以出现消化不良、消瘦、腹痛和黄疸等与胰腺癌相似的症状，相关的检查可有胰腺肿块，酷似胰腺癌；胰腺深部癌压迫胰管也可引起胰腺周围组织的慢性炎症，两者的鉴别十分困难，即使病理诊断也存在一定的不确定性。其鉴别要点：①慢性胰腺炎的病史一般较长，反复发作；胰腺癌病程较短，无反复发作史。②慢性胰腺炎的腹泻、消瘦症状经历较长病程后才出现；胰腺癌消瘦早期出现，而且消瘦严重。③腹部 X 线平片发现胰腺钙化点对诊断慢性胰腺炎有帮助。④B 超、EUS 或手术下胰腺穿刺细胞学活检可确定诊断。⑤一般慢性胰腺炎有反复发作的病史，可选择 ERCP 检查或经超声或超声内镜引导下胰腺细针穿刺活检进行鉴别。

2. 壶腹周围癌和胆总管癌

乳头癌较胰头癌少见，壶腹癌开始为息肉样突起，癌本身质地软而有弹性，引起的黄疸常呈波动性；腹痛不显著，常并发胆囊炎，反复寒战、发热较多见。壶腹癌的切除率在 75% 以上，术后 5 年存活率相对较高。发生转移较迟，早期行根治手术则预后较佳。出血常见，可有反复发作的寒战、发热，十二指肠镜下可表现有菜花样隆起肿物，表面糜烂、溃疡，取材活检可明确诊断。下段胆总管癌更少见，与胰头癌鉴别常很困难。ERCP 对两者早期鉴别很有价值，如 ERCP 显示"双管征"则更多地提示胰腺癌而不是胆总管癌。

3. 胆石症、胆囊炎

因胰腺癌可有腹痛、黄疸、发热等症状，需与胆囊炎、胆石症相鉴别。胆囊炎、胆石症多为剧烈持久的右上腹疼痛，常有间歇性加剧，可向右肩放射，如有结石梗阻则疼痛更为严重，恶心、呕吐明显，常有寒战、发热。黄疸多在腹痛后 48 小时内出现，抗感染治疗后多在短期内消退或波动；无明显的体重减轻。体征常有右上腹压痛和肌紧张，墨菲征阳性；腹部超声、CT 及逆行胰胆管造影（ERCP）等检查可见肿大的胆囊和胆系结石征象。

4. 胆囊癌

少见，多继发于慢性胆囊炎和胆石症，表现为右上腹部持续性刺痛或钝痛，进行性消瘦和腹部包块，40%~50% 病例伴有黄疸，右上腹疼痛先于黄疸，B 超、CT 和 ERCP 检查易与胰腺癌鉴别。

5. 胃癌

可有上腹痛、消瘦、厌食等症状，易与胰腺癌相混淆。胃癌发病率较高，贫血、大便隐血试验阳性相对较多见，而黄疸相对少见。两者鉴别主要依赖 X 线钡餐检查或胃镜检查。

6. 十二指肠穿透性溃疡

凡 40 岁以上的男性患者，近期有难以解释的上腹部疼痛，牵涉到腰背部，伴有消瘦者，都应考虑到有胰腺体尾癌的可能，需和十二指肠后壁的穿透性溃疡相鉴别。两者鉴别主要依赖 X 线钡餐检查或胃镜检查。

7. 慢性胃炎

早期胰腺癌常易误诊为慢性胃炎或消化不良。但慢性胃炎反复发作的上腹部不适或疼痛定位明确，无进行性消瘦，无黄疸及腹部包块。即使胃镜诊断为慢性胃炎，必要时应进一步检查以排除胰腺癌的可能。

8. 急性病毒黄疸型肝炎

部分胰头癌以黄疸起病，伴有厌食，需与急性黄疸型肝炎鉴别。急性肝炎发病年龄较轻，多有前驱症状，起病较急，消化道症状明显，肝大或肝脾大，肝区叩击痛阳性，血清转氨酶明显升高，黄疸多为肝细胞黄疸，肝炎病毒标志物阳性，超声或 CT 检查无胆管扩张、胆囊增大及肝胰占位性病灶可与胰腺癌相鉴别。

9. 糖尿病

部分胰腺癌患者以消瘦、血尿糖升高就诊，医师往往满足于糖尿病的诊断，而忽视了原发病的诊断。因此，对糖尿病患者，特别是老年起病、伴有上腹痛患者要警惕胰腺癌的可能，应进行超声或 CT 等影像学检查以排除胰腺癌。

10. 胰腺假性囊肿

胰腺假性囊肿一般有腹部包块、腹痛、恶心、呕吐、食欲减退和消瘦等临床表现，与胰腺癌相似。但该病多继发于急性或慢性胰腺炎或胰腺外伤，包块呈圆形或椭圆形，表面光滑。多有血清淀粉酶和脂肪酶的持续升高，超声、CT 检查显示囊性包块有助于鉴别。

11. 胰腺囊腺瘤和胰腺囊腺癌

均为较少见疾病，发病年龄约 60 岁，多见于女性。囊肿发展缓慢，病程较长，常无明显症状，主要是肿瘤压迫产生的症状，上腹部可触及包块。超声、CT 检查显示囊性包块。大多术前难以确诊，取决于剖腹探查、经皮细针穿刺活检和术后标本的系列切片检查结果。手术切除率相对较高，预后较好。

12. 胰腺结核

为罕见疾病。因可表现有上腹部疼痛、腹部包块、梗阻性黄疸等症状极易与胰腺癌混淆。但该病发病年龄较轻，病情发展较缓慢，病程较长，多有肺结核或腹腔结核以及结核毒性症状。皮肤结核菌素试验可呈强阳性，腹部平片胰腺部位可发现钙化灶。抗结核试验性治疗有效。

13. 胰腺内分泌肿瘤

包括胰岛素瘤、胃泌素瘤、胰高血糖素瘤、血管活性肠肽瘤（VIP 瘤）、生长抑素瘤和胰多肽瘤（PP 瘤）等，均有明显的相应临床表现，如胰岛素瘤的典型 Whipple 三联症，胃泌素瘤的多发的严重溃疡等，不难与胰腺癌鉴别。当疑有内分泌肿瘤时，需进一步进行定性和定位诊断。

七、治疗

胰腺癌的治疗仍以争取手术根治为主，对不能手术根治者常行姑息手术或放射治疗、化学治疗和对症治疗。胰腺癌治疗疗效极差，5 年总生存期仅为 2%～3%。80%甚至 90%以上胰腺癌就诊时已无法手术切除，其中 50%～60%为局部晚期胰腺癌。不能手术切除的胰腺癌只能通过同步放化疗或化疗进行治疗。胰腺癌手术后，局部复发率高达 50%～86%；而无法手术切除的胰腺癌，中位生存率一般小于 1 年。

80%以上的胰腺癌无法手术切除，因此放射治疗，尤其是同步放化疗是局部晚期胰腺癌的主要治疗手段。以吉西他滨为基础的同步放化疗可以提高局部晚期胰腺癌的中位生存期、缓解疼痛症状，从而提高临床获益率，成为局部晚期胰腺癌的标准治疗手段。另外，对于胰腺癌术后局部残存或切缘不净者，术后同步放化疗可以弥补手术的不足。

新近一些专家提出，应重视"可切除"胰腺癌的新辅助治疗。美国国立综合癌症网络（NCCN）指南对"可切除"胰腺癌的定义为：①无远处转移；②影像学检查显示肠系膜上动脉或门静脉形态结构正常；③腹腔动脉干、肝动脉、肠系膜上动脉周围脂肪境界清晰。提出两个新辅助治疗方案：①以氟尿嘧啶为基础的联合放疗方案。采用静脉持续滴注 2 周、每周 5 天的氟尿嘧啶 $[300mg/(m^2 \cdot d)]$＋放疗（3Gy/d，每周 5 天，共 2 周）。②以吉西他滨为基础的联合放化疗方案。

（一）外科治疗

胰腺癌手术治疗的目的：①根治肿瘤；②延长患者生命；③改善及提高患者的生存质量；④缓解症状、减轻痛苦。根据肿瘤的部位、有无远处转移及胆道消化道的梗阻、全身状况及并发症、医疗条件及手术者的经验及能力选择具体的手术方式。具体手术方式如下。

1. 胰腺癌根治术

①胰十二指肠切除术：分为标准的胰十二指肠切除术和改良的胰十二指肠切除术（保留幽门的胰十二指肠切除术）；②胰体尾切除术：适应证为直径小于 2cm 的胰体尾癌，无胰胞膜侵犯、无胰周淋巴结转移、无远处转移。

2. 扩大的胰腺癌根治术

包括区域性胰十二指肠切除术及区域性全胰切除术。胰腺癌联合脏器切除术，如目前国内已成功施行胰体尾切除术加部分肝切除术。

3. 胰腺癌可切除性的评估标准

（1）可切除　①无远处转移；②影像学显示肠系膜上静脉或门静脉形态结构正常；③腹腔动脉干、肝动脉、肠系膜上动脉周围脂肪境界清晰。

（2）可能切除　①无远处转移；②肠系膜上静脉或门静脉形态局限受累，狭窄、扭曲或闭塞，但其远近端正常，可切除重建；③肿瘤包裹胃十二指肠动脉或肝动脉局限性包裹，但未浸润至腹腔动脉干；④肿瘤紧贴肠系膜上动脉，但未超过 $180°$。

（3）不可切除　①胰头癌：远处转移；肠系膜上动脉包裹超过 $180°$，肿瘤紧贴腹腔动脉干；肠系膜上静脉或门静脉受累，不可切除重建；主动脉或下腔静脉浸润或包裹。②胰体尾癌：远处转移；肠系膜上动脉或腹腔动脉干包裹超过 $180°$；肠系膜上静脉或门静脉受累，不可切除重建；主动脉浸润。

4. 姑息性手术

如胆囊-空肠吻合术，消除胆管梗阻或黄疸。

5. 内镜支架

对无法手术切除的胰头癌患者，估计生存时间较短且不能耐受手术的，可采用内镜支架植入，经皮介入胆管引流或植入支架等。

（二）内科治疗

1. 放射治疗

以往认为胰腺癌对放射线低度敏感。但近年来研究表明，放疗和化疗联合治疗可以提高胰腺癌的疗效，明显延长患者的生存期。随着放疗设备的改进和放疗技术的提高，可在术中、术后放疗，以减少局部复发。对无手术条件的患者可做高剂量局部照射及放射性同位素局部植入照射。

（1）适应证　放射治疗是绝大多数胰腺癌患者的主要治疗选择。主要的适应证为：①局部晚期胰腺癌；②晚期胰腺癌的镇痛放疗（腹痛或骨转移造成的疼痛等）；③胰腺癌术后肿瘤切缘不净或肿瘤残存者（R1 或 R2 手术）。

（2）放疗技术　上腹部肿瘤放疗的剂量限制器官是小肠、胃、肝脏、肾脏和脊髓。分程放射治疗或精确多野标准分次技术允许给予比以往更高的可接受外照射剂量，例如，分程放疗 60Gy/10 周和精确放疗技术（60～72）Gy/(7～9) 周。虽然精确放疗可以避开肝脏、肾脏和脊髓，但部分胃和小肠仍在照射野内。由于长期生存率低，出现小肠或胃远端并发症风险的患者人数也很少。在高剂量区域的小肠和胃的体积非常小，也进一步降低了远期并发症风险。三维适形放疗（3DCRT）和调强放疗（IMRT）在胰腺癌的应用正在研究中。初步研究显示，5～6个适形野或三维非共面技术比常规四野照射模式能更好地改善放疗剂量一体积分布特征，但通常胃后壁和十二指肠内侧壁无法避开高剂量区。

总之，由于胰腺癌能行手术切除的比例少，术前对能否行根治切除的预测标准不统一，术前放化疗的研究不能广泛开展，但是术前放射治疗期间，由于发现远处转移，会使部分患者避免不必要的剖腹探查。完成胰十二指肠切除术（Whipper手术）后的患者，术后放化疗可以提高一部分患者的局部控制率和长期生存率，但是不同的研究组结论不完全相同，需要进一步验证。2006年AS-CO/AS-TRO对RTOG97-04的随机分组研究进行了初步报告，该研究对胰腺癌患者进行了术前化疗＋手术＋术后同步放化疗＋术后化疗，比较术前/术后化疗中氟尿嘧啶与健择的疗效，两组的术后同步放化疗均为氟尿嘧啶的同步放化疗。初步结果表明，在442例可供分析的胰腺癌中，381例胰头癌患者接受吉西他滨化疗者中位生存期、3年生存率分别为20.6个月、32%，接受氟尿嘧啶者为16.9个月和21%，前者显著优于后者（$P=0.033$），但是对全部442例患者进行生存分析时，两组的生存率未显示明显差别（$P=0.20$）。

2. 化学治疗

局限性非转移性胰头癌患者，单纯手术后局部复发高达85%，随后肝转移发生率达50%～70%。对这部分患者应采用外科手术为主，以及术后辅助放疗、化疗等综合治疗。氟尿嘧啶（5-FU）连续静脉灌注或5-FU加生化调节剂亚叶酸钙（CF）联合化疗已被证实为安全有效的术后辅助治疗方法。

局部晚期不可手术的胰腺癌中位生存仅6～10个月。以5-FU为基础的化疗加放疗已证实可提高生存率。

已发生远处转移的胰腺癌，对于体力状态较好的患者可采用全身化疗以期延长生存期及提高生活质量。

单药化疗中，5-FU仍然是目前治疗胰腺癌最常用的药物，但5-FU的最佳给药剂量及给药方法均未肯定。大多数研究结果表明在胰腺癌的化疗中CF与5-FU联合化疗不比5-FU单药化疗更为有效。新药双氟脱氧胞苷（商品名健择）为一种嘧啶类抗代谢药物，阿糖胞苷类似物，对既往未经治疗的晚期胰腺癌患者生存率的影响优于5-FU，而且以前用过5-FU治疗的患者经健择治疗，症状仍可明显改善（疼痛减轻、体重增加、体力状况改善）。

目前常使用的联合化疗方案一般比单药更有效，常使用的有FAM、SMF方案等。

目前推荐转移性胰腺癌临床应用的一线方案是美国东部肿瘤协作组推荐的健择治疗。

（1）局部晚期或术后辅助化疗方案

方案 1

5-FU	300mg/m²	输液泵连续静脉滴注	第 1～5 天/周放疗期间每周重复

方案 2

CF	500m/m²	静脉滴注 2 小时	放疗 6 周内每周 1 次
5-FU	500mg/m²	CF 滴注时静脉推注	

（2）晚期胰腺癌的联合化疗方案

方案 1：FAM 方案

5-FU	600mg/m²	静脉滴注	第 1、8、29、36 天	每 8 周重复
ADM	30m/m²	静脉推注	第 1、29 天	
MMC	10mg/m²	静脉滴注	第 1 天	

方案 2：SMF 方案

streptozotocin	18m/m²	静脉推注	第 1、8、29、36 天	每 8 周重复
MMC	10mg/m²	静脉滴注	第 1 天	
5-FU	600mg/m²	静脉滴注	第 1、8、29、36 天	

（3）目前一线化疗方案

Gemcitabine	1000mg/m²	静脉滴注 30 分钟	每周 1 次,共 7 周,休 1 周后,每周重复 1 次,连用 3 周,休 1 周

近年来，全球晚期胰腺癌中位总生存已从 3～6 个月提高到 8.5～11.1 个月，是质的飞跃，在日本达到了 9.7～16.4 个月，远高于全球平均水平。最近对转移性胰腺癌一线化疗推荐采用 S-1 [替吉奥，由替加氟（FT）、吉美嘧啶和奥替拉西钾组成] 单药、FOLFIRINOX（5-FU、亚叶酸钙、伊立替康和奥沙利铂）以及 GEM（吉西他滨）联合 nab-P（白蛋白结合型紫杉醇），为晚期胰腺癌提供了多种选择。有研究显示，对于 CEM 一线治疗失败二线选用 S-1 为基础的方案均有很好的反应率，如 S-1 联合奥沙利铂（SOX 方案）和 S-1 联合伊立替康（I-RIS）方案，二线反应率均能达到 18.3%～20.9%。但切除胰腺癌术后 1 年内复发率高达 80%，是手术治疗的巨大挑战。自 GEST 研究报道 S-1 联合 GEM（GS 方案）的反应率高达 29% 后，GS 方案成为胰腺癌辅助治疗的热门标准方案。

3. 介入治疗

胰腺癌动脉灌注化疗的基本原理为大剂量冲击化疗，目的是以高浓度的抗癌药在短时间内杀伤大量癌细胞。以超选择性动脉插管加植入式药泵进行区域性持续性灌注化疗效果较好。常有的联合化疗方案有：ADM（多柔比星）＋MMC＋5-FU；DDP（顺铂）＋5-FU；DDP＋MTX（甲氨蝶呤）＋5-FU。目前，对胰腺肿瘤的动脉灌注化疗在胰腺癌的镇痛、延长生存期、减少肝转移治疗上的价值已经得到肯定。

4. 内镜治疗

对已有转移或手术风险大的胰腺癌患者，可通过内镜在胆道置入鼻胆管、塑料内置管或记忆合金支架缓解其胆道梗阻。胰头癌可伴有门静脉栓塞，致食管胃底静脉曲张；胰体、尾癌可因压迫脾静脉而致胃底静脉曲张。曲张静脉破裂出血时，可通过内镜注射硬化剂或套扎止血。

5. 免疫治疗

胰腺癌免疫治疗仍在探索中。临床上单克隆抗体的效果尚不肯定。免疫调节药如 γ-干扰素、α-干扰素可提高各种治疗肿瘤药物的疗效，但单独应用的疗效并不显著。

6. 营养支持

胰腺癌患者胰腺功能不全和脂肪泻，可补充消化酶，以改善胰腺外分泌功能不足的症状。如胃肠道功能尚可，应尽量通过进食常规要素饮食补充营养，尽可能保存肠道功能。可通过鼻胃管注入。疾病终末期可给予完全胃肠道外营养。

7. 镇痛

采用世界卫生组织推荐的镇痛三阶梯治疗方案。即轻度疼痛使用非甾体抗炎药，如吲哚美辛控释片；中度疼痛可用弱的阿片类药物，如曲马多缓释片；重度疼痛则应使用强的阿片类口服药物，如磷酸吗啡；注射剂可选用哌替啶、吗啡等。晚期胰腺癌患者腹痛十分顽固，可采用50%乙醇行腹腔神经丛注射或椎管内注射吗啡等镇痛。

8. 基因治疗

体外研究表明，表达 $p16$ 基因的腺病毒可抑制 $p16$ 基因缺失的胰腺癌细胞株的生长。将反义 K-ras 表达质粒转导入胰腺癌细胞株，反义 K-ras RNA 能有效阻断 K-ras 蛋白合成，癌细胞株生长受抑制。因此，导入肿瘤抑制基因或抑制活化的肿瘤基因等治疗尚在探索之中，可能会为胰腺癌的治疗提供新的希望。

9. EUS 在胰腺癌治疗上的应用

目前用于：①EUS 引导下抗肿瘤病毒载体。EUS 引导下将病毒载体注射入瘤体内治疗晚期胰腺癌是最近发展起来的新方法。ON-YX-015 是首个用于治疗晚期胰腺癌的病毒载体，它具有依赖 $p53$ 基因选择性复制和杀伤作用。应用基因重组人 5 型腺病毒（H101，溶瘤病毒）联合吉西他滨静脉化疗治疗晚期胰腺癌安全、可行，且联合治疗能有效改善患者的生存质量，疗效优于单独使用吉西他滨治疗。②EUS 引导下放射性碘粒子植入术。用 ^{125}I 放射性粒子在肿瘤组织中高剂量照射足以杀死肿瘤细胞。③EUS 引导下腹腔神经节阻滞（EUS-CPN）。系通过向腹腔神经节注射化学药物起到阻滞神经、缓解疼痛的作用，是缓解胰腺癌所致疼痛的安全有效的方法。④EUS 引导下射频消融。

第四章

泌尿系统常见病

第一节　急进性肾小球肾炎

急进性肾小球肾炎（rapidly progressive glomerulonephritis，RPGN）简称急进性肾炎，以急性肾炎综合征、肾功能急剧恶化、多在早期出现少尿性 ARF 为临床特征，病理特征为新月体性肾小球肾炎的一组疾病。

一、病因与发病机制

1. 病因

本病有多种病因，一般将有明确病因的称为继发性急进性肾炎，病因不明者称为原发性（或特发性）急进性肾炎。按病因及发病机制的不同，可将原发性急进性肾炎分为三型（表 4-1）。本组疾病大部分病因是继发性的。原发性急进性肾炎只占少部分。本节重点讨论原发性急进性肾炎。

1996 年 Glassok 等将免疫荧光病理、血清抗肾抗体和血清抗中性粒细胞胞质抗体（简称 ANCA）联合应用于新月体肾炎的分类，将原发性 RPGN 分为五型。Ⅰ型：抗肾小球基底膜抗体阳性。Ⅱ型：免疫复合物阳性。Ⅲ型：ANCA 阳性。Ⅳ型：抗肾小球基底膜抗体和 ANCA 均阳性。Ⅴ型：寡免疫复合物型，即各种免疫复合物均阴性或很少阳性，抗肾小球基底膜抗体和 ANCA 亦均阴性。

目前国外权威肾脏病专著仍按上述分为Ⅰ、Ⅱ、Ⅲ型。必须指出Ⅱ型 RPGN 中有一部分 ANCA 阳性，提示为原发性血管炎造成的新月体肾炎。

表 4-1　急进性肾炎的病因及发病机制分类

原发性

　Ⅰ型抗肾小球基底膜型,不伴肺出血(特发性新月体肾炎Ⅰ型)

　Ⅱ型免疫复合物型(特发性新月体肾炎Ⅱ型)

　Ⅲ型 ANCA 相关型(特发性新月体肾炎Ⅲ型)

继发性

　继发于其他原发性肾小球疾病

　　膜增殖性肾炎

　　膜性肾病

　　链球菌感染后肾炎

　　IgA 肾病

　继发于感染性疾病

　　感染性心内膜炎后肾炎

　　败血症及其他感染后肾炎

　继发于其他系统性疾病

　　系统性红斑狼疮

　　Goodpasture 综合征

　　过敏性紫癜性肾炎

　　弥散性血管炎后肾炎(韦格纳肉芽肿,过敏性脉管炎等)

　　冷球蛋白血症肾炎(原发性、混合性)

　继发于药物

　　别嘌醇

　　利血平

　　青霉胺

　　肼屈嗪等

2. 发病机制

　　Ⅰ型急进性肾炎的患者血清中可测得抗肾小球基底膜抗体,免疫荧光镜检查在肾小球基底膜上可见线条状均匀一致的 IgG 沉积,故认为是抗肾小球基底膜抗体介导的病变,又称抗肾抗体型肾炎或原发性急进性肾炎Ⅰ型。此型肾功能损害发展快而重,少尿或无尿的发生率高,预后最差,约占原发性急进性肾炎的20%。此型患者如伴有肺出血,则称为 Goodpasture 综合征,属继发性急进性肾炎。

　　Ⅱ型急进性肾炎患者的血清免疫复合物阳性,而血清抗肾小球基底膜抗体阴性。免疫荧光检查在肾小球基底膜及系膜区有 IgG 及 C3 呈不连续的颗粒状沉积，故认为是免疫复合物介导的疾病，又称为原发性急进性肾炎 II 型。本型占原发性急进性肾炎 30%～50%，预后严重，但较 I 型好。

III 型患者血清抗肾小球基底膜抗体及免疫复合物均阴性，免疫荧光检查亦无任何沉积物，而血清 ANCA 阳性，故认为它实际上是以肾脏为主要表现的"小血管炎"，因近年来发现 III 型患者血清 ANCA 有 80% 以上阳性，而 I 型及 II 型则 ANCA 很少阳性，故 III 型原发性新月体肾炎又称为 ANCA 相关性原发性新月体肾炎。现已证实 50%～80% 该型患者为原发性小血管炎肾损害，肾脏可为首发甚至唯一受累器官或与其他系统损害并存。此型约占原发性 RPGN 的 40G/0，预后较 I 型、II 型好。

以上分型方法，对了解疾病的发病机制，制订治疗方案和判断预后都具有重要意义。

二、诊断要点

1. 临床表现

多在发病前有急性上呼吸道感染或不明原因的发热，临床主要表现为血压升高，肉眼或镜下血尿、蛋白尿、水肿等，但一般迅速进展，短期内出现少尿或者无尿，并出现肾功能进行性受损，直至发展为尿毒症。发病时可伴有发热、乏力、肌痛、关节痛、腹痛、恶心、呕吐等表现，极少数会出现消化道出血。

2. 实验室及影像学检查

① 尿常规可见异形红细胞、红细胞管型、尿蛋白等。

② 肾功能检查为血尿素氮及血肌酐进行性上升。

③ 免疫学检查可有 GBM 抗体阳性、ANCA 阳性、血清补体 C3 降低，并一般伴有血沉及 C 反应蛋白的升高。

④ 影像学检查可见肾脏体积增大。

3. 病理检查

考虑本病的患者应尽早肾穿刺活检，肾活检病理检查结果为本病诊断金标准。

（1）大体标本　急性期肾脏肿大，为"蚤咬肾"表现。

（2）光镜下　肾小球内广泛新月体形成，50% 以上的肾小球囊腔内有新月体形成，早期为细胞新月体，后期为纤维性新月体。

（3）免疫荧光检查　I 型急进性肾炎可见 IgG 和 C3 沿基底膜呈线样沉积；II 型 IgG 和 C3 则在系膜区或沿毛细血管壁呈颗粒状沉积；III 型肾小球内几乎不可见免疫复合物的沉积。

（4）电镜检查　Ⅱ型急进性肾炎系膜区和内皮下有电子致密物沉积，Ⅰ型和Ⅲ型则无电子致密物沉积。

三、病情判断

本病总体发病率不高，但可见于任何年龄的患者，Ⅰ型和Ⅱ型的急进性肾小球肾炎多见于青中年患者，而Ⅲ型常见于中老年患者，且男性居多。诊断本病时需排除可引起少尿的疾病，如急性肾小管坏死，急性间质性肾炎及梗阻性肾病。目前一般认为本病预后与以下因素相关。

1. 病理类型

Ⅲ型相对预后较好，Ⅱ型稍差，Ⅰ型则预后不佳。

2. 新月体的数量及类型

形成新月体的肾小球数量越多，预后越差；纤维性新月体预后较细胞性新月体差，如伴有肾小球硬化、肾间质纤维化则更不佳。

3. 治疗的时机

一般而言，尽早治疗，预后相对较好。

四、治疗

明确诊断后，因及时进行强化免疫抑制治疗，早期、足量的强化治疗是提高急进性肾炎治疗效果的关键，在强化治疗的同时，也应重视基础及对症治疗。

（一）肾上腺皮质激素

病情危重时需予糖皮质激素进行冲击治疗，首选为甲泼尼龙。一般用法为：甲泼尼龙 $10\sim30mg/(kg\cdot d)$，静脉缓慢滴注，连续 3 日，此为一个疗程。间隔 1 周后可重复一个疗程，一般不超过 3 个疗程。冲击治疗完成后需继续口服泼尼松 $1.0\sim1.5mg/(kg\cdot d)$，维持 $8\sim12$ 周后，再缓慢减量。应用糖皮质激素治疗过程中需注意感染、消化道出血、股骨头坏死等不良反应，定期随访血常规及肝肾功能。

（二）激素联合免疫抑制治疗

患者进行激素治疗的同时，建议联合免疫抑制治疗，可根据患者情况选择以下的免疫抑制药联合治疗。

1. 环磷酰胺（CTX）

在进行糖皮质激素治疗的同时，一般需联合应用细胞毒性药物，应用较多为环磷酰胺，目前较为常用的用法为环磷酰胺 $0.5\sim1.0g/m^2$，每月一次，持续 6 个月，之后可根据情况逐渐减量，一般减为每 3 个月一次，总剂量控制在 $8\sim12g$。应用环磷酰胺易出现骨髓抑制、出血性膀胱炎、消化道不适等，如出现问题应及时就诊。

2. 环孢素 A（CsA）

一般 CsA 的起始剂量为 $3\sim4mg/(kg \cdot d)$，每 12 小时服用一次，服药 1 周后测定血药谷浓度，根据 CsA 的谷值浓度调整剂量，要求 CsA 浓度维持于 $125\sim175ng/mL$。同时可联合应用 CCB、ACE1、ARB，以减轻 CsA 的不良反应。CsA 慎与具有肾脏毒性药物合用，若确必须，应随时调整剂量。严格实施血药浓度监测，并适时调整剂量是减少不良反应的有效措施。

3. 他克莫司（FK506）

一般 FK506 的起始剂量为 $0.05\sim0.1mg/(kg \cdot d)$，每 12 小时服用一次，根据血药浓度调整剂量，要求 FK506 的浓度维持于 $5\sim10ng/mL$，3 个月后根据病情开始逐渐减量。抗真菌药（酮康唑、氟康唑、伏立康唑）、大环内酯类抗菌药（红霉素、克拉霉素）、钙通道阻滞药（地尔硫草）等肝药酶抑制剂均可显著升高他克莫司的血药浓度；而利福平等肝药酶诱导剂则会使他克莫司的血药浓度明显降低。

4. 吗替麦考酚酯（MMF）

一般 MMF 的治疗起始剂量在 $1.0\sim2.0g/d$，疗程大于 3 个月。MMF 主要由尿液排出，有严重慢性肾功能损害者，用量不宜超过每次 1g，一日 2 次。进食可降低 MMF 的血浆峰值近 40%，故应空腹服药。

5. 硫唑嘌呤（AZA）

一般硫唑嘌呤初始剂量为 $1\sim3mg/(kg \cdot d)$，治疗效果明显时，应减少维持量至可保持此治疗效果的最低水平。如 3 个月内患者情况无改善，应考虑停用。AZA 主要可引起白细胞及血小板减少，伴有出血倾向，过量时可引起骨髓抑制。

（三）丙种球蛋白

当急进性肾小球肾炎患者出现合并感染或一般情况较差时，可予大剂量丙种球蛋白冲击，一般为 $20g/d$，静脉滴注，$5\sim7$ 天为 1 个疗程，必要时可重复数个疗程。

（四）血浆置换

本方法主要针对 Ⅰ 型患者有较好的效果，对于其他类型的患者效果不及 Ⅰ

型。治疗时应用血浆分离装置将血浆分离，并补充大量的血浆及人血清白蛋白，这样便可清除原体内血浆中的免疫复合物、自身抗体、补体、炎性介质等。行血浆置换一般 1～2 天一次，每次置换血浆 2～4L，病情稳定后可适当延长间隔时间，一般需持续治疗 10～14 天或者直到血浆中不再测得自身抗体。血浆置换是目前对于本病疗效较好的手段之一，但需早期施行，即肌酐＜530μmol/L 时开始进行治疗。

（五）对症治疗

包括降低血压，降低蛋白尿，控制感染，维持水电解质及酸碱平衡等。

（六）替代治疗

（1）对于急性期血肌酐迅速上升至 500μmol/L 以上或连续 2 日以上出现少尿及无尿的患者，需考虑肾脏替代治疗，可视情况行血液透析或腹膜透析；如患者有严重水钠潴留，药物难以纠正的高钾血症及酸中毒，也应考虑早点开始肾脏替代治疗。

（2）经过上述药物及其他治疗后，如肾功能仍未能回复的患者，需维持性透析治疗，也可在病情稳定半年后进行肾移植，但移植肾仍有复发风险。

第二节　肾病综合征

肾病综合征（nephrotic syndrome，NS）是肾小球疾病的常见表现形式，是一组以大量蛋白尿（尿蛋白＞3.5g/24h）、低白蛋白血症（＜30g/L）、水肿和高脂血症为主要表现的临床综合征。尽管具有共同的临床表现、病理生理和代谢变化，甚至治疗也有共同的规律，但由不同的病因、病理所引起，所以其临床表现、发病机制和防治措施又各有特点。

一、病因和发病机制

NS 的分类根据病因分为原发性和继发性，前者诊断主要依靠排除继发性 NS。继发性 NS 的病因常见于糖尿病肾病、狼疮性肾炎、肾淀粉样变性、药物、肿瘤等。

引起原发性 NS 的病理类型有多种，以微小病变肾病、肾小球局灶节段硬化、系膜增生性肾炎、膜性肾病、系膜毛细血管性肾炎等几种类型最为常见。

二、诊断要点及病情判断

（一）首先明确是否存在肾病综合征

1. 大量蛋白尿（尿蛋白＞3.5g/24h）

以白蛋白为主。采用尿蛋白电泳用于排除因低渗尿红细胞溶解破坏造成的假性大量尿蛋白和鉴别多发性骨髓瘤大量轻链造成的大量尿蛋白。

2. 低白蛋白血症（白蛋白＜30g/L）

血浆白蛋白水平与尿蛋白丢失量不完全平行，可出现在肌肉发达、高蛋白饮食、营养不良及肝脏代偿性合成功能下降等患者。

3. 水肿

肾小球滤过率（GFR）低于正常值的50%、血浆白蛋白浓度大于20g/L和高血压，提示原发性肾性钠潴留导致水肿；GFR超过正常值的75%，微小病变急性发作或严重低白蛋白血症（低于10g/L），提示胶体渗透压下降导致的充盈不足。

4. 高脂血症

血浆胆固醇、甘油三酯和脂蛋白（a）水平均明显增高。

前两项是诊断NS的必要条件，后两项为次要条件。临床上只要满足上述两项必要条件，NS的诊断即成立。

（二）确定原发性还是继发性

对于NS患者，首先排除继发性NS。继发性NS原因很多，通常小儿应着重排除遗传性疾病、感染性疾病（如乙肝病毒感染）及过敏性紫癜等引起的继发性NS；中青年着重除外结缔组织病（如狼疮性肾炎），感染相关肾炎及药物引起的继发性NS；老年则需除外代谢性疾病（如糖尿病）、异常蛋白血症（如肾淀粉样变、多发性骨髓瘤、轻链沉积病）以及肿瘤相关的NS。对于继发性NS的排除诊断，主要依靠全身系统受累的病史、体检及实验室检查。必要时行肾活检病理检查。

（三）明确病理类型

NS并非独立疾病，在肾活检基础上完善病理类型的诊断尤为重要。原发性肾小球肾炎所致的NS常见的病理类型分为以下五种类型（表4-2）。

表 4-2 成年人 NS 常见的肾小球疾病

疾病	相关因素	血清学检查
微小病变（MCD）	过敏、NSAID、霍奇金淋巴瘤	无
局灶节段硬化（FSGS）	HIV 感染 帕米磷酸盐、海洛因	HIV 抗体
膜性肾病（MN）	药物：金制剂、青霉胺、NSAID	抗 PLA_2R 抗体
	感染：乙肝和丙肝、疟疾	HBsAg、丙肝抗体
	狼疮性肾炎	抗 ds-DNA 抗体
	恶性肿瘤：乳腺、肺、胃肠道	
Ⅰ型膜增殖性肾炎（Ⅰ型 MPGN）	C4 肾炎因子	C3,C4 下降
致密物沉积病（Ⅱ型 MPGN）	C3 肾炎因子	C3 下降,C4 正常
冷球蛋白血症（MPGN）	丙肝	丙肝抗体,类风湿因子,C3、C4 和 CH50 下降
淀粉样变	骨髓瘤	血浆游离轻链
	类风湿关节炎、支气管扩张、克罗恩病、慢性炎症状态、家族性地中海热	血、尿免疫固定电泳 C 反应蛋白
糖尿病肾病	其他糖尿病微血管病变如视网膜病变	无

1. 微小病变型（MCD）

MCD 可发生于各年龄段，成人占 10%~15%，儿童 90%~95%。镜下血尿常见于成人，也可发生急性肾损伤（AKI）。MCD 可能为原发性或继发于药物、肿瘤或感染，常常与变态反应相关。与儿童不同，成人患者确诊 MCD 需行肾活检。MCD 的组织学特征是光镜下肾小球外观正常，免疫荧光显微镜下无补体或免疫球蛋白沉积。电子显微镜下弥散性足细胞足突消失。诊断依据是电子显微镜下的特征性表现及排除其他具有足突消失疾病。

2. 系膜增生性肾小球肾炎（MsPGN）

好发于青少年，常有前驱感染，隐匿起病或急性发作，血尿发生率高。继发原因包括系统性红斑狼疮、过敏性紫癜、糖尿病等。光镜可见肾小球弥散性系膜细胞增生伴系膜基质增多，而肾小球毛细血管壁和基底膜正常。按免疫荧光结果可分为 IgA 肾病（单纯 IgA 或以 IgA 沉积为主）和非 IgA 系膜增生性肾小球肾炎（以 IgG 或 IgM 沉积为主），常伴有 C3 沉积。电镜下可见系膜区有电子致密物沉积。

3. 局灶节段性硬化 (FSGS)

成人特发性 NS 较常见，占所有病例的 35%。继发原因包括人类免疫缺陷病毒感染、反流性肾病、既往肾小球损伤愈合及重度肥胖。光镜改变以系膜基质增多、血浆蛋白沉积、球囊粘连、玻璃样变性为特征，伴或不伴球性硬化。免疫荧光呈现 IgM 和 C3 沉积。电镜可见弥散性足细胞足突消失，继发性常常是局灶性，并局限于硬化区域。诊断时需注意以下几点。

（1）肾穿刺取样误差，将 FSGS 患者错误归类为 MCD。

（2）原发性 FSGS 通常表现为急性发作性，对免疫抑制治疗有反应，而继发性 FSGS 表现为随着时间缓慢进展的蛋白尿和肾功能不全，尿蛋白通常呈非肾病性，即使蛋白排泄超过 $3\sim4g/d$，也不常见低白蛋白血症和水肿，最好使用旨在降低肾小球内压的治疗。

（3）识别有塌陷性的 FSGS，主要特征为整个肾小球毛细血管丛塌陷和硬化而非节段性损伤的趋势，以及通常出现严重肾小管损伤，肾功能进展快速，尚无最佳治疗方案。

4. 膜性肾病 (MN)

MN 是非糖尿病成人 NS 最常见的病因之一，在活检诊断中的比例高达 $1/3$。约 70% 的特发性 MN 病例是由针对磷脂酶 A_2 受体（足细胞表面）的自身抗体所导致，还有小部分是足细胞抗原 1 型血小板反应蛋白 7A 域（THSD7A）的抗体。继发性病因包括乙型肝炎、自身免疫性疾病、甲状腺炎、恶性肿瘤及使用某些药物（如金制剂、青霉胺、卡托普利和 NSAID）。MN 还可能与其他肾小球疾病同时出现，如糖尿病肾病和新月体性肾小球肾炎。MN 的病理学特征为光镜下肾小球基底膜弥散性增厚、银染显示"钉突"、免疫荧光显示弥散性颗粒状 IgG 和补体沉积物及电子显微镜显示上皮下致密沉积物。继发性 MN 中还可见系膜和（或）内皮下沉积物，提示相关的免疫复合物疾病。MN 的诊断应尽可能通过肾组织活检确定。对于无法行肾活检的患者，应检测血清抗 PLA_2R 自身抗体。抗 PLA_2R 抗体阳性的肾病患者极有可能有 MN。为了评估可能的继发性膜性肾 MN，应行血样检测抗核抗体、补体及乙型肝炎和丙型肝炎血清学。MN 患者常规行抗 PLA_2R 自身抗体检查。对于大多数患者，检查呈阳性可排除继发性病因。MN 患者应行适龄癌症筛查。诊断为 MN 后，癌症筛查频率部分取决于疾病是原发性还是继发性；若为继发性，则还取决于是否有继发性 MN 的其他明确病因。

5. 膜增生性肾小球肾炎 (MPGN)

MPGN 临床表现多种多样，主要表现为 NS，常伴有血尿、高血压和肾功能下降，持续低补体血症是其最重要的血清学特征。光镜下表现为系膜细胞和基质弥漫重度增生，向内皮和基底膜之间插入，肾小球毛细血管壁增厚，呈"双轨征"为其典型特征性病理改变。根据发病机制对 MPGN 进行分类如下。

（1）免疫复合物介导型　可见于慢性感染、自身免疫性疾病和单克隆免疫球蛋白血症，免疫荧光显示系膜区和毛细血管壁补体和免疫球蛋白染色阳性。

（2）补体介导型　相对少见，由补体旁路调节机制异常和持续活化所引起。血清 C3 水平通常低，C4 水平正常。免疫荧光显示沿肾小球系膜区和毛细血管壁广泛 C3 沉积，但无明显的免疫球蛋白沉积。电镜下可进一步区分为致密物沉积病（DDD）和 C3 肾小球肾炎（C3GN）。DDD 表现为沿肾小球基底膜和系膜分布的特征性腊肠状波浪形的致密高渗物质沉积。而 C3GN 表现为致密物沉积，但没有致密物沉积病的典型表现。

（3）无免疫球蛋白或补体沉积型　常见于血栓性微血管病恢复期、抗磷抗体脂综合征、骨髓移植相关肾病、慢性同种异体移植肾肾病、恶性高血压等，免疫荧光显示无补体和免疫球蛋白沉积，电镜下也未看到沿毛细血管壁电子致密物沉积。

（四）是否存在并发症

1. 感染

NS 患者易发生感染。尚不清楚 NS 患者正常防御机制受损的机制，经尿液丢失所致的低水平免疫球蛋白可能起作用。

2. 血栓栓塞

血栓栓塞是 NS 常见的甚至严重致死性的并发症之一。NS 患者动脉和静脉血栓形成和肺栓塞的发生率升高（10%～40% 的患者出现）。临床上以肾静脉血栓（RVT）和深静脉血栓（DVT）最为常见，部分可呈典型肺梗死表现。RVT可急性发作或者慢性起病。急性发作的表现包括腰痛、肉眼血尿和肾功能下降。大多数患者慢性起病，无症状，只有在发生肺血栓栓塞时才会怀疑为肾静脉血栓形成的诊断。MN 中肾静脉血栓的发生率最高，可达 50% 以上，特别是在蛋白排泄大于 10g/d 的患者中。诊断 RVT 金标准是选择性肾静脉造影。临床常通过螺旋 CT 造影、磁共振或多普勒超声来诊断。

3. AKI

部分 NS 患者，尤其是有 MCD 和严重低蛋白血症的老年人，易发生 AKI。尚不清楚其作用机制，可能与低血容量、间质性水肿、缺血性肾小管损伤和使用 NSAID 有关，也见于塌陷性 FSGS 和新月体性肾小球肾炎合并 MN（表 4-3）。

表 4-3　NS 合并急性肾损伤原因

容量丢失引起肾前性 AKI
容量丢失和(或)脓毒血症引起的急性肾小管坏死
肾内水肿
肾静脉血栓
不明原因的肾小球病变变种(例如膜性肾病合并新月体肾炎)
药物治疗的不良反应
各种药物引起的过敏性间质性肾炎
NSAID、利尿药和 ACEI/ARB 合用时出现的血流动力学变化

4. 代谢紊乱

NS 患者存在明显的低白蛋白血症，蛋白代谢呈负平衡。但上述变化可能被同时增加的水肿所致体重增加所掩盖。继发于胃肠道水肿的胃肠道症状可能加重蛋白质营养不良。长期低白蛋白血症可造成患者营养不良、贫血、机体抵抗力下降、生长发育迟缓、甲状腺素水平低下、钙磷代谢紊乱、维生素 D 缺乏等。

三、治疗

（一）一般治疗

凡有严重水肿、低蛋白血症者需卧床休息。水肿消失、一般情况好转后可起床活动。给予正常量 $0.8\sim1.0g/(kg \cdot d)$ 的优质蛋白（富含必需氨基酸的动物蛋白）饮食。由于高蛋白饮食增加肾小球高滤过，可加重蛋白尿并促进肾脏病变进展，故目前一般不再主张应用。水肿时应低盐（$<3g/d$）饮食。为减轻高脂血症，应少进富含饱和脂肪酸（动物油脂）的饮食，而多吃富含多聚不饱和脂肪酸（如植物油、鱼油）及富含可溶性纤维（如燕麦、米糠及豆类）的饮食。

（二）对症治疗

1. 利尿消肿

对 NS 患者利尿治疗的原则是不宜过快过猛，以免造成血容量不足、加重血液高黏倾向，诱发血栓、栓塞并发症。①噻嗪类利尿药：常用氢氯噻嗪 25mg，每日 3 次口服。长期服用应防止低钾血症、低钠血症。②潴钾利尿药：适用于低钾血症的患者。可与噻嗪类利尿药合用。常用氨苯蝶啶 50mg，每日 3 次或醛固酮拮抗剂螺内酯 20mg，每日 3 次。③袢利尿药：常用呋塞米 $20\sim120mg/d$ 或布美他尼 $1\sim5mg/d$，分次口服或静脉注射。在渗透性利尿药应用后随即给药效果更好。④渗透性利尿药：常用不含钠的右旋糖酐 40 或羟乙基淀粉 $250\sim500mL$ 静脉滴注，隔日 1

次。随后加用祥利尿药可增强利尿效果。但对少尿（尿量＜400mL/d）患者应慎用此类药物，因其易与肾小管分泌的 Tamm-Horsfall 蛋白和肾小球滤过的白蛋白一起形成管型，阻塞肾小管，并由于其高渗作用导致肾小管上皮细胞变性、坏死，诱发"渗透性肾病"，导致急性肾衰竭。⑤提高血浆胶体渗透压：血浆或白蛋白等静脉输注均可提高血浆胶体渗透压，促进组织中水分回吸收并利尿，如继而用呋塞米 60～120mg 加于葡萄糖溶液中缓慢静脉滴注，有时能获得良好的利尿效果。但不适当输注大量白蛋白，轻者可延迟疾病缓解，重者可损害肾功能。故仅对严重低蛋白血症、高度水肿而又少尿（尿量＜400mL/d）的 NS 患者，在必须利尿的情况下方可考虑使用。

2. 减少尿蛋白

减少尿蛋白可有效延缓肾功能的恶化。常用 ACEI 如贝那普利 10～20mg/次，每日 1 次；或血管紧张素 Ⅱ 受体拮抗剂（ARB）如氯沙坦 50～100mg/次，每日 1 次。用 ACEI 或 ARB 降尿蛋白时，所用剂量一般应比常规降压的剂量大，才能获得良好疗效。

（三）主要治疗——抑制免疫与炎症反应

1. 糖皮质激素

通过抑制免疫炎症反应，抑制醛固酮和抗利尿激素分泌，影响肾小球基底膜通透性等综合作用而发挥其利尿、消除尿蛋白的疗效。使用原则和方案如下。①起始足量：常用药物为泼尼松 1mg/（kg·d）口服 8 周，必要时可延长至 12 周。②缓慢减药：足量治疗后每 2～3 周减原用量的 10%，当减至 20mg/d 左右时症状易反复，应更加缓慢减量。③长期维持：最后以最小有效剂量（10mg/d）再维持半年左右。激素可采用全日量顿服或在维持用药期间两日量隔日一次顿服，以减轻激素的不良反应。水肿严重、有肝功能损害或泼尼松疗效不佳时，可更换为甲泼尼龙（等剂量）口服或静脉滴注。根据患者对激素的治疗反应，可将其分为"激素敏感型"（用药 8～12 周内 NS 缓解）"激素依赖型"（激素减药到一定程度即复发）和"激素抵抗型"（激素治疗无效）三类，其各自的进一步治疗有所区别。应加强监测激素长期使用的不良反应，并及时处理。

2. 细胞毒性药物

这类药物可用于"激素依赖型"或"激素抵抗型"的患者，协同激素治疗。若无激素禁忌，一般不作为首选或单独治疗用药。①环磷酰胺：最常用，2mg/（kg·d）分 1～2 次口服；或 200mg 隔日静脉注射。累积量达 6～8g 后停药。主要不良反应为骨髓抑制及中毒性肝损害，并可出现性腺抑制、脱发、胃肠道反应及出血性膀胱炎。②苯丁酸氮芥 2mg，每日 3 次口服，共服用 3 个月。

3. 环孢素 A（CsA）

作为二线药物用于治疗激素和细胞毒性药物无效的难治性 NS。常用量为 3～5mg/(kg·d)，分 2 次口服。2～3 个月后缓慢减量，疗程至少 1 年。不良反应有肝肾毒性、高血压、高尿酸血症、多毛及牙龈增生等。停药后易复发，使其广泛运用受限。他克莫司（FK506）同 CsA 一样属钙调神经蛋白抑制剂，但肾毒性不良反应小于 CsA。成人起始剂量为 0.05mg/(kg·d)，疗程半年至 1 年。

4. 吗替麦考酚酯（MMF）

作为二线用药，对部分难治性 NS 有效。常用量为 1.5～2g/d，分 2 次口服，共用 3～6 个月，减量维持半年。

（四）个体化治疗方案

1. 微小病变型肾病

常对激素治疗敏感，初治者可单用激素治疗。因感染、劳累而短期复发，去除诱因后仍不缓解者可再使用激素，疗效差或反复发作者应使用细胞毒性药物，力争达到完全缓解并减少复发。

2. 膜性肾病

① 单用激素无效，必须激素联合烷化剂（常用环磷酰胺、苯丁酸氮芥）。效果不佳的患者可使用小剂量环孢素，一般用药应在半年以上；也可与激素联合应用。②早期膜性肾病疗效相对较好；若肾功能严重恶化，血肌酐＞354μmol/L 或肾活检示严重间质纤维化则不应给予上述治疗。③激素联合烷化剂治疗的对象主要为有病变进展高危因素的患者，如严重、持续性 NS，肾功能恶化和肾小管间质较重的可逆性病变等，应给予治疗。反之，则提议可先密切观察 6 个月，控制血压和用 ACEI 或（和）ARB 降尿蛋白，病情无好转再接受激素联合烷化剂治疗。另外，膜性肾病易发生血栓、栓塞并发症，应予以积极防治。

3. 局灶性节段性肾小球硬化

循证医学表明部分患者（30%～50%）激素有效，但显效较慢，建议足量激素治疗［1mg/(kg·d)］应延长至 3～4 个月；上述足量激素用至 6 个月后无效，才能称之为激素抵抗。激素效果不佳者可试用环孢素。

4. 系膜毛细血管性肾小球肾炎

本病疗效差，长期足量激素治疗可延缓部分儿童患者的肾功能恶化。对于成年患者，目前没有激素和细胞毒药物治疗有效的证据。临床研究仅发现口服 6～12 个月阿司匹林（325mg/d）和（或）双嘧达莫（50～100mg，每日 3 次）可以减少尿蛋白，但对延缓肾功能恶化无作用。

（五）中医药治疗

单纯中医、中药治疗 NS 疗效出现较缓慢，一般主张与激素及细胞毒性药物联合应用。旨在辨证施治、拮抗激素及细胞毒性药物的不良反应。雷公藤总苷具有抑制免疫、抑制肾小球系膜细胞增生的作用，并能改善肾小球滤过膜通透性。10～20mg，每日 3 次口服。主要不良反应为性腺抑制、肝功能损害及外周血白细胞减少等，及时停药后可恢复。

（六）防治并发症

NS 的并发症是影响患者长期预后的重要因素，需积极防治。

1. 感染

不主张用抗生素预防感染。一旦发现感染，应及时选用对致病菌敏感强效且无肾毒性的抗生素积极治疗，有明确感染灶者应尽快去除。

2. 血栓及栓塞并发症

当血浆白蛋白低于 20g/L 时，提示存在高凝状态，即应开始预防性抗凝治疗。可用普通肝素或低分子量肝素或口服华法林。对已发生血栓、栓塞者应尽早用尿激酶或 rt-PA 溶栓治疗。

3. 急性肾衰竭

4. 防治蛋白质与脂肪代谢紊乱

ACEI 及 ARB 类药物均可减少尿蛋白；中药黄芪（30～60g/d，煎服）可促进肝脏白蛋白合成，并可能兼有减轻高脂血症的作用；降脂药物可用洛伐他汀等他汀类药物。NS 缓解后高脂血症可自然缓解，则无须再继续药物治疗。

第三节 急性肾损伤

一、概述

急性肾衰竭是由各种原因引起的肾功能急骤在短期内（数小时至数周）进行性减退而出现的临床综合征，以肾小球滤过率突然下降、含氮物质堆积和水、电解质、酸碱平衡紊乱为特征。但是，既往医学界对急性肾衰竭的诊断标准不统一，导致各家报道急性肾衰竭的发病率和死亡率差异较大，一定程度上影响了急性肾衰竭诊治水平的提高。2005 年 9 月在阿姆斯特丹举行了急性肾衰竭国际研讨会，提议将急性肾衰竭改为急性肾损伤（acute kidney injury，AKI），并就急性肾损伤的定义和分期制定了统一的标准。2012年国际改善全球肾脏病预后组织（KDIGO）又将急性肾损伤的定义和分期标准进行了更新。KDIGO-AKI诊断标准是在急性透析质量倡议（ADQI）的风险、损伤、衰竭、丢失和终末期肾衰竭（ADQI-RIFLE）标准和急性肾损伤国际组织（AKIN）标准的基础上提出的。其定义如下：48小时内血肌酐水平升高$\geqslant 26.5\mu mol/L$（0.3mg/dL）；或超过基础值的1.5倍，且明确或经推断上述情况发生在之前的7天内；或持续6小时以上尿量$< 0.5mL/(kg \cdot h)$。

急性肾损伤是重危症患者常见的并发症，也是促进其他脏器衰竭和增加患者死亡率的重要因素。除原发疾病本身的作用外，抢救过程中的一些治疗措施，如对比剂、抗生素、抗病毒药物等均可导致急性肾损伤。近年来，尽管肾脏替代治疗（renal replacement therapy，RRT）技术取得了显著进步，但是急性肾损伤的死亡率仍高居不下。因此，急性肾损伤防治非常重要。

二、诊断步骤

（一）病史采集要点

1. 起病情况

急性肾小管坏死是住院患者和ICU患者急性肾损伤的主要原因。急性肾小管坏死起病急骤，常出现面色苍白、四肢厥冷、血压下降甚至休克等。需要仔细询问病史，结合相关临床资料，争取早期诊断，避免使用肾毒性药物，改善患者预后。

2. 主要临床表现

包括尿量改变以及水：电解质、酸碱平衡紊乱和含氮废物堆积引起的全身并发症。

（1）尿量改变　尿量仍然是反映急性肾损伤的最佳临床指标之一，也是影响患者预后的重要因素。多数患者尿量减少，甚至出现无尿。少尿是急性肾损伤的重要特征，也常常是临床提示诊断的重要线索。但也有患者没有少尿，尿量在400mL/d以上，称为非少尿型急性肾损伤，其病情大多较轻，预后较好。

（2）水、电解质、酸碱平衡紊乱　可表现为水潴留、低钠血症、高钾血症、低钙血症、高血磷、高血镁以及代谢性酸中毒等。

（3）全身并发症

① 消化系统症状：食欲减退、恶心、呕吐、腹胀、腹泻等，严重者可出现消化道出血。少数患者可表现为难以解释的腹痛。

② 循环系统症状：因少尿以及未控制进水，导致体液过多，可引起急性肺水肿、充血性心力衰竭和高血压。临床表现为呼吸困难、心悸等。因毒素潴留、酸中毒、电解质紊乱和贫血，可引起各种心律失常、心肌病变以及心包炎。

③ 神经系统症状：在急性肾损伤时常见神经系统异常，尤其是老年患者。可以表现为意识障碍、定向力障碍、精神错乱、躁动、昏迷等，偶见癫痫大发作。

④ 血液系统症状：血小板质量下降、多种凝血因子减少和毛细血管脆性增加，引起出血倾向及轻度贫血现象，表现为皮肤、黏膜、牙龈出血以及头晕、乏力等。

⑤ 感染：是急性肾损伤较常见而严重的并发症，也是急性肾损伤患者死亡的主要原因。常见的感染部位包括呼吸道、泌尿道和手术部位，严重者可出现败血症。

⑥ 其他：部分急性肾损伤患者可合并多器官功能障碍综合征并出现相应的临床症状，这是极其严重的并发症。

3. 既往病史

详细的病史对于急性肾损伤的诊断和鉴别诊断有重要参考价值。如有以下病史者，需要引起重视。如心力衰竭、休克、肝硬化并大量腹水等导致的肾脏灌注不足；大量失血、严重呕吐和腹泻、过量应用利尿药、高热和大量出汗等引起的有效循环血容量不足；近期有输血史、外科手术、挤压伤、大面积烧伤、毒蛇咬伤、毒蜂蜇伤史；近期有使用肾毒性药物包括抗生素类（如氨基糖苷类、第一代头孢菌素类、磺胺类、四环素类、万古霉素、两性毒素 B、阿昔洛韦、利福平等）、中药（特别是含马兜铃酸的中药）、化疗药（如顺铂、丝裂霉素、异环磷酰胺）、非甾体抗炎药、对比剂、ACEI 类药物、甘露醇、静脉用免疫球蛋白等；近期有毒蕈、鱼胆食入史；多发性骨髓瘤等恶性肿瘤接受化学治疗后；有重金属（如汞、铅、砷、铋）和有机溶剂（如四氯化碳、甲醇）接触史等。

（二）体格检查要点

1. 一般情况

精神萎靡、乏力。如有感染存在，可有不同程度的发热。部分患者可有低血压。因代谢性酸中毒可有深大呼吸、鼻翼扇动等。尿毒症毒素严重堆积可导致尿毒症脑病，出现意识障碍。常呈急性病容，表情痛苦。

2. 皮肤、黏膜

全身皮肤、黏膜可有不同程度的出血倾向，表现为皮下出血点、紫癜等。并可有不同程度贫血貌，表现为眼睑结膜、甲床等苍白。继发于溶血、肝硬化等的急性肾损伤可出现皮肤、黏膜黄疸。因血容量不足所致急性肾损伤可出现眼眶凹陷，皮肤、黏膜皱缩、弹性减退。部分患者也可因水钠潴留出现皮肤、黏膜水肿。

3. 胸部

继发于心力衰竭的急性肾损伤可出现心音低钝及各种心律失常。心脏有器质性病变者可出现相应的临床表现如瓣膜杂音、异常心音等。肺部查体可有呼吸音增粗，因心力衰竭致心源性哮喘者可闻及哮鸣音。

4. 腹部

可有肋腰点、肋脊点压痛及肾区叩痛。继发于肝硬化者可见腹壁静脉曲张、扪及脾大。

5. 脊柱及四肢

继发于多发性骨髓瘤并转移者可出现脊柱及四肢骨骼压痛。继发于外伤者可有相应的临床表现。

（三）门诊资料分析

1. 血常规

可有轻、中度贫血，血小板计数正常。

2. 尿常规

尿蛋白多为＋～＋＋。尿沉渣检查可见肾小管上皮细胞、上皮细胞管型和褐色颗粒管型及少许红细胞、白细胞等。尿比重降低且较固定，多在 1.015 以下。

3. 肾功能

除了尿量之外，血肌酐仍然是目前反映急性肾损伤的最佳指标生物学标记物。急性肾损伤患者血肌酐和尿素氮升高，明显超出正常范围。因急性肾小管坏死患者肾小管重吸收尿素氮的能力下降，计算血尿素氮与肌酐的比值常小于 $(10\sim15)：1$。

（四）继续检查项目

1. 急诊生化检查

完善电解质检查，必要时尚需进行血气分析，明确有无电解质紊乱、酸碱失衡及其严重程度。

2. 尿液特殊检查

完善尿钠、尿肌酐以及尿渗透压检查，计算尿肌酐与血肌酐的比值、肾衰指数和钠排泄分数，协助肾前性急性肾损伤和急性肾小管坏死的鉴别诊断。

$$肾衰指数＝尿钠/(尿肌酐/血肌酐)$$

$$钠排泄分数＝[(尿钠/血钠)/(尿肌酐/血肌酐)]×100\%。$$

3. 溶血相关检查

若怀疑患者为溶血性贫血所致急性肾损伤，完善红细胞形态、游离血红蛋白、结合珠蛋白、G-6-PD 等溶血相关检查。若患者近期有输血史，考虑输血所致溶血，需要再进行血型鉴定。

4. 酶学相关检查

若怀疑横纹肌溶解或挤压伤综合征所致急性肾损伤，完善肌肉酶学检查；怀疑生物毒素（如毒蕈、鱼胆）中毒所致急性肾损伤，需进行肝脏酶学检查。

5. 血培养检查

若患者有严重感染，怀疑败血症所致急性肾损伤，有必要进行血培养及药敏试验。

6. 出血倾向检查

完善出、凝血时间以及 FDP、D-二聚体等凝血相关检查，了解患者的凝血功能。

7. 骨髓检查

若患者为老年人，需排除多发性骨髓瘤所致的急性肾损伤。必要时考虑骨髓穿刺及骨髓活检排除多发性骨髓瘤的可能。

8. 心脏彩超及心电图检查

若怀疑心力衰竭所致急性肾损伤，需进行心脏彩超和心功能测定以及心电图检查，排除心脏功能和器质性病变。

9. 肝胆脾 B 超检查

若怀疑肝硬化由于肝肾综合征所致急性肾损伤，需完善肝胆脾 B 超检查初步排除有无肝硬化。

10. 双肾、输尿管、膀胱（前列腺）影像学检查

双肾 B 超检查了解双肾形态大小及肾实质受损情况；输尿管、膀胱（前列腺）B 超或 CT 检查或者静脉肾盂造影检查排除有无结石、梗阻等肾后性因素所致急性肾损伤，协助鉴别诊断。

11. 肾穿刺活检

当排除肾前性和肾后性因素引起的肾衰竭后，没有明确致病因素（肾缺血或肾毒素）的肾性急性肾损伤或者当急性肾损伤与慢性肾衰竭难以鉴别时，如果无禁忌证，应尽快进行肾活检，协助诊断。

12. 其他

指甲和头发肌酐测定有助于急性肾损伤和慢性肾衰竭的鉴别诊断。急性肾损伤，指甲和头发肌酐正常；慢性肾衰竭，指甲和头发肌酐增高。尿 β_2 微球蛋白和、α_1 微球蛋白增高也可见于肾小管功能受损。急性肾小管坏死时，尿液溶菌酶等酶学指标可升高。新近研究发现，在急性肾损伤时，半胱氨酸 C 比血肌酐升高要早 $1\sim3$ 天，是反映急性肾损伤时早期肾功能急剧变化及肾功能损伤严重程度的敏感指标，其诊断急性肾损伤的敏感性和特异性分别为 91.9% 和 95.3%。中性粒细胞明胶酶相关性脂质运载蛋白（NGAL）、半胱氨酸 C、Gro-2、肾损伤分子-1（KIM-1）、IL-6、IL-8、IL-18 等均与急性肾损伤的早期诊断有关，提示有作为急性肾损伤早期检测标志物的可能。另外，抗肾小球基底膜抗体、抗中性粒细胞胞质抗体、抗核抗体谱及补体测定等免疫学检查也有助于急性肾损伤的鉴别诊断。

三、诊断

（一）急性肾损伤的诊断线索

如果存在急性肾损伤的诱因，出现如下征象时应注意急性肾损伤的可能：①突发尿量明显减少；②突发全身水肿或水肿加重；③原因不明的充血性心力衰竭、急性肺水肿；④原因不明的电解质紊乱和代谢性酸中毒。

（二）急性肾损伤的诊断思路

1. 急性肾损伤诊断标准和分期

肾功能在 48 小时内突然减退，血肌酐升高绝对值 $\geqslant 26.5\mu mol/L$；或超过基础值的 1.5 倍，且明确或经推断上述情况发生在之前的 7 天内；或持续 6 小时以上尿量 $<0.5mL/(kg \cdot h)$。

急性肾损伤分期：KDIGO 指南关于急性肾损伤分期标准（表 4-4）。

表 4-4 急性肾损伤的分期标准

分期	肌酐标准	尿量标准
1	血肌酐升高 $\geqslant 0.3mg/dL$ 或升高超过基础值的 $1.5\sim1.9$ 倍	$<0.5mL/(kg \cdot h)$，持续 $6\sim12$ 小时
2	血肌酐升高超过基础值的 $2.0\sim2.9$ 倍	$<0.5mL/(kg \cdot h)$，持续 12 小时以上
3	血清肌酐升高超过基础值的 3 倍或血肌酐升高 $\geqslant 353.6\mu mol/L(4.0mg/dL)$ 或开始肾脏替代治疗或年龄小于 18 岁，估算肾小球滤过率(eGFR)$<35mL/(min \cdot 1.73m^2)$	$<0.3mL/(kg \cdot h)$持续 24 小时或无尿超过 12 小时

2. 临床类型

根据患者的尿量，可分为少尿型急性肾损伤和非少尿型急性肾损伤。尿量小于 400mL/d 的急性肾损伤称为少尿型急性肾损伤。非少尿型急性肾损伤是一种比较轻型的急性肾损伤，尿量在 400～1000mL/d，症状较轻，病程较短，并发症少，预后较好。但由于尿量减少不明显，易被漏诊，可因治疗不及时或治疗不当而转变为少尿型急性肾损伤。

3. 鉴别诊断要点

（1）肾前性与肾性急性肾损伤鉴别诊断　肾前性与肾性急性肾损伤可通过补液试验、血浆尿素氮与肌酐的比值以及尿液诊断指标协助鉴别。

如果患者存在循环血容量不足和（或）肾脏灌注不足的诱因，如大量失血失液、心力衰竭、休克、应用非甾体抗炎药或 ACEI 类药物等，首先考虑是否为肾前性急性肾损伤。对于疑诊肾前性急性肾损伤的患者，可给予 5％碳酸氢钠或生理盐水 200～250mL 快速静脉滴注。如果补充液体后患者尿量增多，则更加支持肾前性急性肾损伤的诊断；反之，如果补充液体后患者尿量无明显增多，血清肌酐和尿素氮轻微或无明显下降，则应考虑为肾前性急性肾损伤已经转变为肾性急性肾损伤。

肾前性急性肾损伤，肾小管功能未受损，低尿流速率导致肾小管对尿素氮的重吸收增加，血浆尿素氮与肌酐的比值常大于 20；肾性急性肾损伤，肾小管功能受损，对尿素氮的重吸收能力下降，血浆尿素氮与肌酐的比值常低于 20。

肾前性急性肾损伤与肾性急性肾损伤的尿液改变也存在明显差异，具体见表 4-5。

表 4-5　肾前性与肾性急性肾损伤的尿液鉴别诊断

项目	肾前性	肾性
尿比重	＞1.015	＜1.015
尿渗透压/（mmol/L）	＞500	＜350
尿肌酐/血肌酐	＞40	＜20
尿钠/（mmol/L）	＜20	＞20
钠排泄分数	＜1	＞1
肾衰竭指数	＜1	＞1
尿沉渣	少许透明管型	棕色颗粒管型

（2）肾性与肾后性急性肾损伤鉴别诊断　双侧输尿管完全梗阻者可完全无尿（导尿条件下无尿）；如每天排尿量波动很大则提示间歇性梗阻性尿路疾病。肾后性因素所引起的急性肾损伤通过 B 超、CT 等影像学检查即可明确诊断，可见导

致尿路梗阻的因素存在，也可见双侧肾盂积水，输尿管上段扩张。下尿路梗阻者还可见膀胱尿潴留的表现。但是应引起重视，长期的肾后性梗阻可导致肾实质病变而出现肾功能不全。

（3）肾性急性肾损伤的鉴别诊断　如果排除肾前性和肾后性肾功能不全，则可诊断为肾性急性肾损伤。但是仍需要进一步明确急性肾损伤是否为肾血管性、肾小球性还是间质小管性病变。

尿沉渣镜检对肾性急性肾损伤的鉴别诊断有重要意义。75％以上的急性肾小管坏死患者可出现褐色细胞管型和肾小管上皮细胞；红细胞管型的出现则提示肾小球或血管的炎性病变；大量分叶核细胞存在提示急性间质性肾炎或乳头坏死；如尿中见大量嗜酸粒细胞支持过敏性间质性肾炎的诊断。

临床上疑诊肾血管性急性肾损伤的患者，应施行肾动脉和（或）肾静脉血管超声检查，必要时进行核磁共振三维成像以明确诊断。

肾穿刺活检对肾性急性肾损伤的诊断和鉴别诊断意义较大。通过肾活检病理检查可以明确诊断、指导治疗和帮助判断预后。

（4）急性肾损伤与慢性肾衰竭的鉴别诊断　临床上有夜尿增多，疾病早期出现少尿，严重出现贫血和高磷血症等，影像学检查提示肾脏缩小均有助于慢性肾衰竭的诊断，其中影像学检查意义最大，误差相对较小。

4. 诊断急性肾损伤时应注意的问题

（1）尿量　用于急性肾损伤的诊断并不十分精确，一直以来其临床应用的价值有限。KDIGO指南认为应该个体化评估患者的尿量，如药物、液体平衡以及其他因素的影响。但是，尿量的标准可以用作进一步评估的起点，即对于符合尿量标准的患者，应该注意评估患者的急性肾损伤风险是否增加。

（2）目前急性肾损伤的概念存在一定的问题　对于缺乏既往血清肌酐值或初次就诊不伴有少尿的患者，诊断急性肾损伤较为困难。此外，由于血清肌酐受种族、性别、年龄、营养状况等影响，导致急性肾损伤诊断存在人群的差异，如老年患者本身可以存在 GFR 的生理性下降，且波动较大，同时又由于老年人肌肉量、营养状况减低，血清肌酐难以反映其真实的肾功能状态，因此，对老年人的急性肾损伤诊断需要考虑这些影响因素。

（3）急性肾损伤早期诊断的生物学标志　急性肾损伤定义的提出有利于早期诊断，但是血清肌酐水平不是反映肾功能状态敏感的指标，血清肌酐的升高意味着肾小球滤过率下降了50％以上。因此，探寻早期诊断急性肾损伤的生物标志物，有助于急性肾损伤的早期诊断和早期干预。近年来，诸多研究显示 NGAL、cystatin C、KIM-1、IL-6、IL-8 和 IL-18 等均可能是诊断急性肾损伤早期标志物。但是，上述生物学标志物还需要大量前瞻、对照性临床研究的评估和证实。

四、治疗

(一) 去除诱因

如容量缺失、感染、肾毒性食物或药物、解除尿路梗阻等。

(二) 对症支持治疗

1. 营养支持

营养支持必须考虑与肾衰竭相关的代谢紊乱和前炎症状态，原发病的发展和并发症，以及肾脏替代治疗造成的营养平衡紊乱。首选胃肠道营养。对于任何阶段的 AKI 患者，KDIGO 指南建议总热量摄入达到 20～30kcal/(kg·d)。不要限制蛋白质摄入，以预防或延迟肾脏替代的治疗。对于无需透析治疗的非分解代谢的 AKI 患者，补充蛋白质 0.8～1.0g/(kg·d)，对于使用肾脏替代的 AKI 患者，补充 1.0～1.5g/(kg·d)；对于使用连续肾脏替代治疗（CRRT）或高分解代谢的患者，应不超过 1.7g/(kg·d)。血糖可用胰岛素控制在 6.11～8.27mmol/L，根据需要补充微量元素和水溶性维生素。

2. 水、电解质平衡

少尿期应严格"量出为入"，必要时可通过测定中心静脉压和导尿管测定尿量密切监测出入量。控制钠、水摄入，纠正高钾血症，维持酸碱平衡。每日给液体量＝尿量＋显性失水（呕吐物、粪便和引流量）＋不显性失水－内生水。KDIGO 指南不推荐使用利尿药预防和治疗 AKI，除非在容量负荷过多时。在多尿期，仍应密切监测容量状态，防止容量不足、电解质紊乱。

(三) 药物治疗

目前尚缺乏有效的治疗药物。造影剂肾病高风险患者，推荐使用等渗或低渗的碘对比剂。建议口服 N-乙酰半胱氨酸联合静脉等渗晶体液扩容。避免使用氨基糖苷类等肾毒性药物。治疗药物剂量必须适应 AKI 时药代动力学的改变。积极治疗 AKI 并发症，如高血压、心力衰竭、肺部感染、消化道出血、贫血等，可以改善患者的生存率。

(四) 肾脏替代治疗

1. 开始时机

肾脏替代治疗（RRT）包括血液透析、腹膜透析及连续性肾脏替代治疗（CRRT）。目前 RRT 最佳时机尚无统一标准。当存在危及生命的水、电解质及酸碱平衡紊乱时应紧急启动 RRT。决定是否开始 RRT，应全面考虑患者的临床背景，是否存在能被 RRT 改善的病情，综合实验室检测结果的变化趋势，而非仅观察尿素氮和肌酐水平。患者肾功能恢复至能满足自身需要时，停止 RRT。不建议使用利尿药促进肾功能恢复或减少 RRT 时间和频率。

2. 紧急 RRT 指征

严重并发症，经药物治疗等不能有效控制者：①容量过多，如急性心力衰竭；②电解质紊乱，如高钾血症（血钾＞6.5mmol/L）；③代谢性酸中毒，血气分析示 pH＜7.15。

3. 治疗模式

应根据患者具体的临床情况、本单位的医护经验及现有设备来选择治疗模式。AKI 患者可选择连续性或间断性 RRT。血流动力学不稳定者，建议选择 CRRT，不建议间断 RRT。合并急性脑损伤或其他原因导致颅内压增高或广泛脑水肿的 AKI 患者，建议行 CRRT，不建议间断 RRT。

4. 治疗剂量

在每次 RRT 前应制订 RRT 的剂量，而且要经常评估实际治疗剂量以矫正治疗处方。RRT 剂量必须保证治疗充分性，即达到电解质、酸碱、溶质及液体平衡的目标。AKI 患者间断或长期行 RRT 时，推荐每周尿素清除率（Kt/V）值为 3.9。AKI 患者行 CRRT，通常应预设更高的超滤量。

五、常见误区

（一）急性肾损伤与血清肌酐

血清肌酐只是肾功能的指标而不是肾损伤的指标，由于肾小管可分泌，故造成了 GFR 高估现象。另外，血肌酐与肌肉含量、年龄、性别、药物因素、脱水状态等密切相关。肌酐浓度在肾脏功能损失 50％以上时才可发生改变，因此，AKI 后血肌酐的升高存在延迟性。此外，单独的血肌酐水平并不能反映患者处于 AKI 疾病的具体阶段，也不能反映疾病是处于进展还是处于恢复状态，单独使用并不可靠。遗憾的是，目前临床上尚无能够替代肌酐的新的早期生物标志物来诊断 AKI。因此，目前 AKI 的诊断仍以血清肌酐和尿量为依据。

（二）急性肾损伤与尿量

典型的急性肾损伤一般经过为少尿期、多尿期和恢复期。然而，由于损伤的肾单位的不同一性，甚至在同一个肾单位内，肾小球与肾小管受损程度亦不一致，因此并非所有的 AKI 都经历少尿和无尿。近年来非少尿型急性肾损伤的发病率逐年增高，可达 70%～80%。除了因为对本病的认识提高以外，由于肾毒性药物使用增多，而药物所致的急性肾小管坏死多是非少尿型。此外，急性肾损伤早期使用利尿药、多巴胺和甘露醇等增加肾血流以及尿液的冲刷作用，也常常表现为非少尿型。

（三）急性肾损伤与利尿药

由于容量超负荷是 AKI 的主要症状之一，因此利尿药的应用在 AKI 患者中很普遍。然而，急性肾损伤病因很复杂，并非所有类型的急性肾损伤均存在血容量增加，有些类型的急性肾损伤患者血容量不变，甚至减少。比如严重腹泻可引起肾前性的急性肾损伤，因此，并非所有类型的急性肾损伤均适合使用利尿药，否则会进一步加重血容量不足，使得病情加重。因此大多指南不推荐使用利尿药预防和治疗 AKI，除非在容量负荷过多时。

（四）急性肾损伤的长期预后

以往认为 AKI 是一种急性可逆性损伤，受损伤的肾脏组织结构能够逐渐恢复正常，然而，近年来很多研究显示，AKI 患者出院后肾功能存在不同程度的损伤，与未发生 AKI 患者相比，这部分患者快速进展为 CKD、终末期肾病，甚至死亡的风险度明显增高。而且，AKI 还可以增加心血管疾病的风险。因此，AKI 的长期预后并不乐观，应予以重视，长期进行随访。

第五章

神经系统常见病

第一节　急性脑血管病

一、短暂性脑缺血发作

短暂性脑缺血发作（transient ischemic attack，TIA）是由于局部脑或视网膜缺血引起的短暂性神经功能缺损，临床症状一般不超过 1 小时，最长不超过 24 小时，且影像学检查（CT、MRI）无责任病灶的证据。凡神经影像学检查有神经功能缺损对应的明确病灶者不宜称为 TIA。

传统的 TIA 定义，只要临床症状在 24 小时内消失，不遗留神经系统表现，而不管是否存在责任病灶。对于传统 TIA 患者，近年研究证实，若神经功能缺损症状超过 1 小时，绝大部分神经影像学检查可发现对应的脑部梗死小病灶，因此传统的 TIA 许多病例实质上是小卒中。

TIA 的定义自提出到现在已经半个多世纪，随着研究的深入，TIA 的理念在不断更新之中。1965 年美国第四届普林斯顿会议将 TIA 定义为突然出现的局灶性或全脑神经功能障碍，持续时间不超过 24 小时，且排除非血管性原因。1975 年美国国立卫生研究院在脑血管病分类中采用此定义，一直沿用至 21 世纪初。2002 年提出了 TIA 的新概念：由于局部脑或视网膜缺血引起的短暂性神经功能缺损发作，典型临床症状持续不超过 1 小时，且在影像学上无急性脑梗死的证据；而多数研究认为，梗死的证据是指磁共振弥散加权成像（DWI）上的异常信号。美国心脏协会/美国脑卒中协会 2009 年在新的指南中建议将 TIA 的临床定义修订为：脑、脊髓或视网膜局灶性缺血引起的、未伴发急性梗死的短暂性神经功能障碍。新定义主要改动在两个方面：一是 TIA 包含的缺血损害部位，除了原有的脑和视网膜之外，新增加了脊髓；二是忽略了 TIA 症状持续的具体时间，只是描述为"短暂性"神经功能障碍。以往的大规模队列和人群研究均显示，10%～15%的 TIA 患者在 3 个月内发生脑卒中，其中有 50%发生在 TIA 后 48 小时内；MRI 资料显示 TIA 患者中约有 50%实际上已经发生了梗死。因此传统的诊断标准过于宽泛，应该更加注重组织学损害，并对 TIA 患者进行紧急干预。三次对 TIA 概念的修改，对 TIA 的关注已经由症状持续时间转变至 TIA 引起组织学损害过程。

TIA 是脑卒中的高危因子，一次 TIA 发作后，脑卒中发生率 1 个月内为 4%～8%，1 年内为 12%～13%，5 年内为 24%～29%。TIA 频繁发作者 48 小时内发生缺血性脑卒中的概率可达 50%。及早确诊并积极治疗 TIA 是预防脑梗死、降低病死率和致残率的关键。

（一）病因与发病机制

TIA 的发病与动脉粥样硬化、动脉狭窄（如锁骨下动脉盗血综合征）、心脏病、血液成分改变（如真性红细胞增多症）及血流动力学改变等多种病因及多种途径有关。一般认为，TIA 是一种在动脉粥样硬化基础上，由于某种原因使颅内小动脉管腔缩小，血流量降低，局部脑组织发生缺血，出现临床症状；后因脑血管自动调节及侧支循环建立等原因，短期内脑组织缺血得到纠正，24 小时内临床症状完全恢复。其发病机制主要有以下几个。①血流动力学异常学说：基本病因可能是由各种原因所致的颈内动脉系统或椎-基底动脉系统的动脉严重狭窄，平时靠侧支循环等代偿尚能勉强维持该局部脑组织的血供。当这种代偿因血压、心排出量、脑灌注压、血黏度、血管壁顺应性等因素的变化而突然丧失时，该处脑组织发生缺血症状。此型 TIA 的临床症状比较刻板，发作频度较高，每天或每周可有数次发作，每次发作持续时间多不超过 10 分钟。②微栓子形成学说：微栓子主要来自颅外动脉，尤其是颈内动脉起始部的动脉粥样硬化斑块，其表面常有血小板、纤维蛋白、胆固醇等沉积而形成血栓，破碎脱落而成栓子，流向远端引起动脉管腔阻塞，导致供应区脑组织缺血而发生功能障碍。但因栓子很小，又易破裂而前移至更细的动脉，甚至完全消失，脑组织的血流及功能又重新恢复。此外，心脏瓣膜病（如二尖瓣狭窄）、冠心病、心脏黏液瘤、二尖瓣脱垂、心肌梗死、心律失常（如心房颤动）、心内膜炎（SBE 或无菌性心内膜炎），均可形成凝血块、壁栓或菌性、非菌性赘生物，脱落后随血流进入脑血管导致 TIA。但心源性栓子大多数造成脑栓塞而不是 TIA，故 TIA 栓子来源主要是血管源性。此型 TIA 的临床症状多变，发作频度不高，数周或数月发作一次，每次发作持续时间可达数十分钟至 2 小时。③其他因素：如锁骨下动脉盗血综合征，某些血液系统疾病，如真性红细胞增多症、血小板增多、各种原因所致的严重贫血和高凝状态等，也可参与 TIA 的发病。

（二）诊断

1. 临床表现特点

TIA 好发于中老年人（50～70 岁），男性多于女性。患者多伴有高血压、动脉粥样硬化、糖尿病或高脂血症等脑血管病危险因素。其临床表现根据缺血的局灶部位与范围不同而多种多样，其发作的频度与形式个体差异亦很大，但有其共同特征。

（1）共同特征　①起病的急剧性：常突然发病，数秒或数分钟内症状达高峰（从无症状到出现全部症状不到 5 分钟，通常在 2 分钟内）。②病程的一过性。③发作的反复性：少者 2～3 次，多者达数十次或数百次。④症状的刻板性和可逆性：每次发作症状、体征基本相同，且在 24 小时内完全恢复。临床上常将 TIA 分为颈内动脉系统和椎-基底动脉系统两类，前者较后者多见，约 10％患者有此两个系统表现。

（2）局灶性症状

① 颈内动脉系统 TIA：临床表现与受累血管分布有关。大脑中动脉（MCA）供血区的 TIA 可出现对侧肢体的单瘫、轻偏瘫、面瘫和舌瘫，可伴有偏身感觉障碍和对侧同向偏盲，优势半球受累时常出现失语和失用。大脑前动脉（ACA）供血区的 TIA 可出现人格和情感障碍、对侧下肢无力等。颈内动脉（ICA）主干 TIA 主要表现为眼动脉交叉瘫——由于病变侧眼动脉缺血出现同侧单眼一时性黑蒙、失明（患者表现为突然出现一个眼睛的视物模糊或完全失明，几秒内达到高峰，几分钟后恢复正常，为颈内动脉系统 TIA 所特有）和（或）对侧偏瘫及感觉障碍，Homer 交叉瘫（病侧 Homer 征，对侧偏瘫）。

② 椎-基底动脉系统 TIA：最常见表现是眩晕、平衡障碍、眼球运动异常和复视。可有单侧或双侧面部、口周麻木，单独出现或伴有对侧肢体瘫痪、感觉障碍，呈现典型或不典型的脑干缺血综合征。此外，还可出现下列三种特殊表现的临床综合征。a. 跌倒发作：表现为患者转头或仰头时，下肢突然失去张力而跌倒，但无意识障碍，常可很快自行站起，系下部脑干网状结构缺血所致。b. 短暂性全面遗忘症（TGA）：发作时出现短时间记忆丧失，患者对此有自知力，持续数分至数十分钟，发作时对时间、地点定向障碍，但谈话、书写和计算能力正常。是大脑后动脉颞支缺血累及边缘系统的颞叶海马、海马旁回和穹隆所致。c. 双眼视力障碍发作：双侧大脑后动脉距状支缺血导致枕叶视皮质受累，引起暂时性皮质盲。

值得注意的是，椎-基底动脉系统 TIA 患者很少出现孤立的眩晕、耳鸣、恶心、晕厥、头痛、大小便失禁、嗜睡或癫痫等症状，往往合并有其他脑干或大脑后动脉供血区缺血的症状与体征。

2. 诊断注意事项

诊断 TIA 最重要的是病史典型而神经系统检查正常（因多数患者就诊时临床症状已消失）。中老年患者突然出现局灶性脑功能损害症状，符合颈内动脉或椎-基底动脉系统及其分支缺血表现，并在短时间内症状完全恢复（多不超过 1 小时），应高度怀疑为 TIA。MRI 灌注成像（PWI）/MRI 弥散成像（DWI）、CT 灌注成像（CTP）和单光子发射计算机断层扫描（SPECT）有助于 TIA 的诊断。

TIA 在临床上的重要性在于预防以后的 TIA 再发和发生脑梗死，因此需找出病因，但进一步的病因诊断较复杂。检查时需注意有无一侧颈动脉、颞浅动脉、桡动脉等搏动减弱，颈动脉或锁骨上窝处是否有杂音。有关心脏病变的检查以发现动脉硬化、心瓣膜病及心肌疾病。血流动力学测定以确定有无血液黏稠度及血小板聚集性增加。颈椎 X 线平片以除外颈椎骨质增生对椎动脉的压迫。多普勒超声、脑血管造影（DSA）、CTA、MRA 等可发现颅内动脉狭窄或闭塞等情况。EEG、CT 或 MRI 检查大多正常，部分病例（发作时间＞20 分钟）在 MRI 弥散加权（DWI）可显示片状缺血灶。SPECT 可发现局部脑灌注量减少程度及缺血部位；正电子发射断层扫描（PET）可显示局灶性代谢障碍。TIA 应与以下情况鉴别。

（1）可逆性脑缺血发作 是一个临床诊断范畴，包括三个概念。一是 TIA；二是可逆性缺血性神经功能缺损（RIND），是指缺血性局灶性神经精神障碍在 3 周之内完全恢复者；三是完全恢复性脑缺血发作（SFR），是指局灶性神经障碍持续 24 小时以上至四周才完全恢复者。三者的区别仅在于发作的持续时间不同。可逆性脑缺血发作包括局灶性神经症状在四周之内完全恢复的各种脑缺血发作，即 TIA、RIND 和 SFR。

（2）癫痫 癫痫有意识障碍，TIA 无；癫痫系兴奋发作，表现为抽搐、感觉异常，而 TIA 为功能抑制，表现为瘫痪、感觉缺失，且脑电图有局部脑波异常。

（3）偏头痛 其先兆期易与 TIA 混淆不清，而偏瘫性偏头痛难以与 TIA 鉴别。偏头痛多见于青春期，发作时常有视觉先兆，然后偏侧头痛，伴恶心、呕吐等自主神经功能紊乱症状。其发作时间可长达数日，常有家族史，无局灶性神经症状。

（4）梅尼埃病 老年少见。除眩晕、耳鸣、眼震颤、渐进性耳聋外，无其他脑神经病损，从无运动或感觉障碍，且每次发作持续时间常超过 24 小时。而椎-基底动脉系统 TIA 除眩晕外，总伴有其他脑神经及脑干缺血征象，发作时伴运动或感觉障碍，及共济失调。

（5）癔症　癔症性黑蒙、瘫痪、耳聋等有时需与 TIA 鉴别，但前者发作常有精神刺激，持续时间较久，症状多变，有明显的精神色彩。但另一方面，不要轻易将体征消失的 TIA 误诊为神经症。

3. TIA 短期卒中风险评估

TIA 发病后 2～7 天内为卒中的高风险期，对患者进行紧急评估与干预可以减少卒中的发生。常用的 TIA 危险分层工具为 ABCD^2 评分，评估项目与计分为：①年龄（A）＞60 岁，1 分；②血压（B）SBP＞140mmHg 或 DBP＞90mmHg，1 分；③临床症状（C），单侧无力 2 分，不伴无力的言语障碍 1 分；④症状持续时间（D），＞60 分钟 2 分，10～59 分钟 1 分；⑤糖尿病（D），有，1 分。症状发作在 72 小时内并存在以下情况之一者，建议入院治疗：①ABCD^2 评分＞3 分；②ABCD^2 评分 0～2 分，但门诊不能在 2 天之内完成 TIA 系统检查；③ABCD^2 评分 0～2 分，并有其他证据提示症状由局部缺血造成，如 DWI 已显示对应小片状缺血灶。

（三）治疗

1. 病因治疗

病因明确者应该针对病因治疗，控制卒中危险因素，如动脉粥样硬化、高血压、心脏病、糖尿病、高脂血症和颈椎病等。如高血压患者应控制高血压，降压目标一般应该达到 BP＜140/90mmHg，糖尿病患者伴高血压者血压宜控制在更低水平（BP＜130/85mmHg）。控制高血压常选用钙通道阻滞药（如尼群地平 10mg 口服，3 次/天；尼莫地平 40～60mg/d，分 2～3 次口服）、血管紧张素 Ⅱ 受体拮抗药（如厄贝沙坦 150mg/d）等。糖尿病合并高血压时，抗高血压药物以血管紧张素转化酶抑制药、血管紧张素 Ⅱ 受体拮抗药为宜。糖尿病血糖控制的靶目标为 HbA1c＜6.5%。胆固醇水平升高的缺血性脑卒中和 TIA 患者，应该进行生活方式的干预及药物治疗。首选他汀类药物，目标是使 LDL-C 水平降至 2.59mmol/L 以下或使 LDL-C 水平下降幅度达到 30%～40%。伴有多种危险因素（冠心病、糖尿病、未间断的吸烟、代谢综合征、脑动脉粥样硬化病变但无确切的易损斑块或动脉源性栓塞证据或外周动脉疾病之一者）的缺血性脑卒中和 TIA 患者，如果 LDL-C＞2.07mmol/L，应将 LDL-C 降至 2.07mmol/L 以下或使 LDL-C 下降幅度＞40%。对于有颅内外大动脉粥样硬化性易损斑块或动脉源性栓塞证据的缺血性脑卒中和 TIA 患者，推荐尽早启动强化他汀类药物治疗，建议目标 LDL-C＜2.07mmol/L 或 LDL-C 下降幅度＞40%。

2. 药物治疗

（1）抗血小板治疗　非心源性栓塞性 TIA 推荐抗血小板治疗。一般单独使用下面药物。①阿司匹林 50～325mg/d；②氯吡格雷 75mg/d；③小剂量阿司匹林 25mg/d 与缓释的双嘧达莫 200mg/次联合应用，每日 2 次口服。对卒中风险较高患者，如 TIA 或小卒中发病 1 个月内，可采用小剂量阿司匹林 50～150mg/d 与氯吡格雷 75mg/d 联合治疗。

（2）抗凝治疗　目前尚无证据支持抗凝治疗作为 TIA 的常规治疗，但临床伴有房颤、频繁发作的 TIA 患者可以考虑应用。①心源性栓塞性 TIA 伴发房颤和冠心病的患者，推荐口服抗凝剂治疗，治疗目标为 INR 达到 2～3 或凝血酶原时间（PT）为正常值的 1.5 倍。②频繁发作的 TIA 或椎-基底动脉系统 TIA 患者，对抗血小板治疗无效的病例可考虑抗凝治疗。③对瓣膜置换术后已服用足量口服抗凝药治疗的 TIA 患者也可加用小剂量阿司匹林或双嘧达莫联合治疗。常用抗凝药有：①华法林，初始剂量 6～12mg/d，每晚 1 次口服，3～5 天改为 2～6mg/d 维持。剂量调整至 PT 为对照组 1.5 倍或国际标准化比值（INR）2.0～3.0，用药 4～6 周逐渐减量停药，可用于长期治疗。消化性溃疡或严重高血压为禁忌证。②肝素，如普通肝素 100mg 加入 0.9％氯化钠注射液 500mL 静脉滴注，20～30 滴/分。根据部分凝血活酶时间（APTT）调整剂量，维持治疗前 APTT 值 1.5～2.5 倍（100mg/d 以内）。或用低分子量肝素 4000～5000IU，腹壁皮下注射，2 次/天，7～10 天为一疗程。

在抗凝治疗期间应注意出血并发症。需反复检查小便有无红细胞、大便有无隐血，密切观察可能发生的其他脏器出血。如有出血情况即停抗凝治疗，如为口服抗凝药者停药后即予维生素 K_1 10～40mg 肌内注射或 25～50mg 加葡萄糖或生理盐水中静脉滴注，每分钟不超过 5mg。用肝素抗凝出现出血情况时则用鱼精蛋白锌，其用量与最后一次所用的肝素量相当，但一次不超过 50mg。必要时给予输血。抗凝治疗期间应避免针灸、腰穿和任何外科小手术，以免引起出血而被迫中止抗凝治疗。

（3）降脂治疗　颈内动脉斑块、内膜增厚或颅内动脉狭窄者可使用他汀类降脂药物。常用药物有辛伐他汀（舒降之），20mg 口服，每日 1 次。

（4）钙通道阻滞药　可选择性地阻断病理状态下的钙离子通道，减少血管平滑肌的收缩，扩张脑血管。常用的药物有尼莫地平 20～40mg，每日 3 次口服；桂利嗪 25mg，每日 3 次；氟桂利嗪 5～10mg 每晚 1 次口服。

（5）其他药物　高纤维蛋白原血症可选择降纤药改善血液高凝状态，如巴曲酶、安克洛和蚓激酶等。对老年 TIA 并有抗血小板禁忌证或抵抗性者，可选用活血化瘀性中药制剂治疗。

3. 手术治疗

手术治疗的目的为恢复、改善脑血流量，建立侧支循环和消除微栓子来源。对颈动脉有明显动脉壁粥样硬化斑块、狭窄（＞70％）或血栓形成，影响脑内供血并有 TIA 的反复发作者，可行颈动脉内膜切除术（CEA）、颅内外动脉吻合术或颈动脉血管成形和支架植入术（CAS）等治疗。

（四）预后

TIA 患者发病 7 天内的卒中风险为 4%～10%，90 天卒中风险为 10%～20%。发作间隔时间缩短、发作时间延长、临床症状逐渐加重的进展性 TIA 是即将发展为脑梗死的强烈预警信号。TIA 患者也易发生心肌梗死和猝死，90 天内 TIA 复发、心肌梗死和死亡事件总的风险高达 25%。最终 TIA 部分发展为脑梗死，部分继续发作，部分自行缓解。

二、缺血性脑卒中

急性缺血性脑卒中是最常见的卒中类型，占全部脑卒中的 60%～80%。急性期的时间划分尚不统一，一般指发病后 2 周内。在我国，脑卒中是成年人致残的首位因素。我国 40 岁以上人群中有 1182 万人罹患过脑卒中，且卒中发病率正在以每年 8.7% 的速度增加，复发率已高居世界首位，达 11.2%。我国每年新发病例大于 250 万，每年死亡病例大于 150 万，存活者约 2/3 遗留有不同程度的残疾，其中 70%～80% 的脑卒中患者因为残疾不能独立生活。急性缺血性脑卒中又叫急性脑梗死，其发病率高于出血性脑卒中，占全部脑卒中的 60%～80%。急性缺血性脑卒中的处理应强调早期诊断、早期治疗、早期康复和早期预防再发。

（一）病因与发病机制

脑梗死的病因主要是各种原因导致的颅内及颈部大动脉粥样硬化，也包括主动脉弓粥样硬化。高血压、糖尿病及血脂异常等脑血管病危险因素及反复动脉内膜损伤在粥样硬化形成过程中起着重要的作用。颈动脉窦部、大脑中动脉近端及椎动脉近端等动脉分支附近血液易发生湍流，故易发生动脉粥样硬化。大动脉粥样硬化导致脑梗死的机制主要包括血栓形成、动脉栓塞、载体动脉病变堵塞穿支动脉及低灌注。

1. 血栓形成

动脉粥样硬化病变可促使血小板黏附聚集和释放，进而导致血栓形成。随粥样硬化病变的发展和反复的血栓形成，最终导致管腔闭塞。研究表明，高同型半胱氨酸血症与大动脉粥样硬化性卒中大动脉血栓的形成有较强的相关性。

2. 动脉到动脉栓塞

是指动脉粥样硬化病变部位脱落的栓子堵塞远端血管。这些栓子可以是动脉粥样硬化斑块碎片或血栓部分或完全脱落所形成。

3. 载体动脉病变堵塞穿支动脉

动脉粥样硬化斑块或血栓形成直接堵塞穿支动脉。

4. 低灌注

由于动脉粥样硬化导致的血管狭窄部位血流减少，当出现低血压或血压波动时，其供血区血流减少，严重时可导致脑组织缺血缺氧性坏死。

5. 混合机制

同一患者可同时存在不同的发病机制，如对于动脉粥样硬化性颈内动脉严重狭窄的患者，其发生脑梗死机制可以使动脉到动脉栓塞合并低灌注。

（二）诊断

急性缺血性脑卒中诊断流程应包括如下步骤：确定是否为脑卒中，排除非血管性疾病；判断是否为缺血性脑卒中，进行脑 CT/MRI 检查排除出血性脑卒中；判断卒中严重程度，根据神经功能缺损量表评估；根据实验室检查结果评估能否进行溶栓治疗，核对适应证和禁忌证；根据病因进行分型，参考 TOAST 标准，据 TOAST 分型分为：①心源性脑栓塞（CE）；②大动脉粥样硬化性卒中（LAA）；③小动脉卒中（SAA）；④其他原因引发的缺血性卒中（SOE）；⑤原因不明的缺血性卒中（SUE）。结合病史、实验室、脑病变和血管病变等影像学检查资料确定病因。

急性缺血性脑卒中（急性脑梗死）诊断标准：①急性起病；②局灶神经功能缺损（一侧面部或肢体无力或麻木，语言障碍等），少数为全面神经功能缺损；③症状或体征持续时间不限（当影像学显示有责任缺血性病灶时）或持续 24 小时以上（当缺乏影像学责任病灶时）；④排除非血管性病因；⑤脑 CT/MRI 排除脑出血。

（三）病情判断

脑梗死发病后多数患者意识清醒，少数可有程度不同的意识障碍，一般生命体征无明显改变。如果大脑半球较大面积梗死、缺血、水肿，可影响间脑和脑干的功能，起病后不久出现意识障碍甚至脑疝、死亡；若发病后即有意识不清，要考虑椎-基底动脉系统脑梗死。脑梗死的临床症状复杂，它与脑损害的部位、脑缺血性血管大小的严重程度、发病前有无其他疾病，以及有无合并其他重要脏器疾病等有关，轻者可以完全没有症状，即无症状性脑梗死；也可以表现为反复发作的肢体瘫痪或眩晕，即短暂性脑缺血发作；重者不仅可以有肢体瘫痪甚至可以急性昏迷死亡。

脑梗死以腔隙性梗死最多，临床表现：亚急性起病、头昏、头晕步态不稳、肢体无力，少数有饮水呛咳、吞咽困难，也可有偏瘫偏身感觉减退，部分患者没有定位体征。中等面积梗死以基底核区侧脑室体旁丘脑、双侧额叶、颞叶区发病多见，临床表现：突发性头痛、眩晕、频繁恶心呕吐、神志清楚，偏身瘫痪或偏身感觉障碍、偏盲中枢性面瘫及舌瘫假性延髓性麻痹失语等。大面积梗死患者起病急骤，临床表现危重可以有偏瘫偏身感觉减退甚至四肢瘫、脑疝、昏迷等。

脑梗死亦可通过各种实验室及影像学检查来辅助判断病情。血液化检查有利于发现脑梗死的危险因素。脑梗死的脑 CT 扫描的主要表现如下。①病灶的低密度：是脑梗死重要的特征性表现，此征象可能系脑组织缺血性水肿所致。②局部脑组织肿胀：表现为脑沟消失，脑池、脑室受压变形，中线结构向对侧移位即脑 CT 扫描显示有占位效应，此征象可在发病后 4～6 小时观察到。③致密动脉影：为主要脑动脉密度增高影，常见于大脑中动脉，是由于血栓或栓子较对侧或周围脑组织密度高而衬托出来，部分患者在缺血 24 小时内可出现。脑 MRI 检查能较早期发现脑梗死特别是脑干和小脑的病灶。T_1 在病灶区呈低信号，T_2 呈高信号，脑 MRI 检查能较早发现较小的梗死病灶，脑 MRI 弥散成像能反映新的梗死病变。MRI 在缺血性脑梗死早期诊断和鉴别诊断的评价中已显示出优势，近年来超导高档磁共振设备投入临床应用，基于平面回波（EPI）技术的磁共振弥散加权成像（DWI）及血流灌注加权成像（PWI）的应用，对脑梗死的早期诊断，以及在急性脑梗死区血流灌注变化等研究都取得了一定进展。DSA、MRA、经颅多普勒超声检查的主要目的是寻找脑血管病的血管方面的病因。经颅多普勒超声检查价格便宜方便能够及早发现较大的血管（如大脑前动脉大脑中动脉、大脑后动脉及基底动脉等）的异常。脑 MRA 检查简单、方便，可以排除较大动脉的血管病变，帮助了解血管闭塞的部位及程度。DSA 能够发现较小的血管病变并且可以及时应用介入治疗。

根据脑梗死发生的速度、病情是否稳定以及严重程度，将脑梗死分为以下五种类型。

1. 完全型脑梗死

指脑缺血 6 小时内病情即达到高峰，常表现为完全性偏瘫，一般病情较重。

2. 进展型脑梗死

指缺血发作 6 小时后病情仍在进行性加重，此类患者占 40% 以上。血栓的扩展、其他血管或侧支血管阻塞、脑水肿、高血糖高温、感染心肺功能不全、电解质紊乱等多可造成其进展，以前两种原因最多见。

3. 缓慢进展型脑梗死

起病 2 周内症状仍在进展。

4. 稳定型脑梗死

发病后病情无明显变化，一般认为颈内动脉系统缺血发作 24 小时以上，椎-基底动脉系统缺血发作 72 小时以上者，如病情稳定，可考虑稳定型脑卒中。此类型脑卒中脑 CT 扫描可见与临床表现相符的梗死灶机会多，提示脑组织已经有了不可逆的病损。

5. 可逆性缺血性神经功能缺损（RIND）

是指缺血性局灶性神经功能障碍在 24～72 小时才恢复，最迟在 4 周之内完全恢复者，不留后遗症。脑 CT 扫描没有相应部位的梗死病灶。

(四) 治疗

1. 一般处理

（1）呼吸与吸氧　①必要时吸氧，应维持氧饱和度＞94%。气道功能严重障碍者应给予气道支持（气管插管或切开）及辅助呼吸。②无低氧血症的患者不需常规吸氧。

（2）心脏监测与心脏病变处理　脑梗死后 24 小时内应常规进行心电图检查，根据病情，有条件时进行持续心电监护 24 小时或以上，以便早期发现阵发性心房颤动或严重心律失常等心脏病变；避免或慎用增加心脏负担的药物。

（3）体温控制　①对体温升高的患者应寻找和处理发热原因，如存在感染应给予抗生素治疗。②对体温＞38℃的患者应给予退热措施。

（4）血压控制

① 高血压：由于病前存在高血压、疼痛、恶心呕吐、颅内压增高、意识模糊、焦虑、卒中后应激状态等，约 70% 的缺血性卒中患者急性期血压升高。多数患者在卒中后 24 小时内血压自发降低。病情稳定而无颅内高压或其他严重并发症的患者，24 小时后血压水平基本可反映其病前水平。目前关于卒中后早期是否应该立即降压、降压目标值、卒中后何时开始恢复原用降压药及降压药物的选择等问题尚缺乏充分的可靠研究证据。目前给予的控制血压的推荐意见是：a. 准备溶栓者血压应控制在收缩压＜180mmHg、舒张压＜100mmHg。b. 缺血性脑卒中后 24 小时内血压升高的患者应谨慎处理。应先处理紧张焦虑、疼痛、恶心呕吐及颅内压增高等情况。血压持续升高，收缩压≥200mmHg 或舒张压≥110mmHg 或伴有严重心功能不全、主动脉夹层、高血压脑病的患者，可予降压治疗，并严密观察血压变化。可选用拉贝洛尔、尼卡地平等静脉药物，避免使用引起血压急剧下降的药物。c. 卒中后若病情稳定，血压持续≥140/90mmHg，无禁忌证，可于起病数天后恢复使用发病前服用的抗高血压药物或开始启动降压治疗。

② 卒中后低血压：卒中后低血压很少见，原因有主动脉夹层、血容量减少以及心排血量减少等。应积极寻找和处理原因，必要时可采用扩容升压措施。可静脉输注 0.9％氯化钠溶液纠正低血容量，处理可能引起心排血量减少的心脏问题。

（5）血糖

① 高血糖：约 40％的患者存在卒中后高血糖，当血糖超过 10mmol/L 时可给予胰岛素治疗。应加强血糖监测，血糖值可控制在 7.7～10mmol/L。

② 低血糖：卒中后低血糖发生率较低，尽管缺乏对其处理的临床试验，但因低血糖直接导致脑缺血损伤和水肿加重而对预后不利，故应尽快纠正。血糖低于 3.3mmol/L 时，可给予 10％～20％葡萄糖口服或注射治疗。目标是达到正常血糖。

（6）营养支持 卒中后由于呕吐、吞咽困难可引起脱水及营养不良可导致神经功能恢复减慢。应重视卒中后液体及营养状况评估，必要时给予补液和营养支持。正常经口进食者无需额外补充营养；不能正常经口进食者可鼻饲，持续时间长者可行胃造口管饲补充营养。

2. 特异性治疗

特异性治疗指针对缺血损伤病理生理机制中某一特定环节进行的干预。近年研究热点为改善脑血液循环的多种措施（如溶栓、抗血小板、抗凝、降纤、扩容等方法）及神经保护的多种药物。

（1）改善脑血液循环

① 溶栓：溶栓治疗是目前最重要的恢复血流措施，重组组织型纤溶酶原激活剂（rt-PA）和尿激酶是我国目前使用的主要溶栓药，现认为有效抢救半暗带组织的时间窗为 4.5 小时内或 6 小时内。

静脉溶栓：包括应用 rt-PA 和尿激酶。对缺血性脑卒中发病 3 小时内和 3～4.5 小时的患者，静脉溶栓的适应证：a. 由缺血性卒中导致的神经功能缺损症状；b. 症状出现<3 小时；c. 年龄≥18 岁；d. 患者或家属签署知情同意书。

禁忌证：a. 近 3 个月有重大头颅外伤史或卒中史；b. 可疑蛛网膜下隙出血；c. 近 1 周内有在不易压迫止血部位的动脉穿刺；d. 既往有颅内出血；e. 颅内肿瘤，动静脉畸形，动脉瘤；f. 近期有颅内或椎管内手术；g. 血压升高，收缩压≥180mmHg 或舒张压≥100mmHg；h. 活动性内出血；i. 急性出血倾向，包括血小板计数低于 100×10^9/L 或其他情况；j. 48 小时内接受过肝素治疗（APTT 超出正常范围上限）；k. 已口服抗凝药者 INR>1.7 或 PT>15 秒；l. 目前正在使用凝血酶抑制剂或Ⅹa 因子抑制剂，各种敏感的实验室检查异常（如 APTT、INR、血小板计数、ECT；TT 或恰当的Ⅹa 因子活性测定等）；m. 血糖<2.7mmol/L；n. CT 提示多脑叶梗死（低密度影>1/3 大脑半球）。

相对禁忌证，即下列情况需谨慎考虑和权衡溶栓的利弊：a. 轻型卒中或症状快速改善的卒中；b. 妊娠；c. 痫性发作后出现的神经功能损害症状；d. 近 2 周内有大型外科手术或严重外伤；e. 近 3 周内有胃肠或泌尿系统出血；f. 近 3 个月内有心肌梗死史。目前有研究认为对于静脉 rt-PA 溶栓的急性缺血性卒中患者，近期缺血性卒中与脑内出血风险增加无关，但是与死亡和出院时不良预后升高有关。

使用方法：尿激酶 100 万～150 万 IU 溶于生理盐水 100～200mL，持续静脉滴注 30 分钟。用药期间应严密监护患者：将患者收入重症监护病房或卒中单元进行监护；定期进行血压和神经功能检查，静脉溶栓治疗中及结束后 2 小时内，每 15 分钟进行一次血压测量和神经功能评估，然后每 30 分钟 1 次，持续 6 小时，以后每小时 1 次直至治疗后 24 小时；如出现严重头痛、高血压、恶心或呕吐或神经症状体征恶化，应立即停用溶栓药物并进行脑 CT 检查；如收缩压≥180mmHg 或舒张压≥100mmHg，应增加血压监测次数，并给予抗高血压药物；鼻饲管、导尿管及动脉内测压管在病情许可的情况下应延迟安置；溶栓 24 小时后，给予抗凝药或抗血小板药物前应复查颅脑 CT/MRI。溶栓患者的抗血小板或特殊情况下溶栓后还需抗凝治疗者，应推迟到溶栓 24 小时后开始。

② 血管内介入治疗：包括动脉溶栓、桥接、机械取栓、血管成形和支架术。当患者满足下列条件时，应接受支架取栓器血管内治疗：卒中前 mRS 评分为 0 或 1 分；急性缺血性卒中，发病 4.5 小时内根据专业医学协会指南接受了 rt-PA 溶栓治疗；梗死是由颈内动脉或大脑中动脉 M1 段闭塞所致；年龄≥18 岁；NISS 评分≥6 分；ASPECTS 评分≥6 分；可在 6 小时内起始治疗（腹股沟穿刺）。

静脉溶栓是血管再通的首选方法。静脉溶栓或血管内治疗都应尽可能减少时间延误。发病 6 小时内由大脑中动脉闭塞导致的严重卒中且不适合静脉溶栓的患者，经过严格选择后可在有条件的医院进行动脉溶栓。由后循环大动脉闭塞导致的严重卒中且不适合静脉溶栓的患者，经过严格选择后可在有条件的单位进行动脉溶栓，虽目前有在发病 24 小时内使用的经验，但也应尽早进行避免时间延误。机械取栓在严格选择患者的情况下单用或与药物溶栓合用可能对血管再通有效，但临床效果还需更多随机对照试验验证。对静脉溶栓禁忌的部分患者使用机械取栓可能是合理的。对于静脉溶栓无效的大动脉闭塞患者，进行补救性动脉溶栓或机械取栓（发病 8 小时内）可能是合理的。紧急动脉支架和血管成形术的获益尚未证实，应限于临床试验的环境下使用。

（2）抗血小板 ①不符合溶栓适应证且无禁忌证的缺血性脑卒中患者应在发病后尽早给予口服阿司匹林 150～300mg/d。急性期后可改为预防剂量（50～325mg/d）。②溶栓治疗者，阿司匹林等抗血小板药物应在溶栓 24 小时后开始使用。③对不能耐受阿司匹林者，可考虑选用氯吡格雷等抗血小板治疗。

（3）抗凝　①对大多数急性缺血性脑卒中患者，不推荐无选择地早期进行抗凝治疗。②关于少数特殊患者的抗凝治疗，在谨慎评估风险/效益比后慎重选择。③特殊情况下溶栓后还需抗凝治疗的患者，应在 24 小时后使用抗凝药。④对缺血性卒中同侧颈内动脉有严重狭窄者，使用急性抗凝的疗效尚待进一步研究证实。⑤凝血酶抑制剂治疗急性缺血性卒中的有效性尚待更多研究进一步证实。维生素 K 拮抗剂与抗血小板药物相比降低缺血性卒中发生率，并且不显著增加脑出血复发风险。需要随机对照试验验证抗凝治疗对脑出血合并房颤患者的临床净获益。目前这些药物只在临床研究环境中或根据具体情况个体化使用。

（4）降纤　对不适合溶栓并经过严格筛选的脑梗死患者，特别是高纤维蛋白血症者可选用降纤治疗。目前常用降纤药物有降纤酶、巴曲酶、安克洛酶；其他降纤制剂如蚓激酶、蕲蛇酶等临床也有应用。

（5）扩容　对一般缺血性脑卒中患者，目前尚无充分随机对照试验支持扩容升压可改善预后。对于低血压或脑血流低灌注所致的急性脑梗死如分水岭梗死可考虑扩容治疗，但应注意可能加重脑水肿、心力衰竭等并发症。

（6）扩张血管　对一般缺血性脑卒中患者，不推荐扩血管治疗。对于低血压或脑血流低灌注所致的急性脑梗死如分水岭梗死可考虑扩容治疗，但应注意可能加重脑水肿、心力衰竭等并发症。

（7）其他改善脑血液循环药物

① 丁基苯酞：丁基苯酞是近年国内开发的Ⅰ类新药，主要作用机制为改善脑缺血区的微循环，促进缺血区血管新生增加缺血区脑血流。几项评价急性脑梗死患者口服丁基苯酞的多中心随机、双盲、安慰剂对照试验显示：丁基苯酞治疗组神经功能缺损和生活能力评分均较对照组显著改善，安全性好。

② 人尿激肽原酶：人尿激肽原酶是近年国内开发的另一个Ⅰ类新药，具有改善脑动脉循环的作用。一项评价急性脑梗死患者静脉使用人尿激肽原酶的多中心随机、双盲、安慰剂对照试验显示：人尿激肽原酶治疗组的功能结局较安慰剂组明显改善并安全。

3. 神经保护

理论上，针对急性缺血或再灌注后细胞损伤的药物（神经保护药）可保护脑细胞，提高对缺血缺氧的耐受性。但缺乏有说服力的大样本临床观察资料。

（1）依达拉奉　是一种抗氧化剂和自由基清除剂，国内外多个随机双盲安慰剂对照试验提示依达拉奉能改善急性脑梗死的功能结局并安全。

（2）胞磷胆碱　Meta 分析提示卒中后 24 小时内口服胞磷胆碱的患者 3 个月全面功能恢复的可能性显著高于安慰剂组，安全性与安慰剂组相似。

（3）Cerebrolysin　是一种有神经营养和神经保护作用的药物，一项随机双盲安慰剂对照试验提示其安全并能改善预后。

（4）其他　钙通道阻滞药、兴奋性氨基酸拮抗剂、神经节苷脂、NXY-059、镁剂、吡拉西坦等在动物实验中的疗效都未得到临床试验证实。

4. 其他疗法

高压氧和亚低温的疗效和安全性还需开展高质量的随机对照试验证实。对大脑半球的大面积梗死，可视性开颅减压术和部分脑组织切除术。较大面积小脑梗死，尤其是影响到脑干功能或引起脑脊液循环阻塞的，可行后颅窝开颅减压和直接切除部分梗死的小脑，以解除脑干压迫，伴有脑积水危险的患者应进行脑室引流。对于血栓切除术的前循环急性缺血性卒中患者，与支架可回收装置作为一线治疗方案相比，采用接触抽吸术作为一线治疗方案并未增加手术结束时成功血运重建率。

5. 中医中药

多种药物如三七、丹参、红花、水蛭、地龙、银杏叶制剂等国内常有应用。中成药和针刺治疗急性脑梗死的疗效尚需更多高质量随机对照试验进一步证实，可根据具体情况和患者意愿决定是否选用。

6. 急性期并发症的处理

（1）脑水肿与颅内压增高　严重脑水肿和颅内压增高是急性重症脑梗死的常见并发症，是死亡的主要原因之一。

① 卧床，床头可抬高至 20°～45°避免和处理引起颅内压增高的因素，避免头颈部过度扭曲、激动、用力、发热、癫痫、呼吸道不通畅、咳嗽、便秘等。

② 可使用甘露醇 20％静脉滴注；必要时也可用甘油果糖或呋塞米等。

③ 对于发病 48 小时内、60 岁以下的恶性大脑中动脉梗死伴严重颅内压增高患者，可请脑外科会诊考虑是否行减压术。60 岁以上患者手术减压可降低死亡和严重残疾，但独立生活能力并未显著改善。因此应更加慎重，可根据患者年龄及患者/家属对这种可能结局的价值观来选择是否手术。

④ 对压迫脑干的大面积小脑梗死患者可请脑外科会诊协助处理。

（2）梗死后出血（出血转化）　脑梗死出血转化发生率为 8.5％～30％，其中有症状的为 1.5％～5％。心源性脑栓塞、大面积脑梗死、影像学显示占位效应、早期低密度征、年龄大于 70 岁、应用抗栓药物（尤其是抗凝药物）或溶栓药物等会增加出血转化的风险。症状性出血转化时应停用抗栓（抗血小板、抗凝）治疗等致出血药物。

（3）癫痫　缺血性脑卒中后癫痫的早期发生率为 2％～33％，晚期发生率为 3％～67％。目前缺乏卒中后是否需预防性使用抗癫痫药或治疗卒中后癫痫的证据。不推荐预防性应用抗癫痫药物。孤立发作一次或急性期痫性发作控制后；不建议长期使用抗癫痫药物。卒中后 2～3 个月再发的癫痫，建议按癫痫常规治疗进行长期药物治疗。卒中后癫痫持续状态建议按癫痫持续状态的治疗原则处理。

（4）吞咽困难　约 50％的卒中患者入院时存在吞咽困难，3 个月时降为 15％左右。为防治卒中后肺炎与营养不良，应重视吞咽困难的评估与处理。于患者进食前采用饮水试验进行吞咽功能评估。吞咽困难短期内不能恢复者可早期置入鼻胃管进食，吞咽困难长期不能恢复者可行胃造口进食。

（5）肺炎　约 5.6％的卒中患者合并肺炎，误吸是主要原因。意识障碍、吞咽困难是导致误吸的主要危险因素，其他包括呕吐、活动减少等。肺炎是卒中患者死亡的主要原因之一，15％～25％卒中患者死于细菌性肺炎。早期评估和处理吞咽困难和误吸问题，对意识障碍患者应特别注意预防肺炎。疑有肺炎的发热患者应给予抗生素治疗。

（6）排尿障碍与尿路感染　排尿障碍在卒中早期很常见，主要包括尿失禁与尿潴留。对排尿障碍进行早期评估和康复治疗，记录排尿日记。尿失禁者应尽量避免留置尿管，可定时使用便盆或便壶，白天每 2 小时一次，晚上每 4 小时一次。尿潴留者应测定膀胱残余尿，排尿时可在耻骨上施压加强排尿。必要时可间歇性导尿或留置导尿。有尿路感染者应给予抗生素治疗，但不推荐预防性使用抗生素。

（7）深静脉血栓形成和肺栓塞　深静脉血栓形成（deep venous thrombosis，DVT）的危险因素包括静脉血流淤滞、静脉系统内皮损伤和血液高凝状态。瘫痪重、年老及心房颤动者发生 DVT 的比例更高，症状性 DVT 发生率为 2％。DVT 最重要的并发症为肺栓塞。鼓励患者尽早活动、抬高下肢；尽量避免下肢（尤其是瘫痪侧）静脉输液。对于发生 DVT 及肺栓塞高风险且无禁忌者，可给予低分子量肝素或普通肝素，有抗凝禁忌者给予阿司匹林治疗。可联合加压治疗（长筒袜或交替式压迫装置）和药物预防 DVT，不推荐常规单独使用加压治疗；但对有抗栓禁忌的缺血性卒中患者，推荐单独应用加压治疗预防 DVT 和肺栓塞。对于无抗凝和溶栓禁忌的 DVT 或肺栓塞患者，首先建议肝素抗凝治疗，症状无缓解的近端 DVT 或肺栓塞患者可给予溶栓治疗。

7. 早期康复

卒中后在病情稳定的情况下应尽早开始坐、站、走等活动。卧床者病情允许时应注意肢体摆放。应重视语言、运动和心理等多方面的康复训练，目的是尽量恢复日常生活自理能力。

8. 早期开始二级预防

急性期卒中复发的风险很高，卒中后应尽早开始二级预防。

（五）常见误区

由于脑梗死的症状体征与下列疾病相似，诊断时需与下列疾病鉴别。

1. 脑出血

多在活动时或情绪激动时发病，有高血压病史而且血压波动较大，起病急，头痛、呕吐，意识障碍较多见，脑 CT 扫描可见高密度出血灶。

2. 蛛网膜下隙出血

各年龄组均可见，以青壮年多见，多在动态时起病，病进展急骤，头痛剧烈，多伴有恶心呕吐，多无局灶性神经功能缺损的症状和体征情况，头颅 CT、头颅 MRI 及脑脊液检查有助于明确诊断。

3. 硬膜下血肿或硬膜外血肿

多有头外伤史，病情进行性加重，出现急性脑部受压的症状，如意识障碍、头痛、恶心、呕吐等颅高压症状，瞳孔改变及偏瘫等。某些硬膜下血肿，外伤史不明确，发病较慢，老年人头痛不重，应注意鉴别。头部 CT 检查在颅骨内板的下方，可发现局限性或新月形高密度区，骨窗可见颅骨骨折线。

4. 脑肿瘤

缓慢进展型脑梗死，注意与脑肿瘤鉴别，原发脑肿瘤发病缓慢，脑转移肿瘤发病有时与急性脑血管病相似，应及时做脑 CT 扫描，如果脑肿瘤与脑梗死不能鉴别，最好做脑 MRI 检查，以明确诊断。

三、脑出血

脑出血（intracerebral hemorrhage，ICH）是中老年常见的脑血管急症，是脑血管病中死亡率最高的临床类型，占全部脑卒中的 20%～30%，急性期病死率为 30%～40%。脑水肿、颅内压增高和脑疝形成是致死的主要原因。ICH 预后与出血量、出血部位及有无并发症有关。脑干、丘脑和大量脑室出血预后较差。

（一）病因与发病机制

1. 病因

ICH 病例中大约 60% 是因高血压合并小动脉硬化所致，高血压伴发脑内小动脉病变，当血压骤升时破裂出血，又称高血压脑出血。约 30% 由动脉瘤或动-静脉血管畸形破裂所致。其他病因包括脑动脉粥样硬化、血液病（如白血病、再生障碍性贫血、血小板减少性紫癜、血友病、红细胞增多症等）、脑淀粉样血管病变、抗凝或溶栓治疗并发症等。

2. 发病机制

通过大量临床及病理观察，目前大多数学者认为，脑出血不是单一因素引起，而可能是几种综合因素所致。单纯血压升高不足以引起脑出血，脑出血多在高血压所引起的慢性动脉病变的基础上发生。

（1）微动脉瘤形成与破裂 微动脉瘤又称粟粒状动脉瘤，它的形成与破裂导致高血压脑出血是目前公认的主要发病机制。微动脉瘤是高血压造成脑动脉损害的结果，多见于灰质结构，尤其是壳核、苍白球、丘脑、脑桥和齿状核等颅内区域，与高血压脑出血的好发部位一致。

（2）小动脉壁受损出血 高血压患者的动脉，无论是颈内动脉还是椎-基底动脉系统，动脉硬化的程度均较血压正常者常见且严重。现已证明，长期高血压对脑实质内直径为 $100\sim1300\mu m$ 的穿动脉的内膜及管壁起到损害作用，尤其是从大脑前动脉、大脑中动脉发出的豆纹动脉和从基底动脉发出的丘脑穿动脉受累更为严重。由于这些动脉是直接发自大动脉的终动脉，其所承受的跨壁压不像皮质小动脉那样逐渐降低。早期小动脉出现痉挛性改变，到了中、晚期，小动脉壁出现退行性改变，血浆内的脂质通过损害的内膜进入内膜下，使内膜通透性增加，血浆和脂肪等其他成分积聚在血管壁内，形成脂质透明变性、纤维蛋白样坏死和节段性的动脉结构破坏，最后导致管壁坏死。当血压或血流急剧变化时容易破裂出血。

（3）脑淀粉样血管病 脑淀粉样血管病是一种选择性发生在脑血管的病变，主要侵犯软脑膜动脉和皮质动脉，并可波及脑实质的小动脉，使受累血管的中层和外膜出现淀粉样物质沉积，导致颅内小动脉管壁发生淀粉样变性，受累的动脉失去收缩功能，在血流动力学改变时，容易发生破裂出血。此型多见于老年人，血肿多发生于枕叶、颞叶和额叶等大脑半球的周边区，而不累及基底节、小脑和脑干。常表现为多灶性、复发性脑出血，并且出血量往往较大，血肿也可通过皮质破入蛛网膜下隙或侧脑室。一般认为，脑淀粉样血管病与高血压无明显关系，但可与高血压并存，应注意鉴别。

（4）脑软化后出血 高血压引起的小动脉痉挛和动脉粥样硬化斑块脱落导致的脑动脉栓塞，可使脑组织发生缺血性软化和继发性脑血管壁坏死，致使血管周围支持力减弱发生出血。

（5）脑动脉的外膜和中层在结构上薄弱 大脑中动脉与其发生的深穿支——豆纹动脉呈直角，这种解剖结构在用力、激动等使血压骤然升高的因素作用下，该血管容易破裂出血。

3. 病理生理

高血压脑出血的动脉系直接来自颅底较大的动脉，由于其管径小、行径长，经常会受到较大动脉血流的冲击，加之脑动脉的外膜和中膜结构较薄且中层纤维少，没有外弹力纤维，同时伴有小动脉变性增厚、微动脉瘤形成及小动脉壁受损等病理变化，当血压发生急剧波动时，极易破裂出血。

一次高血压脑出血通常在 30 分钟内停止，致命性脑出血可直接导致死亡。颅脑 CT 动态监测发现 ICH 有稳定型和活动型两种，后者的血肿形态常不规则，密度不均一，发病后 3 小时内血肿迅速扩大；前者的血肿保持相对稳定，血肿体积扩大不明显。多发性 ICH 多见于脑淀粉样血管病变、血液病和脑肿瘤等患者。

脑内出血后，出血区为大量完整的红细胞，血肿呈暗红色，其周围脑组织发生水肿，毛细血管充血并可破裂形成点状出血。随着时间的延长，红细胞破裂，血肿逐渐液化吸收，遗留下小的囊腔；腔壁软化坏死组织和斑点状出血可被大量吞噬细胞清除，伴有星形胶质细胞增生、胶质纤维形成，可将腔壁填平而致局部萎缩，形成腔隙。

小量脑内出血时，血液仅渗透在神经纤维之间，对脑组织的破坏较少；而大量脑出血时，可导致脑组织受压、破坏、推移、变形等直接的损害，并进一步发展成血肿周围脑组织水肿、缺血以及脑脊液循环障碍等继发性损害，使颅内压逐步或快速增高，形成恶性循环，严重时发生脑疝危及患者生命。

脑出血多数发生在大脑半球内，只有少部分原发于小脑、脑干和脑室。基底节区壳核出血最多见，占 50%～70%。出血动脉主要来源于大脑中动脉深穿支、外侧豆纹动脉，出血多在壳核外侧部分，出血量较小者仅局限于壳核范围或外囊；大量出血通常向后上方扩展，并向内侧侵入，压迫或破坏内囊纤维，有时破入侧脑室内；也可沿白质纤维走向，侵入额、颞或顶叶皮质下形成脑叶血肿或穿破大脑皮质形成继发性蛛网膜下隙出血。

丘脑出血次之，占 20% 左右，多因丘脑穿动脉或丘脑膝状体动脉破裂所致。前者多为丘脑内侧核出血，后者多为丘脑外侧核出血，出血范围多大于丘脑边界，可直接或间接累及内囊结构。出血量大时易破入第三脑室或向下丘脑、中脑延伸。

脑叶出血或称大脑皮质下出血，占 15% 左右。出血可有皮质下动脉破裂引起或由基底节区出血扩延所致。青壮年脑叶出血多因动静脉破裂引起，多发生在顶叶、颞叶、枕叶。

小脑出血，占 10% 左右，多源于小脑上动脉及小脑后下动脉的穿支，好发部位是小脑齿状核，很少见于蚓部。出血可通过小脑脚延伸到脑干，也可破入第四脑室。

原发性脑干出血，占 10% 左右，主要源于基底动脉的旁中央支。血肿多位于脑桥基底部与被盖部交界处，可向中脑方向扩展或向后破入第四脑室，极少向延髓扩展。

脑室出血分为原发性脑室出血与继发性脑室出血两种。原发性脑室出血占脑出血的 2% 左右，系指脑室脉络丛、脑室内和脑室壁血管以及室管膜下 1.5cm 以内的脑室旁区的出血；最常见部位为侧脑室，其次是第三脑室和第四脑室；一般都合并有继发性蛛网膜下隙出血。继发性脑室出血较为多见，多为脑实质内出血破入脑室所致。

（二）诊断要点

中年以上高血压患者突然头痛、呕吐、意识障碍、偏瘫或脑膜刺激征，应高度怀疑脑出血。如果昏迷严重而局灶症状不明显，应与肝性脑病、尿毒症昏迷、低血糖昏迷、药物毒物所致昏迷相鉴别，此类疾病多为弥散性脑损伤，可以缺乏神经系统局灶体征。此时病史、体格检查和相关实验室及影像学检查有助于鉴别诊断。

（三）病情判断

脑出血患者的病情除和出血部位有关外，还有一些指标与其相关：

1. 意识障碍程度

意识障碍是人体大脑功能发生紊乱的一种表现。根据意识障碍发生的程度不同，临床分为三种：昏迷、昏睡、嗜睡。昏迷是最严重的一种表现，是病情危重的指标之一，系指意识不清、呼之不应、推之不动、重压眶上切迹和刺激无反应；昏睡是指患者不能自动醒来，强烈而持续地呼唤、推摇可能会睁开眼睛、呻吟和躲避，但不能进行有效的交谈；嗜睡是指给予强烈而持续的刺激患者可暂时醒来，可以进行交谈，但是当刺激停止时就又入睡了。意识障碍程度越重，病情越严重，疾病越凶险。没有意识障碍的脑出血，即一直保持清醒的脑出血患者，一般没有生命危险。

2. 血压

脑出血时如果血压较高、出血量大，可形成血肿，使颅内压增高，而由于延髓的血管舒缩，可使血压进一步升高，甚至引起再次出血。因此，脑出血的急性期血压越高，危险性越大，预后越差。

3. 年龄

随着年龄的增加，身体重要器官如心、肾等脏器的功能日趋减退，一旦发生脑出血，全身各系统容易发生并发症而导致死亡。据统计，年龄小于 49 岁的脑出血患者，恢复满意率达到 90% 以上，而 60 岁以上的患者病死率则明显上升。

4. 实验室及影像学检查

（1）血常规、尿常规和血糖　重症脑血管病患者在急性期血常规检查可见白细胞增高，可有尿糖与蛋白尿阳性，脑出血急性期血糖增高由应激反应引起，血糖升高不仅直接反映机体代谢状态，而且反映病情的严重程度。血糖越高，应激性溃疡、脑疝、代谢性酸中毒、氮质血症等并发症发生率越高，预后越差。

（2）头颅 CT 检查　临床疑诊脑出血时首选 CT 检查，可显示圆形或卵圆形均匀高密度血肿，边界清楚，并可确定血肿部位、大小、形态以及是否破入脑室、血肿周围水肿带和占位效应等；如脑室大量积血可见高密度铸型，脑室扩张，1 周后血肿周围可见环形增强，血肿吸收后变为低密度或囊性变，CT 动态观察可发现进展型脑出血。CT 检查对诊断脑出血非常可靠，不仅可以反映出血的具体部位，还可以估计出血量的多少、血肿的大小和由于出血造成的脑组织移位、受破坏的程度，为预测脑出血的病情提供了可靠、客观的依据。一般来说，血肿位于脑组织深部者比位于表浅者更加凶险；同一部位的血肿，血肿越大，危险性越大；同样大的血肿，出血快者较出血慢者凶险。

（3）MRI 检查　可发现 CT 不能确定的脑干或小脑小量出血，能分辨病程 4～5 周后 CT 不能辨认的脑出血，区别陈旧性脑出血与脑梗死，显示血管畸形流空现象，并可根据血肿信号的动态变化（受血肿内血红蛋白变化的影响）判断出血时间。①超急性期（0～2 小时）：血肿为 T_1 低信号、T_2 高信号，与脑梗死不易区别。②急性期（2～48 小时）：为 T_1 等信号、T_2 低信号。③亚急性期（3 天～3 周）：T_1、T_2 均呈高信号。④慢性期（＞3 周）：呈 T_1 低信号、T_2 高信号。DSA 全脑血管造影检查：脑血管造影曾经是脑出血的主要诊断手段，因其不能显示血肿本身，仅能根据血肿周围相关血管的移位来推测血肿的部位及大小，且 DSA 检查为一项有创检查，目前一线应用已明显减少。值得一提的是，DSA 在脑出血原因的鉴别上仍意义重大，因其可直观地看到脑血管的走行及形态，当怀疑有脑血管畸形或动脉瘤破裂的患者应该需要做 DSA 检查明确诊断。

（四）治疗

脑出血是急性脑血管疾病中常见病之一，其病程可分为急性期、恢复期及后遗症期。急性期指发病后的 3 周内，此期脑组织受到破坏、水肿严重、脑功能紊乱，机体处于应激状态，死亡率高。恢复期和后遗症期主要是功能的恢复过程。因此，急性期的治疗极其重要。急性期的治疗主要包括现场急救处理、内科治疗和手术治疗。

1. 现场急救处理

预诊护士必须及时接待患者，快速反应，准确分诊，尽快将患者送到诊室。对昏迷患者需保持呼吸道通畅，可将头歪向一侧或侧卧位，头部抬高 20°，给予吸氧并及时清除口腔和呼吸道分泌物，对呼衰患者必要时行气管切开给予人工通气。接诊医师简明扼要询问病史，做较全面体检，对血压过高、脑疝危象、抽搐者给予及时处理；各种检查妥善安排，尽量减少不必要的搬动。对危重患者及时开通静脉。对暂时无法收住院的危重患者，留置抢救室或诊室内抢救治疗，并做好交接班。对濒死无法抢救的患者，在向家属交代病情的同时，给予人道主义处理。

2. 内科治疗

急性期内科治疗原则是制止继续出血和防止再出血，减轻和控制脑水肿，预防和治疗各种并发症，维持生命体征。

（1）一般治疗 ①绝对卧床休息，一经确诊尽量避免搬动：起病 24 小时内原则上以就地抢救为宜，尤其对昏迷较重、有脑疝形成者更要注意。②保持呼吸道通畅，给氧，防止并发症：对意识不清的患者应及时清除口腔和鼻腔的分泌物或呕吐物，头偏向一侧或侧卧位。必要时气管插管或行气管切开术。③保持水、电解质平衡及营养支持：急性期最初 24～48 小时应予禁食，并适当静脉输液，每日控制在 1500～2000mL。48 小时后，如果意识好转，且吞咽无障碍者可试进流质，少量多餐，否则应下胃管鼻饲维持营养。④保持功能体位，防止肢体畸形。

（2）控制血压 脑出血急性期血压高，可首先脱水降颅压，血压仍过高，应给予降血压治疗。当 SBP＞200mmHg 或 MAP＞150mmHg 时，要用持续静脉抗高血压药物积极降低血压；当 SBP＞180mmHg 或 MAP＞130mmHg 时，如果同时有疑似颅内压增高的证据，要考虑监测颅内压，可用间断或持续静脉抗高血压药物来降低血压，但要保证脑灌注压＞60～80mmHg。若无颅内压增高的证据，降压目标为 160/90mmHg 或 MAP 110mmHg。药物选择乌拉地尔、非诺多泮、尼卡地平、拉贝洛尔等。

对低血压的处理，要首先分析原因，区别情况加以处理。引起低血压的原因如下：①脱水过量、补液不足；②大量呕吐失水或伴有应激性溃疡导致失血；③并发严重的感染；④心力衰竭、心律失常；⑤抗高血压药、镇静药及血管扩张药使用过量；⑥呼吸不畅并酸中毒；⑦脑疝晚期等。在针对病因处理的同时，可静滴多巴胺、间羟胺等，将血压提升并维持在 150/90mmHg 左右为宜。

脑出血恢复期应积极控制血压，尽量将血压控制在正常范围内。

（3）控制脑水肿、降低颅内压 脑出血后脑水肿约在 48 小时达高峰，维持3～5 天后逐渐消退，可持续 2～3 周或更长。脑水肿可使颅内压（ICP）增高，并致脑疝形成，是影响 ICH 死亡率及功能恢复的主要因素。积极控制脑水肿、降低 ICP 是 ICH 急性期治疗的重要环节。不建议用激素治疗减轻脑水肿。

（4）止血治疗 止血药物如 6-氨基己酸、氨甲苯酸、巴曲酶（立止血）等对高血压脑出血的作用不大。如有凝血功能障碍，可针对性给予止血药物治疗，例如肝素治疗并发的脑出血可用鱼精蛋白中和，华法林治疗并发的脑出血用

维生素 K_1 拮抗。

（5）防治并发症　①感染：发病早期病情较轻又无感染证据者，一般不建议常规使用抗生素；合并意识障碍的老年患者易并发肺部感染或因导尿等易合并尿路感染，可给予预防性抗生素治疗；若已经出现系统感染，则根据经验或药敏结果选用抗生素。②应激性溃疡：对重症或高龄患者应预防应用 H_2RB。一旦出血按消化道出血的治疗常规进行。③抗利尿激素分泌异常综合征：即稀释性低钠血症，可发生于 10％ICH 患者。应限制水摄入量在 $800\sim1000mL/d$，补钠 $9\sim12g/d$。④脑耗盐综合征：系因心钠素分泌过高所致的低钠血症，治疗时应输液补钠。低钠血症宜缓慢纠正，否则可导致脑桥中央髓鞘溶解症。⑤痫性发作：有癫痫频繁发作者，可静脉注射地西泮 $10\sim20mg$ 或苯妥英钠 $15\sim20mg/kg$ 缓慢静注以控制发作。⑥中枢性高热：多采用物理降温，可试用溴隐亭治疗。⑦下肢深静脉血栓形成或肺栓塞：一旦发生，应给予普通肝素 $100mg/d$ 静滴或低分子量肝素 $4000U$ 皮下注射，2 次/天。对高危患者可预防性治疗。

3. 手术治疗

下列情况需考虑手术治疗：①壳核出血≥30mL，丘脑出血≥15mL；②小脑出血≥10mL 或直径≥3cm 或合并明显脑积水；③重症脑室出血（脑室铸型）；④合并脑血管畸形、动脉瘤等病变。患者处于深昏迷、濒死状态、呼吸骤停、双侧瞳孔散大，有这种情况之一者应暂缓手术。高血压脑出血的手术方法应根据患者的出血量、出血部位、手术距离、出血的时间、患者的年龄和全身情况以及手术者的经验来决定，个体化的原则同样适用于脑出血，对每个患者都要具体分析，全面考虑，做出决策。常用清除血肿的手术方法有以下几种。

（1）神经内镜治疗技术　是在颅骨上钻一个小孔，送入颅内镜，直达血肿部位。在电子监视设备的引导下，利用导管上的通道，一边在出血点直接给药止血，一边清理吸出残留的凝血块。具有手术时间短、创伤小等优点，避免了开颅手术对脑组织大量暴露、切开、牵拉等可能带来的后遗症，有助于患者的迅速康复。

（2）定向软管血肿吸引术　也称方体定向软管吸引术，是近年来国内新兴的一种微创救治新技术，可在病房床边或 CT 下可视操作完成。它是利用方体定向原理对脑出血部位准确定位后，定向锥颅建立进入颅内血肿靶点通道，并由此在出血部位置入一根或多根软的硅胶管吸引血肿，术后反复注入纤溶药物，将血凝块溶解，由置入的硅胶管流出。此种术式具有简便价廉、恢复快等优点，适合危重患者的早期救治，有助于患者早期康复。

（3）开颅血肿清除术　是传统术式，但对血肿很大或已出现脑疝的危重患者，开颅在直视下彻底清除血肿、止血，并行减压术仍是一种可行的手术方法，近年来显微外科技术的应用可使手术更为安全精细。

第二节　癫痫与癫痫持续状态

癫痫是多种原因导致的大脑神经元突然高度同步化异常放电所致的临床综合征。由于异常放电神经元的位置不同及异常放电波及的范围差异，导致患者的发作形式不一，可表现为感觉、运动、意识、精神、行为、自主神经功能障碍或兼有之，但其临床表现均具有发作性、短暂性、重复性和刻板性的特点。①发作性，即症状突然发生，持续一段时间后迅速恢复，间歇期正常。②短暂性，即发作持续时间非常短，通常为数秒钟或数分钟，除癫痫持续状态外，很少超过半小时。③重复性，即第一次发作后，经过不同间隔时间会有第二次或更多次发作。④刻板性，指每次发作的临床表现几乎一致。临床上每次发作或每种发作的过程称为痫性发作，一个患者可有一种或数种形式的痫性发作。在癫痫发作中，一组具有相似症状和体征特性所组成的特定癫痫现象称为癫痫综合征。

癫痫持续状态（SE）或称癫痫状态，传统定义是癫痫连续发作之间意识尚未完全恢复又频繁再发或癫痫发作持续 30 分钟以上未自行停止。目前观点认为，如果患者出现全面强直，阵挛性发作（GTCS）持续 5 分钟以上即有可能发生神经元损伤，对于 GTCS 患者若发作持续时间超过 5 分钟就该考虑 SE 的诊断，并按紧急处理。任何类型的癫痫均可出现 SE，其中 GTCS 最常见，危害性也最大。

癫痫持续状态是内科常见急症，若不及时抢救可因高热、循环衰竭、电解质失调或神经元兴奋毒性损伤导致永久性脑损伤，致残率和病死率均很高。

一、病因与发病机制

（一）病因

癫痫不是独立的疾病，而是一组疾病或综合征，其病因复杂多样，可分为三大类。①症状性癫痫：由各种明确的中枢神经系统结构性损伤或功能异常所致，如颅脑外伤、脑血管病、脑肿瘤、中枢神经系统感染、遗传代谢障碍性疾病、药物或毒物等。也称为继发性癫痫。②特发性癫痫：病因不明，神经系统检查、神经影像学、甚或脑的病理形态检查往往未能发现异常，也无代谢障碍性疾病，常在儿童及青春期发病，称为特发性或原发性癫痫，可能与遗传因素有关。③隐源性癫痫：临床表现提示为症状性癫痫，但目前的检查手段不能发现明确的病因。

其占全部癫痫的 60%～70%。

癫痫的获得性病因有以下几种。①产前及围生期所造成的脑损伤：母亲在妊娠早期阶段患病毒性感染（如风疹病毒、疱疹病毒、埃可病毒），接受放射线照射或接触有毒物质等均可引起胎儿发育异常及癫痫发作。产伤、新生儿窒息、新生儿颅内出血等也可能是日后癫痫的病因。②颅脑外伤：脑挫裂伤、颅内血肿、颅骨骨折等发生外伤性癫痫的概率比脑震荡高。癫痫发作可发生在外伤当时或外伤后数周至 1 年，多数在外伤后 6～12 个月，也有长达数年者。③颅内占位病变：是晚发性癫痫的常见原因。大约 1/3 的颅内肿瘤引起癫痫发作，离大脑皮质越远的部位发生癫痫的机会越小，约 1/2 的大脑半球肿瘤有癫痫发作，而脑干肿瘤有癫痫发作者仅为 0.74%～15%。其他颅内占位病变，如脑脓肿、慢性硬膜下血肿及慢性肉芽肿病变（如结核瘤、梅毒树胶肿等）也都可引起癫痫发作。④感染：中枢神经系统的细菌、病毒及寄生虫感染均可导致局灶或全身性癫痫发作。⑤脑血管病：是 50 岁以上癫痫患者除肿瘤以外的主要病因。12.5%～20%的卒中患者伴发癫痫。脑动脉硬化、脑静脉血栓形成及脑动静脉畸形等引起大脑皮质缺血、出血的任何原因，也都能引起癫痫发作。⑥代谢障碍及中毒性脑病：低血糖、低血钙、低血钠、尿毒症、间歇性卟啉病、子痫、高血糖高渗状态、突然停服长期服用的巴比妥类等镇静安眠药、戒酒、慢性铅中毒、大剂量青霉素等均可导致癫痫发作。⑦脑缺氧：心肺功能障碍及其他原因引起的严重急性脑缺氧所致的昏迷，广泛的肌阵挛是常见的表现，也可发生全身强直-阵挛发作。⑧其他：如中枢神经系统脱髓鞘性疾病、结缔组织病、老年痴呆等均可伴发癫痫。

据统计，有 60%～80%癫痫初发年龄在 20 岁以前，各年龄段的病因各不相同，其分布见表 5-1。

表 5-1 各年龄组癫痫的常见原因

年龄段/岁	常见病因
1～2	围生期损伤、先天性疾病、代谢性障碍
2～12	急性感染、原发性癫痫、围生期损伤、发热惊厥
12～18	原发性癫痫、颅脑外伤、血管畸形、围生期损伤
18～35	颅脑外伤、脑肿瘤、原发性癫痫
35～65	脑肿瘤、颅脑外伤、脑血管疾病、代谢障碍（如尿毒症、肝性脑病、低血糖和电解质紊乱等）
＞65	脑血管疾病、脑肿瘤、阿尔茨海默病伴发癫痫持续状态最常见的原因是不恰当地停用抗癫痫药物或因急性脑病、脑卒中、脑炎、外伤、肿瘤和药物中毒等引起。不规范抗癫痫药物治疗、感染、精神因素、过度疲劳、孕产和饮酒等均可诱发。

（二）发病机制

1. 痫性放电的起始

神经元异常放电是癫痫发病的电生理基础。致痫灶神经元的膜电位与正常神经元不同，在每次动作电位之后出现阵发性去极化漂移，同时产生高幅高频的棘波放电。神经元异常放电可能由于各种病因导致离子通道蛋白和神经递质或调质异常，出现离子通道结构和功能改变，引起离子异常跨膜运动所致。

2. 痫性放电的传播

异常高频放电反复通过突触联系和强直后易化作用诱发周边及远处的神经元同步放电，从而引起异常电位的连续传播。异常放电局限于大脑皮质的某一区域时，表现为部分性发作；若异常放电在局部反馈回路中长期传导，表现为部分性发作持续状态；若异常放电不仅波及同侧半球同时扩散到对侧大脑半球，表现为继发性全面性发作；若异常放电广泛投射至双侧大脑皮质并使网状脊髓束受到抑制时则表现为全身强直-阵挛性发作。

3. 痫性放电的终止

可能机制是脑内各层结构的主动抑制作用，即癫痫发作时，癫痫灶内产生巨大突触后电位，后者激活负反馈机制，使细胞膜长时间处于过度去极化状态，从而抑制异常放电扩散，同时减少癫痫灶的传入性冲动，促使发作放电的终止。

癫痫的病因错综复杂，病理改变亦呈多样化，典型改变为海马硬化（HS）。HS 既可以是癫痫反复发作的结果，又可能是癫痫反复发作的病因，与癫痫治疗成败密切相关。HS 肉眼观察表现为海马萎缩、坚硬；组织学表现为双侧 HS 病变多呈现不对称性，往往发现一侧有明显的 HS 表现，而另一侧海马仅有轻度的神经元脱失。苔藓纤维出芽是 HS 患者另一重要的病理表现。此外，HS 患者还可发现齿状回结构的异常。

二、诊断

（一）诊断原则

根据 2022 年版中国癫痫诊疗指南，癫痫的诊断可分为五个步骤。

（1）确定发作性事件是否为癫痫发作 涉及发作性事件的鉴别，包括诱发性癫痫发作和非诱发性癫痫发作的鉴别。传统上，临床出现两次（间隔至少 24 小时）非诱发性癫痫发作时就可诊断癫痫。

（2）确定癫痫发作的类型 按照 ILAE 癫痫发作分类来确定。

（3）确定癫痫及癫痫综合征的类型 按照 ILAE 癫痫及癫痫综合征分类系统

来确定。

(4) 确定病因。

(5) 确定残障和共患病。

(二) 诊断手段

1. 病史采集要点

由于患者发作时多数有意识障碍，叙述不清发作的情况，必须详细询问其亲属或目击者。采集病史时应重点询问以下内容。

(1) 现病史　①首次发作年龄；②发作前状态或促发因素（觉醒、清醒、睡眠、饮酒、心理压力、前驱症状及与月经的关系等）；③发作最初时的症状/体征（先兆、运动性表现等）；④发作时表现（意识状态、睁/闭眼、姿势、肌张力、运动症状、舌咬伤、尿失禁等）；⑤发作演变过程和持续时间；⑥发作后表现（清醒、烦躁、Todd 麻痹、失语、遗忘等）；⑦发作频率和严重程度（包括持续状态史）；⑧脑电图检查及其他辅助检查情况（血压、血糖、电解质、心电图、头部影像学等）；⑨其他发作形式（如有，应按上述要点询问发作细节）；⑩抗癫痫药物使用情况（种类、剂量、疗程、疗效、不良反应、依从性等）；⑪发作间期状态（精神症状、记忆力、焦虑、抑郁等）；⑫发作后精神运动发育情况。

(2) 既往史　①围生（早产、难产、缺氧窒息、产伤等）；②中枢神经系统其他病史（感染、外伤、脑卒中、遗传代谢疾病等）；③生长发育史（精神运动发育迟滞、倒退）；④有无新生儿惊厥及热惊厥史（简单型、复杂型）。

(3) 家族史　各级亲属中是否有癫痫发作或与之相关的疾病（如偏头痛、热惊厥、睡眠障碍、遗传代谢疾病等）。

(4) 疾病的影响　①求学困难；②失业；③不能驾车；④被过度保护；⑤心理压力等。

2. 体格检查要点

全身检查重点应放在神经系统，包括意识状态、精神状态、局灶体征（偏瘫/偏盲等）、各种反射及病理征等。注意观察头颅形状和大小、外貌、身体畸形及排查某些神经皮肤综合征。体格检查对癫痫的病因诊断有初步提示作用。有些体征则可能提示抗癫痫药物的不良反应。

3. 进一步检查项目

(1) 脑电图（EEG）　癫痫发作最本质的特征是脑神经元异常过度放电，而 EEG 是能够反映脑电活动最直观、便捷的检查方法，是诊断癫痫发作、确定发作和癫痫的类型最重要的辅助手段，为癫痫患者的常规检查。当然，临床应用中也必须充分了解 EEG（尤其头皮 EEG）检查的局限性，必要时可延长监测时间或多次检查。

（2）神经影像学检查　包括 CT 和 MRI，可确定脑结构异常或病变，对癫痫及癫痫综合征诊断和分类颇有帮助，有时可以做出病因诊断。磁共振成像（MRI）较敏感，对于发现脑部结构性异常有很高的价值。头部 CT 检查在显示钙化性或出血性病变时较 MRI 有优势。其他影像学检查，如功能磁共振（fMRI）、磁共振波谱（MRS）、单光子发射计算机断层扫描（SPECT）、正电子发射断层扫描（PET）等，能从不同角度反映脑部代谢变化，辅助癫痫灶的定位。

（3）其他辅助检查　为明确癫痫发作的病因，应根据患者的具体情况选择性的进行检查。常用的辅助检查如下。

① 血液检查：包括血常规、血糖、电解质、肝肾功能、血气、丙酮酸、乳酸等方面的检查，能够帮助查找病因。临床怀疑中毒时，应进行毒物筛查。

② 尿液检查：包括尿常规及遗传代谢病的筛查。

③ 脑脊液检查：主要为排除颅内感染性疾病，对某些遗传代谢病的诊断也有帮助。

④ 心电图：有助于发现容易误诊为癫痫发作的某些心源性发作（如心律失常所致的晕厥发作），从而避免因使用某些抗癫痫药物而可能导致严重后果。

⑤ 基因检测：目前已经成为重要的辅助诊断手段之一。通过检测已知的癫痫致病基因，可以用于癫痫的病因学诊断。

（三）鉴别诊断要点

（1）晕厥　为脑血流灌注短暂、全面不足所致的意识瞬间丧失，主要由血管运动失调或心血管疾病引起，多有明显的诱因，如疼痛、情绪激动等。晕厥发生前一般先有头晕、胸闷、眼前发黑等症状，发作时面色苍白、出汗，有时脉搏微弱。少数患者可伴短暂抽搐、尿失禁，有时需脑电图和心电图检测来鉴别。

（2）假性痫性发作　又称心因性发作，多有情绪或心理诱发因素，发作形式不典型，非刻板，发作时间相当长，意识不丧失，一般不伴有自伤和尿失禁，脑电图正常，伴有过度换气的恐惧发作或焦虑发作可能出现感觉症状、抽搐等。

（3）短暂性脑缺血发作　为脑局部血液灌注不足所致的功能障碍，表现为功能抑制的现象。多见于老年人，常有动脉硬化、冠心病、高血压、糖尿病等病史，临床症状多为缺失症状（感觉丧失或减退、肢体瘫痪）、肢体抽动不规则，也无头部和颈部的转动，症状常持续 15 分钟到数小时，脑电图无明显痫性放电；而癫痫见于任何年龄，以青少年为多，前述危险因素不突出，癫痫多为刺激症状（感觉异常、肢体抽搐），发作持续时间多为数分钟，极少超过半小时，脑电图上多有痫性放电。

（4）低血糖症　血糖水平低于 2mmol/L 时可产生局部癫痫样抽动或四肢强

直发作，伴意识丧失，常见于胰岛 B 细胞瘤或长期服用降糖药的 2 型糖尿病患者，病史有助于诊断。

三、病情判断

（一）紧急评估

包括病情评价和身体状况评价。观察患者发作形式，了解病情和病史，明确癫痫的诊断；同时评估心肺功能，维持呼吸道通畅，必要时给予药物或设备支持，维持生命体征稳定。

（二）判断发作类型

1. 全面性起源

发作最初的临床症状表明在发作开始时即有双侧半球受累，往往伴有意识障碍。运动性症状是双侧性的。发作期 EEG 最初为双侧半球广泛性放电。

（1）运动性发作

① 强直-阵挛发作：为最常见的发作类型，常见于儿童及青少年。意识丧失、双侧强直后出现阵挛是此型发作的主要临床特征。

a. 发作前期：表现为头及双眼转动及反复发声。

b. 肌阵挛期：表现为肢体及面部不规则抖动，10～20 秒后进入强直期。

c. 强直期：表现为四肢肌肉强直性收缩，肘半屈并外展，下肢屈曲外旋，牙关紧闭也有半张开，头及躯干稍屈曲因而头离开枕头。此后继之以四肢伸直，牙关紧闭可以咬破舌头，由于空气从喉中突然喷出产生"强直性癫痫喊叫"，此种状态持续时间较长，而后肘半屈前壁紧靠前胸，双下肢伸直外旋。此时血压心率增加、出汗、膀胱压力增高导致遗尿。膈肌及胸廓肌肉强直性收缩可出现青紫。

d. 阵挛期：表现为强直收缩和张力丧失交替出现，瞳孔散大或缩小。此期约持续 30 秒，停止后因括约肌松弛而尿失禁。

e. 发作后期：发作后即刻呼吸节律恢复，瞳孔散大，有时可有短时窒息。此后于短时间松弛后肌张力增高尤其是面及咀嚼肌。呼吸呈鼾声，唾液呈泡沫状喷出，如舌被咬破则为粉红色泡沫。还可以有恶心、呕吐。此期持续数秒至 4 分钟。最后患者可以入睡数分钟至数小时，清醒后头痛，全身酸痛乏力。

② 阵挛发作：各个肌群以规则的间隔短暂地收缩，间隔为 0.2 秒，每秒 5 次。可以是身体一部分的阵挛，也可以是两侧阵挛，常为面及双上肢，包括躯干及下肢者较少。特征是重复阵挛性抽动伴意识丧失，之前无强直期。

③ 强直发作：表现为全身骨骼肌持续性收缩，常伴有明显的自主神经症状，

如面色苍白等，如发作时处于站立位可突然摔倒。

④ 肌阵挛发作：表现为快速、短暂、触电样肌肉收缩，可遍及全身，也可限于某个肌群或某个肢体，常成簇发生，声、光等刺激可诱发。

⑤ 失张力发作：是姿势性张力丧失所致。部分或全身肌肉张力突然降低导致垂颈（点头）、张口、肢体下垂（持物坠落）或躯干失张力跌倒或猝倒发作，持续数秒或 1 分钟，时间短者意识障碍可不明显，发作后立即清醒和站起。

⑥ 肌阵挛-强直-阵挛发作。

⑦ 肌阵挛-失张力发作。

⑧ 癫痫样痉挛发作：表现为突然、短暂的躯干肌和双侧肢体的强直性屈曲或者伸展性收缩，多表现为发作性点头，偶有发作性后仰。其肌肉收缩的整个过程为 1~3 秒，常成簇发生。常见于婴儿痉挛，其他婴儿综合征有时也可见到。

（2）非运动性发作（失神）

① 典型发作：表现为动作中止，凝视，呼之不应，不伴有或伴有轻微的运动症状，发作开始和结束均突然。通常持续 5~20 秒，罕见超过 1 分钟者。发作时 EEG 呈规律性双侧同步 3Hz 的棘慢波综合暴发。主要见于儿童失神癫痫和青少年失神癫痫。

② 不典型发作：表现为意识障碍发生与结束均较缓慢，可伴有轻度的运动症状，发作时 EEG 可以表现为慢的棘慢波综合节律。主要见于 Lennox-Gastaut 综合征，也可见于其他多种儿童癫痫综合征。

③ 肌阵挛发作。

④ 眼睑肌阵挛发作：表现为眼睑肌不自主、快速、无节律、闪电样收缩。

2. 局灶性起源（意识清楚/意识障碍）

（1）运动性发作

① 自动症：是指在癫痫发作过程中或发作后意识模糊状态下出现的具有一定协调性和适应性的无意识活动。自动症均在意识障碍的基础上发生，伴有遗忘。

② 失张力发作。

③ 阵挛发作。

④ 癫痫样痉挛发作。

⑤ 过度运动发作。

⑥ 肌阵挛发作。

⑦ 强直发作。

（2）非运动性发作

① 自主神经性发作：出现苍白、面部及全身潮红、多汗、立毛、瞳孔散大、呕吐、腹痛、肠鸣、烦渴和欲排尿感等。

② 行为终止：发作时患者不能完成自主运动，主要侵犯肢体远端，而近端肌肉张力常保持，发作时意识清楚，发作常持续 30 秒以上。

③ 认知性发作。

④ 情绪性发作。

⑤ 感觉性发作。

（3）局灶性进展为双侧强直-阵挛性。

3. 未知起源/不能归类

（1）运动性发作　①强直-阵挛发作。②癫痫样痉挛发作。

（2）非运动性发作　行为终止。

（三）明确病因

急查血糖、电解质和肝肾功能、血常规、凝血功能、抗癫痫药物血药浓度、血氨等。控制发作后，尽快完成头部影像学检查以排除出血、肿瘤、血管畸形等疾病，心电图检查排除心脏原因导致的大脑缺血缺氧。

四、治疗和监测

治疗原则：选用疗效高的抗惊厥药物，迅速控制惊厥发作；维持生命功能，预防和控制并发症，特别要注意避免脑水肿、酸中毒、过度高热、呼吸衰竭、低血糖等的发生；积极寻找病因，针对病因进行治疗；预防癫痫复发，在发作停止以后，立即开始正规抗癫痫药物治疗。

治疗和监测的内容如下。

（一）一般治疗

确保呼吸道通畅，清除口腔、咽喉中的异物，置入口咽通气管或压舌板，给予持续吸氧。

（二）监护检查

给予心电监护，监测心律、呼吸节律、血压和血氧饱和度，有条件者予 BIS 或脑电波监测，检测电解质、肝功能、动脉血气、血/尿常规、抗癫痫药物的血药浓度、血清催乳素，并且尽早向家属了解患者最近的服药情况，包括抗癫痫药物的种类、剂量、有无漏服药物等。

（三）迅速控制抽搐

1. 地西泮

为首选药物。成人首次剂量 10mg，加入 5% 葡萄糖溶液中配成 10mL 溶液，按 2mL/min 缓慢静脉注射，有效而复发者，20 分钟后可重复应用，然后将地西泮 100mg 加入 5％葡萄糖溶液 500mL 中缓慢静脉滴注，视发作情况控制滴注速度和剂量，24 小时总剂量不超过 200mg；儿童剂量每次 0.25～0.5mg/kg 静脉推注，速度 1mg/min，婴儿不超过 2mg/次，幼儿不超过 5mg/次，5～10 岁每岁 1mg，儿童一次用量不超过 10mg，然后按 1mg/(kg·h) 静脉滴注维持。必须注意有无血压下降或呼吸抑制；肝功能异常患者慎用。

2. 劳拉西泮

临床试验证实劳拉西泮对 SE 的疗效并不亚于地西泮，而且前者半衰期更长。每次给予 2mg 静脉推注，间隔 3 分钟可重复给药。如果累计 8mg 仍无法中断 SE，可考虑用其他药物。不良反应与地西泮相似。

3. 咪达唑仑

水溶性明显高于地西泮，肌内注射亦可迅速起效，因此在患者抽搐时难以开放静脉通道的情况下，这是一个非常好的选择。0.25mg/kg 肌内注射或 0.1～0.3mg/kg 静脉推注，后予 0.05～2.0mg/(kg·h) 静脉维持。不良反应与地西泮相似。

4. 苯妥英钠

负荷量 15～20mg/kg，用 0.9％的盐水静脉滴注，注入速度为 1mg/(kg·min)，首次用 10mg/kg，15 分钟后可再用 5mg/kg，必要时 15 分钟后可再用 5mg/kg，24 小时后给维持量 5mg/(kg·d)。

5. 10％水合氯醛

成人 20～30mL、儿童 0.3mL/kg 保留灌肠，间隔 6～8 小时。

（四）早期给予抗癫痫药

（1）尚未能经胃肠道给药者可予苯巴比妥：成年人每次 0.1mg 肌内注射，一天 3 次；儿童每次予 2mg/kg 肌内注射；或德巴金注射液先予 25mg/kg 缓慢静脉推注，后予按 1mg/(kg·h) 静脉滴注维持。

（2）可鼻饲者根据发作类型给予研碎的普通的卡马西平、丙戊酸钠片剂或者德巴金口服液、妥泰胶囊（托吡酯，此处强调用胶囊，因为胶囊中的颗粒可以通过鼻胃管而不会因为破坏药物物理结构影响药代动力学）。

（五）减轻脑水肿

可用 20％甘露醇、呋塞米 20～40mg 或 10％葡萄糖甘油利尿脱水，以减轻脑水肿。

（六）难治性癫痫的处理

1. 生命体征的监测和维持

由于 RSE 所需要的苯二氮䓬类药物治疗剂量可能导致呼吸抑制或血压降低，因此需要把患者转入重症监护室，必要时给予气管插管及呼吸机辅助呼吸。

2. 戊巴比妥

首次剂量 $2\sim8mg/kg$，后予 $0.5\sim5mg/(kg \cdot h)$。

3. 丙泊酚

$3\sim5mg/kg$ 静脉推注，随后予 $5\sim10mg/(kg \cdot h)$ 静脉维持。避免突然停止静脉用药，可能出现反复发作或 SE 的复发。用药期间注意血压降低、高甘油三酯血症、贫血加重。

4. 维库溴胺

$0.1mg/kg$ 静脉推注。作为肌松药，维库溴胺仅能减轻肌肉的收缩，避免横纹肌溶解、肌红蛋白尿引起的急性肾衰竭，对大脑皮质的痫性放电完全没有作用，因此不建议早期使用。

5. 氯硝西泮

小儿 $0.02\sim0.06mg/kg$，一般每次 $2\sim4mg$，不得超过 $10mg$，$1mg/min$ 静脉推注，20 分钟后可重复。

癫痫发作 5 分钟后才能考虑诊断癫痫持续状态，但是癫痫发作早期采取一定的监测和保护措施，无论对于单次癫痫发作还是癫痫持续状态，都是有利无弊。在此罗列癫痫发作开始后的监测及治疗流程图，对于癫痫发作患者只需要采取第一阶段的 9 步措施，而对于持续状态采取第二、三阶段措施，也需要视病情变化做适当调整。

第一阶段（发作开始时）：①置入口咽通气管或压舌板，给予鼻导管吸氧。②检测生命体征：血压、心率、呼吸频率、体温，予心电监护。③向家属了解病史及服药情况。④进行神经系统体格检查。⑤测定随机血糖，取静脉血测电解质、血常规、肝/肾功能、抗癫痫药物的血药浓度，取动脉血做血气分析。⑥开放静脉通道，给予生理盐水缓慢静脉滴注。⑦若随机血糖偏低，予静脉推注 50% 的葡萄糖溶液 $50mL$，静脉推注或肌内注射维生素 B_1 $100mg$。⑧进行脑电图检查。⑨此时若发作仍未终止，给予地西泮 $10mg$ 或劳拉西泮 $0.1\sim0.15mg/kg$ 以 $2mg/min$ 的速度静脉推注，间隔 3 分钟可重复给药。

第二阶段（发作开始后 $20\sim30$ 分钟仍未终止）：①留置尿管。②开始脑电图监测。③复测体温。④将地西泮 $100mg$ 加入 5% 葡萄糖溶液 $500mL$ 中静脉滴注或给予劳拉西泮、咪达唑仑，用量及用法如前述。

第三阶段（发作开始后 40～60 分钟仍未终止）：①持续脑电图监测以及心电监护，尤其注意血压、呼吸节律和血氧饱和度。②若出现难以纠正的低氧血症、呼吸节律不规则、呼吸动度明显减弱，与气管插管、呼吸机辅助呼吸，若患者仍反复出现强烈的强直或阵挛样抽搐，需要先给予肌松药维库溴胺0.1mg/kg 静脉推注，气囊面罩人工呼吸。③咪达唑仑 0.1～0.3mg/kg 静脉推注，后予 0.05～2.0mg/（kg·h）静脉维持或丙泊酚 3～5mg/kg 静脉推注，随后予 5～10mg/（kg·h）静脉维持，视发作控制及脑电波监测调整速度或给予戊巴比妥、氯硝西泮，用量及用法如前述。④给予抗癫痫药物，尚未能经胃肠道给药者可与苯巴比妥或德巴金注射液，可鼻饲者给予研碎的普通的卡马西平、丙戊酸钠片剂或者丙戊酸口服液、托吡酯胶囊。

第三节　脑膜炎

一、化脓性脑膜炎

化脓性脑膜炎是由化脓菌感染引起的脑脊膜炎症，好发于婴幼儿和儿童，常急性起病，进展快，致残率高。

（一）发病机制

感染途径可分为直接感染和间接感染。直接感染主要是颅骨或脑实质骨折、神经外科手术，导致病原菌直接侵入；间接感染可因来源于心、肺或其他脏器的感染波及脑室及蛛网膜下隙。病原菌进入蛛网膜下隙，大量繁殖，菌壁抗原成分及某些接到炎性反应的细胞因子，刺激血管内皮，促使中性粒细胞进入中枢神经系统，引发软脑膜的炎性病理改变。

（二）临床表现

多呈暴发性或急性起病，急性期常有如下临床表现。

（1）感染症状　常有高热、寒战、剧烈头痛，婴幼儿常有易激惹、嗜睡、惊厥发作等。

（2）脑膜刺激征　表现为颈项强直，凯尔尼格征和（或）布鲁津斯基征，新生儿、老年人或昏迷患者不明显。

（3）颅内压增高　表现为剧烈头痛，喷射性呕吐，视盘水肿及意识障碍，此

259

时腰穿应慎重，防止形成脑疝。

（4）局灶症状　部分患者出现局灶性神经功能缺损，如偏瘫、失语等。

成人患者最常见的临床特征是发热、头痛、颈项强直和精神状态改变；凯尔尼格征和（或）布鲁津斯基征的敏感性较低而假阳性率较高，因此，不应当仅因为缺乏经典发病体征而除外细菌性脑膜炎的诊断。

（三）辅助检查

1. 实验室检查

（1）血常规　白细胞计数增高，通常为（10～30）×10^9/L，中性粒细胞为主。

（2）脑脊液检查　脑脊液压力增高，外观浑浊，脓性或絮状，细胞计数增多，中性粒细胞为主，可达细胞总数90％以上，通常为（1000～10000）×10^6/L，有时脓细胞聚集呈块状物，此时细菌培养，多呈阳性。蛋白升高；糖含量降低，通常低至2.2mmol/L，氯化物也降低。

中枢神经系统病毒感染和细菌感染脑脊液变化的对比见表5-2。

表 5-2　中枢神经系统病毒感染和细菌感染脑脊液变化的对比

脑脊液成分	病毒感染	细菌感染
外观	清亮透明	浑浊、脓性或絮状
细胞成分	白细胞增高，淋巴细胞为主	中性粒细胞增高为主
蛋白质	正常或轻度升高	升高明显
糖、氯化物	无明显改变	明显降低

研究显示，在成人和儿童细菌性脑膜炎患者中，≥90％的患者可出现典型的脑脊液检查特征，也可出现脑脊液检查完全正常的情况，但极为少见；脑脊液乳酸水平在鉴别诊断细菌性脑膜炎和无菌性脑膜炎时，具有良好的敏感性和特异性；根据细菌性脑膜炎的界定标准，进行脑脊液培养时，60％～90％的培养结果可呈阳性。而之前接受过抗菌药物治疗者，脑脊液培养检出率会降低10％～20％。脑脊液革兰氏染色具有良好的诊断特异性，而敏感性不一，视所感染病原体而定；对于脑脊液培养和革兰氏染色结果均为阴性的患者，采用 PCR 法对于明确病原体具有额外价值。对于疑似细菌性脑膜炎的患者，强烈建议检查脑脊液白细胞计数、蛋白和葡萄糖水平，并进行脑脊液培养和革兰氏染色。对于脑脊液培养阴性的患者，可通过 PCR 法检出致病性微生物，也可能通过免疫层析抗原检测法发现致病性微生物。对于疑似细菌性脑膜炎的患者，强烈建议在第一次抗菌药物给药以前进行血培养。

2. 影像学检查

早期 CT 和 MRI 可正常，有神经系统并发症时，可见硬膜下积液，室管膜炎及局灶性脑脓肿，MRI 的 T_1 加权像上显示蛛网膜下隙高信号，T_2 加权像呈脑膜高信号。

（四）诊断

根据临床症状，脑膜刺激征阳性，脑脊液检查中以多核白细胞为主的炎症变化，应考虑该病，确诊需病原学证据，如细菌培养等。

（五）治疗

化脓性脑膜炎为内科急症，治疗首先应维持血压，纠正休克基础上有针对性地选择易通过血脑屏障的抗生素进行治疗，治疗原则主要包括抗菌治疗、激素治疗及对症治疗。

1. 抗菌治疗

原则是及早使用抗生素。

（1）未确定病原菌　三代头孢菌素中的头孢曲松和头孢噻肟是治疗化脓性脑膜炎的首选。

（2）确定病原菌　肺炎球菌对青霉素敏感者，成人每天 2000 万～2400 万 U，儿童为 40 万 U/kg，对青霉素耐药的可选用头孢曲松，必要时联合万古霉素，2 周为一个疗程，通常开始治疗后 24～36 小时复查脑脊液，评价治疗效果；脑膜炎球菌，首选青霉素，耐药者选择头孢噻肟或头孢曲松；革兰氏阴性杆菌感染，通常铜绿假单胞菌使用头孢他啶，其他的使用头孢曲松及头孢噻肟，效果较好，疗程为 3 个周。

2. 激素治疗

皮质类固醇类药物可显著减少耳聋和神经后遗症的发生，但并不降低总体死亡率。可稳定血脑屏障，减轻炎症反应，病情较重而无禁忌者可以使用，儿童患者应加用地塞米松 0.6mg/(kg·d)，静脉滴注，连用 3～5 天，但不推荐新生儿使用地塞米松治疗；暴发性感染的成人患者，如伴有颅内高压，严重菌血症及急性肾上腺功能不全，也应使用糖皮质激素，通常给予地塞米松 10mg 静脉滴注，连用 3～5 天。

3. 对症支持治疗

高颅压患者应及时脱水降压；高热患者应及时物理降温，预防惊厥治疗；有癫痫发作者应给予药物及时终止发作。

对于细菌培养未检出病原体的细菌性脑膜炎患者，推荐依据经验性治疗方案进行治疗，疗程最短持续 2 周，不推荐儿童和成人细菌性脑膜炎患者接受短疗程抗菌药物治疗。

（六）预后

本病病死率和致残率高，少数患者可遗留智力障碍，癫痫，脑积水等后遗症，预后主要取决于病原菌致病力，机体的情况，是否及时使用抗生素及抗生素效果。

二、结核性脑膜炎

结核性脑膜炎（简称结脑）是结核分枝杆菌侵犯脑膜和脊髓膜所致的非化脓性炎症，约占全身性结核病的 6%。常继发于粟粒性结核以及肺、淋巴、肠、骨、肾等器官的结核病灶，多见于儿童，是儿童脑膜炎中最常见的一种，是小儿结核病中最严重的类型，也是小儿结核病死亡的主要原因。近年来，成人发病率有所增加。

（一）病因与发病机制

本病大多由原发结核病灶经淋巴、血行播散而来，常为全身播散性粟粒性结核的一部分；少数可由脑内结核瘤、结核性中耳炎或脊椎结核直接蔓延。婴幼儿结核性脑膜炎往往因纵隔淋巴结的干酪样坏死溃破到血管，结核分枝杆菌大量侵入血循环，在脑部形成小病灶，以后病灶破裂而蔓延及软脑膜、蛛网膜及脑室，形成结核性脑膜炎。在成人，大多发生在结核感染后一年内，肺外结核如泌尿生殖系、骨与关节结核常是结核分枝杆菌血行播散的来源。主要病理改变为脑膜广泛性慢性炎症反应，形成结核结节，蛛网膜下隙有大量炎症和纤维蛋白性渗出，尤其在脑基底部的 Willis 动脉环、脚间池、视交叉池及环池等处，充满黄厚黏稠的渗出物，脑膜增厚、粘连，压迫颅底脑神经及阻塞脑脊液循环通路，引起脑积水。脑膜血管因结核性动脉内膜炎及血栓形成而引起多处脑梗死及软化。

（二）诊断

1. 结核病史

有肺、骨或泌尿生殖系结核感染史或有结核患者密切接触史，尤其是幼儿。诱发因素有麻疹、百日咳、中耳炎、头部外伤、结核病灶手术、全身麻醉、日晒等。

2. 临床表现特点

多起病隐袭，慢性病程，也可急性或亚急性起病。症状轻重不一，主要表现如下。

（1）结核中毒症状　发热、盗汗、倦怠无力、食欲缺乏、消瘦、萎靡不振、睡眠不安、易激惹及精神改变等。

（2）脑膜刺激症状和颅内压增高　早期表现为发热、头痛、恶心、呕吐及脑膜刺激征（颈强直、Kemig 征及 Brudzinski 征阳性）。颅内压增高在早期由于脑膜、脉络丛和室管膜炎性反应，CSF 生成增多，蛛网膜颗粒吸收下降，形成交通性脑积水所致。颅内压多为轻中度增高，通常持续 1～2 周。晚期蛛网膜、脉络丛粘连，呈完全或不完全性梗阻性脑积水，颅内压多明显增高，表现头痛、呕吐和眼底视盘水肿。少数可出现瞳孔散大、呼吸衰竭等脑病征象。婴幼儿可有头围增大和前囟饱满隆起。严重时出现去脑强直发作或去大脑皮质状态。

（3）脑实质损害症状　如早期未能及时治疗，发病 4～8 周时常出现脑实质损害症状，如精神萎靡、淡漠、谵妄或妄想、意识障碍、癫痫发作等；肢体瘫痪如因结核性动脉炎所致，可呈卒中样发病，出现偏瘫、交叉瘫等；如由结核瘤或脑脊髓蛛网膜炎引起，表现为类似肿瘤的慢性瘫痪。

（4）脑神经损害症状　颅底炎性渗出物的刺激、粘连、压迫，可致脑神经损害（常见的是面神经、动眼神经、视神经和展神经受损害），表现为视力减退、复视和面神经麻痹等。

（5）老年人结脑的特点　头痛、呕吐较轻，颅内压增高症状不明显，约半数患者脑脊液改变不典型，但在动脉硬化基础上发生结核性动脉内膜炎而引起脑梗死的较多。

（三）病程分期

根据病情发展，可将其临床表现分为三期，但各期之间并无明显界限。

（1）早期（前驱期）　为 1～2 周。早期症状为患者的性情改变，如精神淡漠、懒动、少言、易怒、好哭、睡眠不安或易疲倦，时有双目凝视、嗜睡，并有低热、食欲缺乏、消瘦、便秘等。婴幼儿发病急，可表现为急起高热，开始即出现脑膜刺激征或以惊厥为首发症状，常致误诊或漏诊。

（2）中期（脑膜刺激期）　为 1～2 周。头痛及呕吐加剧，逐渐出现嗜睡或嗜睡与烦躁交替。可有惊厥发作。有典型的脑膜刺激征、颅内高压征和脑神经障碍等表现。

（3）晚期（昏迷期）　为 1～3 周。中期症状逐渐加重，患儿由意识蒙眬、浅昏迷而进入完全昏迷。阵挛性或强直性惊厥发作频繁，可出现角弓反张或去大脑强直。

（四）临床分型

1. 浆液型（Ⅰ型）

浆液性渗出物局限于脑底部视交叉附近。症状轻微，脑膜刺激征及脑神经障碍不明显，没有局灶症状。脑脊液改变轻微，可能类似病毒性脑膜炎，但培养结核分枝杆菌阳性。病程短，抗结核药疗效较好，偶可不药自愈。

2. 脑底脑膜炎型（Ⅱ型）

炎症位于脑底，纤维蛋白渗出物弥散。临床上脑膜刺激征明显，合并脑神经障碍。脑脊液呈典型的结核性脑膜炎改变。为最常见的一型。

3. 脑膜脑炎型（Ⅲ型）

炎症病变由脑膜蔓延到脑实质，脑实质可有炎症、软化、坏死及出血，可有结核结节形成。临床上除有脑膜刺激征外，尚有脑炎表现如肢体瘫痪、意识障碍、惊厥等。

4. 脑脊髓型（Ⅳ型）

炎症病变不仅限于脑膜且蔓延到脊髓膜及脊髓，除脑及脑膜炎症状较明显外，常见神经根症状，脊髓受损症状如截瘫、肢体活动障碍，盆腔障碍如尿潴留等。

（五）辅助检查

1. 脑脊液检查

脑脊液（CSF）压力升高，外观清或呈毛玻璃状，但少数可稍现混浊。白细胞增多，通常不超过 500×10^6/L，偶有 1000×10^6/L 以上者，早期以中性为主，以后则以淋巴细胞为主。蛋白质轻至中度增加，$1 \sim 2g$/L，亦有高达 $5.0g$/L 以上者（颅底有梗阻时）。糖早期可正常，但以后逐渐减少，常在 $1.68mmol$/L（30mg/dL）以下，CSF 糖含量与血糖浓度有关，通常为血糖的 $60\% \sim 70\%$。氯化物减少，常在 $102mmol$/L（600mg/dL）以下。CSF 糖和氯化物减低，蛋白质增高是本病的典型改变。CSF 荧光素钠试验，在结核性脑膜炎病例几乎全部是阳性，具有可靠的早期诊断价值。对 CSF 改变不典型者须重复化验，观察动态变化。CSF 静置 $12 \sim 24$ 小时后有蜘蛛网状薄膜形成。CSF 沉渣或薄膜涂片检出抗酸杆菌或采用培养方法分离出结核分枝杆菌是诊断结脑的金标准，但二者检出的阳性率均很低。

结核性脑膜炎时，CSF 乳酸盐 > 30mg/dL，病毒性脑膜脑炎则 < 30mg/dL；CSF 免疫球蛋白测定，前者以 IgG 和 IgA 增高为主，后者仅 IgG 轻度升高。这有助于二者的鉴别诊断。

2. 胸部 X 线检查

发现原发性或继发性结核病变，可助诊断；但阴性不能否定诊断。

3. 眼底检查

可发现脉络膜上血管附近有圆形或椭圆形苍白色外绕黄圈的结核结节（约

1/3 病例)，有重要参考价值。

4. 颅脑 CT 或 MRI 检查

有助于结核性脑膜炎颅脑并发症的诊断，主要表现为脑积水，病程愈长，脑积水的发生率愈高，可达 76%～87%。在脑室周围可见透亮区，表示颅内压增高，脑底部较大血管的动脉炎可导致脑梗死。约 10% 病例可见结核瘤。

（六）诊断注意事项

根据结核病病史或接触史，出现头痛、呕吐等症状，脑膜刺激征，CSF 淋巴细胞增多及糖含量降低等特征性改变，CSF 沉渣或薄膜涂片检出抗酸杆菌或采用培养方法分离出结核分枝杆菌等可做出诊断。

应与隐球菌脑膜炎鉴别，两者的临床过程和 CSF 改变极为相似，应尽量寻找二者感染的实验室证据。还需要与脑膜癌病相鉴别，后者系有身体其他脏器的恶性肿瘤转移到脑膜所致，通过全面检查可发现颅外的癌性病灶。极少数患者合并结核瘤，需与脑脓肿及脑肿瘤相鉴别。

（七）治疗

治疗原则是早期给药、合理选药、联合用药和系统治疗。只要患者临床症状、体征及实验室检查高度提示本病，即使 CSF 抗酸涂片阴性亦应立即开始抗结核治疗，以免耽误了有利时机。

1. 抗结核药物联合治疗

早期、合理治疗是改善预后的关键。在选用抗结核药物时，要考虑到药物是杀菌或抑菌药，能否透过血脑屏障以及剂量与不良反应等问题，并应联合用药。异烟肼（INH）和吡嗪酰胺（PZA）是抗结核首选药物，因能迅速进入 CSF 并达到治疗浓度，利福平（RFP）、链霉素（SM）、乙胺丁醇（EMB）在脑膜炎症时也可进入脑脊液中。他们是治疗结脑最有效的联合用药方案，但儿童因 EMB 的视神经毒性作用、孕妇因 SM 对听神经的影响而尽量不选用。WHO 建议应至少选择三种药联合治疗，常用 INH、RFP 和 PZA，轻症患者治疗 3 个月后可停用 PZA，继续用 INH 和 RFP 7 个月。耐药菌株可加用第四种药如 SM 或 EMB，RFP 不耐药菌株，总疗程 9 个月；RFP 耐药菌株需连续治疗 18～24 个月。

（1）异烟肼（INH）　INH 可抑制结核分枝杆菌 DNA 合成，破坏菌体内酶活性，对细胞内、外结核分枝杆菌均有杀灭作用。其杀菌效力高，毒性低，且易透过血脑屏障，无论脑膜有无炎症，均能迅速渗透到 CSF 中，是治疗结脑的首选药物。每日剂量：成人 0.6～0.9g，儿童为 10～20mg/kg，通常清晨一次顿服，如有不良反应时可分次服用。疗程至少 1 年以上。病情危重者，可用 $300\sim$ 600mg 加入 5％葡萄糖或生理盐水 $20\sim40$mL 缓慢静注或加入 5％～10％葡萄糖注射液 $250\sim500$mL 中静滴，每日 1 次，连用 $14\sim30$ 天。一般剂量很少引起不良反应，主要不良反应有中毒、过敏反应及内分泌功能紊乱。中毒反应包括末梢神经炎、中枢神经功能障碍及中毒性肝炎，一旦发生应停用 INH 及换药。治疗期间同时加用维生素 B_6 可预防周围神经病变的发生。过敏反应常表现为皮疹、发热，偶尔引起肝炎、粒细胞减少、血小板减少及贫血；过敏反应发生后应停用 INH 及换药，严重者短期给予泼尼松治疗。内分泌功能紊乱包括性欲降低、甲状腺功能障碍、库欣综合征、男性乳房女性化及女性子宫痉挛性痛经等；应予以对症治疗，必要时停用 INH 及换药。

（2）利福平（RFP） RFP 与细菌的 RNA 聚合酶结合，干扰 mRNA 的合成，抑制细菌的生长繁殖，导致细菌死亡。对细胞内、外结核分枝杆菌均有杀灭作用。RFP 不能透过正常的脑膜，只部分通过炎性脑膜，是治疗结脑的常用药物。成人每日剂量为 $450\sim600$mg，儿童 $10\sim20$mg/kg，于晨空腹顿服。疗程 $6\sim12$ 个月。单独应用易产生耐药性。用药后尿、泪及汗可呈橘黄色但无妨碍。主要不良反应有肝脏损害及过敏反应，前者多发生于用药 $0.5\sim1$ 个月，注意尽可能不要同时用对肝脏有损害的药物，一旦发生肝损害，应停用及换药。过敏反应见于早期，减量及对症治疗，常能缓解，一般无需停用 RFP。对老年人、幼儿、嗜酒者、营养不良者慎用，妊娠 3 个月禁用。

（3）链霉素（SM） 仅对吞噬细胞外的结核分枝杆菌有杀灭作用，为半效杀菌剂。主要通过干扰氨酰基-tRNA 与核蛋白 30S 亚单位结合，抑制 70S 复合物的形成，抑制肽链延长、蛋白质合成，致细菌死亡。此药虽不易通过正常的血脑屏障和血脑脊液屏障，但能透过发炎的脑膜，故适用于结核性脑膜炎的急性炎症反应期。需与其他抗结核药合用。成人剂量为每日 0.75g，小儿 $20\sim30$mg/kg，肌内注射，连续 2 个月，以后改为隔日 1 次或每周 2 次。成人链霉素总剂量为 90g，达到总剂量即停药；若因不良反应而无法达到总量者，可提前停药。主要不良反应为第 Ⅷ 对脑神经损害，引起持久性耳聋及平衡失调；其次为肾损害，表现为蛋白尿、管型尿，严重者可发生氮质血症。应密切观察，一旦出现 SM 的毒性反应，应及时停药。

（4）吡嗪酰胺（PZA） 能杀灭酸性环境中（pH 5.5 时杀菌作用最强）缓慢生长的吞噬细胞内的结核分枝杆菌，对中性和碱性环境中的结核分枝杆菌几乎无作用。PZA 渗入吞噬细胞后进入结核分枝杆菌体内，菌体内的酰胺酶使其脱去酰胺基，转化为吡嗪酸而发挥杀菌作用。PZA 能自由通过正常和炎性脑膜，是治疗结脑的重要药物。主要与第一线药物联合（INH、RFP 等）。成人剂量为每日 1.5g，小儿 $20\sim30$mg/kg，分 $3\sim4$ 次服用。疗程 $2\sim3$ 个月。但本药毒性较大，主要有肝损害、关节酸痛、肿胀、强直、活动受限、血尿酸增高等。

（5）乙胺丁醇（EMB） 与二价锌离子络合，干扰多胺和金属离子的功能，影响戊糖代谢和 DNA、核苷酸的合成，抑制结核分枝杆菌的生长。仅对生长繁殖状态的结核分枝杆菌有作用，对静止状态的细菌几无影响。成人每日剂量为0.75g，儿童 15～20mg/kg，顿服。疗程 2～3 个月。主要不良反应有视神经损害、末梢神经炎、过敏反应等。糖尿病、乙醇中毒、乳幼儿均禁用，孕妇、肾功能不全者慎用。

2. 肾上腺皮质激素

肾上腺皮质激素能迅速减轻中毒症状、脑实质及脑膜的炎症反应与脑膜刺激症状，减轻脑水肿，降低颅内压，防止脑室诸孔道以及颅底部纤维性粘连，从而防止脑积水的发生。因此，在强力、有效的抗结核治疗同时，及早应用皮质激素，对减轻症状、改善预后有良好的效果。一般成人剂量：泼尼松 30～60mg/d，口服；不能口服者可用地塞米松 5～10mg/d 或氢化可的松 100～300mg/d 静滴。待症状及脑脊液检查开始好转后，逐渐减量以至停药。总疗程为 8～12 周（早期及部分中期患者 8～10 周即可），一般不超过 3 个月，以免引起其他细菌或真菌感染。若不能排除真菌性脑膜炎时激素应与抗真菌药物合用。

3. 药物鞘内注射

CSF 蛋白定量明显增高、有早期椎管阻塞、肝功能异常致使部分抗结核药物停用、慢性、复发或耐药的情况下，在全身药物治疗的同时可辅以药物鞘内注射。用法为：异烟肼 100mg（儿童 25～50mg）、地塞米松 5～10mg、α-糜蛋白酶 4000U、透明质酸酶 1500U，注药宜缓慢，每隔 2～3 天一次，症状消失后每周 2 次，体征消失后 1～2 周 1 次，直至 CSF 检查正常。CSF 压力较高的患者慎用此法。

4. 颅内高压的治疗

除使用肾上腺皮质激素、脱水药如甘露醇等外，尚可用乙酰唑胺。本品为碳酸酐酶抑制剂，可能由于抑制脑室脉络丛中碳酸酐酶的作用，使脑脊液的生成减少，降低颅内压。每日 10～30mg/kg，分 2～3 次口服。疗程数周至数月，可按病情持续或间歇用药。

5. 对症与支持疗法

卧床休息，精心护理以防止发生压疮及吸入性肺炎等并发症。给予营养丰富而又易于消化的食物，维持水、电解质平衡。应用改善脑细胞营养代谢的药物如ATP、辅酶 A、细胞色素 C 等。

6. 手术治疗

在积极的抗结核治疗下，有两种并发症需加以处理。①脑积水：急性期可考虑侧脑室穿刺引流，慢性者则可行脑脊液分流术。②脊髓腔部分阻塞：可酌情手术处理。

本病的预后取决于病情的严重程度、药物的敏感性以及治疗的早晚和是否彻底。临床症状体征完全消失，CSF 的细胞数、蛋白、糖和氯化物恢复正常提示预后良好。婴幼儿和老年预后差。3 岁以下患儿的病死率达 18%～55%，有神志改变如谵妄、昏迷者的病死率达 30% 以上。成人结核性脑膜炎的病死率仍在 15% 左右。治疗宜彻底，治疗 1～1.5 年者复发率为 6.6%，不足 1 年者复发率高达 25%。后遗症有蛛网膜粘连、脑积水、脑神经麻痹、肢体瘫痪、癫痫发作、智力障碍及垂体功能不足等。

第四节　颅脑损伤

一、流行病学

颅脑损伤是神经外科最常见的疾病之一，也是一类致死率、致残率较高的疾病。颅脑损伤占全身各部位伤的 17%～22%。重型颅脑损伤死亡率居全身各部位损伤的首位，高达 30%～50%。随着国民经济、交通、建筑业的迅速发展，我国颅脑损伤的发生率、致残率和死亡率逐年增加。流行病学调查资料显示，我国颅脑外伤的发病率已超过 100/10 万人口。颅脑损伤是神经外科永恒的课题。

在我国颅脑损伤以交通事故伤最多见，其次见于坠落、工矿事故等，而在发达国家首要致伤原因是暴力冲突、火器袭击，其次是交通事故、坠落受伤、行走跌倒、体育运动等。急性颅脑损伤发生率和死残率和经济发展水平有关，发达国家的发生率和死残率有下降趋势，而发展中国家的发生率和死残率有上升趋势。同一个国家，城乡之间的发生率和死亡率有很大的差异。发达地区机动车保有量逐年猛增，市民整体上安全意识薄弱，因机动车交通事故导致的颅脑损伤占主要位置；而在不发达在地区，农民或农民工由于多从事建筑、煤矿、坑道、矿山等高风险职业，又因安全意识不强、防护设施的不完善、劳动强度大等原因，多因坠落、工矿事故等导致颅脑损伤居多。男性患者普遍高于女性，这是由于男性职业、生活方式（饮酒、驾车）等原因，使其暴露或接触致伤因素的机会增加，从而导致发生颅脑损伤的发生率增加。发病主要集中在 30～50 岁中壮年。危险程度越高的职业，致伤发生率越高。而且随着社会的进步、经济的发展和城市化机动程度的提高，颅脑损伤的发病率还会进一步增加。

二、病因与发病机制

交通事故在导致颅脑创伤的原因中位居第一位，其次为职业事故、运动损伤、摔伤或高空坠落及自然灾害等因素，战时则以火器伤多见。颅脑损伤始于致伤外力作用于头部所导致的颅骨、脑膜、脑血管和脑组织的机械变形，损伤主要包括颅骨弯曲变形、颅腔容积改变、冲击波向脑组织各部分的传导；而脑组织的移位、旋转和扭曲主要由惯性负荷所导致。造成颅脑损伤的外力分为作用于头部的直接外力和作用于身体其他部位再传导至头部的间接外力。

（一）直接外力

根据外力的作用点，可分为加速性损伤、减速性损伤、挤压性损伤和旋转性损伤等。

1. 加速性损伤

头部处于静止时，突然受到外力的打击，瞬间转为快速运动而造成的脑损伤，称为加速性脑损伤。在这种受力方式下，外力可使着力点处的头皮、颅骨和脑组织产生损伤，称为冲击点损伤，而外力作用的对侧所产生的脑损伤称为对冲性损伤。由于颈部和躯干对头部运动的限制，受力部位承受的力量较大，易造成颅骨变形以致发生颅骨骨折，因此冲击点发生的脑损伤多比较严重，而对冲部位的脑损伤较轻，这是一般加速性脑损伤的特点。

2. 减速性损伤

头部处于运动时，突然触碰物体而停止，脑组织因惯性作用仍继续向前运动而造成的脑损伤，称为减速性脑损伤。由于脑组织在颅腔内大块移动，使得对冲部位的脑底面与颅底凹凸不平的骨嵴摩擦，产生对冲性脑损伤。减速性损伤的冲击点伤和对冲伤均较严重，有时对冲伤更为严重，亦可发生桥静脉撕裂，如枕部受力的减速伤。

加速和减速性损伤可发生于同一受伤过程，如车祸中，首先机动车撞击头部，造成加速性损伤，然后头部撞击地面，造成减速性损伤。

3. 挤压性损伤

多个不同方向的外力同时作用于头部，使头部受挤压而变形，导致挤压性损伤，见于婴儿产钳伤、头部被挤压于车轮与地面之间等。脑创伤主要发生于受力点处或因颅骨变形、牵拉致血管破裂出血，有时脑干受两侧的外力挤压而向下移位，造成小脑幕裂孔疝和枕骨大孔疝。当两颞部受挤压时，可造成颅底多发骨折，造成脑神经、交感神经和颈内动脉等损伤，临床后果复杂严重。

4. 旋转性损伤

外力的方向不通过头部的中心时,头部常产生旋转运动,大脑内部各部分运动方向不同,致使脑内部结构产生摩擦、牵扯、扭曲、切割等损伤,易产生弥散性轴索损伤。

(二) 间接外力

作用于其他部位的外力传递至头部颅底造成的损伤,属于间接外力致伤,常见于以下情况。

1. 颅颈连接处损伤

外力作用于足部或臀部,通过脊柱传递至枕骨与脊柱交界处,造成枕骨大孔和邻近颅底骨质线形或环形骨折,导致延髓、小脑和颈髓上段的损伤,同时脑部产生对冲伤,如高处坠落伤。

2. 挥鞭样损伤

外力作用于躯干部,头部的运动落后于身体,引起颅颈交界处剧烈过伸,继而过屈,类似挥鞭样运动,常造成颅骨内面与脑表面摩擦或枕骨大孔与延颈髓交界处的摩擦,产生不同程度的脑表面的挫伤以及脑实质内弥散性轴索损伤,有时颅内桥静脉撕裂发生硬膜下血肿。还可造成颈椎骨折和脱位、颈椎间盘突出、颈部肌肉和韧带撕裂以及高位颈髓损伤等,严重时可发生呼吸和循环衰竭,危及生命。

3. 创伤性窒息

外力作用于胸腹部,使胸腔内压力骤然上升,上腔静脉血逆流入颅内,导致脑内血管壁受损,造成脑组织广泛弥散出血,严重时因脑缺氧、脑水肿、脑出血引起颅内压增高和继发性脑损害导致昏迷。此类患者胸部外伤又可造成肋骨骨折、血气胸、肺水肿、出血等,出现呼吸窘迫综合征,后果严重。

三、分类

颅脑创伤包括原发性脑损伤和继发性脑损伤。原发性脑损伤是指直接暴力作用于颅脑,引起脑损伤,包括脑震荡伤、脑挫裂伤和原发性脑干损伤。继发性脑损伤是指受伤一定时间后出现的脑受损病变,主要有脑水肿和颅内血肿,继发性脑损伤因产生颅内压增高或脑压迫而造成危害,控制继发性脑损伤是颅脑创伤临床治疗的主要目标。结合临床实际及其病理变化特征的颅脑创伤分类,对其治疗和预后判定有着重要意义。各国学者,多年来一直在试图结合临床表现和病理的统一,提出更加完善的分类方法,以指导抢救治疗工作。现将临床常用伤情分类方法介绍如下。

（一）急性闭合性颅脑损伤的分型

1. 轻型

① 伤后昏迷时间 0～30 分钟。

② 有轻微头痛、头晕等自觉症状。

③ 神经系统和 CSF 检查无明显改变。主要包括单纯性脑震荡，可伴有或无颅骨骨折。

2. 中型

① 伤后昏迷时间 12 小时以内。

② 有轻微的神经系统阳性体征。

③ 体温、呼吸、血压、脉搏有轻微改变。主要包括轻度脑挫裂伤，伴有或无颅骨骨折及蛛网膜下隙出血，无脑受压者。

3. 重型

① 伤后昏迷 12 小时以上，意识障碍逐渐加重或再次出现昏迷。

② 有明显神经系统阳性体征。

③ 体温、呼吸、血压、脉搏有明显改变。主要包括广泛颅骨骨折、广泛脑挫裂伤及脑干损伤或颅内血肿。

4. 特重型

① 脑原发损伤重，伤后昏迷深，有去大脑强直或伴有其他部位的脏器伤、休克等。

② 已有晚期脑疝，包括双侧瞳孔散大，生命体征严重紊乱或呼吸已近停止。

以上分类用于颅脑开放性创伤时，尚须在诊断上注明有开放性创伤。颅底骨折合并脑脊液漏者又称之为内开放性损伤。

（二）格拉斯哥昏迷评分

1974 年格拉斯哥大学的两位神经外科教授 Graham Teasdale 与 Bryan J. Jennett 发表格拉斯哥昏迷评分（GCS），是医学上评估颅脑损伤患者昏迷程度的指标，目前国内外广泛用于评估颅脑损伤情况。具体评分体系如下。

1. 睁眼

4 分——自发睁眼。

3 分——呼唤睁眼。

2 分——疼痛刺激睁眼。

1 分——无睁眼。

2. 语言

5 分——正常交谈。

4 分——言语错乱。

3 分——只能说出（不适当）单词。

2 分——只能发音。

1 分——无发音。

3. 运动

6 分——按吩咐动作。

5 分——对疼痛刺激定位反应。

4 分——对疼痛刺激屈曲反应。

3 分——异常屈曲（去皮质状态）。

2 分——异常伸展（去脑状态）。

1 分——无反应。

昏迷程度以三者分数加总来评估，正常人的昏迷评分是满分 15 分，昏迷程度越重者的昏迷指数越低分。用于判定颅脑伤情时，轻型伤 13～15 分，中型伤 9～12 分，重型伤 3～8 分。常将评分为 3～5 分的患者判断为特重型颅脑创伤。因插管气切无法发声的重度昏迷者其语言评分以 T 表示。选评判时的最好反应计分。注意运动评分左侧右侧可能不同，用较高的分数进行评分。GCS 评分是现行应用最为广泛、为国际认可的伤情分类体系。

（三）影像学分类方法

（1）1991 年，Marshall 等根据美国创伤昏迷资料库资料总结颅脑伤患者的 CT 影像学特征提出重型脑外伤 CT 分类方法，并经改良。简述如下。

① 弥散性损伤 I 型：CT 检查未见明显颅内病变。

② 弥散性损伤 II 型：脑池可见，中线移位小于 5mm，无大于 $25cm^3$ 的高密度占位。

③ 弥散性损伤 III 型：脑池受压或消失，中线移位小于 5mm，无大于 $25cm^3$ 的高密度占位。

④ 弥散性损伤 IV 型：中线移位大于 5mm，无大于 $25cm^3$ 的高密度占位。

⑤ 需手术清除的占位：任何占位，可经手术清除。

⑥ 不需手术清除的占位：高密度或混杂密度占位大于 $25cm^3$；不能手术清除。

（2）Andrew Maas 等介绍了鹿特丹脑外伤 CT 分类法。

① 基底池：0分正常；1分受压；2分消失。

② 中线移位：0分无移位或移位小于5mm；1分移位大于5mm。

③ 硬膜外血肿：0分有；1分无。

④ 脑室出血或外伤性蛛网膜下隙出血：0分无；1分有。

计算方法：在各项积分结果上加1，根据最终得分预测患者伤后6个月的死亡率，1分为0%，2分为7%，3分为16%，4分为26%，5分为53%，6为61%。

上述各种颅脑创伤分类方法为颅脑创伤的伤情判断、治疗选择、预后评估提供了可行手段，现行的颅脑创伤分类方法的出发点是对临床症状的主观测评结合客观影像学依据，都存在其局限性，尤其在应用与颅脑伤预后测评过程中，其实际价值往往受到局限。根据大型颅脑伤数据库资源和生物标志物特征进行颅脑伤分类工作逐渐得到重视，是颅脑创伤研究的重点之一。

四、临床表现

（一）意识障碍

由于受伤的严重程度不同，可有多种表现，由轻至重可分为以下几种。①嗜睡：意识清晰度轻微降低，能唤醒，并能正确回答问题或做出各种反应，但反应迟钝，理解力、计算力、记忆力差，情感淡漠，停止刺激后入睡。②意识蒙眬：给予较强的痛刺激或语言刺激方可唤醒，只能作一些简单、模糊或条理不正确的回答。③浅昏迷：意识迟钝，无语言反应，对强痛刺激有逃避动作，深浅反射存在。④昏迷：意识丧失，对强痛刺激反应迟钝，浅反射消失，深反射减退或消失，角膜和吞咽反射存在，可有小便失禁。⑤深昏迷：对外界一切刺激均无反应，深浅反射均消失，角膜、吞咽反射消失，尿潴留。瞳孔对光反射迟钝或消失。肌张力消失或极度增强。

（二）头痛、呕吐

受伤局部可有疼痛，但头部多呈持续性胀痛，常伴有恶心和喷射状呕吐，多为颅内压增高所致，见于颅内血肿、脑挫裂伤、脑水肿等。

（三）生命体征改变

体温、呼吸、脉搏、血压可以反映颅脑损伤的程度。生命体征正常或轻微变化多表示伤情较轻，病情平稳，生命体征变化较大多提示病情危重，急需处理，如血压升高、脉压加大、心率缓慢或异常加快、呼吸深慢等，多见于颅内血肿。呼吸节律的紊乱提示脑疝，特别是枕骨大孔疝可早期出现，甚至出现呼吸骤停。

（四）眼部征象

由于颅脑损伤患者多有昏迷，观察瞳孔、眼球运动及眼底改变可较客观地了解病情。如果瞳孔散大，对光反射消失伴有意识障碍多提示病情危重，如眼球同向凝视或固定或视轴散开等提示颅内受损，眼底视盘水肿及出血，可见于严重额颞部脑挫裂伤、颅前窝骨折及颅内血肿或眼球内受伤。

（五）神经系统局灶症状和体征

一侧面瘫及肢体偏瘫提示大脑半球运动区损害，运动性失语多提示额下回后部损害，情感改变、智能低下、记忆力减退、反应迟钝等多见于额叶损害，偏身感觉减退见于顶叶受损，长时间昏迷，伴以强直性阵挛发作提示脑干损伤，眼球震颤、共济失调为小脑受损体征。

五、辅助检查

（一）X 线

可准确显示颅骨骨折部位及类型、有无颅骨碎片及金属异物等情况，还可显示额窦、蝶窦内有无积液、颅内有无积气等。

（二）CT

颅脑损伤首选辅助检查方法，可以准确显示颅脑损伤的部位、性质和程度，如血肿的位置、大小、形态、范围、数量以及脑实质和脑室、脑池形态和中线移位情况，为外科处理提供全面准确的资料。CT 还可以明确脑水肿的范围、颅骨骨折、脑干损伤及各种颅脑损伤的并发症与后遗症，动态观察病变的发展与转归，在颅脑损伤的诊断与治疗中有不可替代的作用。CT 的普及，为颅脑创伤患者及早诊治赢得了宝贵的时间，使得大批危重颅脑创伤患者能在第一时间得到有效的抢救和治疗。

正常情况下，脑脊液的密度是 $3\sim14Hu$，白质为 $28\sim32Hu$，灰质为 $21\sim40Hu$，增强后白质可增加 $2\sim3Hu$，灰质增加 $8\sim10Hu$，颅内血肿 CT 值为 $40\sim100Hu$，结合头颅各层解剖结构特点，方能做出正确的诊断。

1. 硬膜外血肿

表现为颅骨下梭形高密度影，血肿密度较均匀，急性期血肿为高密度，超急性期可能由于活动性出血，表现为等密度或低密度，慢性期血肿密度可表现为不均匀。

2. 硬膜下血肿

急性期表现为新月形高密度影，CT 值 $70\sim80Hu$，覆盖于脑表面，当脑脊液渗入血肿或有活动性出血时，血肿可表现为混杂密度或低密度。慢性硬膜下血肿 3 周内为混杂密度或等密度，3 周后血肿液化，外包膜形成，CT 多呈梭形，略低密度或低密度影，甚至等同于脑脊液的密度，如有再次出血，可表现为混杂密度。

3. 硬膜下积液

硬膜下只含脑脊液成分，CT 表现为均一的脑脊液密度，多呈新月形，要注意与蛛网膜囊肿及脑萎缩等鉴别。

4. 脑内血肿

额颞叶多见，常伴严重的脑挫裂伤或硬膜下血肿，急性期表现为均匀的高密度影，边界清楚，周围有低密度水肿带或脑挫伤区，随着时间推移，血肿由周边向中心密度逐渐模糊变低，最后完全吸收。

5. 蛛网膜下腔出血

多见于脚间窝、侧裂池等处，CT 密度根据出血量的大小而异。

6. 脑挫裂伤

表现为不规则的片状低密度水肿区，内有斑点状高密度出血灶，可形成脑内血肿或伴蛛网膜下隙出血。

（三）MRI

由于扫描时间长以及磁共振间限制，MRI 应用于颅脑损伤急性期较少，但其对等密度的病变显示优于 CT，亦可应用于颅脑损伤的并发症和后遗症检查。

（四）腰椎穿刺术

可了解颅内压力，行脑脊液化验，对于外伤性蛛网膜下隙出血可通过腰穿释放血性脑脊液，但禁用于已有脑疝征象或颅后窝血肿者。

（五）脑血管造影

应用于疑有外伤性血管损伤、动静脉瘘、动脉瘤、动静脉畸形等脑血管病变时。

六、治疗原则

现有的医疗措施不能改变原发性脑损伤，因此颅脑损伤急性期治疗的主要目的是防止或避免继发性损伤的病理变化，为挽救患者生命、减轻或避免继发性颅脑损伤创造条件。主要措施是对症处理原发性颅脑损伤，预防相关并发症，注意是否有迟发性颅内血肿，恢复期主要为功能康复治疗，提高患者的疗效，改善预后。

（一）一般治疗

1. 保持气道通畅

清除口鼻咽喉分泌物及呕吐物，处理口鼻腔伤口并止血。早期的呼吸循环支持对每个严重脑外伤患者都是十分重要的。尽早建立足够的通气和循环，保持呼吸道通畅，给氧，必要时气管插管人工辅助通气。若有严重的颌面部外伤、预计患者昏迷时间较长和（或）合并胸部外伤，尽早行气管切开放置带气囊的气管套管，确保呼吸道通畅。

2. 监测生命体征

严密观察意识、瞳孔以及其他体征变化。防止休克，维持正常的血压和平均动脉压。当颅脑损伤有不能解释的低血压时，应迅速查明休克的原因，按照抢救生命第一，保留和修复原脏器第二的原则，积极抗休克治疗。

3. 控制颅内压，减轻脑水肿

尽快、有效地降低颅内压（ICP），改善脑灌注压（CPP）及脑血流（CBF）。限制入量，保证尿量，应用渗透性脱水药物和利尿药，如20%甘露醇、呋塞米、甘油果糖溶液、浓缩血浆、人血清白蛋白等，应用甘露醇时监测肾功能。可应用激素，稳定细胞膜，减轻脑实质及脑膜炎症反应，减轻脑水肿。

4. 监测颅内压

监测颅内压的意义在于早期发现占位病变，控制降颅压药物的使用；同时，通过脑室外引流，释放脑脊液，快速降低颅内压，改善脑灌注，改善治疗结果。

5. 降低脑代谢

早期应用低温治疗，减少脑氧耗和代谢，保护血-脑脊液屏障，减轻脑水肿，抑制内源性毒性物质产生，减轻脑细胞结构蛋白的破坏。从而改善脑血流，促进脑细胞恢复。

6. 镇静治疗

严重躁动患者，可予苯巴比妥、地西泮、冬眠剂等镇静，深昏迷者注意呼吸功能。

7. 维持水、电解质平衡

预防颅内感染、肺部感染、尿路感染、消化道应激性溃疡等并发症，加强营养支持。

8. 保护脑细胞，防止和减少继发性神经元损伤

包括改善脑部微循环、促醒、营养神经等治疗。早期应用高压氧，提高脑组织和脑脊液的氧分压，改善脑缺氧，酌情选用神经营养药物，应用针灸、外周神经电刺激等措施。

（二）手术治疗

对于颅内血肿或脑挫裂伤引起的严重颅内压增高甚至脑疝或局灶性脑损害，需手术治疗，开放性颅脑损伤须在伤后 6 小时内尽快进行清创缝合。

1. 脑室穿刺引流术

适用于创伤性脑室内出血或血肿破入脑室内者。血肿量大，引起梗阻性脑积水者，可先进行脑室穿刺引流术，争取手术的时间。

2. 钻孔引流术

适用于慢性硬膜下血肿，颅骨钻孔，切开硬脑膜，血肿腔放置引流管冲洗，术后继续引流 2～3 天。为了保证穿刺的成功和有效性，可采用神经导航引导下穿刺，神经导航可实时设计最佳穿刺路径并动态引导穿刺过程。

3. 开颅血肿清除术

手术的治疗原则是及时清除掉颅内血肿和失活的脑组织。只有这样才能降低颅内压，防止脑疝形成。术前 CT 检查明确颅内血肿形成，确定血肿部位，开颅清除血肿，术前有脑疝征象或合并重度脑挫裂伤者或 CT 提示中线移位明显者，清除血肿后应将硬脑膜敞开，去除骨瓣进行减压，同时还可清除挫伤糜烂的脑组织，减轻术后脑水肿。术中采用显微镜下止血，可有效避免术后再发血肿。为提高血肿清除的有效性，可采用神经导航辅助下清除血肿，避免术后血肿残留和减轻术中对血肿周围脑组织的损伤。

4. 标准外伤大骨瓣手术

正确选择手术适应证和合理选用手术时机，能使重型颅脑损伤患者死亡率显著下降。适用于广泛额颞顶脑挫裂伤和急性弥散性脑肿胀伴有难以控制颅内高压的重型颅脑损伤。手术选择在未出现不可逆性脑干损害之前进行，无致命的不可恢复的原发性脑损伤。无脑疝的较出现脑疝的手术效果好，脑疝时间越短，手术效果越好，青年人的手术效果好于老年人，大于 60 岁效果较差。病情缓慢进展的患者减压效果好于病情快速进展的患者。

第五节　头皮损伤

一、头皮血肿

（一）概述

头皮血肿在临床上较常见，主要发生在顶部，其次为额部、枕部、颞部。新生儿头皮血肿主要由产伤引起，生后 1～3 天即可发现，多为单纯头皮血肿，较少伴有颅脑损伤。大于 80％的头皮血肿在 3～4 周内自然吸收。其他头皮血肿多伴发于颅脑创伤并以颅骨及脑损伤为重，头皮血肿仅为合并伤。

（二）病理与病理生理

头皮是覆盖于颅骨外的软组织，在解剖学上可分为五层。①皮层：较厚而致密，含有大量毛囊、皮脂腺和汗腺。有丰富的血管和淋巴管，外伤时出血多，但愈合较快。②皮下层：由脂肪和粗大而垂直的短纤维束构成，短纤维紧密连接皮肤层和帽状腱膜层，是构成头皮的关键，并富含血管神经。③帽状腱膜层：帽状腱膜层为覆盖于颅顶上部的大片腱膜结构，前连于额肌，两侧连于颞肌，后连于枕肌，坚韧有张力。④帽状腱膜下层：由纤细而疏松的结缔组织构成。⑤腱膜下间隙：是位于帽状腱膜与颅骨骨膜之间的薄层疏松结缔组织。此间隙范围较广，前置眶上缘，后达上项线。头皮借此层与颅骨骨膜疏松连接，移动性大，腱膜下间隙出血时，血液可沿此间隙蔓延。此间隙内的静脉可经若干导静脉与颅骨的板障静脉及颅内的硬脑膜窦相通。因此该间隙内的感染可经上述途径继发颅骨骨髓炎或向颅内扩散。⑥骨膜层：紧贴颅骨外板，可自颅骨表面剥离。

头部遭受钝性外力损伤后，头皮虽可保持完整，但组织内血管破裂出血，常积聚于皮下组织中、帽状腱膜下间隙或骨膜下形成头皮血肿。

（三）临床表现

1. 头皮裂伤

头皮属含有大量的毛囊、汗腺和皮脂腺，容易隐藏污垢、细菌，容易招致感染。然而头皮血液循环十分丰富，虽然头皮发生裂伤，只要能够及时施行彻底清创，感染并不多见。在头皮各层中，帽状腱膜是一层坚韧的腱膜，它不仅是维持头皮张力的重要结构，也是防御浅表感染侵入颅内的屏障。当头皮裂伤较浅，未伤及帽状腱膜时，裂口不易张开，血管断端难以退缩止血，出血较多。若帽状腱膜断裂，则伤口明显裂开，损伤的血管断端随伤口退缩、自凝，故而出血较少。

（1）头皮单纯裂伤　主要为锐器的刺伤或切割伤所致，裂口较为平直整齐，创缘一般无缺损，由于致伤因素的不同所致的伤口深浅也不同。大多数单纯裂伤仅限于头皮，有时可深达骨膜，但颅骨常完整无损，也不伴有脑损伤。但少数锋利的锐器可直接穿戳或劈砍进入颅内，造成颅内与外界相交通的开放性颅脑损伤者。

（2）头皮复杂裂伤　主要为钝器损伤或因头部碰撞在外物上所致，相较于头皮单纯裂伤，裂口往往不规则，创缘有挫伤痕迹，创内裂口间尚有纤维相连，没有完全断离。伤口的形态常能反映致伤物的大小和形状。由于这类创伤暴力往往较大，常伴有颅骨骨折或脑组织损伤，严重时亦可引起粉碎性凹陷骨折或孔洞性骨折穿入颅内，故常有毛发、金属或泥沙等异物嵌入，容易导致颅内感染。检查伤口时慎勿移除嵌入颅内的异物，以免引起突发出血。

（3）头皮撕裂伤　大多为斜向或切线方向的暴力作用在头皮上所致，撕裂的头皮往往是舌状或瓣状，常有一蒂部与头部相连。头皮撕裂伤一般不伴有颅骨和脑损伤，偶尔亦有颅骨骨折或颅内出血。这类患者失血较多，但较少达到休克的程度。

2. 头皮撕脱伤

是指部分或整个头皮被撕脱，完全游离。多因头皮受到强烈牵拉所致，如发辫卷入转动的机器中，由于表皮层、皮下组织层与帽状腱膜三层紧密相接在一起，故在强力的牵扯下，使头皮部分或整块自帽状腱膜下层或骨膜撕脱，甚至将肌肉、一侧额或双侧耳廓、上眼睑一并撕脱。头皮撕脱伤损伤重，出血多易发生休克。头皮撕脱伤是一种严重的头皮损伤，往往将头皮自帽状腱膜下间隙全层撕脱，有时连同部分骨膜也被撕脱，使颅骨裸露。

3. 头皮血肿

头皮富含血管，伤后可导致组织内血管破裂出血，形成各种血肿，头皮出血常发生在皮下组织、帽状腱膜或骨膜下，形成皮下血肿、帽状腱膜下血肿或骨膜下血肿。其所在部位和类型有助于分析致伤机制，并能对颅骨和脑的损伤做出估计。各种头皮血肿的特点如下。

（1）皮下血肿　头皮的皮下组织层是头皮的血管、神经和淋巴汇集的部位，伤后易于出血、水肿。由于血肿位于表层和帽状腱膜之间，受皮下纤维隔限制而有其特殊表现，如体积小、张力高；疼痛十分显著；扪诊时中心稍软，周边隆起较硬，往往误为凹陷骨折。

（2）帽状腱膜下血肿　帽状腱膜下层是一疏松的结缔组织层，其间有连接头皮静脉、颅骨板障静脉及颅内静脉窦的导血管。当头部遭受斜向暴力时，头皮发生剧烈的滑动，引起层间的导血管撕裂，出血较易扩散，常致巨大血肿。故其临床特点是血肿范围宽广，严重时血肿边界与帽状腱膜附着缘一致，前至眉弓，后至枕外隆凸与上项线，两侧达颧弓部，恰似一顶帽子顶在患者头上。血肿张力低，波动明显，疼痛较轻，有贫血外貌。婴幼儿巨大帽状腱膜下血肿，可引起休克。

（3）骨膜下血肿　颅骨骨膜下血肿，除婴儿因产伤或胎头吸引助产所致外，一般都伴有颅骨线形骨折。板障出血或因骨膜剥离而致为主要的出血来源，血液往往集聚在骨膜与颅骨表面之间，骨膜下血肿的主要特点是血肿周界止于骨缝，这是因为颅骨在发育过程中，将骨膜夹嵌在骨缝之内，所以很少有骨膜下血肿超过骨缝者，除非骨折线跨越两块颅骨时，但血肿仍将止于另一块颅骨的骨缝。

（四）治疗

1. 皮下血肿

皮下血肿早期给予冷敷、压迫以减少出血和疼痛。2～3 天后血肿尚未吸收可予以局部热敷促进其吸收。

2. 帽状腱膜下血肿

创伤早期可采用冷敷止血，穿刺抽吸前忌加压包扎，否则帽状腱膜疏松层进一步剥离加重出血。如出血量不多可自行吸收，血肿较大则应在伤后 5～7 天无活动性出血、头皮包块张力不高时行穿刺包扎。穿刺前应注意患儿有无贫血及凝血功能障碍等情况，若有则应作相应处理。穿刺前应作严格皮肤准备和消毒，穿刺抽吸血肿后弹力绷带加压包扎。巨大的血肿需 2～3 次穿刺包扎方可消除。还可采用头皮小切口清除血肿后置入负压引流管，使帽状腱膜层紧贴骨膜层而达到止血目的。

3. 骨膜下血肿

创伤早期以冷敷为宜，穿刺前忌行加压包扎，否则加重骨膜的剥离及出血。建议早期行头颅 CT 扫描，以发现有无并发的颅脑损伤存在，如合并颅骨骨折、硬膜外血肿。一般在 1 周左右血肿张力逐渐降低提示无活动性出血后行穿刺包扎，应注意严格备皮和消毒下施行，穿刺后用弹力胶布加压包扎 3～5 天即可。巨大血肿可重复抽吸、包扎 1～2 次。对于前额暴露部位的骨膜下血肿，在血肿张力较高时就可能形成凝血块，即使行血肿穿刺后仍会影响外观，此时亦采用发际内头皮小切口清除凝血块后置入负压引流管治疗。新生儿期骨膜下血肿，往往因骨膜下成骨作用较强，20 天左右可形成骨性包壳，难以消散。对这种血肿宜在生后 2～3 周穿刺抽吸包扎。部分新生儿头皮血肿合并黄疸加重者（与血肿吸收相关）可提前至 1 周左右行头皮血肿穿刺抽吸。既往多数人认为新生儿头皮血肿都不需要处理均可吸收。事实上较大的骨膜下血肿 2～3 周未吸收或未及时行血肿穿刺抽吸，即开始骨膜下成骨，在血肿表面再形成新生骨，1～2 个月后原正常颅骨逐渐被吸收，头颅外观可能形成畸形。

目前对新生儿头皮血肿骨化的治疗方式仍存在争议，有学者认为随着颅骨的生长，骨化的外层新生骨重新塑形生长多不影响头颅外观，且对脑发育无明显影响，故主张保守治疗。多数学者认为较大的骨膜下血肿骨化后难以满意塑形生长，会明显影响头颅外形，且骨化血肿还可能阻碍矢状缝生长而继发舟状颅畸形。因此主张骨膜下血肿骨化后形成硬性包块，应早期切除矫正头颅外形的不对称。建议根据不同情况考虑两种处理方法：对骨化血肿较小、不明显影响头颅外观者随访观察，包块多在 6～12 个月后逐渐塑形生长消失；对骨化血肿体积大、难以塑形生长、包块消失而影响头颅外形者早期手术治疗。

头皮血肿骨化手术治疗：不同时期的头皮血肿骨化程度不同，个体差异较大。大致可分为三期。

（1）骨化早期（1 个月左右）　这时血肿未完全骨化，骨膜下形成软蛋壳样的薄层骨片，血肿腔内为暗红色不凝血，这时仍可行血肿穿刺后加压包扎，包块可能消退。若效果不佳再行手术治疗。此期骨膜与新生颅骨附着紧密，术中出血较多，但新生骨壳较薄可以用剪刀快速清除，边缘用锉刀锉平即可。

（2）骨化中期（1～4 个月）　此期血肿表层成骨增多，骨膜下形成质硬的骨板，此期骨壳需用咬骨钳分块清除，出血较多。

（3）骨化晚期（4 个月以上）　血肿外形成骨化完全的骨板，血肿内侧原颅骨基本吸收消失，此期不宜行手术，因为原正常颅骨已脱钙吸收，切除新生骨板后将形成颅骨缺损。若包块明显拟行手术，必须行头颅 CT 了解颅骨情况后决定。

一期、二期的头皮血肿骨化存在血肿腔，原正常颅骨板脱钙后外附一层结缔组织，其下存在丰富的血供，手术时尽量不要剥离此层，否则因小婴儿颅骨柔软加之丰富的血供，止血较困难。术后骨膜下引流管接负压引流瓶可使疏松的头皮贴附于颅骨利于止血，引流管可留置 1～2 天。手术中应注意患儿的失血情况，因为小婴儿体重轻，血容量少，耐受失血的能力差，术中控制出血尤其重要。

二、头皮裂伤

头皮属特化的皮肤，含有大量的毛囊、汗腺和皮脂腺，容易藏污纳垢、滋生细菌，容易招致感染。所幸，头皮血液循环丰富，头皮发生裂伤只要能够及时彻底清创，感染并不多见。在头皮各层中，帽状腱膜是一层坚硬的腱膜，它不仅是维持头皮张力的重要结构，也是防御浅表感染侵入颅内的屏障。当头皮裂伤较浅，未伤及帽状腱膜时，裂口不易张开，血管断端难以退缩止血，出血反而较多。若帽状腱膜断裂，则伤口明显裂开，损伤的血管断端随伤口退缩、自凝，故而出血较少。

（一）头皮单纯裂伤

常因锐器的刺伤或切割伤，裂口较平直，创缘整齐无缺损，伤口的深浅多随致伤因素而异，除少数锐器直接穿戳或劈砍进入颅内造成开放性颅脑损伤者外，大多数单纯裂伤仅限于头皮，有时可深达骨膜。

如能早期施行清创缝合，即使伤后超过 24 小时，只要没有明显的感染征象，仍可进行彻底清创一期缝合，同时应给予抗菌药物及破伤风抗毒素（TAT）注射。

清创缝合方法：剃光裂口周围至少 8cm 以内的头皮，在局麻或全麻下，用灭菌清水冲洗伤口，然后用消毒软毛刷蘸肥皂水刷净创部和周围头皮，彻底清除可见的毛发、泥沙及异物等，再用生理盐水至少 500mL 冲净肥皂泡沫。继而用灭菌干纱布拭干创部，以碘酊、酒精消毒伤口周围皮肤，对活跃的出血点可用压迫或钳夹的方法暂时控制，待清除时再逐一彻底止血。常规铺巾后由外及里分层清创，创缘修剪不可过多，以免增加缝合时的张力。残存的异物及失去活力的组织均应清除。术毕缝合帽状腱膜和皮肤。若直接缝合有困难时可将帽状腱膜下疏松层向周围潜行分离，施行松解术之后缝合；必要时亦可将裂口作 S 形、三叉形或瓣形延长切口，以利缝合。一般不放皮下引流条。

（二）头皮复杂裂伤

常为钝器损伤或因头部碰撞在外物上所致，裂口多不规则，创缘有挫伤痕迹，创内裂口间尚有纤维相连，没有完全离断，即无"组织挫灭"现象，在法医鉴定中，头皮挫裂伤创口若出现"组织挫灭"现象，常暗示系金属类或有棱角的凶器所致。伤口的形态常反映致伤物的形态和大小。这类创伤往伴有颅骨骨折或脑损伤，严重时亦可引起粉碎性凹陷骨折或孔洞性骨折穿入颅内，故常有毛发、布屑或泥沙等异物嵌入，易致感染。检查伤口时勿移除嵌入颅内的异物，以免引起突发出血。处理原则亦应及早施行清创缝合，并常规用抗生素及 TAT。

清创缝合办法：术前准备和创口的冲洗清创方法已如上述。由于头皮挫裂伤清创后常伴有不同程度的头皮残缺，故这里主要介绍头皮小残缺的修补方法。

对复杂的头皮裂伤进行清创时，应做好输血的准备。机械性清洁冲洗应在麻醉后进行，以免因剧烈疼痛刺激引起心血管的不良反应。对头皮裂口应按清创需要有计划地适当延长或作附加切口，以便创口能够一期缝合或经修补后缝合。创缘修剪不可过多，但必须将已失去血供的挫裂皮缘切除，以确保伤口的愈合能力。对残缺的部分，可采取转移皮瓣的方法，将清创创面闭合，供皮区保留骨膜，以中厚断层皮片植皮覆盖之。

（三）头皮撕裂伤

大多为斜向或切线方向的暴力作用在头皮上所致，撕裂的头皮往往是舌状或瓣状，常有一蒂部与头部相连。头皮撕裂伤一般不伴有颅骨或脑损伤，但并不尽然，偶尔亦有颅骨骨折或颅内出血。这类患者失血较多，但较少达到休克的程度。由于撕裂的皮瓣并未完全撕脱，并能维持一定的血液供应，清创时切勿将相连的蒂部扯下或剪断。有时看来十分窄小的残蒂，难以提供足够的血供，但却出乎意料地使整个皮瓣存活。

清创缝合方法：已如前述，原则上除小心保护残蒂外，应尽量减少缝合时的张力，可采取帽状腱膜下层分离，松解裂口周围头皮，然后予以分层缝合。若张力过大，应首先保证皮瓣基部的缝合，而将皮瓣前端部分另行松弛切口或转移皮瓣加以修补。

三、头皮撕脱伤

头皮撕脱伤是一种严重的头皮损伤，大都是因为不慎将头发卷入转动的机轮所致。由于表皮层、皮下组织及帽状腱膜三层紧密相连在一起，故在强力的牵扯下，往往将头皮自帽状腱膜下间隙全层撕脱，有时连同部分骨膜也被撕脱，使颅骨裸露。头皮撕脱的范围与受到牵扯的发根面积有关，严重时可达整个帽状腱膜的覆盖区，前至上眼睑和鼻根，后至发际，两侧累及耳郭甚至面颊部。

头皮撕脱伤的处理：根据患者就诊时间的早迟、撕脱头皮的存活条件、颅骨是否裸露以及有无感染迹象而采取不同的方法处理。

（一）头皮瓣复位再植

撕脱的头皮经过清创后行血管吻合，原位再植。仅适于伤后 2～3 小时，最长不超过 6 小时，头皮瓣完整、无明显污染和血管断端整齐的病例。分组行头部创面和撕脱头皮冲洗、清创，然后将主要头皮血管，颞浅动脉、静脉或枕动静脉剥离出来，行小血管吻合术，若能将其中一对动脉、静脉吻合成功，头皮瓣即能成活。由于头皮静脉菲薄，断端不整，常有一定困难。

（二）后自体植皮

头皮撕脱后不超过 6～8 小时，创面尚无明显感染、骨膜亦较完整的病例。将头皮创面清洗清创后，取患者腹部或腿部中厚断层皮片进行植皮。亦可将没有严重挫裂和污染的撕脱皮瓣仔细冲洗、清创，剃去头发，剔除皮下组织包括毛囊，留下表皮层，作为皮片回植到头部创面上，也常能存活。

（三）期创面植皮

撕脱伤为时过久，头皮创面已有感染存在，则只能行创面清洁及交换敷料，待肉芽组织生长后再行晚期邮票状植皮。若颅骨有裸露区域，还需行外板多数钻孔，间距1cm左右，使板障血管暴露，以便肉芽生长，覆盖裸露之颅骨后，再行种子式植皮，消灭创面。

第六节　颅骨骨折

颅骨骨折是暴力作用于头颅所产生的反作用力的结果，如果头颅随暴力作用的方向移动，没有形成反作用力，则不至于引起骨折。颅骨具有一定的黏弹性，在准静态下，成人颅骨承受压缩时最大的应力松弛量为12%，最大的应变蠕变量为11.5%左右。同时，颅骨的内外板拉伸弹性模量、破坏应力和破坏应力对应变率的敏感性亦有一定限度，其抗牵张强度小于抗压缩强度，故当暴力作用于其上时，总是在承受牵张力的部分先破裂。如果打击的强度大、面积小，以颅骨的局部变形为主，常致凹陷性骨折，伴发的脑损伤也较局限；若着力的面积大而强度较小时则易引起颅骨的整体变形，而发生多数线形骨折或粉碎性骨折，伴发的脑损伤亦较广泛。

（1）颅骨局部变形　颅盖（穹窿部）遭受外力打击时，着力部分即发生局部凹曲变形，而外力作用终止时，颅骨随即弹回原位。若暴力速度快、作用面积小，超过颅骨弹性限度时，着力的中心区即向颅腔内呈锥形陷入，内板受到较大的牵张力而破裂。此时如果暴力未继续作用于颅骨上，外板可以弹回而复位，故可以保持完整，造成所谓的单纯内板骨折，是为后期外伤性头痛或慢性头痛的原因之一。如果暴力继续作用，则外板亦将随之折裂，造成以打击点为中心的凹陷或其外周的环状或线形骨折。若致暴力的作用仍未耗尽或属高速强力之打击，则骨折片亦被陷入颅腔内，而形成粉碎凹陷性骨折或洞形骨折。

（2）颅骨整体变形　头颅的骨质结构和形态，犹如一个具有弹性的半球体，颅盖部呈弧形，颅底部如断面，恰如弓与弦的关系。在半球体的任何一处加压，均可使弓与弦受力而变形。例如：当侧方受压，头颅的左右径即变短而前后径加大；反之若为前后方的暴力常使矢状径缩短而横径相应变长。因此，当暴力为横向作用时骨折线往往垂直于矢状线，折向颞部和颅底，当暴力是前后方向时骨折线常平行于矢状线，向前伸至颅前窝，向后可达枕骨，严重时其至引起矢状缝分离性骨折。此外，当重物垂直作用于头顶部及臀部或足跟着地的坠落伤，暴力经脊柱传至颅底。这两种情况，无论是自上而下还是自下而上，其作用力与反作用力都遭遇在枕骨大孔区，引起局部变形，轻度造成颅底线形骨折，重者可致危及生命的颅底环形骨折，陷入颅内。

（3）颅骨的拱架结构　颅盖与颅底均有一些骨质增厚的部分，作为颅腔的拱柱和桥架，能在一定程度上对抗外力的压缩或牵张，起到保护颅脑损伤的作用。颅盖的增强部分有：鼻根、额部颧突、乳突及枕外隆凸四个支柱；于其间又有眶上缘、颞嵴、上项线及矢状线四个位居前方、侧方、后方及顶部中央的骨弓，形成坚强的拱柱。颅底的增强部分有：中部有枕骨斜坡，两侧有蝶骨嵴和岩锥，形成梁架，有力地支撑颅底、承托颅脑，并与周围的颅盖部支柱相接，结合为有相当韧性和弹性强度的颅腔，完美地保护着神经中枢。当头颅遭受打击时，暴力除了引起局部颅骨凹陷变形之外，同时也将造成不同程度的整体颅骨变形，若暴力的能量在局部全部被吸收，消耗殆尽，则仅引起凹陷性骨折或着力部损伤；如果暴力的能量并未耗竭，继续作用在头颅上，则由于颅骨的整体变形，骨折线将通过着力点沿颅骨的薄弱部分延伸，也就是在增厚的拱架间区发生折裂。这种规律不仅见于颅骨骨折，尤其多见于颅底骨折，由于颅底厚薄不一，含有许多孔、裂，因而骨折线常经骨质薄弱的部分穿过。

（4）颅骨骨折的规律性　暴力作用的方向、速度和着力面积等致伤因素对颅骨骨折的影响较大，具有一定的规律性。

① 暴力作用的力轴及其主要分力方向多与骨折线的延伸方向一致，但遇有增厚的颅骨拱梁结构时，常折向骨质薄弱部分。若骨折线径直横断拱梁结构或引起骨缝分离，则说明暴力强度甚大。

② 暴力作用的面积小而速度快时，由于颅骨局部承受的压强较大时，故具有穿入性，常致洞形骨折，骨片陷入颅腔；若打击面积大而速度较快时，多引起粉碎凹陷骨折；若作用点面积小而速度较缓时，则常引起通过着力点的线形骨折；若作用点的面积大而速度较缓时，可致粉碎骨折或多数线形骨折。

③ 垂直于颅盖的打击易引起局部凹陷或粉碎性骨折；斜行打击多致线形骨折，并向作用力轴的方向延伸，往往折向颅底；枕部着力的损伤常致枕骨骨折或伸延至颞部及颅中窝的骨折。

④ 暴力直接打击在颅底平面上，除较易引起颅底骨折外，其作用力向上时，可将颅骨掀开；暴力作用在颅盖的任何位置，只要引起较大的颅骨整体变形，即易发生颅底骨折；头顶部受击，骨折线常垂直向下，直接延伸到邻近的颅底；暴力由脊柱上传时，可致枕骨骨折；颅骨遭受挤压时往往造成颅底骨折。

⑤ 颏部受击时可引起下颌关节凹骨折，但头部因可沿作用力的方向移动而缓冲外力对颅颈交界区的冲撞；上颌骨受击时不仅易致颌骨骨折，尚可通过内侧

角突将暴力上传至筛板而发生骨折，鼻根部受击可致额窦及前窝骨折。

按颅骨骨折的部位，可分为颅盖骨折及颅底骨折。根据骨折的形态不同，又可分为线形骨折、凹陷骨折、粉碎性骨折、洞形骨折及穿透性骨折。此外，按骨折的性质，视骨折处是否与外界相通，又分为闭合性骨折及开放性骨折，后者包括颅底骨折伴有硬脑膜破裂而伴发外伤性气颅或脑脊液漏者。

一、分类

（一）颅盖部骨折

颅盖部的线性骨折发生率最高，占颅盖骨骨折的 2/3 以上，主要由于外力与颅盖直接作用，可分为线形骨折、凹陷性骨折。

1. 颅盖线形骨折

单纯的线形骨折本身并不需处理，但若骨折线穿越脑膜中动脉而致动脉出血，从而引发硬膜外血肿，并且若骨折引起的脑组织损伤或颅内出血，需要特别警惕。当骨折线穿过颞肌或枕肌在颞骨或枕骨上的附着区时，可出现颞肌或枕肌肿胀而隆起，这一体征亦提示该处有骨折发生。

2. 凹陷骨折

凹陷骨折多见于额部、顶部，一般单纯性凹陷骨折，头皮结构完整，多为闭合性损伤，常常不伴有脑损伤，但粉碎凹陷骨折则常伴有硬脑膜和脑组织损伤，甚至引起颅内出血。成人凹陷性骨折以粉碎性骨折为常见，表现为以受力点为中心的放射性骨折；婴儿的凹陷性骨折多以乒乓球样凹陷性骨折为主，通畅为闭合性。凹陷性骨折可分为洞形凹陷性骨折和粉碎凹陷性骨折。

① 洞形凹陷性骨折多为接触面小的重物打击或撞击面积较小的凸出物所致，多为锐器直接穿透头皮及颅骨进入颅腔，骨折的形态往往与致伤物形状相同。骨碎片常陷入脑组织深部，造成严重的局部脑损伤、出血和异物存留。但由于颅骨没有出现整体变形，一般都没有广泛的颅骨骨折和脑弥散性损伤，因此，洞形骨折的临床表现常以局部神经缺损为主。

② 粉碎凹陷性骨折常伴有着力部骨折片的凹陷，常为接触较大面积的重物打击所致，不仅出现局部颅骨凹曲变形明显，引起陷入，同时，颅骨整体变形亦较大，容易造成颅内脑组织的广泛性损伤。硬脑膜可被骨碎片所刺破，脑损伤程度往往较为严重，除局部因冲击力所致的损伤外，常可致对冲性脑挫裂伤或颅内血肿的发生，必要时须行开颅骨折复位或去除术。

（二）颅底骨折

约占颅骨骨折的 1/3，多为颅盖骨折的骨折线延伸到颅底。因为颅底部位的硬脑膜与颅骨的粘连较为紧密，骨折线往往可致硬脑膜撕裂。颅底与鼻腔窦等相交通，骨折后极易使颅腔与外界大气相通，引起颅内积气或脑脊液耳鼻漏，形成开放性骨折。颅底骨折根据骨折发生的部位分可分为颅前窝骨折、颅中窝骨折和颅后窝骨折。

1. 颅前窝骨折

主要累及眼眶顶和筛骨，可有鼻出血、眶周广泛瘀斑（"熊猫眼"征）及广泛球结膜下出血等临床体征。其中熊猫眼征对诊断有重要提示意义。若硬脑膜、骨膜均破裂，则可合并脑脊液鼻漏和（或）气颅，使颅腔与外界交通，容易出现继发性颅内感染可能，为开放性损伤。脑脊液鼻漏早期多呈血性，需与鼻出血相鉴别。此外，颅前窝骨折还常伴有单侧或双侧嗅觉障碍，眶内出血可致眼球突出，若骨折波及视神经或视神经管，可出现不同程度的视力障碍。

2. 颅中窝骨折

颅中窝骨折往往累及岩骨及蝶骨，可有鼻出血或合并脑脊液鼻漏，脑脊液经蝶窦由鼻孔流出。若累及颞骨岩部，可损伤内耳结构或中耳腔，患者常有第Ⅶ、Ⅷ对脑神经损伤，表现为听力障碍和面神经周围性瘫痪，脑膜、骨膜及鼓膜均破裂时，则合并脑脊液耳漏，脑脊液经中耳由外耳道流出；若鼓膜完整，脑脊液则经咽鼓管流往鼻咽部，可误认为鼻漏。若累及蝶骨和颞骨的内侧部，可能损伤垂体或第Ⅱ、Ⅲ、Ⅳ、Ⅴ、Ⅵ对脑神经。若骨折伤及颈动脉海绵窦段，可因动静脉瘘的形成而出现搏动性突眼及颅内杂音；破裂孔或颈内动脉管处的破裂，可发生致命性的鼻出血或耳出血。

3. 颅后窝骨折

颅后窝骨折累及颞骨岩部后外侧时，多在伤后 1~2 天出现乳突部皮下瘀血斑（Battle 征）。若累及枕骨基底部，可在伤后数小时出现枕下部肿胀及皮下瘀血斑；枕骨大孔或岩尖后缘附近的骨折，可合并后组脑神经（第Ⅸ～Ⅻ对脑神经）损伤。

二、临床表现

① 患者往往头部外伤史明确，受力部位的头皮往往有挫裂伤或头皮血肿的出现。

② 典型的临床表现或体征，如熊猫眼征、Battle 征、瘀斑、脑脊液漏、局灶性脑神经损伤等；为明确是否存在脑脊液漏时，可收集流出液做葡萄糖定量检测来鉴别。

③ 头颅影像学检查：骨折线呈线状或放射状，骨折线的走行多沿着外力的作用方向。X 线片可显示颅内积气，但仅 30%～50% 能显示骨折线；CT 骨窗检

查可显示颅前窝或视神经管骨折，表现为视神经管狭窄；MRI 可见视神经挫伤伴水肿，视交叉和视神经受压。

④ 暴力所致的骨缝分离也属于线形骨折。

三、诊断标准

（一）颅盖骨骨折的诊断

对闭合性颅盖骨骨折，若无明显凹陷仅为线形骨折时，单靠临床征象难以确诊，常需行 X 线平片检查始得明确。即使对开放性骨折，如欲了解骨折的具体情况，特别是骨折碎片进入颅内的位置和数目，仍有赖于 X 线摄片检查。

（二）颅底骨折的诊断

颅底骨折绝大多数都是由颅盖部骨折线延伸至颅底而致，少数可因头颅挤压伤所造成。颅底骨折的诊断主要依靠临床表现，X 线平片不易显示颅底骨折，对诊断无益。CT 扫描可利用窗宽和窗距的调节清楚显示骨折的部位，不但对眼眶及视神经管骨折的诊断有帮助，还可了解有无脑损伤，故有重要价值。对脑脊液漏有疑问时，可收集流出液做葡萄糖定量检测来确定。有脑脊液漏存在时，实际属于开放性脑损伤。

四、治疗

（一）一般原则

① 颅骨骨折本身无特殊处理。

② 骨折线通过硬脑膜血管沟、大静脉窦时应警惕发生硬膜外血肿或颅内出血。

③ 骨折线通过鼻窦和岩骨时应警惕发生脑脊液漏。绝大多数漏口在伤后1～2周自行愈合，如超过 1 个月仍未愈合者，可考虑手术修补脑膜封闭漏口；若 CT 薄扫冠状扫描或 MRI 薄层扫描见脑组织疝入骨折线或鼻窦内，也可早期行修补手术。

④ 合并脑脊液漏时预防颅内感染，不可堵塞或冲洗鼻道、耳道等脑脊液通道；禁止做腰椎穿刺，取头高位卧床休息，避免用力咳嗽、打喷嚏，应用抗生素预防颅内感染。

⑤ 由于骨片压迫使视神经通道狭窄，压迫视神经，出现继发性视神经损伤者，出现视力部分丧失且逐渐加重时，应尽量争取在 12 小时内行视神经管减压。

（二）手术治疗

1. 适应证

① 大面积的骨折片陷入颅腔深度超过 1cm 者，并伴有大面积脑损伤，CT 示中线结构移位，引起颅内压增高，有脑疝可能者，应急性开颅清理骨折片并做去骨瓣减压术。

② 因骨折片过深压迫或损伤脑功能区，引起局灶或全身的神经功能障碍，如运动障碍、癫痫等症状，应行急性骨折片复位或去除手术。

③ 发生于大静脉窦处的凹陷性骨折，手术应极为慎重，如未引起神经体征或颅内压增高，即使陷入较深也不宜手术；必须手术时，术前和术中都需做好处理大出血的准备。

④ 开放性骨折碎骨折片易引起颅内感染的发生，需全部彻底移除，并彻底清创；若骨折片损伤硬脑膜，应行硬脑膜缝合或修补术。

2. 禁忌证

① 非功能区的轻度凹陷骨折，未引起大面积的脑组织损伤。

② 横跨静脉窦区的凹陷性骨折，未出现脑组织受压症及静脉回流障碍。

③ 无明显局灶症状的婴幼儿出现的颅骨骨折。

第六章

骨科常见病

第一节 创伤反应

当机体遭受严重创伤后，不仅能引起局部的损害和功能障碍，而且可通过神经、内分泌及体液系统导致全身性反应。机体的这种全身性反应，本质上是机体针对创伤因子的一种防御功能，是试图恢复机体内环境稳定的病理生理过程。这些创伤反应有多种，彼此间相互关联、相互影响，并且常常波及远离损伤处的组织及器官。反应的强烈程度与损伤的严重程度、损伤性质、部位及周围环境有直接关系。

创伤反应包括神经-内分泌系统反应、代谢和血液循环反应等，但各种创伤反应相互之间有紧密的内在联系而且互为因果，不应孤立看待。

一、神经-内分泌系统反应

（一）基本概念

如前所述，机体在严重创伤后的全身反应，主要是机体对创伤损害的一种防御功能，其主要是通过神经-内分泌系统反应来实现的。

机体在创伤刺激下，除了由创伤部位及血管壁血压和血容量感受体受到刺激，产生上行性冲动传送到中枢神经系统，通过高级神经活动，反射性刺激交感神经系统，从而激发和调节内分泌器官功能，产生神经-内分泌腺活动外，创伤后引起的恐惧、疼痛等强烈神经冲动也可以产生原发性或神经源性"休克"。通过神经反射并可激发心血管对缺血的反应，从神经源性"休克"转变为低血容量休克。此外出血、感染等都可引起神经生理反射反应。诱发出反射弧，激发下丘脑反应活动和最终的神经、内分泌和代谢等变化。

内分泌系统在创伤反应中的作用，是调节体内各器官与各种物质之间的平衡，使机体适应创伤反应导致的环境变化，以达到内环境新的平衡。内分泌系统的变化与调节，既受神经系统控制，也受体液成分变化的影响，以前者为主，神经系统通过神经释放神经冲动、刺激内分泌系统释放内分泌激素，后者再引起体液成分的变化，从而调节内环境的平衡。三者密切相关，相互牵连又相互制约。

内分泌系统分泌的激素通过血循环系统，传递到远离创伤部位的组织。这些组织内的效应器（一般认为组织效应器其实为激素受体）与激素结合后，首先作用于细胞膜内的腺苷酸环化酶（AC），继而再作用于细胞内三磷酸腺苷，生成环磷酸腺苷（cAMP），cAMP在组织细胞内可激活一系列特异酶系统和生化反应，因而产生各种生理效应。

通常认为内分泌系统所接受的中枢神经系统的指令来自下丘脑及中脑的中枢。创伤后体内的原发内分泌反应最主要的有三个系统：①下丘脑-垂体系统；②交感神经-肾上腺髓质系统；③肾素-血管紧张素醛固酮系统。

（二）下丘脑-垂体系统

下丘脑接受创伤刺激的传入信号后，经过综合，发出针对性的反应，可分泌几种释放激素，这些激素能促进垂体前叶分泌相应的各种促激素。下丘脑分泌的主要促激素包括：促肾上腺皮质激素释放激素、促甲状腺激素释放激素、促生长激素释放激素等。此外，下丘脑神经元合成的抗利尿激素和催产素储存在垂体后叶并由此释放到血液循环中。

这一系统引起的反应在创伤后尤为重要。其中与创伤后反应关系最大的是垂体前叶受到下丘脑的促皮质激素释放因子（CRF）的作用而释放的促肾上腺皮质激素（ACTH）。

1. 促肾上腺皮质激素（ACTH）

在应激状态下的ACTH分泌主要由来自损伤部位的神经刺激所激发。下丘脑受到刺激后分泌上述促皮质激素释放因子进入垂体前叶，引起ACTH分泌。此外，大脑皮质对ACTH的分泌也有促进或抑制的作用。

ACTH可以引起糖皮质激素的合成及释放，这在人体内主要是皮质醇。但在严重创伤时，若ACTH的水平非常高，还可激活醛固酮的分泌。ACTH还有动员游离脂肪酸的作用，这在应激的适应性反应中也有一定的重要性。ACTH还可以破坏肝内能使皮质醇失去作用的水解酶而使皮质醇的半衰期延长。

由于发自损伤部位的传入神经冲动是创伤后引起ACTH分泌的主要通路，

脊髓高位损伤后造成的这一通路阻断，可能是在患者中经常出现创伤后垂体-肾上腺皮质功能低下的直接原因。

2. 糖皮质激素

肾上腺皮质可分泌两类激素，一类为糖皮质激素，另一类为醛固酮。糖皮质激素主要有三种，即皮质激素、皮质醇及皮质固醇。每种激素分泌量因动物种属不同而异，一般认为在人体内分泌最多的主要是皮质醇，这也是应激反应中主要的内分泌激素，由胆固醇合成。皮质醇的主要作用如下。

① 皮质醇是在应激反应中能使机体得以存活的激素。

② 皮质醇在创伤后的代谢反应中起重要作用。

③ 除已知的抗炎性反应及抑制免疫反应的作用外，皮质醇还能影响细胞内核糖核酸的形成，并能稳定溶酶体膜，可以改变细胞对损伤的反应。

由此可见，创伤后皮质醇在维持循环系统的功能、改变细胞代谢等方面起重要作用，是一种适应性和保护性的反应激素，有利于存活。

3. 抗利尿激素（ADH）

抗利尿激素是下丘脑-垂体系统产生的第二个重要内分泌激素，是一种神经-内分泌激素，在下丘脑腹侧神经元内合成并储存在垂体后叶内，创伤反应时可直接释放入血流，有减少尿量及血管加压作用，又称加压素。控制其释放的因素有以下几点。

① 血浆渗透压发生变化后，作用在视上核的渗透性受体上，从而诱发 ADH 的分泌释放。更高一级中枢直接对下丘脑的刺激也可引起 ADH 分泌。

② 位于左心房及中央静脉的迷走神经牵拉受体受到刺激后（如大量输液时），可以抑制 ADH 分泌；当这些受体不受牵拉而变松弛时（如血容量减少或呼吸机正压通气时），则可以刺激 ADH 分泌，导致尿量减少。

ADH 的主要生理功能是抑制水排出，其作用机制是增加远端肾小管内水的重吸收，可能激活了 cAMP 的作用，使水更容易通过。

（三）交感神经-肾上腺髓质系统

肾上腺素及去甲肾上腺素是两种化学结构有关联的儿茶酚胺。这些物质储存在肾上腺髓质内的嗜铬颗粒中。在肾上腺髓质内有交感神经的神经元分布，成为内分泌系统的一部分。通过交感神经刺激可以激活这些内分泌激素的分泌。来自损伤部位、颈动脉窦或主动脉弓的神经传入刺激（如发生血容量减少时）也可以引起肾上腺髓质的分泌。

交感神经节后纤维也可以分泌去甲肾上腺素，作为一种神经递质，作用在各种器官及组织内的肾上腺素能受体上。在发生创伤或应激反应后，同时出现交感神经活动和儿茶酚胺分泌亢进，很难把这两种变化截然分开。

肾上腺素能受体有 α 和 β 两种，β 受体是腺苷酸环化酶，作为一种脂蛋白，是构成细胞膜成分之一。儿茶酚胺及交感神经的递质作用在 β 受体，使细胞内 cAMP 含量升高，发挥生理效应。也有学者认为 α 受体是三磷酸腺苷酶，刺激 α 受体可使细胞内 cAMP 减少。各种器官及组织内的受体不同，因而在交感神经及儿茶酚胺的作用下起的反应也不同。皮肤和内脏的微循环具有 α 受体，在肾上腺素及去甲肾上腺素的作用下，引起小动脉及小静脉的收缩。脑组织、心脏及骨骼肌没有 α 受体，因此尽管在血容量减少后心排血量减少，但这些部位的血液供应并不明显减小，从而保护了心、脑的血供。心脏及骨骼肌的血管具有 β 受体，在肾上腺素及去甲肾上腺素的作用下，心率加快，心收缩力加强，而骨骼肌的小动脉及小静脉则发生舒张。大脑的血循环既无 α 受体也无 β 受体，因而在出血及休克的早期，其血流并不受影响。

交感神经-肾上腺髓质系统的反应是创伤后应激反应的一个重要组成部分，其目的是保护机体，适应创伤后的一系列改变，但这是一种紧急措施，如作用持续时间过久或过于强烈，会造成严重损害。

（四）肾素-血管紧张素-醛固酮系统

创伤反应中最需要的保护作用就是维持循环系统的正常功能。肾素-血管紧张素-醛固酮系统的作用就是保持体液和电解质平衡，以维持循环状态和细胞代谢的稳定。凡是造成有效循环量减少的因素都可以使该系统的活动增强。其中，血容量及钠浓度的改变作用在一些感受器上，如右心房、肾小球入球小动脉（对血流压力变化敏感）、肾小管上皮（对肾小管中尿液的钠浓度改变敏感）可以调节醛固酮的分泌。这些感受器受刺激后，由肾小球旁细胞释出肾素。肾素作用在血液内的血管紧张素原，使其形成具有活性的血管紧张素 I。血管紧张素 I 被血液中的一种转化酶分裂，形成血管紧张素 II，其为一种作用较强的血管加压物质。钠缺乏时可使上述系统的作用减弱，而钠增多则可导致高肾素型高血压。

血管紧张素 II 作用在肾上腺皮质下，引起醛固酮分泌。此外，血清钾浓度过高及 ACTH 浓度很高时，也都可以促进醛固酮分泌。血清钾的减少可以削弱其他因素对醛固酮分泌的影响。

醛固酮是肾下腺皮质球状带分泌的一种盐皮质激素，可以促进钠在远端肾小管内的重吸收及钾的排出。

此外，肾素-血管紧张素-醛固酮系统在急性肾衰竭的发病方面也起主要作用。

二、创伤后其他内分泌方面的变化

创伤后体内除了上述三个主要内分泌系统的变化外，还有以下内分泌方面的改变。

1. 甲状腺素

创伤后甲状腺素浓度迅速上升，蛋白质分解代谢和脂肪氧化增加都与甲状腺的作用有关。组织利用甲状腺素量的增加，体内游离状态的微量甲状腺素可以进入细胞内，有利于代谢。进入细胞内的甲状腺素对增加氨基酸合成蛋白有重要作用，这一过程在伤后即可开始。

2. 胰岛素

创伤和低血容量休克时，胰岛素分泌量减少，其减少量与创伤的严重程度有关。胰岛素分泌受到抑制，可能是肾上腺素和去甲肾上腺素的作用。

如上所述，创伤内分泌反应十分复杂，且各部位之间相互关联、相互影响，并无明确的分界。

三、创伤后代谢反应

创伤后能量代谢显著增加，有报告称多发性骨折伤员的能量消耗，可比健康人增加 25%。创伤后能量代谢同样也是一种防御功能的反映，机体发生一系列复杂的生化变化，包括蛋白质、碳水化合物、脂肪、水、电解质和维生素等。这些变化与神经和内分泌活动密切相关又相互影响。

(一) 蛋白质代谢

伤后数日内蛋白质分解代谢增加，出现负氮平衡、尿氮（主要是尿素）排出量增加。

研究表明，创伤后尿素氮的排出量要高于正常情况下局部组织所能供给的蛋白质量。说明蛋白质代谢增加是一种全身性代谢反应。负氮平衡为创伤后全身组织处于分解状态所致，这种分解主要来源于肌肉。另外，血浆蛋白分解也是导致氮负平衡的原因之一，创伤后大约 20% 的尿氮来自血浆蛋白的分解代谢。此外，创伤局部由于损伤组织和血块的吸收，是氮的另一来源。

伤后禁食或饥饿虽然可以丧失一部分氮，但不是主要原因。因此一味用增加饮食摄入的方法来试图纠正创伤引起的负氮平衡往往难以奏效。但由于低血容量和缺氧能加速细胞内分解代谢，所以迅速恢复血容量是减少蛋白质分解的重要方法。

创伤后，主要氨基酸的排泄也有增加。当白蛋白分解率增加，血清白蛋白含量下降时，即使大量输入氨基酸也不能有效制止创伤所致的蛋白质代谢率增加。外源性蛋白质的分解可为三羧酸循环暂时提供糖的中间产物或前驱物质，以补充由于糖缺乏、肝糖原供应消耗所引起的糖代谢不足。另外，创伤后某些蛋白质如血浆纤维蛋白、α_1球蛋白和α_2球蛋白反而增加，说明创伤期间肝可以使合成代谢增加。

（二）糖代谢

糖的代谢变化是创伤后主要的代谢改变。机体遭受创伤后，多伴有血糖的急剧升高，出现高血糖症，尿糖也随之升高，也有学者称之为创伤性糖尿病。血糖升高速度与创伤程度密切关联。创伤后血糖升高的原因主要有以下几点。

① 肾上腺髓质分泌儿茶酚胺增加，后者可使肝糖原和肌糖原分解增加。

② 肾上腺激素有抗胰岛素的作用以及创伤后机体对葡萄糖利用率降低。

③ 创伤后糖原异生作用加强，这一过程并不因高血糖症或注射葡萄糖而受到抑制。

④ 儿茶酚胺抑制胰岛素分泌并导致血清葡萄糖增高也是原因之一。

总之，高血糖症是机体对创伤的重要代谢反应，糖异生增强的意义在于维持血糖在较高水平，为主要器官和创面提供营养和能量。但糖异生增强是以消耗体内蛋白和能量储存为代价的。由于外周蛋白质分解和脂肪利用加强，导致肌肉消瘦，尿氮排出增加，体重减轻。目前糖代谢变化对机体的影响尽管研究较多，但尚不十分清楚。

（三）脂肪代谢

创伤后的分解代谢阶段，体内脂肪溶解补充机体消耗的能量，是能量的主要来源，约占热量的80%。故严重创伤后所需的脂肪氧化远远超过一般手术以及禁食状态机体的氧化水平。创伤中后期，氧化丧失量减少，患者开始进食，体内脂肪消耗也明显减少，并逐渐恢复。

（四）血循环系统反应

创伤后常伴有血液和体液的丢失，严重失血可导致血容量不足，发生休克。机体为保证主要生命器官的血液供应和维持血流动力学平衡，心血管、内分泌和神经系统之间互相调节，做到代偿性适应，以保持体内环境稳定。血容量减少20%~30%，机体可通过血管收缩及心搏加速，仍能使血压保持在接近正常的水平。但这种血管收缩是有选择性的，肝、肾以及皮肤的血管收缩，供血暂时减少，以保证脑和心脏得到足够的供血。与此同时，间质中的细胞外液经毛细血管壁进入血循环，保持一定的血容量。

（五）其他变化

严重创伤患者胃、十二指肠可并发应激性溃疡，可能与胃黏膜屏障功能紊乱有关。主要症状是胃肠道出血，发生部位多在胃部，而且常为多发性。创伤后一般反应是胃肠道功能减退，蠕动迟缓，唾液和胃液分泌减少，吸收时间延长。

严重外伤增加肝脏的负担，创伤后将出现不同程度的肝功能损伤。创伤患者尤其是腹部损伤时，可能发生无胆结石性胆囊炎，甚至发展成为坏死性胆囊炎。

严重创伤、烧伤和大手术均可发生免疫功能抑制现象，持续的免疫抑制状态可导致对感染的防御能力下降，但创伤的免疫抑制似乎是可以逆转的。对机体免疫功能低下者，加用免疫促进剂或调节剂有助于增强机体免疫力，促进康复。

第二节　创伤性休克

创伤性休克是指机体遭受严重创伤的刺激和组织损害，通过神经或体液等综合性因素所引起的以微循环障碍为特征的急性循环功能不全，以及由此导致组织器官血流灌注不足、缺氧和主要脏器功能受损的综合征。较单纯失血性休克的病因和病理更复杂，临床上长时间使用止血带后突然放松而致的"止血带休克"亦被认为是创伤性休克的一种。

一、病理生理

休克的原因很多，类型也不相同，但各种休克的病理生理过程却基本相同。

（一）休克时的血流动力学变化

正常机体血压的维持有赖于两个基本因素，即心排血量和外周血管阻力的稳定，其和血压的关系如下。

$$血压 = 心排血量 \times 外周阻力$$

休克是一个复杂又相互连续的病理过程，但为了叙述的方便，通常将其分为三个阶段。

1. 休克代偿期

当机体受到致休克因素侵袭后（如大出血），心排血量随着血容量减少而下降，机体要维持血压稳定，只有增加外周血管阻力，促使周围血管收缩。机体这种代偿反应是通过中枢神经系统和交感神经系统的兴奋及体液因素等综合作用形成的。儿茶酚胺类等血管收缩物质的大量分泌可以引起周围血管强烈收缩，使血液重新分配，以保证心、脑等重要脏器的血流灌注。此时心排血量虽然下降，但通过代偿血压仍可保持稳定，这一阶段称为休克代偿期（微循环收缩期）。若能及时补充液体，纠正血容量不足，休克可好转，因此该期又称可逆性休克。

2. 休克期

如休克代偿期不能及时有效地纠正，皮肤和周围脏器血管长期持续痉挛，发生血液灌流不足，引起周围组织缺血、缺氧，组织代谢由有氧氧化转为无氧酵解。丙酮酸、乳酸等代谢产物积聚，使组织处于酸性环境，同时被破坏的组织释放大量血管活性物质如组胺、缓激肽等，都将作用于微循环，使毛细血管前括约肌麻痹，血管短路打开，毛细血管网可全部开放。但由于微静脉平滑肌和毛细血管后括约肌对缺氧和酸中毒的耐受性强，仍处于关闭状态，因而毛细血管床的容量扩大，大量血液淤积在毛细血管床内，血管内静水压增高，液体外渗，有效循环血量进一步减少。进入休克中期即微循环扩张期。

3. 失代偿期

随着休克中期血流在微循环中淤滞，缺氧严重，组织细胞损害，毛细血管通透性增加，水和小分子的血浆蛋白因而渗至血管外第三间隙。血液浓缩，黏性增大，凝血机制发生紊乱，甚至形成微血栓，进而导致弥散性血管内凝血（DIC），进入休克晚期即微循环衰竭期。如果 DIC 不能制止，可以发生血管阻塞，形成细胞和组织坏死，导致多脏器功能衰竭，因此晚期休克属于失代偿期，休克难以逆转。

创伤性休克时，血流动力学改变，也可能有体液因子参与。

体液因子中除儿茶酚胺外，还有一些物质和系统对休克微循环病理变化起重要作用。其中肾素-血管紧张素系统中的血管紧张素可引起内脏血管收缩。并可引起冠状动脉收缩和缺血，增加血管通透性，因而发生心肌缺血和病损，使心肌收缩力下降，加重循环障碍；并可与儿茶酚胺、血栓素等共同作用造成肠系膜血液减少，使肠壁屏障功能丧失，肠腔内毒素进入血液。此外，血管紧张素还有可使胰腺灌流减少，促使心肌抑制因子形成和高血糖分泌，抑制或损害心肌等作用，使休克加重。

前列腺素类物质中，除前列腺素体系（PGS）外，血栓素 A_2（TXA_2）和前列环素（PGI_2）也有重要作用，TXA_2 是极强烈的血管收缩物质，并可引起血小板进一步聚集导致血栓形成。PGI_2 的作用与 TXA_2 相反，可以扩张血管和抑制血小板凝聚。休克时 TXA_2 增加，PGI_2 减少，加重血栓形成。

休克时，由于细胞缺氧和酸中毒，溶酶体膜稳定性降低，并可破裂，释放出酸性蛋白水解酶，分解蛋白质，产生心肌抑制因子。后者除可使心肌收缩力减弱外，还可引起内脏血管收缩，循环阻力增高。

休克刺激可使垂体前叶大量释放 β-内啡肽，从而引起血压下降和心率减慢。另外，自由基增多（如氧自由基和羟自由基等）可引起脂质过氧化，使血管内皮受损伤，血管通透性增加。

（二）休克时组织代谢变化

1. 细胞代谢障碍

近年来，对休克的研究已深入细胞和亚细胞水平。现已知道休克时体内实质细胞和血细胞代谢发生变化，可产生一系列血管活性物质，并使血流动力学发生改变，从而造成微循环紊乱，使休克病情加重。

细胞产能减少，是休克时细胞代谢的基本改变。现已提出休克细胞的概念。由于缺氧、葡萄糖酵解增加、代谢产物通过无氧酵解，转变为乳酸，细胞内ATP 大量减少，细胞膜和亚细胞膜（细胞内线粒体和溶酶体膜等）不能维持正常功能和细胞膜电位下降，使细胞膜钠-钾泵作用失效，细胞膜功能障碍，形成休克细胞。细胞外液中的 Na^+ 和水进入细胞内，造成细胞肿胀。细胞内 K^+ 外移，使血 K^+ 升高，引起心肌损害，又可成为反馈因素，使休克加重。细胞膜损害，还可使细胞外液中的 Ca^{2+} 进入细胞内，细胞内 Ca^{2+} 升高，可抑制线粒体膜，使 ATP 的利用更加受阻，形成恶性循环。细胞损害继续加重，最终导致细胞死亡。

细胞功能障碍的同时，亚细胞膜也同样受到损害，线粒体膜肿胀变形，线粒体能量产生率下降，高尔基体和内胞浆网状结构膜也受到损害，影响蛋白质合成。溶酶体膜破裂后，可释放出大量溶酶体酶，从而激活多种激肽，导致更多细胞死亡，形成恶性循环。

2. 酸碱平衡紊乱

由于缺氧，休克时糖酵解增加，可造成乳酸、丙酮酸和其他有机酸性产物堆积，从而发生代谢性酸中毒。酸中毒首先发生于细胞内，继而至细胞外液中，动脉血中出现代谢性酸中毒时，说明休克已进入晚期。

休克末期由于肺微循环严重损害，气体交换障碍，O_2 不能进入体内，CO_2 不能排出，血中 CO_2 分压（$PaCO_2$）升高，发生呼吸性酸中毒，同时使 HCO_3^- 下降、血 pH 下降，形成合并代谢性酸中毒的复合性酸中毒，治疗效果极差。

（三）休克时机体免疫功能的变化

在休克初期机体免疫系统具有防止休克恶化的作用，但当休克发展到一定阶段，由于血供减少和多种有害物质的作用，导致暂时性免疫抑制，表现为免疫球蛋白和补体减少，巨噬细胞和细胞内氧化过程不同程度抑制，中性粒细胞趋化性降低，淋巴细胞及各种抗原反应低下。当 G 细胞死亡或破裂时，释放出具有抗原性的内毒素，并形成免疫复合物，沉淀于肾、肝、肺、心等脏器的内皮细胞上，使细胞膜破裂和细胞超微结构改变，影响细胞内氧化，使 ATP 形成减少；也可使溶酶体破裂，释放多种溶酶，使细胞崩解死亡，免疫功能更加低下。

（四）休克时各种脏器的改变

休克时可以造成心血管、肾、肺、肝、脑、胃肠道等多种脏器代谢和免疫功能衰竭，这些可以同时或先后发生，给休克救治带来很大困难。其发生机制主要是由于低灌流造成的多脏器微循环衰竭、缺氧和内毒素引起，病死率很高。

1. 肾

肾是休克时最易受影响的主要器官之一。休克早期即可由于循环血量不足，抗利尿激素和醛固酮分泌增多而出现肾前性少尿。如休克持续时间长，肾皮质血流锐减而造成损伤，肾小管坏死，出现急性肾衰竭。此外肌红蛋白、血红蛋白沉淀于肾小管，可以形成机械性阻塞。毒素物质损害肾小管上皮细胞，也可促成急性肾衰竭。

2. 肺

肺微循环功能障碍，肺内动脉、静脉短路的大量开放，造成大量动静脉血掺杂，出现缺氧，可使肺泡上皮细胞损伤，肺泡表面活性物质减少，血管通透性增加，造成肺水肿和出血、肺泡萎缩和肺不张，使通气和血液灌注比例失调。低氧血症持续性加重及呼吸困难，进而发生 ARDS，休克时的肺部表现也称为休克肺。

3. 心

休克晚期，心脏可由于低血压、心肌内微循环灌流量不足，心肌缺氧而受损害，可发生心力衰竭。

4. 肝

休克时，肝血流量明显减少，肝低灌注可导致肝细胞坏死、空泡变性、线粒体肿胀、库普弗细胞损害、解毒能力降低，导致防御功能削弱。临床上可出现高胆红素血症和转氨酶升高，严重时出现肝功能衰竭和肝昏迷。肝的消化、合成、解毒、转化功能可完全丧失。

5. 胰腺

休克时胰腺细胞内溶酶体破溃，释出水解酶、胰蛋白酶，可直接激活数种凝血因子，易引起肺血栓形成。心肌抑制因子可直接造成心肌损害，组织蛋白酶、磷脂酶更与不可逆性休克的产生有密切关系。

6. 胃肠道

休克时，消化道低灌注可引起胃肠道黏膜缺血，发生糜烂、溃疡和应激性溃疡等。

7. 脑

脑对缺氧最敏感。临床上休克早期脑缺氧表现为过度兴奋、烦躁不安，缺氧加重可发生脑水肿及其他继发性改变。患者可由兴奋转为抑制，最后导致昏迷。

二、临床症状

（1）皮肤苍白　皮肤苍白因失血引起周围毛细血管收缩致使全身皮肤显示苍白样外观，尤以面部为明显。

（2）冷汗　冷汗为休克的早期症状，因血流减少引起自主神经反应所致。

（3）神志淡漠　患者神志淡漠除了因创伤本身的刺激及疼痛外，还与脑组织供氧不足有直接关系，在休克早期由于可出现烦躁等症状，应高度重视。

（4）脉搏微弱　脉搏微弱由于血容量不足、每搏输出量减少及血压低下所致，休克早期在血压尚无明显改变的情况下，即可出现脉搏快而弱，应注意。

（5）呼吸急促　患者出现呼吸急促与中枢性缺氧、代谢性酸中毒及呼吸过度等有关。

三、诊断

1. 病史

创伤性休克患者均有较严重的外伤或出血史。

2. 临床特点

即 5 "P" 征。

3. 一般检查

主要是血压及脉搏的监测。

（1）收缩压降低　一般多在 100mmHg（13.3kPa）以下。

（2）脉压　一般小于 30mmHg（4kPa）。

4. 特殊监测

（1）尿量　是观察休克的主要指标，正常人为 50mL/h，休克时每小时尿量多少于 25mL。

（2）中心静脉压　正常值为 6～12cm H_2O，休克时常偏低。

（3）血气分析　呈代谢性酸中毒改变。

四、程度分类

临床上可将休克分为轻、中、重三度，见表 6-1。

表 6-1　休克程度的估计

期别	估计出血量	皮肤温度	皮肤颜色	口渴	神志	血压/mmHg	脉搏	血细胞比容	中心静脉压	尿量
休克前期	<15%（<750mL）	正常	正常	轻	清楚	正常	正常或略快	42	正常	正常或略少
轻度休克	15%～25%（750～1250mL）	发凉	苍白	轻	清楚淡漠	(90～100)/(60～70)	100～120	38	降低	少尿
中度休克	25%～35%（1250～1750mL）	发凉	苍白	口渴	淡漠	(60～90)/(40～60)	>120	34	明显降低	<15mL
重度休克	35%～45%（1750～2250mL）	冷湿	苍白到发绀、紫斑	严重口渴	淡漠到昏迷	(40～60)/(20～40) 或以下	难触及或<120	<30	0	0

五、预防及治疗

创伤性休克治疗的关键是预防，对来诊时已出现休克症状者，应立即采取各种有效措施进行治疗，并防止进一步恶化。

（1）保持呼吸道通畅　除了清理呼吸道外，主要为持续给氧。

（2）迅速静脉输液　力求以最快速度恢复血容量，一般首次输入 1500mL 血浆代用品，血红蛋白过低者，还应输入红细胞以维持其携氧能力。

（3）各种监测　定时监测血压、中心静脉压、尿量、心电图、血细胞比容、血红蛋白、电解质、动脉血氧分析及凝血状态等，以判定病情转归及患者对相应治疗措施的反应。

（4）控制出血　外出血或内出血均应设法立即加以控制，必要时手术处理。

（5）骨折固定　既可减少骨折断端的出血，又能消除骨折局部的疼痛刺激。

（6）注意体位　一般为平卧位，头略放低。

（7）减少移动　为避免加剧休克及突发性深度低血压，切勿任意移动患者，尤忌粗暴的手法操作。

（8）其他　包括及早纠正电解质紊乱、缺氧、酸中毒及体温过低等，并避免各种不良刺激。

（9）消除顽固性休克的病因　应注意找出造成血压不升、休克状态持续不缓解的主要原因，并加以纠正。常见的病因如下。

① 血容量不足或继续出血。

② 缺氧或通气不良。

③ 张力性气胸或血气胸。

④ 低血钾或低血钙。

⑤ 酸中毒。

⑥ 体温过低。

⑦ 心脏压塞或心脏挫伤。

⑧ 严重的中枢神经系统损伤。

⑨ 心肌梗死。

⑩ 因缺氧引起脑干或心功能失调等。

第三节　脂肪栓塞综合征

脂肪栓塞综合征是外伤、骨折严重的并发症，是一组以意识障碍、进行性低氧血症和呼吸窘迫为特征的综合征。

一、病因与发病机制

脂肪栓塞的发病机制目前尚无统一看法，主要有以下几种。

1. 机械学说

该学说认为，含脂肪细胞的组织损伤后，细胞破裂释放出小滴样的脂质，脂肪小滴经破裂血管进入血液循环，引起脂肪栓塞。骨折处，髓腔内血肿张力过大，骨髓被破坏，脂肪滴更容易进入破裂的静脉内，从而引起脂肪栓塞。

2. 化学毒素学说

有学者认为，创伤的应激反应使正常血液中的乳糜微粒失去稳定性，形成直径 $10\sim20\mu m$ 的脂肪微滴，阻塞毛细血管。同时肺灌注不良的情况下，肺细胞膜产生脂肪酶，分解脂肪滴，释放儿茶酚胺等炎症因子，损伤毛细血管壁，发生肺出血、肺不张和血氧低。

3. 多因素学说

此学说认为，脂肪栓塞的形成与机械栓塞和化学毒素损伤均有关系。骨折后血管外源脂肪进入血流；同时，由于创伤引起的机体反应，使血流动力学发生改变，血小板、红细胞、白细胞及血脂乳化不稳定所析出的脂质颗粒等，均可聚集于脂滴的表面，使脂滴体积增大；加之组织凝血活酶的释放，促使血管内凝血，纤维蛋白沉积，引起连锁炎症反应，损伤血管内皮，血管通透性增加，肺水肿，从而导致脂肪栓塞综合征的发生。

这些体积过大的脂滴不论其来源如何，均可在肺停留形成栓子。如栓子过大，可使右心房和肺动脉压增高，发生急性肺部症状。另外由于游离脂肪酸的化学毒性反应，可使肺实质组织直接遭受损害。由于损伤和炎症释放的血管活性胺可使血管和呼吸道发生痉挛，因而出现一系列症状。

另外，临床还发现脂肪栓塞与休克关系密切，休克可以增加伤处脂肪吸收，休克肺的蓄积作用和肺脂肪栓塞有直接关系。

二、临床表现和诊断

（一）临床表现

脂肪栓塞综合征临床表现差异很大，一般可将其分为三种类型，即暴发型、完全型（典型症状群）和不完全型（部分症状群，亚临床型）。不完全型按病变部位又可分纯肺型、纯脑型以及肺脑型，其中以纯脑型最少见。

一般病例可有 4 小时至 15 天的潜伏期，临床上出现症状时间可自伤后数小时开始至 2 周左右，80% 的病例于伤后 48 小时内发病。

典型症状是伤后经过 24 小时清醒期后，开始发热，体温突然升高，脉搏加快，并出现呼吸、神经系统症状（呼吸急促、肺部啰音、咳粉红色痰、神志不清等）以及周身乏力等，症状迅速加重，可出现抽搐或瘫痪。呼吸中枢受累时，可有呼吸不规则、潮式呼吸，严重者呼吸骤停，皮肤有出血斑。

典型的 X 线表现为全肺出现暴风雪状阴影，并常有右心负荷增加的征象。

实验室检查可出现动脉血氧分压低于 60mmHg（8.0kPa）、血红蛋白下降（100g/L 以下）、血小板突然下降、尿中脂肪滴及少尿、血沉快和血清脂肪酶上升等。

（二）诊断

脂肪栓塞的临床诊断分主要标准、次要标准和参考标准。

（1）主要标准 皮下出血；呼吸系统症状及肺部 X 线病变；无颅脑外伤的神经症状。

（2）次要标准 动脉血氧分压低于 8.0kPa（60mmHg）；血红蛋白下降（100g/L 以下）。

（3）参考标准 心动过速、脉快；高热（38℃以上）；血小板突然下降；尿中脂肪滴及少尿；血沉快；血清脂肪酶上升；血中游离脂肪滴。

凡有主要标准 2 项以上或主要标准只有 1 项，而次要标准或参考标准在 4 项以上者，可以确诊。如无主要标准，有次要标准 1 项和参考标准 4 项以上者，可拟诊为隐性脂肪栓塞。

三、预防和治疗

（一）预防

① 纠正休克，改善呼吸、循环功能，有效纠正组织的灌注，保护重要脏器的功能。

② 正确处理骨折，包括有效止血包扎、正确搬运、复位、制动等措施，尽量减少脂肪滴进入血液的机会。

③ 预防感染，防止休克，维持血液正常 pH，纠正酸中毒，给氧，并可使用蛋白酶抑制剂。

（二）治疗

近些年来主张治疗重点应放在肺和中枢神经方面，把纠正低氧血症和支持呼吸功能作为主要措施，保护重要脏器功能，防止各种并发症。

1. 呼吸支持疗法

脂肪栓塞在某种程度上有自愈倾向，死亡原因多由于呼吸障碍低血氧引起。因此治疗呼吸功能障碍，纠正低血氧是最基本的治疗措施。可用鼻饲管或氧气面罩给氧，使动脉氧分压维持在 $60\sim70\text{mmHg}$（$7.98\sim9.31\text{kPa}$）以上，必要时可使用机械辅助呼吸。控制呼吸超过 4 天以上者，应行气管切开。治疗期间需注意保护肺部，使用喷雾剂协助排痰，应用抗生素防止继发性肺炎。机械辅助呼吸不应长期应用。当呼吸频率降至 20 次/分以下，血气分析和胸部 X 线片情况均有所好转时，可考虑逐渐停用。治疗过程中，应系统进行血气分析和脑部 X 线检查，作为控制指标。如血氧不能升高，应调整给氧量，并预防二氧化碳潴留。

2. 保护脑部

用冰袋冷敷降温，以减少耗氧量，保护脑组织；脑水肿时可采用脱水药治疗，合理使用镇静药。

3. 药物的应用

（1）利尿药　主要作用为治疗肺水肿，通过改变血管内渗透压，使肺水肿液回收。

（2）抑肽酶　可用于预防和治疗，越早应用越好。

（3）激素　一旦明确诊断应尽早应用，一般主张在呼吸气促时即可应用。激素可以保持血小板膜和细胞微粒体膜的稳定性，抑制由脂肪酸引起的肺部炎症反应，降低毛细血管的通透性，稳定肺泡表面活性物质，减少肺水肿，改变气体交换，提高肺泡内氧的弥散率，使低氧血症得到纠正。

（4）其他 如肝素、乙醇、右旋糖酐 40 等均有应用，但是其治疗价值尚无统一看法。

第四节 肱骨干骨折

肱骨干上起肱骨外科颈下 1cm 处，下达肱骨髁上 2cm 处。骨折多见于成年人。不同平面骨折表现不同方向的移位。直接暴力多引起粉碎或横断骨折，间接暴力多为斜行或螺旋形骨折。中下 1/3 骨折并发桡神经损伤约占 2%。

一、解剖

（一）骨学

肱骨干上段呈圆柱形，下段呈三棱柱形。中部外侧有粗糙的三角肌粗隆。后部中间，有一自内上斜向外下的浅沟，称桡神经沟，桡神经和肱深动脉沿此沟经过并向远端延伸。

（二）肌学

臂肌覆盖肱骨，以内侧和外侧两个肌间隔分隔。前群为屈肌，包括肱二头肌、肱肌和喙肱肌；后群为伸肌，主要为肱三头肌。肌肉的牵拉常可导致骨折断端的移位，根据肱骨干骨折的外观畸形表现可以大概预测骨折的位置。在三角肌止点以上的骨折，近折端受胸大肌、背阔肌、大圆肌的牵拉向内、向前移位，远折端因三角肌、喙肱肌、肱二头肌及肱三头肌的牵拉而向外、向近端移位。当骨折线位于三角肌止点以下时，远折端因肱二头肌和肱三头肌的牵拉向近端移位；近折端由于三角肌的牵拉而向前、向外移位。

（三）神经

1. 肌皮神经

肌皮神经在喙突以下 5～8cm 穿过喙肱肌，并沿途发出分支支配喙肱肌、肱肌和肱二头肌，在肘关节的外上方穿深筋膜沿前臂外侧下行，称为前臂外侧皮神经。

2. 正中神经

在臂部，正中神经沿肱二头肌内侧沟下行，并由外侧向内侧跨过肱动脉的浅面与血管一起下降至肘窝。

3. 桡神经

桡神经是发自臂丛神经后束的一条粗大神经，在肱骨近端向外下与肱深动脉伴行，然后沿桡神经沟绕肱骨中段背侧旋向下外，在肱骨外上髁上方穿经外侧肌间隔，至肱肌与肱桡肌之间，继而向下行于肱肌和桡侧腕长伸肌腱之间。

4. 尺神经

尺神经的肱骨段在肱动脉内侧下行，而后下行至内上髁后方的尺神经沟。此处，其位置比较表浅又贴近骨面，隔皮肤可触摸到，易受损伤。

（四）脉管系统

肱骨的血供主要来自肱深动脉的分支及滋养动脉。

二、临床表现

与其他骨折类型一样，大部分肱骨干骨折患者的症状和体征表现为肿胀、疼痛、畸形及骨擦音。车祸、直接暴力打击以及由于手部着地或肘部着地所产生的间接暴力是肱骨骨折的常见受伤机制。有时因为投掷运动或"掰手腕"也可导致肱骨干骨折，此骨折多为中下 1/3 的斜行骨折或螺旋形骨折。在关注肱骨情况时，全身系统的体格检查也是必需的，以防止遗漏其他部位的损伤。

完整的神经血管系统检查也是不可或缺的，在行闭合复位或手术治疗前，应检查桡神经是否受损。此外，肱骨近端、远端的肩关节和肘关节以及腕关节也需仔细检查以排除其他损伤。皮肤的损伤也应引起重视，皮肤损伤可分为擦伤、挫伤以及软组织复合伤，同时，要警惕前臂和上臂骨筋膜隔室综合征的发生。

三、影像学检查

完整的肱骨正侧位 X 线检查不仅可以看到整个肱骨干，还应包括肘关节和盂肱关节。在摄 X 线片时应由技师来挪动 X 线机的位置以获取标准的正侧位 X 线片，而不是通过变换患者的肢体。因为细微地旋转肢体就难以获取肱骨近端的正交视图，从而得到一个不完整的影像学检查结果。对于病理性肱骨骨折，在决定治疗方式前，还需其他的检查，如用 CT 及 MRI 等来评估，以排外肿瘤及隐匿性病变。

肱骨干骨折有多种分型方法。大部分分型是基于 X 线片的表现或肱骨的几何形态。在临床上，肱骨干骨折的治疗不仅依靠分型，还要综合考虑其他因素，如骨质强度、局部软组织条件、神经血管的损伤及身体其他合并伤。简单的骨折可分为横行骨折、斜行骨折、螺旋形骨折。更复杂的骨折类型包括多段骨折、严重粉碎性骨折、开放性骨折，以及合并肘关节或肩关节脱位的肱骨干骨折。Holstein-Lewis 骨折是肱骨干骨折的一种特殊类型，主要是指肱骨远端中下 1/3 的螺旋形骨折，典型的表现是骨折远端骨块有个长斜形尖端，容易引起桡神经损伤。对于开放性肱骨骨折，应根据 Gustilo 和 Anderson 分型来决定。此外，由骨质疏松、原发瘤或转移瘤以及其他一些情况导致的病理性骨折，对于骨折分类的描述也很重要。

四、非手术治疗

1. 一般概念

目前，大多数单纯的肱骨干骨折都可考虑进行非手术治疗。应用功能支具通常可获得良好的治疗效果。Sarmiento 报道采用功能支具治疗闭合性或低能量开放性骨折的愈合率为 99%。其他的非手术治疗方式还包括接合夹板、前臂悬垂石膏及各种吊带。每种治疗方式都将在后文分别进行讨论。

非手术治疗对于某些情况下特定类型的骨折而言，并不是非常理想的治疗方法。例如，单纯的肱骨干骨折如果是移位的横行骨折，那么采用非手术治疗易于导致骨不连以及骨折端大于 20°的永久性成角，这一成角将使肩关节的活动度明显减少，尤其是内翻成角会导致肩关节外展功能障碍。不过，肱骨短缩似乎不会引起任何功能问题。Castella 等报道了一组 30 例肱骨干骨折非手术治疗后骨不连的病例，其中 9 例为老年女性，骨折类型相似，均为肱骨中远 1/3 处外侧存在长的蝶形骨折块。

2. 接合夹板

接合夹板是急诊室处理肱骨干骨折通常最先采用的固定工具。夹板呈 U 形，其内侧应尽可能接近腋窝部位，外侧起自肘部并延伸至三角肌止点以上。对于偏近端的骨折，夹板的外侧部分延伸至颈部可以加强肩关节的制动，有利于控制伤后 1 周骨折局部的疼痛。为增强超肩关节固定的稳定性，可以在夹板的外面套上管状的弹力袜套，松松地绕过颈部打结，对于超肩固定的夹板，这一方法还可防止其向下滑落。由于前臂与躯干相对的位置关系，应用夹板治疗肱骨干骨折容易形成内翻畸形，当骨折端位于或高于内侧夹板近端时尤其如此。为了防止出现内翻畸形，夹板通常先预塑成外翻形状（香蕉形状）。应仔细填塞夹板的内侧上缘，必要时应用干燥粉剂以避免局部区域出现皮肤并发症。每周行影像学检查以确认骨折始终处于良好的复位状态。同前臂悬垂石膏一样，夹板仅应用于患者创伤后的最初阶段，之后改用功能支具进行最终治疗。

3. 功能支具

功能支具是治疗肱骨干骨折的有效方法，可在允许肩关节、肘关节活动的情况下促进骨折愈合，并能在软组织周围形成环形压力增高骨折周围的流体静力压。而肌肉的主动活动有助于减少骨折成角和旋转。

肱骨干骨折支具包括两个半管状护套，其中一个套住另外一个，分别包裹肱二头肌和肱三头肌。支具的下方不能影响肘关节的活动。外壳上附带有 2～3 个尼龙拉链，收紧后可使支具与患肢紧密贴合。该功能性支具具有很强的适应性，因此外伤后 5～7 天即可开始使用。而在此之前的 1～2 周，我们推荐采用接合夹板、前臂悬垂石膏或 Velpeau 绷带进行制动。患者可以在患肢能忍受的情况下进行主动活动，但是在骨折愈合之前要限制肩关节外展，以降低内翻成角发生的概率。功能支具应至少固定 8 周左右或者持续到患者能进行无痛活动并且出现骨折愈合的影像学证据为止。几项临床病例研究显示，采用功能支具治疗肱骨干骨折很少出现骨不连。

4. 前臂悬垂石膏

所谓前臂悬垂石膏是根据重力原理，利用石膏自身的重量使前臂始终保持悬垂位置，通常用于治疗移位性肱骨干骨折。肱骨干骨折为短缩重叠移位、长斜形或螺旋形骨折时，适合应用前臂悬垂石膏进行治疗。以上几种骨折类型在治疗过程中骨折端可允许存在一定的间隙。由于可能造成过度牵引和骨不连，因此前臂悬垂石膏并不适用于肱骨干横行骨折。在伤后 1 周应用悬垂石膏可使骨折端获得复位，但如果长时间使用将导致患肢肩肘关节僵硬，因此需及时更换为功能支具。由于悬垂石膏依赖重力原理发挥作用，因此为维持骨折的复位状态，患者需时刻保持直立位，否则石膏重量将导致骨折移位。采用前臂悬垂石膏治疗要求患者即使睡觉时也要保持直立状态，因此患者通常不愿意接受此项治疗。悬垂石膏的重量应稍小于造成最小过牵的重量，固定的范围起自骨折端稍近端，维持肘关节屈曲 90°，前臂中立位，石膏不可限制患肢腕关节和手指的活动。绷带环绕患者颈部并连接至悬垂石膏邻近腕关节的部位。可根据骨折分离移位的具体情况调整绷带固定悬垂石膏的位置。骨折内翻畸形则将吊带固定在腕部偏外侧（远离身体），外翻畸形则调整吊带偏内侧固定（靠近腹部）。肱骨骨折向前成角，将吊带朝伤肢远端（手腕方向）移动，反之朝相反方向移动。

5. 其他非手术治疗方法

还有其他几种用于治疗肱骨干骨折的非手术治疗方法。Velpeau 绷带可将患肢完全制动，但仅能用于临时固定，应及时更换为其他固定方式。肩"人"字石膏用于需严格限制肩关节外展活动的情形，然而这种石膏过于笨重，不便于使用。因此对于需采用肩"人"字形石膏的患者可首先考虑手术治疗。之前曾有人应用经尺骨鹰嘴穿针骨牵引治疗肱骨干骨折，但外固定支架应用更为简便，已经完全取代了骨牵引治疗。

五、损伤分类

　　肱骨干骨折的分类系统非常完善，骨折的多种特征都在分类体系中得以体现。骨干骨折按部位可分为近段 1/3、中段 1/3 和远段 1/3 骨折。但是另一种根据骨折端与肌肉止点相对位置来描述骨折的方法更为实用。胸大肌和三角肌止于肱骨骨干的近端，如果骨折部位位于胸大肌止点上方，骨折远端受到胸大肌的牵拉将向内侧移位。同时骨折近端外展并在肩袖作用下发生旋转。如果骨折位于胸大肌止点和三角肌止点之间，骨折近端受胸大肌牵拉向内侧移位，骨折远端由于受到三角肌的牵拉将向近端及侧方移位。如果骨折部位位于三角肌止点的下方，那么相对更强大的三角肌将牵拉骨折近端发生外展移位。

　　除骨折的部位以外，分类还应包括骨折的形式，即在描述骨折时加入诸如横行、螺旋形、斜行、粉碎性和节段性等术语。另外，对骨折的分类描述还应考虑肢体软组织条件，闭合骨折采用 Tscheme 和 Gotzen 的分类方法，开放性骨折则采用 Gustilo 和 Anderson 的分类方法。

六、手术指征

1. 对线不良

　　90％以上的病例应用非手术治疗即可实现骨折愈合。手术治疗仅适用于一些特定的情况，即非手术治疗无法维持骨折复位，超出骨折复位可接受的标准时可考虑进行手术治疗。Klenerman 指出，对于前后成角不超过 20°、内翻或外翻成角不超过 30°以及骨折短缩不超过 3cm 的肱骨干骨折，均可采取非手术治疗。

2. 开放骨折

　　由于创伤使皮肤破损并导致骨折端与外界相通的患者应进行手术治疗，对失活的软组织及死骨进行彻底的清创并固定骨折。骨折固定对开放性骨折具有重要意义，不仅可保护软组织免受进一步伤害，还有利于伤肢更好更快康复。

3. 合并关节损伤

　　肱骨干骨折合并肩关节、肘关节的关节内骨折时，如后者需行手术治疗，则肱骨干骨折的手术也应同时进行。此类骨折既可以是肱骨干骨折延伸至肩关节、肘关节，也可以是肱骨多段骨折同时累及肩关节、肘关节和肱骨干。关节内骨折固定后，术后处理必须包括关节的早期活动，而固定肱骨干骨折则对此很有帮助。如果不进行肱骨干骨折固定，必定妨碍关节的功能锻炼并使关节僵硬的风险明显增加。

4. 血管神经损伤

桡神经损伤是肱骨干骨折最常见的神经损伤，文献报道发生率为 1.8%～34%。多数肱骨干骨折合并的原发性或继发性桡神经麻痹均属于功能性麻痹，具有自发缓解的倾向。因此，有关神经探查的手术指征目前尚存在争议。比较统一的意见是，肱骨干远 1/3 纵行或螺旋形骨折（Holstein-Lewis 骨折）合并桡神经损伤时应考虑手术治疗，因为这类骨折桡神经容易被尖锐的骨折断端割断刺伤或卡入骨折断端之间。与此相反，肱骨中 1/3 骨折通常只导致神经的肿胀挫伤，引起神经功能障碍。一般来说，多数肱骨干骨折合并桡神经损伤采取非手术治疗都能取得良好的治疗效果。

对闭合手法复位产生的医源性桡神经损伤是否进行手术干预是争议最大的问题之一，特别是肱骨干下段 1/3 长的尖刺状骨折。虽然这种类型的损伤通常要求手术治疗，但大量的病例研究结果显示多数继发性桡神经损伤都具有自愈倾向。另外，开放性肱骨干骨折导致的桡神经损伤通常是神经撕裂。有学者认为，如果桡神经卡压在骨折端，那么一般情况下骨折端会存在间隙；也就是说，如果术后出现桡神经症状，骨折端又存在一定的间隙，则可作为桡神经卡压的证据。

肱骨干骨折合并血管损伤常见于贯通伤的患者。通过手术重建伤肢的稳定性能给血管的修复提供良好的条件，有利于血管功能的恢复，避免因骨折失稳导致血管扭结或过度牵拉。因此，在进行血管修复或植骨前应及早恢复骨骼的稳定性，而这通常需要多学科的协同治疗。

5. 浮肘损伤

前臂双骨折合并肱骨干骨折应尽早进行手术固定治疗，为伤肢的早期功能锻炼创造条件。如果其中一处或两处手术固定失败，则可能因术后制动时间延长导致肩关节、肘关节僵硬。

6. 即将发生的病理性骨折

由转移瘤或代谢性骨病引起的病理性肱骨骨折是导致患者疼痛和残障的重要原因。通过多种手术技术可以实现即将发生病理性骨折的肱骨的稳定。如果正侧位 X 线检查显示骨破坏导致的骨缺损达到 50%～75%，则应考虑手术固定。内固定结合放疗能有效缓解疼痛，并能达到与稳定肢体同样的功能状态。内固定结合骨水泥增强能加强局部的稳定性，且有助于缓解疼痛。

7. 多发伤

合并肢体多发骨折是肱骨干骨折手术固定的指征。合并脑外伤的患者通常在重症监护病房停留的时间较长，早期坚强内固定便于护理、搬运及限制患者的异常活动。对于合并四肢多发创伤的患者，肱骨骨折坚强固定后，伤肢可在拐杖、助步器等辅助下逐步负重。肱骨干骨折接骨板内固定后伤肢即可完全负重，而不会增加发生并发症的风险。对于双上肢同时骨折的患者，手术固定有助于增强患者日常活动和自理能力。

七、手术治疗

（一）一般概念

目前公认的肱骨干骨折手术固定的指征包括开放性肱骨骨折、双侧肱骨骨折、病理性骨折、肱骨骨折合并同侧前臂骨折（浮肘）以及多发创伤。能否坐起及在半卧位睡觉是决定采取非手术治疗的重要参考因素，这一体位有助于通过施加在前臂的重量牵引复位骨折端。

肱骨骨折合并下肢骨折的患者通常需进行部分负重功能锻炼，而肱骨骨折手术固定后，则可允许患者使用拐杖或其他助行器。Tingstad 等注意到，有学者估测在使用双侧腋拐时上肢可承担身体 80% 以上的重量，并且已经证实，按照内固定的应用原则对肱骨干骨折进行有效的固定后，可为患者提供足够的强度，确保其安全地使用拐杖。此外，很多骨科医生还认为，对于稳定型肱骨骨折进行髓内钉固定后，患者同样也可以负重。髓内钉治疗的肱骨中段横行骨折就是一个例子。不过目前尚不清楚复杂骨折或其他不稳定型骨折髓内钉治疗后能否负重。

接骨板和髓内钉固定是肱骨干骨折最常见的手术固定方式。外固定支架应用非常少，这是因为置针时容易损伤局部的神经血管，且后期容易继发肩关节、肘关节活动障碍及针道感染等。

选择何种接骨板固定以及是否采用髓内钉治疗仍然存在争议，取决的因素包括骨折的类型和部位、合并的软组织损伤和神经血管损伤、骨质疏松、合并同侧肢体损伤以及手术医生的经验等。

髓内钉治疗肱骨干骨折直到交锁髓内钉出现才逐步得到广泛应用，交锁髓内钉拓展了肱骨干骨折髓内固定的手术适应证，并提高了手术成功率。虽然目前普遍认为接骨板和髓内钉手术治疗的愈合率没有太大差异，但仍然存在一些争议。髓内钉闭合穿针能减少手术创伤，但顺行穿针会增加术后肩部疼痛的危险。支持接骨板固定的学者认为髓内钉闭合穿针有可能损伤桡神经，而支持髓内钉固定的学者则认为开放手术损伤神经的概率更高。有几项研究对肱骨干骨折接骨板固定和髓内钉固定的优点以及存在的问题进行了比较。小样本前瞻性随机对照研究和 Meta 分析认为，接骨板和髓内钉都能获得较高的愈合率，两种治疗方法之间的主要差别是各自固有的并发症。

（二）手术方法：切开复位接骨板内固定

1. 手术体位

患者选择何种体位取决于拟采用的手术入路。通常前外侧入路采用仰卧位，手术床边放置可透视上肢手术桌，便于术中透视。对于多发性创伤仰卧位也是首选，对于合并脊柱创伤或对脊柱是否存在损伤仍不太明确时尤其如此。将患者的头部稍偏向对侧，这样不仅便于铺巾隔离，还可避免术中相关器械放置不当误伤患者的颜面部。气管导管放置在患者口部远离手术的一侧。患者躯干应尽可能靠近可透视上肢手术桌。肩胛骨下方加小沙垫稍抬高患肩，以使肩臂部铺巾更为方便。肩部外展 60° 以充分暴露肱骨干。肱骨中段或近段 1/3 骨折如需使用止血带，非无菌的止血带可能无法满足手术入路的要求，而应选用无菌止血带。

应用外侧或后侧入路的患者应取侧卧位，并用布袋支撑。将一个大的亚麻垫置于于患者胸前作为手术操作台。将用于腘窝的托脚垫放置在肘前区并与手术床固定，也可以提供类似的操作台。取侧卧位的患者在保证安全的情况下，其躯干也应尽可能靠近手术床的边缘。同时肩关节外展 90° 以充分暴露手术区域。

患者取俯卧位时进行后路手术更为简便。肩关节外展 90°，取外展中立位。患者胸前稍加垫使肩部轻度前屈避免过度牵拉臂丛神经。可透视上肢手术桌置于侧方与手术床连接，可为手术提供一个良好的工作平台，便于术中进行 X 线透视。

2. X 线摄像

术前 X 线检查应包括两个垂直平面的肱骨全长，一般拍摄肱骨正位和侧位 X 线片。临床上还有一些特殊的 X 线投照方式用于显示肱骨近段和远段，不过普通的正侧位 X 线片即可清楚显示肱骨干。

多数肱骨骨折可以在直视下直接复位固定，而术中 X 线透视适用于几乎任何类型的肱骨骨折，能帮助判断术中骨折复位、接骨板螺钉的位置以及长度等情况。患者侧卧位时，C 形臂置于患者前侧垂直拍摄可获得肱骨正位片，肩关节外旋 90° 即可拍摄侧位片。患者仰卧或俯卧位时，C 形臂垂直于可透射 X 线的上肢手术桌进行拍摄，通过旋转肩关节分别获得相应的正侧位 X 线片。

3. 手术入路

（1）前外侧入路　前外侧入路是肱骨干骨折切开复位内固定最常用的手术入路。该入路可以充分显露包括远近端在内的整个肱骨骨干。沿肱二头肌和肱肌外侧做切口，分离牵开外侧肌间隔前方的肱肌直达肱骨。该切口可不必分离牵开桡神经，但在切口远端需谨慎操作，勿损伤前臂外侧皮神经。

（2）后侧入路　后侧入路可显露肱骨干下 3/4，主要用于肱骨下 1/3 骨折。

这是因为肱骨干的后侧表面相对平坦，适合接骨板固定。后侧入路易伤及桡神经，操作时应仔细辨别并加以保护。俯卧位是进行后侧入路手术最合适的体位，虽然也可应用侧卧位。上臂后侧正中做皮肤切口，在浅层，自肱三头肌长头和外侧头之间的间隙进入；至深层，分离牵开肱三头肌内侧头，显露伴行于桡神经沟的桡神经和肱深动脉。

第五节　前臂骨折

前臂骨折是一种常见的损伤，常由于跌倒或直接打击引起。26%的前臂双骨折患者发生在年龄<15岁的儿童。前臂损伤的治疗效果取决于一些因素，包括患者的年龄、骨质条件、损伤类型、合并伤和康复治疗等。

前臂骨折主要包括四种类型：①尺骨或桡骨单一骨折；②桡骨骨折合并远端尺桡关节（DRUJ）脱位（盖氏骨折）；③尺骨骨折合并桡骨小头脱位（孟氏骨折）；④尺骨与桡骨双骨折。前臂大部分骨折的治疗，除外一些单一的尺骨干骨折，一般需手术治疗。

一、桡骨和尺骨干骨折

（一）流行病学

（1）前臂骨折男性多于女性；车祸伤居致伤原因第一位，其次是身体对抗性体育运动、打斗、坠落伤。

（2）除胫骨外，与其他部位相比，前臂的开放骨折发生率最高。

（二）解剖

① 前臂形成一个环；尺骨或桡骨的骨折导致其短缩，可造成另一骨的骨折或上、下尺桡关节的脱位。直接暴力致伤（警棍伤）除外。

② 尺骨相对较直，桡骨以尺骨为轴心进行旋前和旋后运动。如桡骨干骨折后未能恢复其正常弧度（桡骨弓）可导致前臂旋转功能障碍。

③ 尺桡骨间有骨间膜相连，其中央束起自桡骨斜向远端止于尺骨，宽约3.5cm。切除中央束可降低前臂轴向稳定性71%。

④ 骨折端移位方向与周围肌肉牵拉的关系：桡骨骨折位于旋后肌止点以远、旋前肌止点近侧时，由于旋后肌及肱二头肌肉牵拉，近骨折端旋后。桡骨骨折位于旋后肌、旋前肌止点以远，近骨折端处于中立位。

（三）尺骨、桡骨骨干双骨折

1. 损伤机制

① 车祸最常见，也常见于直接暴力（保护头部）、枪击伤、高处坠落或运动比赛时摔伤。

② 病理骨折少见。

2. 临床评估

① 典型表现为骨折处畸形明显、疼痛、肿胀，手及前臂功能丧失。

② 仔细检查前壁血管神经功能，包括桡动脉和尺动脉的搏动及正中神经、桡神经、尺神经的功能状况。

③ 仔细检查开放性伤口。尺骨位于皮下，即使很浅的损伤也可能与骨折端相通。

④ 难以忍受的持续疼痛，前臂骨筋膜室张力增高或被动牵拉痛阳性都应高度警惕骨筋膜室综合征的存在。应检测骨筋膜室内压力，明确诊断后应立即行筋膜切开减压。

3. 放射学检查

① 需拍摄前臂正侧位片，摄斜位片可进一步明确骨折类型。

② 摄片应包括同侧的腕关节、肘关节，以除外合并的骨折或脱位。

③ 在任何位置摄片，桡骨头都应与肱骨小头保持对线。

4. 分类

（1）描述 闭合与开放。

① 位置。

② 粉碎程度、多段骨折、骨折块多少。

③ 移位情况。

④ 成角畸形。

⑤ 旋转对线。

（2）桡尺骨干骨折的 OTA 分类

① A 型：简单骨折。

A1 型：尺骨简单骨折，桡骨完整。

A2 型：桡骨简单骨折，尺骨完整。

A3 型：尺桡骨均简单骨折。

② B 型：楔形骨折。

B1 型：尺骨楔形骨折，桡骨完整。

B2 型：桡骨楔形骨折，尺骨完整。

B3 型：一骨楔形骨折，另一骨简单骨折或楔形骨折。

③ C 型：粉碎性骨折。

C1 型：尺骨粉碎性骨折，桡骨完整或简单骨折。

C2 型：桡骨粉碎性骨折，尺骨完整或简单骨折。

C3 型：尺桡骨均为粉碎性骨折。

5. 治疗

（1）非手术治疗

① 无移位的尺骨、桡骨骨折少见，可以用塑性良好的长臂石膏管型固定上肢于肘关节屈曲 90°前臂中立位。

② 术后应严密随访，观察骨折是否移位。

（2）手术治疗

① 前臂旋转功能重要，可将前臂视为"关节"，要求解剖复位。因此成年人尺骨、桡骨骨折移位需行切开复位内固定。

② 内固定可选用加压钢板（3.5mm 动力加压钢板），植骨或不植骨。

③ 钢板固定原则

a. 恢复尺骨、桡骨长度（防止上、下尺桡关节半脱位）。

b. 恢复旋转力线。

c. 恢复桡骨弓（前臂旋转的解剖基础）。

④ 可选用掌侧 Henry 切口显露桡骨全长，钢板安放较平坦的桡骨掌侧面。桡骨中段骨折也可通过背侧入路显露固定，并发症包括背侧钢板远端突出于皮下引起不适及骨间背侧神经损伤。

⑤ 尺骨骨折根据骨折线的不同位置及骨折形态，可将钢板置于掌侧或背侧。采用两个不同切口分别固定尺桡骨可以降低尺桡骨融合的发生。

⑥ 严重的粉碎骨折或骨缺损应考虑植骨。

⑦ 如果周围软组织损伤不是特别严重，开放骨折清创后可行一期内固定。优点在于可恢复前臂稳定性，减少无效腔，便于伤口护理。开放骨折的植骨时机仍有争议，可在延期闭合伤口时或伤后 6 周植骨。

⑧ 明显的骨或软组织缺损、污染严重、感染性不愈合或者开放性肘关节骨折脱位合并软组织缺损的患者可选用外固架固定。

⑨ 文献报道，前臂带锁髓内针内固定也可取得良好效果。然而，选择髓内针而不用钢板螺钉固定的适应证不明确。目前文献中提到的手术适应证包括多节段骨折、伴有骨或软组织缺损的开放性骨折、病理骨折及钢板固定失效。

6. 并发症

（1）骨折不愈合和畸形愈合 不常见，大多与感染或手术操作不当有关。这时需将原内固定物取出，植骨、重新固定。

（2）感染　切开复位内固定的感染率只有3%。一旦感染，需要切开引流、清创、大量冲洗及根据伤口细菌培养合理应用抗生素。如果内固定牢固，则不需要取出，因为即便感染大多数骨折仍能愈合。如果软组织的感染严重已累及骨折断端，则需要使用外固定架固定，保持伤口开放并需多次扩创。

（3）神经血管损伤　少见，多出现于枪弹伤或医源性损伤。神经麻痹可以观察3个月，如仍不能恢复则需手术探查。对于尺动脉或桡动脉的损伤，如果另一血管通畅可直接结扎。

（4）Volkmann缺血性肌痉挛　这种灾难性的并发症常是由于骨筋膜室综合征的漏诊。如临床表现可疑，可测定骨筋膜室内的压力；确诊后应立即行筋膜切开减压。

（5）创伤后尺骨、桡骨融合　不常见（发生率3%～9%）。在严重挤压伤或闭合性颅脑损伤时风险增加。尽管前臂近端关节外骨连接切除成功率较低，但如果前臂旋转功能受限明显仍需要手术切除。自不同切口分别固定尺桡骨可降低尺骨、桡骨融合的发生。

危险因素包括：①尺骨、桡骨同一水平骨折（发生率为11%）。②闭合颅脑损伤。③伤后超过2周手术。④同一切口固定尺骨、桡骨。⑤植骨、螺钉过长、骨折块刺穿或手术操作不当使得骨折端骨间膜贯穿。⑥挤压伤。⑦感染。

（四）尺骨干骨折

包括警棍骨折、孟氏骨折及运动员应力骨折。孟氏骨折损伤是指尺骨近端骨折合并桡骨头脱位。

1. 损伤机制

① 尺骨警棍骨折是由于暴力直接作用于皮下的尺骨所致。通常是受害者为保护头部免遭袭击所致。

② 孟氏骨折损伤机制差异较大，分型如下。

Ⅰ型：前臂被动旋前。

Ⅱ型：肘关节屈曲，前臂遭受轴向暴力。

Ⅲ型：肘关节被动外展。

Ⅳ型：机制同Ⅰ型，合并桡骨干骨折。

2. 临床评估

① 警棍骨折的典型表现为局部肿胀、疼痛、压痛明显，并伴有损伤部位皮肤挫伤。

② 孟氏骨折表现为肘关节肿胀、畸形、骨擦音，肘关节活动时疼痛明显，

尤其是前臂旋后、旋前活动时。

③ 必须仔细检查血管神经功能。桡神经或骨间背侧神经的损伤较常见。多见于Ⅱ型孟氏骨折。

3. 放射学评估

① 拍摄前臂（包括腕、肘关节）正侧位 X 线片。

② 斜位片有助于更清晰地显示骨折。

③ 正常 X 线片表现肱骨小头始终与桡骨头及桡骨处在一条连线上。旋后侧位片显示肱骨小头应位于桡骨头前后切线之间。

4. 尺骨骨折分型

（1）描述

① 闭合骨折还是开放骨折。

② 骨折部位。

③ 骨折的粉碎程度、是否为多段骨折、骨折块的多少。

④ 骨折移位情况。

⑤ 成角畸形。

⑥ 旋转离线。

（2）孟氏骨折分型

Ⅰ型：桡骨头前脱位合并尺骨干任何节段骨折向前成角。

Ⅱ型：桡骨头后脱位或后外侧脱位合并尺骨干骨折向后成角。

Ⅲ型：桡骨头外侧或前外侧脱位合并尺骨干骺端骨折。

Ⅳ型：桡骨头前脱位合并尺桡骨近 1/3 同一水平双骨折。

5. 处理

（1）警棍骨折

① 无移位或轻微移位的尺骨骨折可用石膏夹板固定 7～10 天。随后，依据患者的状况，可更换为功能支具继续固定 8 周，同时进行肘、腕、手全范围的主动活动；或者是加压包扎吊带悬吊制动。

② 移位骨折（任何平面的成角＞10°或骨折端移位超过骨干直径的 50%）需切开复位 3.5mm 动力加压钢板内固定。

（2）孟氏骨折

① 闭合复位石膏固定只适用于儿童骨折患者。

② 孟氏骨折需手术治疗，麻醉下闭合复位桡骨小头，尺骨干切开复位 3.5mm 动力加压钢板或解剖型钢板固定以重建尺骨长度。钢板最好固定于尺骨的张力侧（背侧），特别是Ⅱ型孟氏骨折。

③ 尺骨固定后，桡骨头通常稳定（＞90%）。

④ 尺骨复位固定后，桡骨头不能复位多是由尺骨未能解剖复位所致。环状韧带卡于关节内阻碍复位较少，桡神经嵌入更为罕见。

⑤ 桡骨头骨折必须稳定固定。

⑥ 术后长臂石膏后托制动 5～7 天。如固定稳定，可开始理疗，主动肘关节屈伸及前臂旋转。如果尺骨或桡骨头固定不够稳定，应用延长术后制动时间，定期影像学检查了解愈合情况，应在专门理疗医师指导下开始功能康复。

6. 并发症

（1）骨折不愈合　多见于Ⅱ型孟氏骨折。

（2）神经损伤　多见于Ⅱ、Ⅲ型孟氏骨折，桡神经和（或）正中神经及其各自的分支骨间背侧神经和掌侧神经最常受累。也可见于切开复位时过度牵引或由于骨折复位操作所致。观察 3 个月后如神经麻痹仍不恢复可手术探查。

（3）肱桡关节不稳定　尺骨解剖复位后出现肱桡关节不稳定很少。如果术后6 周内发生脱位，尺骨没有达到解剖复位，则需要重新复位固定尺骨，桡骨头切开复位。如 6 周以后出现桡骨头脱位，桡骨头切除是最佳选择。

（五）桡骨干骨折

1. 损伤机制

① 桡骨干骨折可由直接暴力或间接暴力引起。如跌倒时手部着地。

② 桡骨干近端 2/3 被伸肌所充分覆盖，因此大多数足以引起桡骨近段骨折的暴力同时也可导致尺骨骨折。除此之外，大多数功能活动中桡骨的解剖位置相对灵活，使得其比尺骨更易分散其受到的直接暴力。

③ 盖氏骨折可有腕关节遭受直接暴力引起，暴力多作用于腕关节背侧、外侧；或摔倒时前臂旋前位手掌着地引起。

2. 临床评估

① 依据损伤的严重程度及骨折的移位不同，临床表现多样。疼痛、肿胀和骨折端压痛为典型表现。

② 应仔细检查肘关节屈伸及前臂旋转活动范围。有时，前臂旋转受限可能提示除桡骨干骨折外，尚合并桡骨头脱位。

③ 典型的盖氏骨折表现为腕关节疼痛或前臂中段疼痛，按压下尺桡关节时疼痛加重。

④ 神经血管损伤罕见。

3. 放射学评估

（1）需拍摄前臂、肘、腕关节正侧位片。

（2）以下 X 线表现提示下尺桡关节损伤。

① 尺骨茎突基底骨折。

② 正位片下尺桡关节间隙增宽。

③ 侧位片尺骨半脱位。

④ 桡骨缩短＞5mm。

4. 处理

（1）桡骨近端骨折

① 无移位骨折可用长臂石膏管型固定。一旦桡骨弧度丢失则需切开复位内固定。石膏固定至放射学检查提示骨折端开始愈合。

② 切开复位 3.5mm 动力加压钢板固定是移位骨折的最佳选择。

（2）盖氏骨折

① 非手术治疗失败率较高，切开复位内固定是唯一选择。

② 使用钢板和螺钉固定。

③ 前方 Henry 入路（桡侧腕屈肌和肱桡肌之间）可充分显露，钢板固定于较平整的桡侧掌侧面。

④ 下尺桡关节损伤导致背侧不稳定；如果桡骨固定后仍有尺骨脱位，切开背侧关节囊以显露下尺桡关节，如复位后仍不稳定可用克氏针固定以维持复位。如果下尺桡关节稳定，术后石膏固定即可。

⑤ 术后处置

a. 如下尺桡关节稳定，早期功能。

b. 如下尺桡关节不稳：长臂石膏或夹板固定前臂于旋后位 4～6 周。

c. 下尺桡关节固定钢针术后 6～8 周去除。

5. 并发症

（1）畸形愈合　因旋转力线或正常的桡骨弧度未能重建而致桡骨未能解剖复位，将导致前臂旋转功能障碍，并伴有明显疼痛。桡骨短缩导致尺腕撞击而出现症状的患者需要行桡骨截骨或尺骨远端短缩。

（2）骨折不愈合　固定稳定者少见，需植骨治疗。

（3）骨筋膜室综合征　临床表现可疑，应行骨筋膜室内压力测定；如已确诊应立即行进筋膜切开减压。

应测定前臂所有三个间室及腕管的压力。

（4）神经血管损伤

① 通常为医源性损伤。

② Henry 入路可能损伤桡神经浅支（肱桡肌下方）。

③ 显露近端桡骨时可能损伤骨间背侧神经（穿过旋后肌）。

④ 如果神经未见恢复，3个月后可神经探查。

（5）尺桡骨融合　不多见。

① 前面已有所讨论。

② 预后最差的是远端融合，预后最好的是骨干部位融合。

（6）再脱位　桡骨未准确复位所致。强调桡骨骨折后必须解剖复位，从而才能保证良好愈合及恢复下尺桡关节的生物力学功能。

二、尺桡骨上端骨折

尺桡骨上端除自身的尺桡上关节外，通过尺骨鹰嘴与肱骨远端滑车相咬合和肱骨小头与桡骨小头之间的咬合构成了可以使上肢屈伸的肘关节，从而可以使手部功能得以发挥。因此在处理此段骨折时，应以维持肘部正常的屈伸功能为着眼点。尺骨鹰嘴骨折、尺骨喙突骨折、桡骨头骨折、桡骨颈骨折和 Monteggia 骨折占全身骨折的 2%～3%，占肘部骨折的 20%～25%。

（一）前臂的解剖

由尺桡骨与软组织组成的前臂，其上方为肘关节，下方为腕关节。尺骨和桡骨以上、下尺桡关节和骨间膜连在一起，外侧为屈肌群和伸肌群等包绕，形成一个运动整体。从正面看尺骨较直，而桡骨约 9.3° 的弧度突向桡侧，可使其中段远离尺骨。从侧面观尺骨与桡骨均有 6.4° 的角度突向背侧，便于前臂的旋转运动。当肘关节屈至 90° 位时，其前臂的旋转范围分别为旋后 90°，旋前 85°。

前臂的骨间膜是一坚韧的纤维膜，连结于桡骨、尺骨间嵴。前部的纤维斜向内下方，止于尺骨；后部的纤维则斜向内上方，止于尺骨。下部的纤维则横行连接两骨之间；骨间膜中部略厚，上、下两端则略薄。当前臂处于中立位时，两骨间距最大为 1.5～2.0cm。旋后位时，间距变窄，旋前位时更窄，此时骨间膜松弛。通过骨间膜可将腕部受力经桡骨传递至尺骨；此与前臂骨折的致伤机制相关。

前臂除伸肌群和屈肌群外，还有旋前肌群（包括旋前圆肌和旋前方肌）和旋后肌（有肱二头肌及旋后肌）。两组肌肉协调前臂的旋转运动。

骨折时，因旋肌的附着点不同，可出现不同形式的移位，纵向位移受伸屈肌群影响，而骨折端的旋转畸形主要由于旋转肌群的牵拉所致。

（二）桡骨颈骨折

桡骨颈骨折并不多见，常与桡骨头骨折伴发，也可单发，二者的致伤机制及诊治要求均相似。

1. 致伤机制

提携角、肘关节多呈自然外翻状，在跌倒手部撑地时暴力由远及近沿桡骨向肘部传导，当抵达桡骨上端时，桡骨头与肱骨小头撞击，引起桡骨头、桡骨颈或两者并存的骨折。如暴力再继续下去，则还可出现尺骨鹰嘴或肱骨外髁骨折及脱位等。

2. 临床症状

（1）疼痛　桡骨头处有明显疼痛感、压痛及前臂旋转痛。

（2）肿胀　较一般骨折轻，且多局限于桡骨头处。

（3）旋转活动受限　除肘关节屈伸受影响外，主要表现为前臂的旋转活动明显障碍。

（4）其他　应注意有无桡神经深支损伤。

3. 诊断及分型

除外伤史及临床症状外，主要依据 X 线片确诊及分型。分析影像学所见，一般分为以下四型。

（1）无移位型　指桡骨颈部的裂缝及青枝骨折，此型稳定，一般无需复位。多见于儿童。

（2）嵌顿型　多由桡骨颈骨折时远侧断端嵌入其中，此型也较稳定。

（3）歪戴帽型　即桡骨颈骨折后，桡骨头部骨折块偏斜向一侧，类似人戴法兰西帽的姿势。

（4）粉碎型　指桡骨、颈和（或）头部骨折呈 3 块以上碎裂。

4. 治疗

（1）无移位及嵌入型　仅将肘关节用上肢石膏托或石膏功能位固定 3~4 周。

（2）有移位者　先施以手法复位，在局麻下由术者一手拇指置于桡骨头处，另一手持住患者腕部在略施牵引情况下快速向内、外两个方向旋转运动数次，一般多可复位。复位不佳的，可行桡骨头开放复位，必要时同时行螺丝钉内固定术或微型钢板内固定术。不稳定及粉碎性者，则需行桡骨头切除术或人工桡骨头置换术，但骨骺损伤者切勿将骨骺块切除。

5. 预后

一般均良好，个别病例如后期有创伤性肱桡关节炎症状时，可行桡骨头切除术。此外还有少数病例可引起骨骺早闭、骺坏死及上尺桡关节融合等。前两者对肘部功能影响不大，后者因手术操作不当所致，应加以预防。

（三）Monteggia（孟氏）骨折

因 Monteggia 于 1814 年首次描述了尺骨上 1/3 骨折合并桡骨头脱位这一特

殊损伤而命名，且沿用至今。

1. 致伤机制及分型

Monteggia 骨折除少数因直接暴力打击所致外，大多数病例是在前臂极度内旋位（旋前）跌倒手部撑地所致。此时由上而下的身体重力及由下而上的反作用力均汇集于尺骨上端及桡骨头部，以致先后出现尺骨上 1/3 骨折及桡骨头脱位（多为前脱位）。因直接暴力撞击所致者多呈现桡骨头前脱位及尺骨上 1/3 横折或粉碎性骨折。

关于 Monteggia 骨折的分型意见不一，国外大多按 4 型分类。

Ⅰ型：指尺骨任何水平骨折，向掌侧成角及桡骨头前脱位。

Ⅱ型：指尺骨干骨折，向背侧成角及桡骨头后脱位。

Ⅲ型：指尺骨近端骨折伴桡骨头侧方移位。

Ⅳ型：是Ⅰ型＋桡骨上 1/3 骨折。

也有学者按伸直型（相当于前者Ⅰ型，多见于儿童）、屈曲型（相当于Ⅱ型，多见于成人）及内收型（Ⅲ型，多见于幼儿）进行分类。

2. 临床表现与体征

（1）一般症状　指骨折后局部的疼痛、肿胀及活动受限等共性症状均较明显。

（2）畸形　尺骨表浅，易于发现移位。桡骨头脱位也易被检查出，但肿胀明显者则难以确定。

（3）触及桡骨头　即于肘前方或侧后方可触及隆突的桡骨头，且伴有旋转痛及活动受限。

3. 诊断

除外伤史及临床特点外，诊断主要依据正侧位 X 线片诊断。需要强调的是当有尺骨骨折即有 Monteggia 骨折的可能。成人诊断不难，初学者易将小儿桡骨头脱位忽略，牢记以下小儿肱桡关节正常 X 线片对位关系：桡骨头颈中心延长线始终通过肱骨小头骨化中心。同时需注意可能合并的桡神经和正中神经损伤。

4. 治疗

由于此种损伤伴有骨折与脱位，治疗较为复杂。如果在具体措施上不能二者兼顾，则预后多不佳，已成为骨科临床上一大难题。即便手术复位及内固定，其疗效也往往难以十分满意，因此，治疗时务必加以重视。需根据患者年龄及骨折情况等不同特点酌情加以处理，具体方法及要求如下。

（1）儿童及幼儿骨折　绝大多数可用闭合复位治疗。麻醉后，将患肢置于上肢螺旋牵引架上，在牵引下术者一只手拇指压住桡骨头、另一只手持住患儿腕部，在边牵引、边旋转前臂的同时，迫使桡骨头返回原位。当闻及弹响声时，表示已还纳，此时可将患肢肘关节屈曲至 70°~80°，如此可减少桡骨头的滑出率。如桡骨小头向后脱出，则应取略伸位。并以上肢石膏托固定。数天后，待肿胀消退再更换上肢石膏 1~2 次。此种操作方式的特点如下。

① 复位疗效佳：桡骨头易于复位，且一旦还纳，则起内固定及支撑作用，尺骨也随之复位。

② 操作简便：复位手法几乎与单纯的桡骨头或颈骨折一致，易于操作。

③ 预后佳：根据对此类骨折患儿的远期随访结果，疗效均较满意。

（2）成人骨折 治疗较复杂，现认为手法复位外固定对于成人不能获得最佳效果，应首选手术治疗。

① 手法复位外固定的具体要求如下。

a. 麻醉。

b. 尽量利用骨科牵引床操作，尺骨鹰嘴以克氏针牵引。

c. 先对桡骨头复位，手法如前述；复位后屈肘 80°~90°（前脱位者）或 110°~120°（后脱位者），然后再对尺骨进行复位。

d. 透视或拍片显示骨折端对位满意后，立即行上肢石膏固定留置绷带于石膏内层，备石膏剖开时用；注意石膏塑形。

e. 再次拍片，至少应达到功能对位，否则需改为开放复位。

f. 消肿应及时更换石膏，并定期拍片及复查以防变位，如手法失败，应尽早开放复位及内固定术。

② 开放复位内固定术：原则上先采用桡骨头闭合复位＋尺骨内固定术，多数手法可获桡骨头复位。桡骨头不能复位的患者，采用肘关节后侧 Boyd 切口显露桡骨头及尺骨上段，切开关节囊及环状韧带可获得复位。尺骨骨折用加压钢板或髓内钉固定，但钢板稳定性较好。对关节囊及环状韧带撕裂严重、不能修复者，可用前臂深筋膜行环状韧带重建。对于孟氏Ⅳ型骨折，应先行尺骨切开复位内固定，再复位桡骨头，最后切开复位桡骨；不能通过 1 个切口同时显露尺桡骨骨折。

5. 预后

Monteggia 骨折在前臂骨折中属于预后较差的一种。有时即使获得满意的对位，其功能也未必完全恢复。因此在临床处理上，既要力争早期良好复位，又要重视治疗期间的随访与观察以及肢体的功能康复。青少年以下年龄组的远期疗效均较满意，甚至个别桡骨头复位不佳者，其肘部功能及上肢肌力也仍与健侧相似。

三、尺桡骨远端骨折

尺桡骨远端骨折主要指盖氏骨折、科利斯骨折、史密斯骨折、巴顿骨折、桡骨远端骨骺分离，桡骨茎突骨折及尺骨茎突骨折等。该解剖段的骨折虽不如尺桡骨近端复杂，但如处理不当仍可引起疼痛，以致影响手腕部的功能，应加以重视。

（一）骨折分类

一般将尺桡骨远端骨折分为关节内骨折与关节外骨折两大类，而关节内骨折根据关节受累的程度不同又可分为部分关节内骨折及完全关节内骨折两种，前者治疗较易，预后佳；而关节面完全破坏者，手术切开复位内固定率明显较高。

（二）盖氏骨折

盖氏骨折指桡骨中下 1/3 骨折合并尺桡下关节脱位，临床上较多见。

1. 致伤机制

多因以下两种外力所致。

（1）直接暴力　指直接撞击或机器皮带卷压伤所致，后者损伤程度多较严重，预后差。

（2）间接暴力　多在前臂内旋位时手掌撑地跌倒，暴力沿桡骨向上传递，与身体重力相交引起桡骨中下 1/3 处骨折，并且出现尺桡下关节脱位。

2. 诊断、分型及移位特点

一般病例诊断多无困难，但平日如对此种损伤没有认识，则在观察 X 线片时易疏忽而将其漏诊。此种骨折一般分为以下三型。

（1）青枝型　发生于儿童，桡骨呈青枝骨折状，尺骨小头或骨骺分离或下尺桡关节呈分离状，此型治疗较易，预后佳。

（2）单纯型　指桡骨远端骨折，伴有下尺桡关节脱位患者。骨折多呈横行、斜行或螺旋形，一般均有明显移位。

（3）双骨折型　除桡骨远端骨折及尺桡下关节脱位外，尺骨干也多伴有骨折或由不完全性骨折导致尺骨外伤性弯曲。后一情况多由机器伤所致，较严重，且常为开放性损伤，治疗较复杂。双骨折断端的移位方向，主要取决于以下三组肌肉的作用。

① 肱桡肌：引起骨折断端的短缩畸形。

② 旋前方肌：使远端桡骨向内并拢。

③ 指伸肌及拇展肌：加强上述两组肌肉的作用。

3. 治疗

按分型不同在治疗方法选择上也有所差异。

（1）青枝型　均选用手法复位＋上肢石膏托或管形石膏剖开固定＋分骨塑

形，以防止桡骨内并。有短缩倾向的，可加用手指铁丝夹板牵引。

（2）单纯型　先施以手法复位，方法同前。在石膏塑形时应防止尺骨小头脱位及桡骨内并倾向。闭合复位失败，多系骨折端不稳者，则可行开放复位＋内固定术。内固定物可选用 AO 动力加压钢板，由于损伤的关节囊韧带结构的修复需一定时间，应附加上肢石膏托固定前臂于中立位，3～4 周后开始主动活动锻炼。下尺桡关节仍有不稳定者，复位后用克氏针或螺钉固定 3 周，进针点位于下尺桡关节近端。对于桡骨骨折固定后仍有半脱位表现者，则应从背侧做切口进入下尺桡关节，缝合三角纤维软骨和撕裂的腕背侧关节囊韧带。

（3）双骨折型　除个别病例外，该型大多需开放复位＋内固定术。创面较大需观察换药及做其他处理的，可用外固定框架技术。

4. 预后

一般较好，如复位不良引起桡骨内并者功能较差。陈旧性病例可酌情行尺骨小头切除术或植骨融合术等补救。

（三）桡骨远端骨折的现代治疗

桡骨远端骨折是指距桡骨远端关节面 3cm 以内的骨折，其发病率占急诊骨折患者的 17％，其中关节内骨折占桡骨远端骨折的 25％。桡骨远端骨折多见于老年患者，发病率随年龄上升而增加，女性多于男性，多为低能量跌伤，其原因与高龄及骨质疏松相关。年轻患者多由于高能量损伤引起，男性明显多于女性。

1. 局部解剖和生物力学

（1）桡骨远端解剖　桡骨远端膨大，由松质骨构成。桡骨远端成掌、背、桡、尺 4 个面。其掌侧光滑凹陷；背侧稍突起，有 6 个骨性纤维管道，伸肌腱通过其中，桡骨远端骨折时容易损伤伸肌腱。桡侧向远端延伸，形成桡骨茎突，桡骨茎突比尺骨茎突长 1～1.5cm，是骨折诊断、复位的标志。桡骨远端关节面分成三部分：舟骨凹、月骨凹和位于月骨凹尺侧呈矢状位的乙状切迹，分别与舟骨、月骨、尺骨小头构成关节。固定下尺桡关节（DRUJ）的主要是三角纤维软骨盘，该结构对于维持下尺桡关节的稳定及旋转功能具有重要的作用。

正常桡骨远端形成两个倾斜角：①尺偏角，正常 20°～25°。②掌倾角，正常 10°～15°。

（2）下尺桡关节稳定性　腕关节的稳定性依靠骨性结构、关节囊、韧带和周围的肌腱共同维持，其中关节囊韧带起到重要作用。掌侧重要的有桡舟头状骨韧带、桡月韧带、尺月韧带、桡舟月韧带、月三角韧带；背侧有桡骨三角骨韧带、桡月韧带和腕骨间韧带，较掌侧韧带薄弱。三角纤维软骨起自乙状切迹的远侧缘，经过尺骨关节面的上面止于尺骨茎突基底部，形成周缘厚、中央薄的圆盘状结构，也称为关节盘，对于维持下尺桡关节（DRUJ）的稳定及旋转功能具有重要的作用。三角纤维软骨复合体（TFCC）是由三角纤维软骨、腕尺侧副韧带、桡尺背侧韧带、桡尺掌侧韧带、尺侧腕伸肌腱鞘和尺腕韧带组成。TFCC 是 DRUJ 的主要稳定结构，提供稳定的桡尺、尺腕连接，成为连接近排腕骨与前臂骨性末端的分界面。TFCC 损伤可导致腕部活动时疼痛，特别是腕部旋转时疼痛加剧和腕部活动受限，35％的桡骨远端关节内骨折和 53％的关节外骨折病例合并 TFCC 撕裂。腕关节镜检查发现，伴随桡骨远端骨折的 TFCC 外周撕裂是导致 DRUJ 不稳且影响腕部功能的主要原因。桡骨远端骨折可合并尺骨茎突骨折，尺骨茎突基底部骨折是 TFCC 从其止点处撕脱引起，影响 DRUJ 的稳定性；而茎突尖骨折只是尺侧囊撕脱骨折所致，不影响 TFCC 在茎突基底部的止点，不影响 DRUJ 的稳定性。

（3）三柱理论　尺桡骨远端的"三柱理论"对理解腕关节骨折的病理机制很有帮助。桡骨远端的桡侧部分构成桡侧柱（RC），包括桡骨茎突及舟骨凹；桡骨远端的尺侧部分构成中间柱（IC），包括月骨凹和乙状切迹；尺骨远端、三角纤维软骨复合体（TFCC）及下尺桡关节构成尺侧柱（UC）。桡骨茎突对维持腕关节稳定性很重要，也是腕关节外在韧带的附着点。在生理情况下，桡侧柱承担很小的负荷，主要的负荷经月骨窝沿中柱传导。尺骨是前臂旋转的稳定部分，桡骨围绕尺骨摆动，上下尺桡关节处的韧带连接和骨间膜将尺桡骨紧密结合在一起，尺侧柱代表了这种稳定结构的远端。TFCC 是维持腕关节和前臂稳定的关键性结构，允许腕关节进行独立屈伸，尺侧偏移及旋前、旋后运动。尺侧柱也承担相当的负荷，尤其在握拳时。

2. 分类

桡骨远端骨折的分类方法很多，目前以 AO 分类和人名命名方法最为常用。

（1）AO 分类　是目前公认的较全面实用的分类方法，将桡骨远端骨折分为 A 型（关节外骨折）、B 型（部分关节内骨折）及 C 型（完全关节内骨折）三种基本类型。每型再分成 3 组。

① A 型：A_1，孤立的尺骨远端骨折；A_2，桡骨远端骨折、简单或嵌插；A_3，桡骨远端骨折、粉碎。

② B 型：B_1，桡骨远端矢状面骨折；B_2，桡骨远端背侧缘骨折；B_3，桡骨远端掌侧缘骨折。

③ C 型：C_1，关节内简单骨折（2 块），无干骺端粉碎；C_2，关节内简单骨折（2 块），合并干骺端粉碎；C_3，粉碎性关节内骨折。

加上尺骨损伤，AO 将桡骨远端骨折分为 27 类组合方式，对选择手术入路、固定方式及判断预后具有重要指导意义。

（2）人名命名方法　常见的以人名命名的桡骨远端骨折有：Colles 骨折、

Barton 骨折、Smith 骨折、Chauffeur 骨折、Rutherford 及 Cotton 骨折等，在以下进行分述。此外还有 Frykman、Fernandez 等分类系统。Fernandez 分类法是根据创伤机制进行分类，Frykman 分类考虑下尺桡关节损伤。但是至今还没有一种方案包括所有的骨折情况，得到一致的认可。

3. 影像学诊断

（1）X 线片　诊断较易，除正侧位片外，有时需摄斜位片，但有几个常见 X 线片诊断参数必须牢记。

① 桡骨高度：平均 12mm。

② 尺偏角：平均 23°。

③ 掌倾角：平均 12°。

④ 尺骨变异：60% 的人群等长。

⑤ 舟月角：30°～80°。

（2）CT　应用于关节内和部分关节内骨折，必要时行三维重建，明确关节内骨折块位置及数量，有助于制订手术方案。

4. 稳定与不稳定骨折

（1）不稳定型诊断标准

① 粉碎：背侧，超过 50% 的皮质粉碎；掌侧，超过 50% 的皮质粉碎。

② 骨折原始移位：横向移位大于 10mm，桡骨短缩大于 4mm。

③ 关节内骨折：合并尺骨远端骨折、茎突基底骨折。

④ 严重的骨质疏松：不能通过外固定维持复位。

⑤ 合并下尺桡不稳定：此外，临床上将桡腕关节面不平整，关节面台阶或间隙大于 2mm 者也作为不稳定型骨折处理。

（2）手法复位后手术病例选择

① 背倾角大于 10°。

② 桡骨短缩大于 5mm。

③ 尺偏角小于 15°。

④ 关节面塌陷大于 2mm。

5. 治疗

文献统计桡骨远端骨折的治疗方法超过 30 种，本书仅列举临床上最常用的方法。

（1）非手术治疗　目前仅用于简单、稳定的关节外骨折及部分关节内骨折，通常采用传统的复位石膏或夹板固定。根据骨折类型的不同，复位后需采用不同的体位予以固定：Colles 骨折固定于掌屈 5°～15° 尺偏位；Smith 骨折固定于前臂旋后和腕关节背伸位，并用超过肘关节的石膏固定。外固定不容易稳定 Barton 骨折，在不能采用内固定的情况下，背侧 Barton 骨折固定于腕关节背伸及前臂旋前位，掌侧 Barton 骨折固定于腕关节掌屈及前臂旋后位。上述位置固定 2 周后，改成腕关节中立位固定至 4 周。

（2）经皮克氏针内固定　有多种进针方法，并可采用骨折区内克氏针撬拨技术：在 C 形臂 X 线片机监视下，先行骨折闭合手法整复，对复位困难的患者使用克氏针撬拨复位。复位满意后，助手牵引维持复位后的位置，根据骨折类型及移位倾向选择桡骨背侧结节近侧、桡骨茎突近侧、掌面桡动脉内或外侧作为进针点，设计进针方向，经皮钻入 2 枚以上克氏针固定，针尖穿透对侧骨皮质，必要时固定到尺骨。透视下再次确认骨折复位良好后，处理克氏针尾部，用石膏托固定腕关节于功能位，固定范围为肘关节以下至掌指关节水平。术后次日开始手指活动及肘关节活动，每周 X 线片复查，4～6 周骨折愈合后拔除克氏针及拆除石膏，鼓励患者行腕关节功能锻炼。

（3）切开复位内固定术　可以恢复桡腕关节、DRUJ 的平整性及干骺端的长度和角度，予以骨折端坚强固定，从而达到早期功能锻炼、改善功能的目的。

① 手术入路：目前应用主要 AO 组织提倡的三种入路。

a. 掌侧入路（Henry 切口）：在前臂远端掌侧于桡侧腕屈肌和桡动脉间做直切口，注意保护桡动脉和正中神经，在桡骨干的桡侧部分切开旋前方肌，显露骨折端及移位的骨块。该入路可以显露主要骨折块，显露桡骨茎突及舟状窝，特别是对中柱冲压骨折复位更加有利。

优点为：桡骨远端掌侧面平坦，有利于金属接骨板的放置。旋前方肌覆盖内固定物，不会出现肌腱刺激症状。掌侧骨皮质较厚，骨折后多可以找出复位的解剖标志，方便复位。入路简单，可以迅速到达骨折端。避免背侧软组织剥离，保留了骨的血供。

缺点为：不主张切开关节囊以免影响关节稳定性，限制了其对骨折的显露，但掌面较为平坦，可用钢板压迫纠正关节面旋转移位。

b. 背侧入路：沿 Lister 结节做直切口，远端跨越桡腕关节线，止于第二掌腕关节基底部近端 1cm 处，近端向桡骨干延伸 3～4cm，在通过 2、4 伸肌间隙显露桡骨中柱，向桡侧可显露桡侧柱，保护第 3 肌间隙。

优点为：可以显露关节面，予以直视下解剖复位，复位固定背侧移位的骨折较为理想。可以直视下复位和固定月骨关节面塌陷骨折。同时修复下尺桡关节损伤。

缺点为：背侧移位骨折的背侧皮质往往粉碎非常严重，不利于复位。破坏了背侧软组织的连续性，影响血供。对伸肌腱装置的破坏大，容易出现肌腱激惹。

c. 掌背侧联合入路：联合应用上述切口，多用于 AO-C$_2$、C$_3$ 型骨折内固定。

② 内固定种类：为 AO 组织设计的桡骨远端解剖型钢板，由早到新分为以下三大类。

a. 普通接骨板：即早期的桡骨远端 T 或斜 T 板，由于为普通螺钉设计，时有螺钉松动；且较厚，易出现肌腱刺激症状。

b. 锁定接骨板：即 3.5mm LCP，螺钉头、钢板为锁定设计，有良好的成角稳定性，起到支持关节面作用，应用于骨质疏松和粉碎性骨折，分为掌侧板及背侧板。

c. 低切迹解剖锁定接骨板：最新的为 AO 2.4mm 锁定内固定系统提供掌、背、桡侧 3 种类型 LCP，每种 LCP 有多种可供选择的尺寸和形状，可为不同类型桡骨远端骨折提供个体化的内固定方案。较传统 3.5mm LCP 的螺钉直径更小，增强了对细小骨折块的把持能力，内固定稳定性进一步增加；较低的切迹减少了内固定对肌腱的刺激。

③ 内固定技术：结合入路和内固定种类，分为以下三种。

a. 掌侧入路板钉技术：最佳适应证是向掌侧移位的桡骨远端不稳定患者，如掌侧 Barton 骨折和 Smith 骨折。也可用掌侧锁定板取代背侧接骨板来固定背侧移位的桡骨远端骨折。掌侧入路放置钢板时，需注意的是不能高过分水岭线，否则容易发生屈肌腱与钢板反复摩擦导致肌腱断裂。

b. 背侧入路板钉技术：最佳适应证是向背侧移位的桡骨远端不稳定患者，肌腱并发症较高。现多用于 AO 背侧双板技术固定中，背侧双板的适应证是桡骨远端背侧移位骨折，中柱和（或）尺侧柱损伤需要手术。

c. 掌背侧联合入路板钉固定：联合应用上述切口，多用于 AO-C_2、C_3 型骨折内固定。掌背侧联合固定通过板间骨块加压加强了对关节骨块的固定。目前最为理想的选择是应用 AO 2.4mm 锁定内固定系统，行掌背侧入路，于桡骨两侧置入双板或三板 LCP（附加桡骨茎突的单独板钉）固定骨折。该技术为骨折提供了坚强的内固定，允许腕关节早期活动，并减少伸肌腱刺激征。

d. 外固定支架技术：外固定支架利用骨折的韧带整复作用实现骨折复位，并通过持续牵开维持骨折对位，适用于桡骨远端开放性骨折或骨折复位后无法维持对位的患者，尤其是桡骨长度无法维持的患者。外固定支架应用于某些关节内骨折时，可加用从桡骨茎突经皮穿针固定桡骨远端骨折块，也可通过有限切开复位＋外固定架维持复位，上述方法扩大了外固定支架的应用范围。

外固定支架的缺点有：维持骨折复位的能力不如板钉。桡神经浅支损伤的风险。关节僵硬。针道感染。继发严重的骨质疏松。

桡骨远端骨折的外固定支架技术分为跨关节固定和不跨关节固定。不跨关节的外固定支架固定可应用于关节外骨折和无移位的关节内骨折，但骨折远端需保留至少 1cm 的掌侧皮质。术后 1 个月拔除克氏针，2 个月拆除外固定支架。残留的腕关节僵硬，经锻炼多可恢复。

e. 腕关节镜辅助下复位固定：腕关节镜可用于桡骨远端骨折，术中可以观察关节内骨折复位和固定情况；取出关节内骨和软骨碎片；探查关节内韧带和三角纤维软骨复合体的完整性，在镜下行清理、修整或缝合。

镜视辅助下将骨折块复位，恢复关节面平整，并用克氏针固定，可加用石膏外固定或外固定支架固定。关节镜技术属微创技术，不能替代切开复位内固定技术。

（四）科利斯骨折

科利斯骨折指发生于桡骨远端 2.5cm 以远、骨折远端向背侧及桡侧移位的骨折。1814 年，Colles 详加描述后，一直沿用至今。在同一部位骨折，如远端向掌侧及尺侧移位时，则称为反科利斯骨折，又名史密斯骨折。在诊断时必须分清，以免治疗失误。科利斯骨折在临床上最为多见，约占全身骨折的 5%。

1. 致伤机制

多为平地跌倒，手掌撑地、腕关节处于背伸及前臂内旋位时，以致暴力集中于桡骨远端松质骨处而引起骨折。在此种状态下，骨折远端必然出现向背侧及桡侧的位移。此时，尺骨茎突可伴有骨折，三角纤维软骨盘也有可能撕裂。

2. 临床表现

（1）一般骨折症状　多较明显。

（2）畸形　典型者呈餐叉状畸形，如局部肿胀严重，则此种畸形可能被掩盖而不明显。

（3）活动受限　腕部及前臂的功能均障碍，特别是骨折线侵及关节内的。

3. 诊断及分型

诊断多无困难，关键是初学者切勿将史密斯骨折与此相混淆，否则，易造成治疗（手法复位）的错误而出现不良后果。

科利斯骨折的分型意见不一，笔者建议根据骨折部位、治疗要求及预后等分为以下四型。

（1）关节外无移位型　指骨折线不波及关节面，且远端也无明显变位的，桡骨远端关节面力线正常。此型较多见。

（2）关节外移位型　指骨折线不侵犯关节面，但骨折端可有程度不同的向背侧及桡侧移位，也可呈嵌入状，此时关节面力线变形，尺骨茎突可有或不伴有骨折，此型最多见。

（3）关节受累型　又称为单纯关节型，指骨折线波及关节面，但关节对位正常，无明显移位。

（4）关节碎裂型　指关节面的完整性及外形已受破坏者，此型预后最差，且在治疗上难度也较大，多需手术或骨外固定架治疗，但其少见。

4. 治疗

根据骨折的类型、来院时间及患者具体情况等不同，酌情选择相应的疗法，一般按以下原则进行。

（1）无移位者　腕关节置于功能位，行前臂石膏托固定，并于桡骨远端的桡背侧加压塑形。3～5天局部消肿后，更换前臂石膏，并继续固定4～6周。仍取腕关节背伸30°的功能位。

（2）关节外移位型　90％以上病例可通过手法达到复位目的，操作步骤如下。

① 麻醉：用1％普鲁卡因10mL左右注入血肿内，其麻醉效果最佳，臂丛阻滞麻醉适用于血肿已消散的患者。

② 牵引：患者坐于靠背椅上，患肢外展，于肘上部作对抗牵引。助手以双手分别对患肢的拇指及另外四指持续牵引3～5分钟，骨折断端即被牵开。牵引时助手双上肢勿需用力，将肌肉放松，仅以双手持住患者手指，利用人体后仰（10°～15°）所产生的重力，即能使骨折端牵开。

③ 复位：术者立于患肢外侧，一足踏在方凳上，使患腕置于术者膝部上方；术者双手分别持在骨折端的两侧，一手向远侧牵引，另一手则增加反牵引力，持续数秒钟后，按照骨折发生机转的相反方向使骨折远端依序背伸、桡伸，再掌屈、尺屈，而后将腕部置于功能位，并双手合掌，分别挤压桡骨远端，以使骨折碎片靠拢。经如此操作，一般均可获得理想的复位。

④ 固定：助手继续维持牵引，术者以前臂石膏固定（肿胀剧烈者可先采用石膏托），等石膏成形时，按骨折移位的相反方向予以加压塑形，至此时助手方可逐渐放松牵引。

以上过程除麻醉外，大多数病例可在5～10分钟内完成操作。而后行拍片以观察复位情况并留做记录存档。复位满意者应显示桡骨远端关节面的角度恢复正常。3～5天肿胀消退后需更换石膏；制动时间一般为4周左右。

（3）关节受累型及粉碎型：其处理原则及要求如下。

① 先施以闭合复位，方法同前，其中80％以上病例可获得满意效果。失败的考虑开放复位。

② 骨折端粉碎或骨质疏松者，可于石膏固定的同时，对拇指、示指及中指分别加以铁丝夹板牵引，以达复位及维持对位的目的。

③ 此型以恢复关节面平整为首要目的，对复位后关节面仍不平整的，应及早行开放复位＋内固定术，可采用克氏针、桡骨远端支撑及锁定加压钢板内固定

或采用外固定支架技术固定。

5. 并发症

以损伤性关节炎及畸形愈合多见，正中神经损伤及伸拇肌腱断裂也偶见。除注意预防外，一旦发生应积极手术处理。

6. 预后

此组损伤绝大多数预后良好，可无任何后遗症。年迈患者，尤其是粉碎性骨折和骨折线累及关节者，可残留后遗症，因此对此种类型应强调功能恢复为主并注重功能锻炼。

（五）史密斯骨折

史密斯骨折又名反科利斯骨折，是指桡骨远端 2.5cm 以内骨折、远折端向掌侧及尺侧移位，因由 R. W. Smith 在 1874 年首次描述而被命名。因少见而易被忽视或被误诊为科利斯骨折处理，以致延误早期治疗时机或产生相反复位效果，并会由此引起各种并发症。此点务必引起重视。

1. 致伤机制

以往最常见的原因是汽车司机摇发动机时，如突然松手，可被逆转的手柄直接打击所致。目前此种现象已消失，而多见于撞击性外伤（例如骑助动车或摩托车相撞）或腕背部着地跌倒所引起。

2. 诊断及分型

此种损伤的诊断一般均无困难。其临床症状与科利斯骨折相似，仅骨折断端的移位方向相反，故其外形表现为反餐叉畸形。在临床上一般可将其分为以下两型。

（1）关节外型　指骨折线不波及关节面。此型最为多见。骨折线大多呈横行，少数为斜行。后者复位后维持对位较困难，多需附加手指牵引。

（2）关节受累型　凡骨折线波及关节的均属此型。由于史密斯骨折在临床上少见，因此没必要将此类患者再做进一步分型。

3. 治疗

基本治疗原则与科利斯骨折相似。

（1）关节外型　按科利斯骨折行手法复位，具体操作与科利斯骨折相同，只是在复位和石膏塑形时的压力方向与科利斯骨折正好相反。复位后也应检查关节面角度，要求恢复正常，否则应再次复位。

（2）关节受累型　以维持及恢复关节面的完整、平滑及角度为主，先施以手法复位，失败者可行开放复位及内固定术。

4. 预后

一般病例功能恢复大多比较理想，关节受累型复位不佳的可有后遗症。

（六）巴顿骨折

桡骨远端关节面纵斜向断裂、伴有腕关节半脱位者称为巴顿骨折，因由 J. R. Barton 于 1838 年首次描述而命名。

1. 致伤机制

多是因跌倒时手掌或手背着地，以致暴力向上传递，并通过近排腕骨的撞击而引起桡骨关节面断裂，骨折线纵斜向桡骨远端，且大多伴有腕关节的半脱位。

2. 诊断及分型

这类骨折的诊断除依据外伤史及伴有腕关节半脱位的桡骨远端骨折等要点外，主要依据 X 线片显示。根据其发生机制及骨折线特点不同，而可分为以下两型。

（1）背侧型　较多见，手掌着地跌倒时，由于手部背伸，以致在桡骨远端背侧缘造成骨折，骨折片多向背侧移位，并伴有腕关节半脱位。

（2）掌侧型　少见，是因手背着地跌倒，以致应力方向沿桡骨远端向掌侧走行，骨折片向掌侧位移，腕关节也出现半脱位；有学者将此型列入史密斯骨折中。

3. 治疗

（1）非手术疗法　可先行非手术治疗，在手法复位时应尽量利用牵引作用获得满意复位。背侧 Barton 骨折固定于腕关节背伸及前臂旋前位，掌侧 Barton 骨折固定于腕关节掌屈及前臂旋后位。必要时再加用手指铁丝夹板牵引，并注意定期观察与更换石膏，纠正与防止位移。上述位置固定 2 周后改成腕关节中立位固定 4 周。关节面达不到解剖对位者，则需手术疗法。

（2）开放复位内固定术　遇有对位不佳或变位的，应及时行切开复位内固定。由于骨折多呈斜形，复位后稳定性较差，一般多需较确实的内固定物。目前采用背侧入路显露背侧 Barton 骨折，采用桡骨远端背侧带锁或不带锁解剖钢板固定背侧移位骨折块，并达到桡腕关节稳定。采用掌侧入路显露掌侧 Barton 骨折，采用掌侧带锁或不带锁解剖钢板固定掌侧骨折块。

（七）桡骨远端骨骺分离

在人体骨骺损伤中，桡骨远端是最易发生的部位，占全身骨骺损伤的 40%～50%。

1. 致伤机制

桡骨远端骨骺分离与桡骨远端科利斯骨折几乎完全相似，个别病例则类似史密斯骨折，多是由来自手掌或手背向上传导的暴力所致。

2. 诊断及分型

其临床表现与桡骨远端骨折完全一致，包括餐叉状畸形、肿、痛、压痛及活动受限等。但确诊仍需依据 X 线片所见，并根据 X 线片所见分为以下 5 型。

（1）Ⅰ型：骨折线完全通过骺板的薄弱带。此型较少见，约占 10%。

（2）Ⅱ型：与前者相似，但于骨质边缘处常有 1 个三角形骨折片被撕下，此型最为多见，约占 70%。

（3）Ⅲ型：骨折线自关节面进入骨骺达骺板处，再沿薄弱一侧带到骨骺板边缘，此型少见。

（4）Ⅳ型：与前者相似，只是骨折线在自关节面进入骺板后，继续向前穿过薄弱带而延伸至骨骺端，形成类似巴顿骨折样移位；且骨折片不稳定，易变位，该型罕见。

（5）Ⅴ型：为压缩型，即骨骺软骨板的压缩性骨折。诊断主要依靠医师的临床经验，易漏诊，常直至晚期形成骨骺早期闭合、停止发育时才被发现，临床上必须引以为戒；对腕部外伤后疼痛、沿骨骺线处有环状压痛者，均应想到此类损伤，并予以复位及固定等治疗。

3. 治疗

与桡骨远端骨折治疗方法完全一致，但更应强调如下几点。

（1）早期　越早复位，对骨骺的发育影响越小。

（2）解剖复位　无论何型骨骺损伤，均应力争解剖对位，由于小儿骨骺小，易获得解剖对位，个别有软组织嵌顿者则需开放复位。

（3）手法复位　一般均应力争通过手法等非手术疗法达到复位，以免因开放复位操作时对骨骺的损伤。

（4）骨骺处忌用内固定　任何波及骨骺的内固定物均影响骨骺的正常发育，必须使用的应选择避开骨骺线的骨质处。

（5）避免损伤　指重复多次手法操作，势必加重对骨骺的损伤而引起早闭，以致后期出现曼德隆样畸形，因此在操作时应争取一次到位，切勿多次重复。

4. 预后

一般病例预后较好，少数损伤较重。治疗不当而引起骨骺早期闭合的，多年后可出现尺骨长、桡骨短，手腕桡偏的曼德隆样畸形。此种畸形给患者带来不便和痛苦，可行尺骨茎突切除术进行矫正。

（八）桡骨茎突骨折

1. 概述

临床常可遇到单纯的桡骨茎突骨折，多因跌倒手掌着地，暴力通过舟骨、月骨传递所致。骨折片多呈横行或微斜行，并向远端及桡侧位移。此外如腕部过度尺偏时，桡侧副韧带的突然牵拉，也可引起茎突骨折，外观则呈撕脱状。

2. 诊断

这类骨折部位表浅，加上 X 线片能清楚显示骨折线，易于诊断。但骨折线波及关节面，仍属关节内骨折，因此要求尽可能地解剖复位。

3. 治疗

治疗应以非手术疗法为主，局麻后在牵引下使手掌略向尺侧偏斜，术者用拇指由桡侧向尺侧推挤骨折片，当触及骨折处并显示裂缝消失，再将患手放归原位，一般可获得满意的复位。闭合复位失败的，则开放复位，以螺丝钉或克氏针固定。术后用前臂石膏托进行保护。

4. 预后

此种损伤的预后一般良好。因属关节内骨折，有引起创伤性关节炎的可能，应注意预防。尤其注意解剖对位是获得优良疗效的关键。

（九）尺骨茎突骨折

尺骨茎突骨折多与科利斯骨折伴发，但少数情况下也可单发，多是由腕关节过度桡偏所致。常伴有三角软骨损伤，后期易残留腕痛及腕部无力等后遗症，应注意。

诊断多无困难，治疗可采用尺偏石膏托固定 4～5 周，拆石膏后再用护腕保护 4～6 周。尺骨茎突骨折与科利斯骨折伴发者，术中用克氏针复位固定。后期疼痛加剧及功能受限者，可将其切除。如果是三角软骨损伤（可用造影证实），仅将三角软骨切除即可。尺骨茎突骨折何时需要手术治疗目前存在争议，一般认为尺骨茎突的撕脱骨折及稳定的尺骨颈骨折预后较好，而当尺骨茎突基底部骨折伴 TFCC 和关节囊损伤导致下尺桡关节不稳，出现脱位或半脱位时，预后较差。术中固定桡骨远端之后，可以通过被动活动下尺桡关节来判断是否存在关节不稳，如有不稳则需固定尺骨茎突或在术后选择 4 周的石膏外固定制动。

（十）Chauffeur 骨折

1. 概述

桡骨远侧关节面的桡侧或尺侧斜行骨折，并伴有尺桡下关节分离的（主要为尺侧型）为 Chauffeur 骨折。多由掌部着地、暴力沿腕骨传导所致，根据骨折部位不同分为尺侧型及桡侧型。

2. 诊断与治疗

诊断及鉴别诊断主要依据 X 线片。以非手术疗法为主，牵引下用双手掌部对患腕的尺侧与桡侧同时加压，即可获得复位。手法复位失败者可行开放复位＋克氏针内固定术。

第七章

急性中毒

第一节　急性毒品中毒

　　毒品是指国家规定管制的能使人成瘾的麻醉（镇痛）药和精神药，该类物质具有成瘾（或依赖）性、危害性和非法性。短时间内滥用、误用或故意使用大量毒品超过个体耐受量产生相应临床表现时称为急性毒品中毒。急性毒品中毒常死于呼吸或循环衰竭，有时发生意外死亡。

　　通常将毒品分为麻醉（镇痛）药品和精神药品两大类。传统毒品主要是麻醉（镇痛）药品，包括阿片类、可卡因类（包括可卡因、古柯叶和古柯膏等）、大麻类（包括大麻叶、大麻树脂和大麻油等）；而新型毒品主要是兴奋剂、致幻剂等精神药品。兴奋剂是加速和增强中枢神经系统活动，使人处于强烈兴奋状态，具有成瘾性的精神药品，其种类繁多，大多通过人工合成，常见的有苯丙胺（AA）及其苯丙胺类衍生物如甲基苯丙胺（MA，俗称冰毒）、3,4-亚甲二氧基苯丙胺（MDA）、3,4-亚甲二氧基甲基苯丙胺（MDMA，俗称摇头丸）等；致幻剂包括麦角二乙胺、苯环己哌啶、西洛西宾和麦司卡林等。K粉（氯胺酮）是苯环己哌啶衍生物，属于一类精神药品。绝大多数毒品中毒为过量滥用引起，滥用方式包括口服、吸入（如鼻吸、烟吸或烫吸）、注射（如皮下、肌内、静脉或动脉）或黏膜摩擦（如口腔、鼻腔或直肠）。有时误食、误用或故意大量使用也可中毒。毒品中毒也包括治疗用药过量或频繁用药超过人体耐受所致。

337

一、阿片类药物中毒

阿片类药物为麻醉性镇痛药，常见有吗啡、哌替啶、可待因、二乙酰吗啡（海洛因）、美沙酮、芬太尼、舒芬太尼及二氢埃托啡（DHE）等，以及其粗制剂阿片、复方樟脑酊等。阿片类药物的主要作用是抑制中枢神经系统和兴奋胃肠道等平滑肌器官，在镇痛的同时，还可引起欣快感，患者感到精神愉快、舒适，一切不适的感觉、痛苦、烦恼等都被暂时消除，诱使患者重复用药，导致成瘾。一次误服大量或频繁应用可致中毒。吗啡中毒量成人为 0.06g，致死量为 0.25g；干阿片（含 10％吗啡）的致死量为吗啡的 10 倍，其口服致死量 2～5g；海洛因中毒剂量 0.05～0.10g，致死量 0.75～1.2g。可待因毒性为吗啡的 1/4，其中毒剂量为 0.2g，致死量 0.8g。哌替啶致死量 1.0g。

1. 病因与中毒机制

天然的阿片生物碱，如吗啡等口服后吸收良好，皮下注射或肌内注射后吸收较快；给药后 30 分钟左右即可吸收 60％；药物主要在肝脏代谢，其代谢产物的 90％于 24 小时内由肾脏排出，48 小时尿中仅有微量；少量经由乳汁、胆汁等途径排出，尚可通过胎盘屏障进入胎儿体内。阿片类药物对呼吸均有抑制作用，其抑制程度与剂量正相关。对神经系统的作用各有侧重，如阿片、吗啡等对中枢神经系统先有兴奋，以后抑制，但以抑制为主。中毒患者先呈兴奋状态，继则抑制大脑皮质的高级中枢，以后涉及延髓，抑制呼吸中枢和兴奋催吐化学感受区，最后使脊髓的兴奋增强。大剂量吗啡尚可抑制延髓血管运动中枢和释放组胺，使周围血管扩张而导致低血压和心动过缓。可待因、哌替啶等对大脑皮质中枢和延髓的抑制较弱，兴奋脊髓的作用较强。本类药物对支气管、胆管、输尿管都有兴奋作用，并能提高胃肠道平滑肌及其括约肌张力，减低胃肠蠕动。原有慢性病如肝病、肺气肿、支气管哮喘、贫血、甲状腺或肾上腺皮质功能减退症等患者均更易发生中毒。与酒精饮料同服，即使治疗剂量吗啡，也有发生中毒可能。巴比妥类及其他催眠药物与本类药物均有协同作用，合用时要谨慎为之。

2. 诊断

（1）病史　有本类药物应用或吸食史。非法滥用中毒者往往不易询问出病史，但查体可发现用毒品的痕迹，如经口鼻烫吸者，常见鼻黏膜充血、鼻中隔溃疡或穿孔；经皮肤或静脉吸食者可见注射部位皮肤有多处注射痕迹。

（2）临床表现特点　此类药物重度中毒时常发生昏迷、呼吸抑制和瞳孔缩小等改变。吗啡中毒典型表现为昏迷、瞳孔缩小或针尖样瞳孔和呼吸抑制（每分钟仅有 2～4 次呼吸，潮气量无明显变化）的"三联征"，伴有发绀和血压下降；海洛因中毒时除具有吗啡中毒"三联征"外，伴有严重心律失常、呼吸浅快和非心源性肺水肿；哌替啶中毒时除血压降低、昏迷和呼吸抑制外，与吗啡中毒不同的是心动过速、瞳孔散大、抽搐、惊厥和谵妄等；芬太尼等常引起胸壁肌强直；美沙酮尚可出现失明、下肢瘫痪等。重度急性中毒 12 小时内多死于呼吸衰竭，超过 48 小时存活者，预后良好。轻度急性中毒患者有头痛、头晕、恶心、呕吐、兴奋或抑郁。患者有幻想，失去时间和空间感觉，并可有便秘、尿潴留及血糖增高等。慢性中毒（阿片或吗啡瘾）表现为食欲缺乏、便秘、消瘦、衰老及性功能减退。戒绝药物时有精神萎靡、呵欠、流泪、冷汗、失眠，以致虚脱等表现。

（3）辅助检查

① 毒物检测：尿或胃内容物、血液检测到毒物，有助于确立诊断。

② 动脉血气分析：严重麻醉性镇痛药中毒者表现为低氧血症和呼吸性酸中毒。

③ 血液生化检查：血糖、电解质和肝肾功能检查。

（4）鉴别诊断 阿片类中毒出现谵妄时，可能为同时使用其他精神药物或合并脑部疾病所致。瞳孔缩小者还应与镇静催眠药、吩噻嗪类、有机磷农药、可乐定中毒或脑桥出血鉴别。海洛因常掺杂其他药如奎宁、咖啡因、地西泮等，以致中毒表现不典型，此时应想到掺杂物的影响。还须鉴别的是重症海洛因戒断综合征：有明确的吸毒史，如患者被发现时已陷入昏迷，而昏迷前是否应用毒品难以明确的情况下，鉴别有一定困难。重度海洛因戒断者一般无瞳孔缩小，以呼吸浅速为主要特征，每分钟可达 60 次以上，与海洛因中毒成鲜明对比，据此可以鉴别。本综合征用纳洛酮无效，反可使病情加重，使昏迷程度加深；应用吗啡后（一般 10～20mg），呼吸可迅速改善，由 50～60 次/分降至 20～30 次/分，各种反射改善并很快清醒。

3. 治疗

（1）清除毒物 发现中毒患者后，首先确定中毒途径，以便尽速排除毒物。口服中毒患者以 0.02%～0.05% 高锰酸钾溶液反复洗胃，洗胃后由胃管灌入 50～100g 活性炭悬浮液，并灌服 50% 硫酸钠 50mL 导泻。

（2）吗啡拮抗剂

① 纳洛酮：可静脉、肌内、皮下或气管内给药。阿片类中毒伴呼吸衰竭者立即静脉注射（简称静注）2.0mg；阿片成瘾中毒者 3～10 分钟重复，非成瘾中毒者 2～3 分钟重复应用。若纳洛酮总量已达 20mg 仍无效时应注意合并非阿片类毒品（如巴比妥类等）中毒、头部外伤、其他中枢神经系统疾病和严重缺氧性脑损害。长半衰期阿片类（如美沙酮）或强效阿片类（如芬太尼）中毒时需静脉输注纳洛酮（2.0～4.0mg 加入 250mL 液体中静滴）。纳洛酮对吗

啡的拮抗作用是烯丙吗啡的 30 倍，较左洛啡烷强 6 倍。1mg 纳洛酮能对抗静脉注射 25mg 海洛因作用。纳洛酮对芬太尼中毒所致的肌肉强直有效，但不能拮抗哌替啶中毒引起的癫痫发作和惊厥，对海洛因、美沙酮中毒引起的非心源性肺水肿无效。

② 烯丙吗啡（纳洛芬）：5～10mg/次，静注或肌内注射，必要时 10～15 分钟后可重复给予，总量不超过 40mg。

③ 左洛啡烷：首次 1～2mg 静脉注射，继而 5～15 分钟注射 0.5mg，连用 1～2 次。

（3）对症支持疗法　保持呼吸道通畅，吸氧，适当应用呼吸兴奋药，如安钠咖 0.5g 肌内注射，每 2～4 小时 1 次；尼可刹米（可拉明）0.375～0.75g 或洛贝林 3～15mg 肌内注射或静注。必要时气管插管人工呼吸，采用 PEEP 可有效纠正海洛因和美沙酮中毒引起的非心源性肺水肿，同时用血管扩张药和呋塞米，禁用氨茶碱。输液，纠正休克，抗生素应用等。重度中毒患者可同时予以血液净化治疗，但效果不确切。

二、苯丙胺类兴奋剂中毒

苯丙胺类中枢兴奋剂（ATS）包括苯丙胺、甲基苯丙胺（俗称冰毒）、3,4-亚甲二氧基苯丙胺（MDA）、3,4-亚甲二氧基甲基苯丙胺（俗称摇头丸）等。当前滥用的"摇头丸"其主要成分含甲基苯丙胺、3,4-亚甲二氧基甲基苯丙胺、麻黄素和氯胺酮等，实质是甲基苯丙胺类的混合物。其药丸颜色有粉红、黄色、橘红色、黑色等。ATS 是一种非儿茶酚胺的拟交感神经胺低分子量化合物，吸收后易通过血脑屏障，主要作用机制是促进脑内儿茶酚胺递质（多巴胺和去甲肾上腺素）释放，减少抑制性神经递质 5-羟色胺的含量，产生神经兴奋和欣快感。可以吸入、口服、注射等方法进入体内。此类药物急性中毒量个体差异很大，一般静注甲基苯丙胺 10mg 数分钟可出现急性中毒症状，吸毒者静注 30～50mg 及耐药者静注 1000mg 以上才能发生中毒，成人苯丙胺口服致死量为 20～25mg/kg。

1. 诊断

（1）病史　有明确的吸食此类毒品的病史。精神药品滥用常见于经常出入特殊社交和娱乐场所的青年人。

（2）临床表现特点

① 急性中毒：常为吸食过量或企图自杀所致。临床表现为中枢神经和交感神经过度兴奋的症状。轻度中毒表现为兴奋、躁动、血压升高、脉搏加快、出汗、口渴、呼吸困难、震颤、反射亢进、头痛等症状；中度中毒出现错乱、谵妄、幻听、幻视、被害妄想等精神症状。重度中毒时，可出现胸痛、心律失常、

循环衰竭、代谢性酸中毒、DIC、高热、昏迷甚至死亡。另外，ATS 可引起肺动脉高压、心肌梗死、心肌病、高血压、心律失常、颅内出血、猝死等。

②　慢性中毒：慢性中毒比急性中毒更为常见。通常以重度的神经异常症状为特征，而且还可出现明显的暴力、伤人和杀人等犯罪倾向，为重大的社会问题。冰毒引起的精神异常可分为四类：分裂样精神病、躁狂-抑郁状态、分裂-躁狂抑郁混合、病态人格样状态。除上述精神异常外，冰毒还引起性格改变，表现为无为、漫不经心、轻浮、粗暴、威胁言行或孩童样性格等。

根据吸食史及临床表现，一般不难做出 ATS 中毒的临床诊断，必要时可测定血、尿中 ATS 及其代谢产物加以确诊。

2. 治疗

（1）终止毒物吸收，加速毒物排泄　如系口服所致，可行催吐、洗胃、灌服活性炭及导泻等措施，必要时可行血液灌流，以清除血中毒物。

（2）对症治疗　无特效解毒药，主要为对症治疗，防治并发症。包括以下措施。

①　保持呼吸道通畅：应及时清除口、鼻腔的内分泌物及呕吐物，对频发抽搐、呼吸困难者，应及时行气管插管以防窒息；必要时行机械通气。

②　对昏迷者，可用纳洛酮。

③　急性中毒患者常出现高热、代谢性酸中毒和肌痉挛症状，应足量补液，维持水、电解质平衡，碱化尿液，利尿，以促进毒物排泄。

④　恶性高热者除物理降温（冰敷、醇浴）外，应用肌肉松弛剂是控制高体温的有效方法，可静脉缓慢注射硫喷妥钠 0.1～0.2g 或琥珀酰胆碱，必要时可重复，注意呼吸和肌肉松弛情况。

⑤　对极度兴奋或烦躁的患者，可用氟哌啶醇 2～5mg 每 4～6 小时肌内注射一次或以 50％葡萄糖液稀释后在 1～2 分钟内缓慢静注，必要时加量应用，待好转后改口服，每次 1～2mg，每日 3 次。高血压和中枢神经兴奋症状可用氯丙嗪 1mg/kg 肌内注射，4～6 小时一次。显著高血压可采用酚妥拉明或硝普钠。出现快速心律失常可用普萘洛尔。

三、氯胺酮中毒

氯胺酮（俗称 K 粉）是新的非巴比妥类静脉麻醉药。为中枢兴奋性氨基酸递质 N-甲基-D-天门冬氨酸（NMDA）受体特异性拮抗药，选择性阻断痛觉冲动向丘脑-新皮质传导，具有镇痛作用；对脑干和边缘系统有兴奋作用，能使意识与感觉分离；对交感神经有兴奋作用，快速大剂量给予时抑制呼吸；尚有拮抗 μ 受体和激动 κ 受体作用。吸食者在 K 粉作用下会疯狂摇头，造成心力衰竭、呼吸衰竭，若过量或长期吸食，对心、肺、神经系统均可造成致命损伤。氯胺酮起效迅速，吸入少量 30 秒后可致人昏迷，清醒后也不记起所发生的事。

1. 诊断

（1）病史　有此类毒品明确的吸食史。

（2）临床表现特点

① 精神、神经系统：表现为鲜明的梦幻觉、错觉、分离状态或分裂症状、尖叫、兴奋、烦躁不安、定向障碍、认知障碍、易激惹行为、呕吐、流涎、谵妄、肌张力增加和颤抖等。部分人可出现复视、暂时失明持续可达 15～30 分钟。

② 心血管系统：氯胺酮可增加主动脉压、提升心率和心排血指数，还可增加脑血流和颅内压以及眼压。因此，心血管疾病、严重高血压或伴脑出血、青光眼患者服用氯胺酮非常危险。

③ 消化系统：恶心呕吐、腹胀、胃出血、急性胃扩张等。

④ 呼吸系统：主要表现为呼吸抑制、呼吸暂停、喉痉挛、支气管痉挛、哮喘等。

⑤ 变态反应：主要表现为急性荨麻疹、眼结膜水肿、喉水肿、休克等，故有药物过敏史者易发生过敏性休克。

2. 治疗

与苯丙胺类兴奋剂中毒的治疗基本相同。

四、可卡因中毒

可卡因为古柯叶中提取的古柯碱，是一种脂溶性物质，为很强的中枢兴奋药和古老的局麻药。有中枢兴奋和拟交感神经作用，通过使脑内 5-羟色胺和多巴胺转运体失去活性产生作用。中毒剂量为 20mg，致死量为 1200mg，有时纯可卡因 70mg 能使 70kg 的成年人即刻死亡。静脉注射中毒可使心脏停搏。急性重症中毒时，表现奇痒难忍、肢体震颤、肌肉抽搐、癫痫大发作、体温和血压升高、瞳孔扩大、心率增快、呼吸急促和反射亢进等。无特异性治疗，主要是对症支持治疗。

五、大麻中毒

滥用最多的是印度大麻，含有主要的精神活性物质是四氢大麻酚、大麻二酚、大麻酚及其相应的酸。作用机制不详，急性中毒时与酒精作用相似，产生精神、呼吸和循环系统损害。长期应用产生精神依赖性，而非生理依赖性。一次大量吸食会引起急性中毒，表现精神和行为异常，如高热性谵妄、惊恐、躁动不安、意识障碍或昏迷。有的出现短暂抑郁状态，悲观绝望，有自杀念头。检查可见球结膜充血、心率增快和血压升高等。主要是对症支持治疗。

第二节　急性农药中毒

一、急性有机磷农药中毒

(一) 病因

1. 职业性中毒

在有机磷中毒的生产、运输、保管、使用过程中，若不遵守安全操作规程和劳动保护措施即可引起中毒。

2. 生活性中毒

在日常生活中，误将有机磷农药当调料，食用被其毒死的家禽、家畜或拌毒种子及喷洒农药后的果蔬等；也有因自服或投毒谋害或用其杀灭蚊、蝇、虱、蚤、臭虫及治疗皮肤病和内服驱虫等。

(二) 诊断要点

1. 有接触有机磷农药史

患者衣物、呕吐物带有浓烈的有机磷气味（多为大蒜味）。

2. 临床表现

发病时间：与毒物种类、剂量和侵入途径有关。口服较快，皮肤吸收较慢。

主要临床表现：①胆碱能神经危象；②中间期肌无力综合征；③迟发性多发性神经病。

(1) 胆碱能危象

① 毒蕈碱样症状：主要为副交感神经过度兴奋所致，表现为平滑肌痉挛和腺体分泌增加，如恶心、呕吐、腹痛、多汗、心率减慢、瞳孔缩小、支气管痉挛、分泌物增加及肺水肿等。

② 烟碱样症状：主要表现为横纹肌过度兴奋，出现全身肌纤维颤动，最后出现肌力减退和瘫痪。呼吸肌麻痹可以出现周围性呼吸衰竭。

③ 中枢神经系统症状：主要表现为头晕、疲乏无力、共济失调、烦躁不安、谵妄、抽搐及昏迷。

(2) 中间期肌无力综合征（IMS）　少数患者在急性中毒后 1～4 天，胆碱能危象基本消失且意识清晰，出现肌无力为主的临床表现者。

轻型：具有下列肌无力表现之一者：①曲颈肌和四肢近端肌肉无力，腱反射可减弱；②部分脑神经支配的肌肉无力。

重型：在轻型基础上或直接出现下列表现之一者：①呼吸肌麻痹；②双侧第Ⅸ对第Ⅹ对脑神经支配的肌肉麻痹造成上气道通气障碍者。

（3）迟发性多发性神经病　在急性中毒后 2～4 周，胆碱能症状消失，出现感觉、运动型多发性神经病。神经肌电图检查显示神经源性损害。CHE 可以正常。

中毒的分级如下。①轻度：以毒蕈碱样和中枢神经系统症状为主，头晕、恶心、呕吐、多汗、瞳孔缩小。CHE 50%～70%。②中度：伴有烟碱样症状，肌束颤动（胸大肌、腓肠肌）、呼吸困难、流涎、腹痛、步态不稳，意识清楚。CHE 30%～50%。③重度：出现昏迷、肺水肿、呼吸肌麻痹、脑水肿其中之一者。CHE<30%。

3. 实验室检查

（1）血胆碱酯酶测定　为特异性指标。试纸法正常值为 100%，50%～70% 为轻度，30%～50% 为中度，<30% 为重度。另外还有全血胆碱酯酶测定和红细胞胆碱酯酶测定等检测方法。

（2）尿中有机磷杀虫药分解产物测定有助于诊断。

（3）肌电图检查　有助于中间期肌无力综合征及迟发性多发性神经病的诊断。

（4）毒物不清时，可将残余毒物送至毒物鉴定中心鉴定品种。

（三）治疗

有机磷农药中毒往往病情重，变化快，抢救工作必须分秒必争。在正确诊断的前提下，应迅速清除毒物，以解毒、预防、控制呼吸衰竭、脑水肿为重点。在综合治疗措施的基础上，抓住关键，突出重点，制定有效的可行性方案。

1. 清除毒物

（1）由皮肤吸收引起的中毒者，应立即去除被污染的衣物，用 4% 碳酸氢钠或温肥皂水彻底清洗被污染部位。眼部污染者，应迅速用清水、生理盐水或 2% 碳酸氢钠溶液冲洗，洗后滴入 1% 阿托品。

（2）口服中毒者，立即用清水、2%～5% 碳酸氢钠或 1∶5000 高锰酸钾溶液（对硫磷禁忌）反复洗胃，总量一般 10L 或直至洗出液无农药味为止。对服毒超过 6 小时并有下列情况者仍应坚持洗胃。

① 6 小时前未曾洗胃者。

② 洗胃后在抢救过程中胆碱酯酶活性继续下降者。

③ 虽经洗胃但抽出的洗胃液仍有大蒜臭味者。

④ 经足量用药各种症状及并发症未见好转者。

⑤ 经抢救病情一度好转或神志清醒，但短时间内再昏迷或肺水肿再度出现者。

目前认为，无论中毒时间长短，病情轻重，均应洗胃。由于有机磷农药导致胃潴留等原因，部分患者在中毒后 24 小时甚至 48 小时胃内仍有毒物。由于重度有机磷农药中毒时，摄毒量大，时间久，故首次洗胃后应保留洗胃管 12～24 小时，每隔 2～4 小时吸出胃内容物后，再用上述洗胃液 2000mL 反复冲洗。另外洗胃后可从胃管中灌入活性炭混悬液，并给予硫酸镁或硫酸钠导泻。

2. 特效解毒药的应用

（1）胆碱酯酶复活剂　肟类化合物的肟基能与磷原子结合，使胆碱酯酶恢复活性。对中毒后 24～48 小时已老化的 CHE 无复活作用，但不能局限于时间，如果患者症情未改善，可用 5～7 天或以上。

常用的有碘解磷定、氯解磷定、双复磷、双解磷等。一般多用氯解磷定、双复磷。

主要作用：对解除烟碱样症状作用明显，对内吸磷、对硫磷、甲胺磷、甲拌磷效果好，对敌百虫、敌敌畏效果差，对乐果、马拉硫磷可疑，对老化的胆碱酯酶无效。对复能剂有效的有机磷杀虫剂中毒，除要尽早应用外，应根据中毒程度，给予合理的剂量和应用时间。

不良反应：①神经系统症状如头晕、视物模糊、癫痫样发作等；②消化系统症状；③心血管系统症状如期前收缩、传导阻滞等。

用法如下。

① 碘解磷定 0.4～1.2g/次，静注，必要时可重复给药。

② 氯解磷定：作用快、强，相当于碘解磷定 1.5 倍。首次用量轻度 0.5～0.75g，中度 0.75～1.5g，重度 1.5～2.0g，静注或肌注，可根据病情重复给药，可首次给半量。每日用量不超过 12g。

③ 解磷注射液：含阿托品 3mg、氯解磷定 400mg、苯那辛 3mg，每次 0.5～2 支，肌注，2～4 小时重复一次。

④ 双复磷：首次用量轻度 0.25～0.5g，中度 0.5～0.75g，重度 0.75～1.0g，静注或肌注，可根据病情重复给药。

（2）抗胆碱药　与乙酰胆碱竞争胆碱受体，阻断乙酰胆碱对副交感神经和中枢神经毒蕈碱样受体的作用。对烟碱样症状无效。

常用的有阿托品、山莨菪碱（654-2）、东莨菪碱。

用法如下。

① 阿托品：a. 轻度，1～2mg/次，静注，1～2 小时一次；b. 中度，2～

4mg/次，静注，30～60分钟一次；c. 重度，5～10mg/次，静注，10～30分钟一次。根据阿托品化调节用量及用法。目标CHE恢复至50%～60%。

②东莨菪碱：0.6～2.0mg＋5%葡萄糖500mL，持续静滴，可以减少阿托品用量及用药次数，减少呼吸衰竭的发生。

阿托品化具有机磷杀虫药治疗中的观察指标，指应用阿托品后出现瞳孔散大、皮肤干燥、颜面潮红、肺部啰音消失及心率加快。有机磷杀虫药中毒的治疗应该迅速达到阿托品化，阿托品化以后，减少阿托品用量，维持阿托品化。一旦出现高热、神志模糊、躁动不安、抽搐、昏迷及尿潴留，应考虑到阿托品过量，减量应用或停用阿托品。

3. 对症治疗

（1）治疗呼吸衰竭　立即使用呼吸机进行机械通气。

（2）维持循环功能　重度有机磷中毒患者循环障碍主要表现在三个方面，即心律失常、休克和心搏停止。因此应针对不同病因采用有效的治疗方法。

（3）输新鲜血或换血疗法　可补充有活性的胆碱酯酶，用于重度中毒及血胆碱酯酶活性恢复缓慢者。输血200～400mL/次，换血量以1500mL/次为宜。

（4）血液灌流　是将患者血液引入装有固态吸附剂的灌流器中，以清除血液中有机磷农药。常用于重度中毒，将大大减少解毒剂用量与防止反跳的发生。

（5）减轻脑水肿、肺水肿　应用甘露醇、糖皮质激素。

（6）对症支持疗法　注意水电解质与酸碱平衡，防治感染等。

（四）常见误区

1. 过度追求阿托品化

（1）原因及机制　阿托品能竞争性阻断毒蕈碱受体（M受体），作用维持时间为3～4小时，对腺体、眼、平滑肌、心脏、中枢等有兴奋作用。过量的阿托品可因解除迷走神经对心脏的抑制作用，引起心室率加快，心肌氧耗增加，严重者可出现室颤。同样过大的剂量也会对中枢系统带来影响，出现幻觉、谵妄、烦躁、惊厥等中枢兴奋症状，严重者由兴奋转为抑制，出现昏迷和呼吸机麻痹而致死。

（2）应对措施　治疗中要注意阿托品的用量，降低阿托品中毒发生率。不能过分追求快速阿托品化而过大增加剂量，有研究认为小于8小时达到阿托品化比较好。对于阿托品化的观察，可以采用"阿托品化定量观察各项指标记分表"，<6分为阿托品不足，应加大阿托品用量，6～9分已达阿托品化，应控制阿托品用量，>9分，应警惕阿托品过量或中毒，将阿托品减量。阿托品化后应适当减量、延长用药间隔时间。在给药方式上，微泵持续给药在一定程度上优于传统间歇给药。此外也有研究认为，在充分洗胃、导泻、血液灌流等清除毒物的治疗基础上，复能剂的重要性要大于抗胆碱能药，可以不强调阿托品化，如患者出现大汗、流涎，给予阿托品 1～5mg，让患者处于无明显多汗、流涎、轻微口渴的状态。如发生阿托品中毒，解救方法主要是对症处理。

2. 不能症状好转就结束治疗，注意迟发效应

（1）原因及机制　有机磷中毒患者可能出现反跳、猝死、中间综合征和迟发性多发性神经病。

① 由于毒物清除不彻底，造成毒物再次被吸收或者阿托品等抗胆碱药应用剂量过大、时间过长，破坏胆碱能神经末梢释放乙酰胆碱的调节和抑制胆碱酯酶活力，导致乙酰胆碱释放增加和大量积累而出现反跳现象。

② 有机磷农药和过量的阿托品对心脏的有害作用与猝死发生有关。有机磷中毒后，心脏的胆碱酯酶活性被抑制，蓄积的乙酰胆碱作用于心脏 M_2 受体，使心收缩力减弱并有心率减慢、心律不齐等。有机磷毒物对心肌有直接损害作用，可使心肌发生形态学改变，中毒性心肌病发病率高，它与干扰心肌细胞膜离子通道作用相关。

③ 中间型综合征一般多见于中毒后 1～4 天，严重时可导致呼吸肌麻痹，最终死于呼吸衰竭。机制可能因为有机磷中毒使胆碱酯酶活性被抑制，导致乙酰胆碱长时间存在于神经肌肉接头处，使得位于突触后终板膜上的烟碱型乙酰胆碱受体因持续兴奋而失活，随后阻断了乙酰胆碱受体通道，突触后乙酰胆碱释放减少，造成神经肌肉接头传递障碍，导致肌无力，而氧化应激损害所致肌损伤则可能参与并进一步加重了肌无力。

④ 迟发性多神经病多发生在中毒后 2～4 周，主要是由于有机磷农药抑制神经靶酯酶，使其老化所致，其病理表现为周围神经和脊髓长束轴索变性，继发脱髓鞘样变，引起迟发型神经毒作用。

（2）应对措施　①充分洗胃，清除毒物。②尽快使用复活剂，控制阿托品等抗胆碱能药物的用量和使用时间。③注意生命体征监护，定期监测胆碱酯酶、心肌酶等。④积极对症处理，可适当预防性治疗，如营养心肌、神经药物、糖皮质激素等使用。⑤积极治疗，使胆碱酯酶活性恢复并稳定在 60% 以上。⑥告知患者及家属迟发性病变的可能性及预防措施。

3. 洗胃不能只洗一次

（1）原因及机制　洗胃是清除毒物的主要方法，越少的毒物被吸收，则抢救的成功率就越高，但洗胃不是一次就好。因为：①胃黏膜皱襞丰富，毒物极易残留，一次性洗胃很难清洗干净；②由于阿托品会使幽门括约肌松弛等原因，肠内毒物可能会反流入胃；③有机磷农药为脂溶性农药，口服后多潴留在胃腔内，可

被胃上皮细胞吸收并储存，当胃腔内有机磷农药含量降低时，其重新分泌入胃腔，形成有机磷农药的"胃肠道—血浆—胃肠道循环"，而重新分泌的有机磷为氧化型，毒性更大；④农药吸收入血后，在肝脏进行生物转化，一部分通过肝静脉进入血液循环，另一部分随胆汁排入肠道，重新吸收入血，形成"肠肝循环"造成二次中毒。

（2）应对措施　在第 1 次洗胃后，留置胃管，建议胃管深度在 55～70cm，使得胃管充分进入胃内，提高洗胃效果。第 1 天每隔 2～4 小时洗胃 1 次，可用生理盐水或清水，每次注入量约 300mL，抽出洗胃液，避免过大注水造成洗胃液进入肠道，每次总量 2500～5000mL 或至洗胃液清澈无味。洗胃后接负压吸引。第 2～3 天可改为每 6～8 小时洗胃 1 次。胃管保存至患者病情好转，胆碱酯酶活力恢复至 60% 可停止洗胃。

二、拟除虫菊酯类农药中毒

拟除虫菊酯类农药为人工合成的类似天然除虫菊素的化学结构的一类农药。其分子由菊酸和醇两部分组成。多难溶于水，易溶于有机溶剂。在酸性介质中稳定，遇碱性易分解失效。品种繁多，基本上可分为两类：化学结构中不含 α-氰基的拟除虫菊酯为 I 型，如苄呋菊酯，氯菊酯、烯丙菊酯等属低毒物质，主要用作卫生杀虫剂，罕见急性中毒病例；含 α-氰基的拟除虫菊酯为 II 型，如溴氰菊酯（敌杀死）、氰戊菊酯（速灭菊酯，速灭杀丁，来福灵）、氯氰菊酯（安绿定，灭百可）等，毒性中等，一般配成乳油用作农业杀虫剂。

（一）病因与中毒机制

本类农药可经呼吸道、皮肤及胃肠道吸收。生产性中毒最多为农药喷洒者和农药厂工人，主要由皮肤污染进入，少数由呼吸道吸入；生活性中毒大都经口有意摄入，极少数为误将本类杀虫剂制作的安瓿（以氰戊菊酯为多）当成医药而误注射中毒。在体内迅速分布到各器官组织，在肝内经酯酶和混合功能氧化酶作用而降解。其代谢产物主要由肾排出。II 型在体内的代谢和排泄较慢，毒性也较大。本品属于神经毒物，主要作用于中枢神经系统的锥体外系、小脑、脊髓和周围神经。有增强中枢神经和周围神经作用，其作用机制可能与它减慢神经细胞膜钠离子通道 "M" 闸门的关闭，并阻滞氯离子通道的开放有关；也有认为本类农药可作用于中枢神经的 γ-氨基丁酸（GABA）受体，使 GABA 丧失对大脑的抑制功能，从而使脑的兴奋性相对增高。此外，对局部皮肤有明显的刺激作用，可导致接触性皮炎及过敏反应。

本品水解可被有机磷农药在体内或体外所抑制，因此先后或同用这两种杀虫剂能协同增强杀虫剂的效果及其急性毒性。

（二）诊断

1. 病史

有短期密切接触较大剂量或口服拟除虫菊酯史。

2. 临床表现特点

（1）生产性中毒　潜伏期短者 1 小时，长者可达 24 小时，平均 6 小时。田间施药中毒多在 4～6 小时起病，主要表现为皮肤黏膜刺激症状，体表污染区感觉异常（颜面、四肢裸露部位及阴囊等处），包括麻木、烧灼感、瘙痒、针刺和蚁行感等，系周围神经兴奋性增高的表现，停止接触数小时或十余小时后即可消失。常有面红、流泪和结膜充血，部分病例局部有红色丘疹样皮损。眼内污染立即引起眼痛、羞光、流泪、眼睑红肿和球结膜充血。呼吸道吸收可刺激鼻黏膜引发喷嚏、流涕，并有咳嗽和咽充血。全身中毒症状相对较轻（最迟 48 小时后出现），多为头晕、头痛、乏力、肌束震颤及恶心、呕吐等一般神经和消化道症状，但严重者也有流涎、肌肉抽动甚至抽搐，伴意识障碍和昏迷。

（2）口服中毒　多在 10 分钟至 1 小时出现中毒症状，先为上腹部灼痛、恶心、呕吐等消化道症状，可发生糜烂性胃炎。继而食欲缺乏、精神萎靡或肌束震颤，部分患者口腔分泌物增多，尚可有胸闷、肢端发麻、心慌、视物模糊、多汗等。重度中毒者出现阵发性抽搐，类似癫痫大发作，抽搐时上肢屈曲痉挛、下肢挺直、角弓反张，伴意识丧失，持续约 1/2～2 分钟，抽搐频繁者每日发作可多达 10～30 次，各种镇静、止痉药常不能明显奏效，可持续 10～20 天。也有无抽搐即意识障碍直至昏迷者。对心血管的作用一般是先抑制后兴奋，开始心率减慢，血压偏低，其后可转为心率增快和血压升高，部分病例尚伴其他心律失常。个别病例有中毒性肺水肿。

拟除虫菊酯类农药与有机磷农药混配中毒时，临床表现与急性有机磷农药中毒（AOPP）无异。救治时应先解救有机磷农药中毒。

3. 实验室检查

（1）毒物检测　拟除虫菊酯原形物质排泄迅速，停止接触 12 小时后在接触人员的尿中就难以测出。但其代谢产物可检测出的时间较长（2～5 天）。有条件时可作毒物或其代谢产物检测。

（2）全血 ChE 活性　无明显变化，有助于与 AOPP 鉴别。

（3）心电图检查　少数中毒患者 ST 段下降及 T 波低平，窦性心动过缓或过速，室性期前收缩或房室传导阻滞等。

4. 急性中毒分级

（1）轻度中毒　常有头晕、头痛、恶心、呕吐、食欲缺乏、乏力、流涎、心慌、视物模糊、精神萎靡等，但体检无阳性发现。口服中毒者消化道症状更明显，可有上腹部灼痛及腹泻等。

（2）中度中毒　除上述症状外，尚有嗜睡、胸闷、四肢肌肉震颤、心律失常、肺部啰音等。

（3）重度中毒　有呼吸增快、呼吸困难、心悸、脉搏增快、血压下降、阵发性抽搐或惊厥、角弓反张、发绀、肺水肿和昏迷等。病情迁延多日，危重者可致死亡。

5. 鉴别诊断

需要鉴别的疾病有中暑、上呼吸道感染、食物中毒、脑卒中、原发性癫痫或其他急性农药中毒等。因本品的气味与有机磷相似，尤其应与 AOPP 相鉴别，除依据接触史外，本品中毒全血 ChE 活性大多正常，且多数不能耐受 5mg 以上阿托品治疗，一般预后较好，毒物检测有助于鉴别。

（三）治疗

1. 清除毒物

生产性中毒者，应立即脱离现场，将患者移至空气新鲜处，脱去染毒的衣物，用肥皂水或 2%～4% 碳酸氢钠溶液彻底洗胃，然后用 50% 硫酸钠 40～60mL 导泻，并经胃管灌入活性炭 30～50g 吸附残余毒物。对有频繁抽搐、意识障碍或昏迷、中毒性肺水肿等表现的严重中毒病例，应尽早作血液灌流或血液透析治疗。

2. 控制抽搐

常用地西泮或巴比妥类肌内注射或静注。抽搐未发生前可预防性使用，控制后应维持用药防止再抽搐。动物实验研究发现异戊巴比妥能开放本品所关闭的氯离子通道，而苯巴比妥对氯离子通道则无此作用，故异戊巴比妥控制本品中毒所致抽搐的疗效明显优于苯巴比妥。抽搐发作时，可用地西泮 10～20mg 或异戊巴比妥钠 0.1～0.3g 静注。亦可用苯妥英钠 0.1～0.2g 肌内注射或静注，本品尚可诱导肝微粒体酶系，有利于加速拟除虫菊酯类农药的代谢解毒。

3. 解毒治疗

无特效解毒药，可试用下述药物。

（1）中枢性肌松药　动物实验发现唉酚生对溴氰菊酯有较好的抗毒作用，美索巴莫（舒筋灵）也有很好的抗毒和保护作用，贝克洛芬对氰戊菊酯动物中毒有显著疗效。三种均为中枢性肌松剂，选择性抑制脊髓神经的兴奋，但缺乏人体中毒的疗效验证，尚待进一步临床使用与研究。舒筋灵 0.5g 肌内注射或贝克洛芬 10mg 肌内注射，每日 2 次，连用 3 天。

（2）中药葛根素和丹参 对实验中毒动物有保护和治疗作用，已试用于临床，对控制症状和缩短疗程有一定的疗效。葛根素静脉滴注 5mg/kg，2～4 小时重复一次，24 小时用量不宜大于 20mg/kg，症状改善后改为每日 1～2 次，直至症状消失。亦可用复方丹参注射液治疗。

（3）阿托品 只能用于控制流涎和出汗等症状，0.5～1.0mg 肌内注射，发生肺水肿时可增大至每次 1～2mg，但总量不宜过大，达到控制症状即可。切不可企图用阿托品来做解毒治疗，否则将加重抽搐，甚至促进死亡。

4. 对症支持治疗

静脉输液加速毒物排泄，酌情选用能量合剂、肾上腺皮质激素、维生素 B_6、维生素 C 等药物，维持水电解质和酸碱平衡，选用抗生素防治感染等。

第三节 有机毒物中毒

一、急性乙醇中毒

急性乙醇（酒精）中毒，俗称酒醉，系由一次饮入过量乙醇（酒精）或酒类饮料引起的中枢神经系统由兴奋转为抑制的状态，严重者出现昏迷、呼吸抑制及休克。

（一）病因与中毒机制

各种酒类饮料中含有不同浓度的乙醇：一般黄酒含 10%～15%、白酒含 50%～60%、果酒含 16%～48%、啤酒含 2%～5%。成人饮用乙醇的中毒剂量有个体差异，一般为 70～80g，致死剂量为 250～500g。小儿的耐受性较低，婴儿致死量为 6～10g，儿童约 25g。许多毒物如汞、砷、硝基苯等使人体对乙醇的耐受性下降，反之酒后对上述毒物的感受性也增加。在 32℃ 高温条件下，乙醇的毒性可提高 1～2 倍。饮入的乙醇 80% 由小肠上段吸收，其余由胃吸收。空腹饮酒时，在 1 小时内有 60% 被吸收，2 小时吸收量已达 95%。胃内有食物存在，可延缓乙醇的吸收。乙醇被吸收后，通过血流遍及全身，约 90% 在肝脏由乙醇脱氢酶和过氧化氢酶氧化为乙醛，由醛脱氢酶进一步氧化为乙酸，最后经三羧酸循环氧化为 CO_2 和水。约 2% 乙醇不经氧化而缓慢经肺、肾排出。

乙醇的急性毒害作用如下。

① 中枢神经系统抑制作用：乙醇对中枢神经系统的抑制作用，随着剂量的增加，由大脑皮质向下，通过边缘系统、小脑、网状结构到延髓。小剂量出现兴

奋作用，这是由于乙醇作用于大脑，细胞突触后膜苯二氮䓬-GABA 受体，从而抑制 GABA 对脑的抑制作用。随着乙醇血中浓度增高，作用于边缘系统、小脑，患者表现为步态蹒跚、共济失调等运动障碍，继而功能抑制出现精神失常；作用于脑干网状结构，引起昏睡或昏迷；最后由于抑制延髓血管运动中枢和呼吸中枢出现休克、呼吸衰竭，呼吸中枢麻痹是致死的主要原因。此外，由于血管扩张及缺氧可导致脑水肿。

② 代谢异常：乙醇在肝细胞内代谢生成大量还原型烟酰胺腺嘌呤二核苷酸（NADH），使之与氧化型的比值（NADH/NAD）增高，可高达正常的 2～3 倍，相继发生乳酸增高、酮体蓄积导致的代谢性酸中毒以及糖异生受阻所致低血糖。饮酒发生的低血糖多见于嗜酒者，在无肝脏病者或营养良好的人也可能发生，此时血糖浓度降低是由于肝脏葡萄糖异生减弱、释放葡萄糖减少所致；糖异生受抑制是由于肝脏 NADH/NAD 的比例增加所致。NADH/NAD 比值上升，使肝脏中乳酸的利用降低，另一方面丙酮酸被 NADH 还原成乳酸，易发生乳酸性酸中毒。

此外，过量饮酒可诱发消化道出血、胰腺炎、发作性心律失常、脑梗死、脑出血及蛛网膜下隙出血，个别可引起急性乙醇中毒性肌病（肌痛、肌无力、肌肉肿胀，横纹肌溶解而导致急性肾衰竭）。

（二）诊断

1. 饮酒史

有过量饮酒史，应询问饮酒的种类和饮用量、平素酒量、饮酒的具体时间，有无服用其他药物。

2. 临床表现特点

一次大量饮酒中毒可引起中枢神经系统抑制，症状轻重与饮酒量、血中乙醇浓度、个体的耐受性有关。临床上大致分三期，各期界限不很明显。

（1）兴奋期 当饮酒后，血中乙醇浓度达到 11mmol/L（50mg/dL）时，即感头痛、欣快、兴奋。血中乙醇浓度超过 16mmol/L（75mg/dL）时，健谈、饶舌、情绪不稳定、自负、易激怒，可有粗鲁行为或攻击行动，也可能沉默、孤僻。血中乙醇浓度达到 22mmol/L（100mg/dL）时，驾车易发生车祸。

（2）共济失调期 血中乙醇浓度达到 33mmol/L（150mg/dL）时，即可出现共济失调，表现为动作笨拙，步态蹒跚，语无伦次，且言语含糊不清。血乙醇浓度达到 43mmol/L（200mg/dL）时，出现恶心、呕吐、困倦。

（3）意识障碍期 血中乙醇浓度达到 54mmol/L（250mg/dL）时，即转入昏睡状态，面色苍白或潮红，皮肤湿冷、口唇轻度发绀、心跳加快，呈休克状态。瞳孔散大，呼吸缓慢带鼾声，严重者大小便失禁、抽搐、昏迷，最后发生呼吸麻痹直至死亡。

患者呼出气及呕吐物均有酒味。小儿饮中毒量乙醇后，很快进入沉睡，不省人事，一般无兴奋过程。由于严重低血糖，可发生惊厥，亦可发生高热、休克、吸入性肺炎和颅内压升高等。老年人肝脏功能相对较差，如饮用等剂量的酒，血中乙醇浓度较青壮年人高，故症状较重，死亡率亦高。

3. 戒断综合征

长期酗酒者在突然停止饮酒或减少酒量后，可发生下列 4 种类型戒断综合征的反应。

① 单纯性戒断反应：在减少饮酒后 6～24 小时发病。出现震颤、焦虑不安、兴奋、失眠、心动过速、血压升高、大量出汗、恶心、呕吐。多在 2～5 天内缓解自愈。

② 酒精性幻觉：幻觉以幻听为主，也可见幻视、错觉及视物变形。多为被害妄想，一般可持续 3～4 周后缓解。

③ 戒断性惊厥反应：常与单纯性戒断反应同时发生，也可在其后发生癫痫大发作。多数只发作 1～2 次，每次数分钟。也可数日内多次发作。

④ 震颤谵妄反应：在停止饮酒 24～72 小时后，也可在 7～10 小时后发生。患者精神错乱，全身肌肉出现粗大震颤。谵妄是在意识模糊的情况下出现生动、恐惧的幻视，可有大量出汗、心动过速、血压升高等交感神经兴奋的表现。

4. 实验室检查

依病情查血电解质、血糖、淀粉酶、肌酸磷酸激酶、血气分析等。

5. 诊断注意事项

① 需检查患者有无摔倒或碰撞致外伤，尤其是颅脑外伤致颅内出血引起意识障碍。

② 下列情况需行颅脑 CT 检查：经治疗意识未恢复或意识状态发生改变；出现定位体征；饮酒量与临床表现不符；癫痫发作；有外伤史。

③ 急性中毒主要与引起昏迷的疾病相鉴别，如镇静催眠药中毒、CO 中毒、急性脑血管病、糖尿病昏迷、颅脑外伤等。

④ 戒断综合征主要与精神病、癫痫、窒息性气体中毒、低血糖症等相鉴别。

（三）治疗

1. 急性中毒的治疗

急性中毒的轻型患者，一般无需特殊治疗。可使其卧床休息、保暖、饮浓茶或咖啡，即可逐渐恢复。患者昏睡或昏迷时应注意保暖、侧卧位，保持呼吸道通畅，及时清理呕吐物，以防误吸及窒息。对重症患者应迅速采取下述救治措施。

(1) 清除毒物　由于乙醇吸收快，一般洗胃意义不大；如在 2 小时内的重度中毒患者，可考虑应用 1‰ 碳酸氢钠或生理盐水洗胃。对昏迷时间长、呼吸抑制、休克的严重病例或血中乙醇浓度超过 108mmol/L(500mg/dL)，伴酸中毒或同时服用甲醇或其他可疑药物时，应尽早行血液透析治疗，可成功挽救患者生命。

(2) 纳洛酮的应用　纳洛酮对乙醇中毒所致的意识障碍、呼吸抑制、休克有较好的疗效。用法：0.4～0.8mg 加入 25％葡萄糖液 20mL 中静注，必要时 15～30 分钟重复 1 次；或用 1.2～2mg 加入 5％～10％葡萄糖液中持续静滴，直至达到满意效果。

亦可选用醒脑静注射液和胞磷胆碱治疗重度乙醇中毒。成人为醒脑静注射液 20mL 加入 5％～10％葡萄糖溶液 250mL 中静滴；胞磷胆碱 0.5～1g 加入 5％～10％葡萄糖溶液 500mL 中静滴。

(3) 促进乙醇氧化代谢　可给 50％葡萄糖液 100mL 静注，同时肌内注射维生素 B_1、B6 和烟酸各 100mg，以加速乙醇在体内氧化代谢。

(4) 对症支持疗法

① 维持呼吸功能：吸氧，畅通呼吸道，防治呼吸衰竭。

② 防治酸中毒：补充血容量，早期纠正乳酸性酸中毒，初剂量先给予 5％碳酸氢钠液 150mL 静滴，其后可根据血气分析结果补碱。必要时给予血管活性药物如多巴胺等。

③ 防治脑水肿：可选用 20％甘露醇液 125～250mL，50％葡萄糖液 60mL，地塞米松 5～10mg 静注。可按病情需要和血压情况，4～6 小时后重复应用。

④ 迅速纠治低血糖：部分病例可出现低血糖昏迷，应注意与乙醇直接作用所致的昏迷鉴别。故急性中毒的重症患者应检测血糖，如有低血糖，应立即静注高渗葡萄糖液。

⑤ 镇静药的应用：应慎用。对躁动不安、过度兴奋的患者，可用地西泮 5～10mg 肌内注射或静注或氯丙嗪 25～50mg 肌内注射或水合氯醛 0.5～1.0g 口服或保留灌肠。给药后注意病情变化。禁用吗啡及巴比妥类药物。

⑥ 预防感染：昏迷患者可预防性应用抗生素。

2. 戒断综合征的治疗

患者应安静休息，保证睡眠。加强营养，给予维生素 B_1、维生素 B_2。有低血糖时静注高渗葡萄糖液。重症患者宜选用短效镇静药控制症状，常选用地西泮，依病情每 1～2 小时口服 5～10mg，症状稳定后可给予维持镇静的剂量，8～12 小时一次。有癫痫病史者可用苯妥英钠。

二、急性一氧化碳（煤气）中毒

一氧化碳（CO）是无色、无嗅、无味的气体，故易被忽略而吸入中毒。CO中毒俗称煤气中毒，是因吸入高浓度一氧化碳所致急性脑缺氧性疾病。凡含碳物质在燃烧不全时均会产生CO。中毒通常发生于冬季，在密闭的住室中用煤炉或炭炉取暖时不注意通风处理不当引起。在工业生产过程中，由于冶炼、铸造、热处理、煤气或水煤气生产所致大量CO生成，如处理不当，也可引起中毒。在CO浓度115mg/m³环境中至多2小时即可发生中毒。

（一）发病机制

目前认为CO与氧竞争结合线粒体的细胞色素α3，使电子不能正常地传递给氧，从而造成细胞不能利用氧，即发生细胞呼吸障碍，细胞内窒息是CO中毒更重要的机制，尤其靠葡萄糖有氧氧化供能的神经细胞对缺氧最为敏感。中枢神经系统，尤以大脑对缺氧最敏感，可引起神经细胞水肿、变性、坏死与继发性软化等严重损害。血中CO浓度越高，所引起的组织细胞损害越重。一般认为CO与血红蛋白的亲和力比氧与血红蛋白的亲和力大200～300倍，同时HbCO的解离速度仅为HbO_2的1/3600。

以中枢神经系统对缺氧最为敏感，表现为脑充血，脑水肿，大脑皮质第二、三层及表层白质发生灶性或板层状变性坏死，两侧苍白球发生对称性的软化灶，大脑白质可见广泛的脱髓鞘变性；严重者可见苍白球和壳核有明显的出血性坏死。其次，急性CO中毒死亡患者的皮肤、黏膜、肌肉、内脏和血液因含较多的HbCO而呈樱桃红色，各脏器充血、水肿、出血、心脏内血液呈樱桃红色，且不凝固。

（二）诊断

1. 临床表现特点

CO急性中毒程度轻重各有不同。

（1）接触反应　吸入CO之后的人有头痛、头晕、心悸、恶心等症状，经离开现场吸入新鲜空气后，症状消失。

（2）轻度中毒　患者有下列任何一项表现：①出现剧烈头痛、头昏、四肢无力、恶心、呕吐等症状。②轻度至中度意识障碍，但无昏迷者。患者血中碳氧血红蛋白浓度可大于10%。

（3）中度中毒　患者除有上述症状之外，意识障碍表现为浅至中度昏迷，但经救治康复后并无明显并发症或后遗症者。患者血中碳氧血红蛋白浓度可大于 30%。

（4）重度中毒　患者具有以下任何一项者：①意识障碍程度达深昏迷或去皮质状态。②患者有意识障碍并伴有以下任何 1 项者：脑水肿、休克或严重心肌损害、肺水肿、呼吸衰竭、上消化道出血、脑局灶性损害如锥体系或锥体外系病症。患者血中碳氧血红蛋白浓度可大于 50%。

（5）急性 CO 中毒迟发脑病　患者急性 CO 中毒意识障碍恢复后，经 2～60 天的"假愈期"又发生以下临床表现之一者：①痴呆状态、谵妄状态或去皮质状态。②帕金森病。③锥体系神经损害，如偏瘫、病理反射阳性或小便失禁等。④大脑皮质局灶性功能障碍，如失语、失明等或出现继发性癫痫。

头部 CT 与脑电图均可出现异常。脑电图表现为低波幅慢波或广泛性脑电图异常，出现较多的 θ 波和 δ 波。脑诱发电位可出现正中神经体感诱发电位（SEP）、视觉诱发电位（VEP）或听觉诱发电位（BAEP）的异常。脑 CT 检查在重度 CO 中毒及迟发性脑病患者中，可见大脑皮质下白质包括半卵圆形中心与脑室周围的白质密度减低或出现双侧苍白球类圆形低密度阴影，后期可出现脑室扩大、脑沟变宽、脑皮质萎缩。脑脊液 CNP 活性检测：重度 CO 中毒及迟发性脑病患者的脑部因出现大脑白质的病理改变，脑神经细胞脱髓鞘后的分解产物 $2',3'$-环核苷酸 $3'$-磷酸二酯酶（CNP）活性明显增高。

2. 诊断要点

根据患者现场吸入高浓度的 CO 史及急剧发生的中枢神经症状和体征，结合患者血中碳氧血红蛋白测定的结果以及现场空气中 CO 浓度测定结果，并排除其他原因（主要为中枢神经系统急性感染、脑血管意外等）后，可做出急性 CO 中毒的诊断。

简易检测血中碳氧血红蛋白法：取患者血液数滴，以等量蒸馏水稀释溶血，继加入 10% 氢氧化钠液 1～2 滴，如有碳氧血红蛋白存在，所呈淡红色不变，如为正常血液则变为棕褐色。此项定性试验适用于基层医疗单位。

头部 CT 检查有助于急性 CO 中毒的诊断，并可判断患者的预后。

（三）治疗

1. 一般处理

立即将患者搬离中毒现场至通风处，松解衣服，注意保温，除去义齿，畅通上呼吸道，密切观察病情。

2. 轻度中毒

立即给氧及对症治疗。

3. 中至重度中毒

（1）迅速纠正脑缺氧　多用鼻塞给氧，氧流量每分钟 4～6L，伴 CO_2 潴留者氧流量每分钟 1～2L。抑制期用加压给氧法，用面罩、气管插管、气管切开连上和氧相通的橡皮囊或呼吸机。

（2）高压氧治疗　效果最佳。治疗原则是尽量用得早、压力够、时间长。

（3）换血疗法　有学者等曾报道大量换血疗法救治重度急性 CO 中毒 2 例成功。患者在传统疗法（包括高压氧治疗）无效时才迅速采用。其方法为先放血1500mL，快速静脉滴注羟乙基淀粉氯化钠液（706 代血浆）及 5％葡萄糖氯化钠液各 500mL，继而输入全血 2000mL，最后放血 500mL。患者于换血治疗后 6 小时开始苏醒。继续采用对症及支持疗法。作者认为换血时间越早，效果越好，以在 24 小时内为佳，可不发生后续症状。但要注意，放血前需检查心电图与血压均正常，以策安全。疗程中还需密切观察心功能与血压情况。

（4）呼吸衰竭　注射尼可刹米、洛贝林等呼吸中枢兴奋剂。呼吸停止时立即人工呼吸或气管插管人工加压给氧，直至恢复自主呼吸。对大量黏痰或泡沫样痰阻塞气道者应进行吸痰，保持气道通畅。如有呼吸抑制，尽快行气管切开。保持呼吸道通畅，改善呼吸。如血压过低，即进行抗休克治疗。

（5）一般支持疗法　在急性 CO 中毒时甚为重要，主要有以下几项。

① 昏迷期患者：经由静脉营养，注意水、电解质与酸碱平衡。抗生素防治继发感染。

② 防治脑水肿：用 20％甘露醇 125～500mL 快速静脉滴注，必要时每 8～12 小时重复或交替用地塞米松 10～15mL 静脉推注。5％～10％葡萄糖 250～500mL 加胞磷胆碱 0.75～1.0g 静脉滴注或加用脑活素 10～20mL；尼莫地平每次 30mg，1 天 3 次。

③ 营养脑细胞药物：应尽早应用，ATP 尤为重要。据报道，完全缺氧状态下，脑内 ATP 10 分钟就完全耗尽。同时给予精氨酸、GABA、维生素 B_1、维生素 B_6、维生素 B_{12}、谷氨酸钠等，一般用至苏醒后 7～14 天。

④ 改善脑的微循环：脑水肿纠正后，需积极改善脑微循环。用右旋糖酐 40每次 500mL，每天 1 次，静脉滴注 10～12 天为 1 个疗程。葛根素、丹参注射液或川芎注射液等。

⑤ 苏醒药的应用：为了改善脑细胞代谢功能、缩短昏迷时间、促进精神活动恢复，可用纳洛酮 0.4～0.8mg 静脉推注或 2mg 加入 10％葡萄糖液静脉滴注。

（6）体外反搏治疗　适用于急性 CO 中毒稳定期，可增加颈总动脉血流量77.3％，从而增加脑血流量，使缺血、缺氧的脑组织细胞病变得以康复。每天进行体外反搏治疗 1 次，每次 40～60 分钟，12 次为一个疗程。

（7）心理治疗　急性 CO 中毒昏迷患者，苏醒后由于神经、精神一时处于不稳定状态，需细心进行心理治疗，其中细致护理尤为重要。

（8）急性 CO 中毒迟发脑病的治疗　目前主张采用高压氧治疗，加用改善脑微循环和促进神经细胞康复的药物，以及短疗程的糖皮质激素治疗等。如出现锥体外系症状，可应用抗帕金森病药物。有精神症状者可给予镇静剂，患者需由神经内科医师治疗。

三、苯中毒

苯为芳香族化合物，是具有芳香气味的无色透明的油状液体，易挥发。为化工生产的基本原料和溶剂。可以经消化道、呼吸道和皮肤吸收，大部分以原形经呼吸道排出，部分经肝代谢后由肾排出。急性毒作用主要是对中枢神经系统的先兴奋后抑制作用，以及对呼吸道的刺激作用。$24g/m^3$ 30 分钟或 $64g/m^3$ 5～10 分钟可致死，口服致死量约 10mL。慢性中毒以造血系统损害为主要临床表现。

（一）病因及发病机制

1. 病因

（1）生产性中毒　在生产、运输过程中由于通风不良而吸入高浓度苯蒸气或苯液污染皮肤引起中毒。

（2）生活性中毒　多由误服或自杀引起中毒。

2. 发病机制

急性中毒是因苯的亲脂性，可附于神经细胞表面，抑制生物氧化，影响神经递质，麻醉中枢神经系统。慢性中毒主要是苯及代谢产物酚类所致造血系统损害：①酚类为原浆毒，直接抑制细胞核分裂，对增殖活跃的骨髓造血细胞有明显的抑制作用；②酚类与巯基作用及与白细胞中硫结合，可使谷胱甘肽代谢障碍及形成具有自身抗原性的变性蛋白，导致血细胞破坏；③苯可以抑制 δ-氨基-γ-酮戊酸合成酶，干扰红细胞生成素对红细胞增殖的刺激作用。

（二）诊断要点

（1）有吸入苯蒸气、皮肤污染或误服苯溶液的病史。

（2）临床表现

① 神经系统：患者出现头痛、眩晕、耳鸣、复视、步态不稳、醉酒感，重者抽搐、昏迷、谵妄、呼吸麻痹。吸入高浓度苯蒸气者可"闪电样"死亡，部分患者出现周围神经损害。

② 呼吸系统：为呼吸道黏膜刺激症状，咳嗽、胸闷，重者出现肺水肿。

③ 消化系统：主要见于口服中毒者，有恶心、呕吐、腹痛等。

④ 循环系统：面色潮红、心悸、血压下降、心律失常等。

⑤ 短时间内接触高浓度苯蒸气可发生再生障碍性贫血，主要表现为迅速发展的贫血、出血和感染。

慢性中毒除影响神经系统外，还影响造血系统。神经系统早期为神经衰弱和自主神经功能紊乱综合征，晚期为感觉障碍或多发性神经炎等。造血系统异常是慢性苯中毒的主要特征，以白细胞和血小板减少最常见，严重者表现为再生障碍性贫血，甚至发生白血病，以急性粒细胞性白血病和红白血病为多。

（3）实验室检查

① 血常规白细胞多升高，以后可恢复正常。再生障碍性贫血者白细胞、血红蛋白、血小板均降低。

② 尿酚、尿葡糖醛酸含量增加。

③ 呼气苯、血苯、尿酚测定值增高可作为苯接触指标。

（三）病情判断

1. 急性苯中毒

（1）轻度中毒　短期内吸入高浓度苯蒸气后出现头晕、头痛、恶心、呕吐、兴奋、步态蹒跚等酒醉样状态，可伴有黏膜刺激症状。

（2）重度中毒　吸入高浓度苯蒸气后出现烦躁不安、意识模糊、昏迷、抽搐、血压下降，甚至呼吸和循环衰竭。

2. 慢性中毒

（1）轻度中毒　在3个月内每1~2周复查一次，白细胞计数持续低于$4\times10^9/L$（$4000/mm^3$）或中性粒细胞计数低于$2\times10^9/L$（$2000/mm^3$）。常有头晕、头痛、乏力、失眠、记忆力减退等症状。

（2）中度中毒　多有慢性轻度中毒症状，并有易感染和（或）出血倾向。符合下列之一者：①白细胞计数低于$4\times10^9/L$或中性粒细胞计数低于$2\times10^9/L$，伴血小板计数低于$60\times10^9/L$；②白细胞计数低于$3\times10^9/L$或中性粒细胞计数低于$1.5\times10^9/L$。

（3）重度中毒　出现下列之一者：①全血细胞减少症；②再生障碍性贫血；③骨髓增生异常综合征；④白血病。

（四）治疗

（1）脱离中毒现场　皮肤污染者要用温皂水清洗皮肤，口服中毒者要以0.5%活性炭或2%碳酸氢钠溶液洗胃，随后注入硫酸钠30g导泻，忌催吐。

（2）吸氧，卧床休息，维持呼吸道通畅　必要时气管插管或气管切开，应用呼吸兴奋药，有条件者可高压氧治疗，一方面改善缺氧状态，另一方面加速苯由呼吸道排出。

（3）应用葡醛内酯和谷胱甘肽加速与酚的结合，起到解毒作用　肝泰乐100～200mg，肌注或静滴，每日2～3次。

（4）静滴维生素C。

（5）对症治疗　防治脑水肿，可用糖皮质激素和利尿脱水药。

（6）忌用肾上腺素，以免诱发室颤　忌用吗啡或其他有强烈呼吸中枢抑制的药物，有精神症状或抽搐者，首选水合氯醛15～20mL保留灌肠，或地西泮5～10mg肌注或静注。

第四节　金属中毒

一、铅中毒

铅是一种软金属，是毒性最大、累积性极强的重金属之一。在生产、生活中的接触机会较多，铅及其化合物过量进入人体可引起铅中毒。一般口服铅化合物2～3g即可中毒。铅可以影响含巯基酶的活性，使血红蛋白合成障碍，导致贫血。可以直接作用于红细胞抑制红细胞膜 Na^+-K^+-ATP 酶活性，影响红细胞膜稳定性，最后导致溶血。铅使 δ-氨基-γ 酮戊酮（δ-ALA）增多，ALA 与 γ-氨基丁酸（GABA）化学结构相似，与 GABA 产生竞争性抑制作用，干扰神经系统功能。铅还能对脑内儿茶酚胺代谢发生影响，使脑内和尿中高香草酸（HVA）和香草扁桃酸（VMA）显著增高，最终导致铅毒性脑病和周围神经病。铅因损害线粒体，影响 ATP 酶而干扰主动运转机制，损害近曲小管内皮细胞及其功能，造成肾小管重吸收功能降低，同时还影响肾小球滤过率降低，导致尿肌酐排出减少，血肌酐、血尿素氮含量增加，尿糖排泄增加，尿 γ-GT（γ-谷氨酰转肽酶）活性降低，尿 NAG（N-2 酰-β-D 氨基葡萄糖苷酶）活性增高。铅还影响肾小球旁器功能。引起肾素合成和释放增加，导致血管痉挛和高血压。从而出现神经、血液、消化及泌尿系统等一系列临床表现。

（一）病因

1. 职业性中毒

现较少见，可因大量吸入含铅的粉尘、蒸气或大量接触铅及其化合物引起中毒。

2. 生活性中毒

多因误服或过多服用含铅化物的偏方等，这些含铅化物如铅、铅丹、铅霜、密陀僧、黑锡丹、樟丹等；也有用锡锅制酒、锡壶盛酒，还有将铅粉错当山芋粉而误服。国外儿童常因嗜异僻吃含铅油漆的玩具，墙壁、家具等被剥落的泥灰而发生中毒。居室与马路距离近、家庭燃煤与常食罐头往往为危险因素。

（二）诊断要点

1. 铅接触史

有接触过量铅的职业史或食物、饮料被铅污染，误服铅化合物或近期服用含铅药物。

2. 临床表现

大部分铅中毒是慢性演进的，可无急性症状。

（1）消化系统 口内有金属味、流涎、食欲减退、恶心、呕吐、腹胀、便秘或腹泻；有顽固性阵发性腹绞痛，每次持续时间 10～20 分钟至 1～2 小时，腹软，疼痛部位在脐周、上腹部或不定位，重压可使之缓解，可有肝大、黄疸、肝功能减退。发作时腹痛剧烈难忍，应注意与其他急腹症鉴别。

（2）血液系统 患者面色苍白、心悸、气短、疲劳、缺铁性贫血。

（3）神经系统 主要表现为神经衰弱、多发性神经病和脑病。神经衰弱是铅中毒早期和较常见的症状之一，表现为头昏、头痛、全身无力、记忆力减退、睡眠障碍、多梦等，其中以头昏、全身无力最为明显，但一般都较轻，属功能性症状。尚有不少早期铅中毒者，上述症状也不明显。多发性神经病，可分为感觉型、运动型和混合型。感觉型的表现为肢端麻木和四肢末端呈手套袜子型感觉障碍。运动型的表现：①肌无力，先是握力减退，出现较早，也较常见。进一步发展为肌无力，多为伸肌无力。②肌肉麻痹，亦称铅麻痹，多见于桡神经支配的手指和手腕伸肌呈腕下垂，亦称垂腕征；腓肠肌、伸趾总肌、伸趾肌呈足下垂，亦称垂足征。③脑病，为最严重铅中毒。表现为头痛、恶心、呕吐、高热、烦躁、抽搐、嗜睡、精神障碍，昏迷等症状，类似癫痫发作、脑膜炎、脑水肿、精神病或局部脑损害等综合征。

（4）泌尿系统 水肿、腰痛、血尿、蛋白尿、管型尿等，严重者出现急性肾衰竭。

（5）实验室检查 ①血铅超过 $2.4\mu mol/L$。②网织红细胞、点彩红细胞、碱粒红细胞增加，红细胞和血红蛋白减少。③尿铅含量增加 $>0.39\mu mol/L$。④尿卟啉强阳性，δ-ALA 大于 $30.5\mu mol/L$。

（6）诊断依据 ①血铅超过 $2.9\mu mol/L$（$60\mu g/dL$）或尿铅（自然排）$0.48\mu mol/24h$（$0.1mg/24h$）且有下列任 1 项改变：红细胞锌原卟啉（ZPP）$0.144\mu mol/$每克血红蛋白（$3\mu g/$每克血红蛋白）；尿 δ-ALA 的为 6mg/L 者；有腹部隐痛、腹胀、便秘等症状。②络合剂（依地酸钙钠 1.0g，静脉滴注）驱铅实验结果是：不接触铅的正常人超过 0.3mg/24h，铅接触者尿铅超过 1mg/24h。

（三）病情判断

若出现肝肾功能不全、惊厥、昏迷者提示病情危重，轻中度中毒经治疗痊愈后一般不留后遗症，严重中毒者可留有智力障碍及肾性高血压等。

（四）治疗

选择治疗方案的依据：根据血铅和尿铅结果选取驱铅治疗方案；根据血常规和并发症、合并症情况选择相应的对症、支持治疗。轻度患者应脱离铅作业接触；治疗上以中西医综合疗法为主，包括采用络合剂进行驱铅治疗，辅以支持治疗。

1. 一般治疗

① 停止铅接触。

② 口服中毒者立即催吐，用1％碳酸氢钠、1％硫酸镁、1％～3％鞣酸溶液或浓茶水彻底洗胃，然后服蛋清、牛奶等保护胃黏膜，并予硫酸镁导泻。

③ 腹部绞痛可用10％葡萄糖酸钙 10～20mL 静推，2～3 次/天或肌内注射阿托品、山莨菪碱，疼痛难忍者可给予哌替啶或吗啡肌内注射。

④ 注意补充大量维生素 C 及 B 族维生素。

⑤ 注意纠正贫血、水与电解质紊乱，保护肝肾功能。

⑥ 给予适当营养；改善微循环药物（丹参制剂）；抗氧化、清除自由基（虫草制剂、还原型谷胱甘肽）。

2. 驱铅治疗

络合剂驱铅可迅速改善中毒症状。

① 依地酸二钠钙 0.5～1g/d，加 50％葡萄糖或生理盐水 20～40mL 稀释后静注或溶于 5％葡萄糖 500mL 中静滴，疗程为 3～4 天，间隔 3～4 天可重复一个疗程，一般用 3～5 个疗程。有肾脏病者禁用该药。

② 二巯基丁二钠加入 5％～10％葡萄糖溶液 20～40mL 静脉注射，2～4g/d，分次注射，用药 2～4 天后，酌情减量或停药。

③ 青霉胺 0.3g 口服，每日 3～4 次，5～7 天为一个疗程。

二、汞中毒

金属汞又名水银，常温下为液态的银白色金属，具有易蒸发的特性。常见的汞无机化合物有硫化汞、氯化汞、氯化亚汞和氧化汞等。通常称为轻粉（又称水银粉、汞粉、甘汞）的化合物，主要含氯化亚汞；白降丹（又称降丹、水火丹、升汞）主要含氯化汞（氯化高汞）和氯化亚汞；红升丹（又称升药、红粉、小金丹）主要含氧化汞。中药朱砂主要成分为硫化汞。汞及其化合物可通过呼吸道或皮肤吸收而中毒，但以呼吸道吸入中毒最常见，偶尔有误服或自杀口服无机汞而中毒者。近年来随着人们生活水平的提高，使用劣质美白祛斑化妆品所致的皮肤接触中毒者逐年增多。有机汞农药目前在国内已停产，故急性有机汞中毒已基本绝迹。误服金属汞后可迅速从胃肠道排出，吸收甚微，一般不引起中毒。

（一）病因与发病机制

汞蒸气由呼吸道吸收，金属汞由消化道吸收甚微（约为摄食量的万分之一），但氯化汞（$HgCl_2$）则吸收迅速。汞盐也可由皮肤黏膜吸收。金属汞和一价汞化合物进入血液后，在血内可氧化为二价汞离子，后者与血浆蛋白、血红蛋白结合，形成蛋白结合型汞。汞还可以与体液中阴离子结合，也可以与含巯基的低分子化合物如半胱氨酸、还原型谷胱甘肽结合，形成可扩散型汞。这两型汞随血液分布到各组织器官，其中以肾含量最高。汞蒸气吸入后，可透过血脑屏障进入脑内，主要蓄积于脑干和小脑。汞主要由尿和粪中排出，唾液、乳汁、汗液亦有少量排泄，肺部呼出甚微。汞是许多酶的非特异性抑制剂。汞离子对巯基、二巯基具有高度亲和力，使体内具有重要生物活性的巯基有关的酶，如细胞色素氧化酶、丙酮酸激酶、琥珀酸脱氢酶等失去活性；汞还与氨基、羧基、磷酰基结合而影响功能基团的活性。由于这些酶和功能基团的活性受影响，阻碍了细胞生物活性和正常代谢，最终导致细胞变性和坏死，从而引起中枢和自主神经系统功能紊乱和肾、消化道等脏器损害。汞离子还可导致细胞外液的钙离子大量进入细胞内，引起"钙超载"，造成组织细胞严重缺血缺氧。汞还可引起免疫功能紊乱，产生自身抗体，发生肾病综合征或肾小球肾炎。汞由唾液排出与口腔内食物残渣分解产生的硫化氢相结合生成硫化汞，对口腔黏膜有强烈的刺激作用。人吸入$1\sim3mg/m^3$的汞蒸气数小时即可发生急性中毒。

升汞致死量为0.3～0.5g，氧化汞为1～1.5g，甘汞为2～3g。

（二）诊断

1. 毒物接触史

职业性急性中毒因意外事故、土法炼金、镏金、首饰加工等，多为个体生产，设备简陋，通风不良所致，均经呼吸道吸入。非职业性接触常见于消化道和皮肤吸收，如使用含汞中药偏方如轻粉（氯化亚汞）治病（如银屑病、湿疹、皮炎、哮喘等），误服（升汞、甘汞）、自杀和他杀者，使用美白、祛斑化妆品致皮肤接触中毒，偶有口服含汞化合物的保健品致中毒。通过吸入其蒸气、口服或涂敷皮肤处而引起中毒。也有经静脉、皮下、肌内注入金属汞而中毒者。

2. 临床表现特点

（1）急性汞中毒　主要由口服升汞等汞化合物引起。患者在服后数分钟到数十分钟即引起急性腐蚀性口腔炎/胃肠炎和中毒性肾病。口服后很快或数小时出现口腔和咽喉灼痛，并有恶心、呕吐、上腹痛，继而表现为全腹痛、腹泻、里急后重。呕吐物和粪便常有血性黏液和脱落的坏死组织。口腔可见牙龈红肿、糜烂、出血，口腔黏膜溃疡，牙龈松动、流涎，口内腥臭味。患者常可伴有周围循环衰竭，因胃肠道穿孔导致弥散性腹膜炎。在 3～4 天后（严重的可在 24 小时内）可发生急性肾衰竭、心力衰竭，同时可有肝脏损害。病情危重，死亡率极高。

吸入高浓度汞蒸气中毒潜伏期数小时、数日或数周不等，可引起咳嗽、咽痛、发热、咯血丝痰等刺激症状，严重者可并发间质性肺炎、急性肺水肿、呼吸衰竭。神经系统可出现头昏、头痛、倦怠、手抖、嗜睡或兴奋、衰弱等，个别严重病例可陷入昏迷，最后因休克而死亡。亦可发生中毒性肝病、急性肾衰竭。

金属汞静脉注射中毒早期症状有发热、咳嗽、胸闷憋气、腹痛腹泻，注射部位残留汞可引起局部红肿热痛等炎性表现，汞可随血液循环遍布全身，肺脏及胸膜、心脏及心包腔、肾脏、肝脏、椎管及椎旁软组织、胃及肠道、臀大肌等，以心、肺最重，亦可分布于子宫及阴道、前列腺或精囊等生殖器官，严重者很快并发肾病综合征，神经系统改变主要有周围神经病变和神经衰弱表现，可出现脱发、头痛、失眠及精神改变等，亦可并发感染、重症胰腺炎等危及生命。

皮肤接触汞及其化合物局部可引起接触性皮炎，具有变态反应性质。皮疹为红斑丘疹，可融合成片或形成水疱，严重者发生剥脱性皮炎，愈后遗有色素沉着。

（2）慢性汞中毒　常为职业性吸入汞蒸气所致，少数患者亦可由于应用汞制剂引起。目前由于使用美白化妆品致汞中毒者日渐增多。精神-神经症状可先有脱发、头昏、头痛、失眠、多梦、记忆力减退、性格改变，随后有情绪激动或抑郁、焦虑和胆怯以及自主神经功能紊乱的表现如脸红、多汗、皮肤划痕症等。肌肉震颤先见于手指、眼睑和舌，以后累及手臂、下肢和头部，甚至全身；在被人注意和激动时更为明显。口腔症状主要表现为黏膜充血、溃疡、齿龈肿胀和出血，牙齿松动和脱落。口腔卫生欠佳者齿龈可见蓝黑色的硫化汞细小颗粒排列成行的汞线，是汞吸收的一种标记。肾脏方面，初为亚临床的肾小管功能损害，出现低分子蛋白尿等，亦可出现肾炎和肾病综合征。肾脏损害在脱离汞接触后可望恢复。慢性中毒患者尚可有体重减轻、性功能减退，妇女月经失调或流产以及甲状腺功能亢进、周围神经病变。眼晶体前房的棕色光反射，认为是汞沉着引起的"汞晶状体炎"，在中毒症状消失或脱离汞接触后，这种棕色光反射仍可持久存在，是一种汞吸收的另一标记。

（3）汞中毒临床分型

① 观察对象：患者有神经衰弱症状群或呼吸道刺激症状，而无任何脏器损害的病征者。脱离接触后健康恢复。

② 轻度中毒：表现为腹痛、腹泻、发热、汞毒性口炎，尿汞值明显超标。

③ 中度中毒：除上述症状外，表现为肢体感觉、运动障碍及肾功能损害病征者。

④ 重度中毒：表现为中毒性肺炎、肺水肿、肝衰竭、肾衰竭、中枢性高热、休克或其他严重并发症者。

3. 辅助检查

（1）尿汞测定 在一定程度上反映体内汞的吸收量，但常与汞中毒的临床症状和严重程度无平行关系。尿汞正常值因化验方法和所在地区而异，国内尿汞正常上限值一般不超过 250nmol/L（0.05mg/L）（双硫腙热硝化法）、0.01mg/L（蛋白沥淀法）、0.02mg/L（原子能吸收法）。

（2）血汞、发汞测定 血汞正常上限值为 $0.15\mu mol/L$（0.03mg/dL），发汞不超过 4mg/100g，唾液汞约为尿汞的 10%。血汞、发汞和唾液汞含量增高均亦提示体内过量汞吸收，但与中毒症状不一定相关。

（3）驱汞试验 可用二巯丙磺钠 0.25g，肌内注射或二巯丁二钠 0.5g 静脉注射，如尿汞排出量明显增高，提示体内汞负荷过量。可作为重要的辅助诊断依据。

（4）其他 慢性汞中毒患者可有脑电图波幅和节律电活动改变，周围神经传导速度减慢，血中 α_2 球蛋白增高，以及血中溶酶体酶、红细胞胆碱酯酶和血清巯基等降低。

4. 诊断注意事项

急性汞中毒的诊断主要根据职业史或摄入毒物史，结合临床表现和尿汞或血汞测定（明显增高）而确立。慢性汞中毒的诊断，应强调接触史，临床有精神、神经症状、口腔炎和震颤等主要表现或肾脏损害变现，并需除外其他病因引起的类似临床表现。尿汞和血汞等测定值增高对诊断有辅助意义。驱汞试验如尿汞排出量明显增高，可作为重要的辅助诊断依据。

（三）治疗

1. 清除毒物

吸入中毒者立即搬离中毒环境，除去污染的衣服，卧床休息，保温，呼吸频速者给予吸氧，以及相应的对症治疗。口服中毒者及早洗胃，先口服或从胃管注入活性炭 15～20g 混悬液，以吸附胃内的汞，随后可选用 2% 碳酸氢钠溶液、温水洗出，并继续彻底洗胃（注意：忌用生理盐水洗胃，尤其是升汞中毒时，因能增加其溶解度，增加吸收）。导泻用 50% 硫酸镁 40mL 口服或胃管灌入，如腹泻已很重，则不必导泻。但是，若服毒时间较长或消化道症状剧烈或呕吐物有咖啡色胃内容物或血性呕吐物，则洗胃取慎重态度，以免招致胃穿孔。此时宜以多次口服牛奶、鸡蛋清，每次 300～500mL，蛋白质既能保护胃黏膜，又能与汞结合而阻止汞的吸收。对口服升汞的中毒者，可及早给予口服 Carter 解毒液（磷酸钠 1～2g、醋酸 1g，溶于 200mL 温开水中配成），分 4～6 次口服，每小时 1 次，但本法对毒物已吸收者无效。

金属汞中毒者，局部汞积聚较多时可行手术清创术去除局部积聚汞，用导泻药物清除胃肠道内汞，必要时应用血液净化（血浆置换、血液透析滤过等）。

2. 驱汞治疗

应尽早应用解毒药，最好在出现肾功能损害前用药。制订驱汞治疗方案时，驱汞药物剂量大小、用药次数和疗程长短应依据病情严重程度而异。总的原则是既达到驱汞目的，也应尽量降低络合综合征的发生。常用药物如下。

① 二巯丙磺钠注射液（二巯基丙磺酸钠）：其巯基可与汞离子结合成巯-汞复合物，随尿排出，使组织中被汞离子抑制的酶得到复能。急性中毒时的首次剂量为 250mg，肌内注射或静脉滴注；以后每 4～6 小时一次。1～2 天后，每日 2 次，每次 250mg。一般治疗 1 周左右。停 3～4 天后，再进行下一疗程驱汞，根据血汞浓度，必要时可在 1 个月后再行驱汞。常见不良反应有头晕、头痛、恶心、食欲减退、无力等，偶尔出现腹痛或低血钾，少数患者出现皮疹，个别发生全身过敏性反应或剥脱性皮炎。如有肾功能损害，上述药物慎用。

② 二巯丁二酸胶囊：口服一次 0.5g（2 粒），每日 3 次，连用 3 天为一个疗程。

③ 慢性汞中毒的驱汞治疗：二巯丙磺钠 250mg 肌内注射或静脉滴注，每日 2 次，连续 3 天，停药 4 天为一个疗程。一般用药 2～3 疗程。此外，二巯丁二酸胶囊亦为常用驱汞药物。

3. 细胞活性药物的应用

复方丹参注射液、大剂量维生素 C、细胞色素 C、ATP、辅酶 A、葡糖醛酸内酯等，分别加入葡萄糖溶液中静滴，每日 1～2 次。维生素 B_1、维生素 B_6 等，每日 1 次，肌内注射。辅以保护神经、心、肾、肝等功能药物综合治疗。

4. 对症处理

在急性中毒治疗过程中应注意水、电解质和酸碱平衡并纠正休克。出现有肾功能损害和急性肾衰竭时应酌情应用驱汞药物，并应及早进行血液透析或血液灌洗，此时可同时应用驱汞药物，以减少汞对人体的毒性。防治络合综合征，补充铜、铁、锌等必需微量元素。有神经衰弱或轻度兴奋症状表现的，可应用吡拉西坦、复方吡拉西坦脑活素、还原型谷胱甘肽钠等。口腔病变可用3％过氧化氢溶液漱口或0.1％～0.2％乳酸依沙吖啶溶液含漱，并涂以4％鞣酸甘油。皮肤发疹渗出糜烂者可用3％～5％硫代硫酸钠溶液湿敷或涂抹2％～3％二巯丙醇软膏。酌情使用解痉止痛药、镇静药。应用抗生素防治皮肤、肺部等感染。

（四）预防

对于工业上常接触汞的人来说，要注意以下几点：用无毒或低毒物质代替汞；加强通风排毒设施；防止汞的二次污染，如建造物表面涂氯乙烯漆，减少汞蒸气渗透和吸附；加强个人防护。

对普通百姓来说要注意：服用中药、选用美白化妆品要谨慎，就诊正规医院看病，选择保健品时要谨慎，购买正规药厂生产的药物，购买化妆品时要看清有无化妆品批准文号；购买荧光灯时，买弯不买直，买细不买粗，不要摔破废弃的荧光灯管；补牙时尽量避免使用银汞合金材料。

主要参考文献

[1] 杨志寅，任涛，马骏．内科危重病学．北京：人民卫生出版社，2019.

[2] 张文武．急诊内科学．北京：人民卫生出版社，2018.

[3] 方邦江．中西医结合急救医学．北京：中国中医药出版社，2017.

[4] 谢灿茂．内科急症治疗学．上海：上海科学技术出版社，2017.

[5] 祝益民．儿科危重症监护与护理．北京：人民卫生出版社，2017.

[6] 朱蕾．机械通气．4版．上海：上海科学技术出版社，2016.

[7] 王振杰，何先弟，吴晓飞．实用急诊医学．4版．北京：科学出版社，2016.

[8] 李春盛．急危重症医学进展2016．北京：人民卫生出版社，2016.

[9] 陆付耳．中医临床诊疗指南．北京：科学出版社，2016.

[10] 杨晴．实用中医诊疗手册．北京：人民军医出版社，2015.

[11] 徐欣昌，田晓云．消化系统疾病．北京：人民卫生出版社，2015.

[12] 李春盛．急危重症医学进展．北京：人民卫生出版社，2015.

[13] 王辰．呼吸与危重症医学．北京：人民卫生出版社，2015.

[14] 中华医学会．重症医学．北京：人民卫生出版社，2015.

[15] 张建平，雍文兴，吕娟．中西医结合急危重症学．兰州：甘肃科学技术出版社，2015.

[16] 徐新献，王志坦．中西医结合内科手册．成都：四川科学技术出版社，2014.

[17] 侯恩存，梁健，邓鑫．中西医结合肿瘤临床．上海：第二军医大学出版社，2014.

[18] 王敬东，李长江．急危重症．上海：同济大学出版社，2014.

[19] 熊旭东，胡祖鹏．实用危重病急救与进展．北京：中国中医药出版社，2014.

[20] 张印明，鲍明征，沈凤娟．实用急危重症医学．西安：世界图书出版社，2014.

[21] 邓小明．现代麻醉学．北京：人民卫生出版社，2014.

[22] 李云霞，王静．呼吸系统疾病．北京：人民卫生出版社，2014.

[23] 周建新．神经外科重症监测与治疗．北京：人民卫生出版社，2013.

[24] 方朝晖．中西医结合内分泌代谢疾病诊治学．北京：中国中医药出版社，2013.

[25] 柯开富．神经重症监护管理与实践．北京：科学出版社，2013.

[26] 蒋国平，蔡斑，王谦．急重症医学新进展．北京：中国环境出版社，2013.

[27] 伍淑文，廖培娇．外科护理与风险防范．北京：人民军医出版社，2013.

[28] 林兆奋，李文放．重症监护掌中宝-医师分册．北京：人民军医出版社，2013.

[29] 王振杰，石建华，方先业．实用急诊医学．3版．北京：人民军医出版社，2012.

[30] 王健，师华华，冯玉斌．呼吸系统危重症．北京：化学工业出版社，2012.

[31] 封志纯．实用儿科重症医学．北京：人民卫生出版社，2012.

[32] 江杨清．中西医结合临床内科学．北京：人民卫生出版社，2012.

［33］　袁园，李建伟，吴桂深．危重症患者肠内与肠外营养支持效果对比观察．当代医学，
　　　　2012，16：12-13.

［34］　范元．重症脑卒中肠外肠内营养序贯治疗研究．中国社区医师（医学专业），2011，
　　　　10：23-24.

［35］　杨尹默，陈国卫，张太平．重症急性胰腺炎合并感染的治疗策略．中国实用外科杂志，
　　　　2011，09：880-882.